儿童消化系统疾病内镜诊疗图谱

主　编　许春娣　龚四堂

副主编　王宝西　江米足　吴　捷　刘海峰　黄　瑛

人民卫生出版社

·北　京·

图书在版编目（CIP）数据

儿童消化系统疾病内镜诊疗图谱 / 许春娣，龚四堂主编. -- 北京 ：人民卫生出版社，2025. 7. -- ISBN 978-7-117-38212-0

I. R725.7-64

中国国家版本馆 CIP 数据核字第 2025PW7470 号

人卫智网	www.ipmph.com	医学教育、学术、考试、健康，购书智慧智能综合服务平台
人卫官网	www.pmph.com	人卫官方资讯发布平台

儿童消化系统疾病内镜诊疗图谱

Ertong Xiaohua Xitong Jibing Neijing Zhenliao Tupu

主　　编：许春娣　龚四堂
出版发行：人民卫生出版社（中继线 010-59780011）
地　　址：北京市朝阳区潘家园南里 19 号
邮　　编：100021
E - mail：pmph @ pmph.com
购书热线：010-59787592　010-59787584　010-65264830
印　　刷：北京瑞禾彩色印刷有限公司
经　　销：新华书店
开　　本：889×1194　1/16　**印张**：14
字　　数：349 千字
版　　次：2025 年 7 月第 1 版
印　　次：2025 年 7 月第 1 次印刷
标准书号：ISBN 978-7-117-38212-0
定　　价：158.00 元
打击盗版举报电话：010-59787491　E-mail：WQ @ pmph.com
质量问题联系电话：010-59787234　E-mail：zhiliang @ pmph.com
数字融合服务电话：4001118166　E-mail：zengzhi @ pmph.com

编委名单

（按姓氏笔画排序）

于飞鸿（首都医科大学附属北京儿童医院）
王丽波（吉林大学第一医院）
王宝西（空军军医大学唐都医院）
王朝霞（深圳市儿童医院）
方　莹（西安交通大学附属儿童医院）
邓朝晖（上海交通大学医学院附属上海儿童医学中心）
朱　莉（贵阳市妇幼保健院/贵阳市儿童医院）
刘海峰（上海交通大学医学院附属儿童医院）
江　逊（空军军医大学唐都医院）
江米足（浙江大学医学院附属儿童医院）
许春娣（上海交通大学医学院附属瑞金医院）
孙　梅（中国医科大学附属盛京医院）
李小芹（郑州大学附属儿童医院）
李中跃（浙江大学医学院附属第四医院）
李在玲（北京大学第三医院）
肖　园（上海交通大学医学院附属瑞金医院）
吴　捷（首都医科大学附属北京儿童医院）
钟雪梅（首都医科大学附属首都儿童医学中心）
耿岚岚（广州医科大学附属妇女儿童医疗中心）
徐樨巍（清华大学附属北京清华长庚医院）
唐子斐（复旦大学附属儿科医院）
黄　瑛（复旦大学附属儿科医院）
梅　红（华中科技大学同济医学院附属武汉儿童医院）
龚四堂（广州医科大学附属妇女儿童医疗中心）
游洁玉（中南大学湘雅医学院附属儿童医院）
谢晓丽（电子科技大学医学院附属妇女儿童医院）
楼金玕（浙江大学医学院附属儿童医院）

前 言

儿科消化内镜技术作为现代儿科消化病学的重要组成部分，在儿童消化系统疾病的诊断、治疗及研究中发挥着不可替代的作用。相较于成人，儿童消化系统具有独特的解剖学特点和生理发育规律，这使得儿科消化内镜技术既需要借鉴成人经验，又必须建立符合儿童特点的操作规范。随着内镜技术的快速发展，诸如内镜逆行阑尾炎治疗术（ERAT）等创新技术不断拓展着儿科内镜的应用领域。然而，目前国内尚缺乏系统展示儿童消化系统疾病内镜特征的权威图谱，这一现状制约着儿科消化内镜技术的规范化推广。

我国儿科消化内镜学科经过多年发展，虽然在技术水平和临床应用方面取得了显著进步，但区域发展不均衡的问题依然突出。特别是在基层医疗机构，儿科消化内镜的普及程度仍明显不足，导致许多患儿无法获得及时、规范的诊疗服务。这种状况不仅影响患儿的救治效果，也制约着我国儿科消化病学整体水平的提升。

为改变这一现状，推动儿科消化内镜技术的规范化应用，我们汇集了国内近30位资深专家和中青年骨干医师，根据临床经验精心编撰了这本《儿童消化系统疾病内镜诊疗图谱》。本书具有以下突出特点：

1. 系统收录儿童常见消化系统疾病的内镜特征。
2. 详细展示各类内镜治疗技术的操作要点。
3. 强调儿童特有的解剖结构和发育特点。
4. 采用高质量临床图片配合精要说明。
5. 注重临床实用性和教学指导价值。

本书既可作为资深医师的临床参考工具，又能满足初学者系统学习的需求。我们相信，本书的出版将有助于提升各级医疗机构儿科消化内镜的诊疗水平，促进我国儿科消化病学事业的均衡发展。

在编写过程中，我们虽力求内容准确、完整，但难免存在疏漏之处，恳请各位同道不吝指正。最后，谨向所有为本书出版付出辛勤努力的专家和同仁致以诚挚的谢意。

许春娣　龚四堂

2025年6月

目　录

第一篇　消化内镜下正常表现

第二篇　消化道疾病的内镜下表现

第三篇 儿童常用消化内镜治疗技术

01

第一篇

消化内镜下正常表现

经过近40年的发展，儿童消化内镜在国内得到了推广和普及。因其图像清晰，能清楚观察到消化道黏膜的细微病变，并可采用多种方式记录和保存图像，便于会诊与教学，为诊断、治疗儿童消化道疾病提供了良好的条件。除电子胃镜和结肠镜外，儿科也开展了胶囊内镜、小肠镜、超声内镜等技术。

在识别消化道病变（如充血、水肿、糜烂、溃疡、增生、憩室、狭窄、息肉、血管瘤、肿瘤等）的内镜表现之前，首先要认识正常消化道黏膜的内镜表现，特别是黏膜形态、完整性、血管纹理清晰度、消化道不同部位的特征性镜下表现、标志性解剖结构、消化道管腔走向、各部位的界线等。本篇主要介绍儿童上、下消化道在内镜下的正常表现，为儿童消化内镜的诊断和治疗奠定良好的基础。

（江米足）

第一章　上消化道内镜下正常表现

第一节　食　　管

一、咽喉

口腔、咽部、喉部：当胃镜经口进入人体时，其前端会依次通过口腔、咽部、喉部。由于这些区域存在敏感的反射轴，易被忽视，因此应仔细观察。在使用前视内镜时，舌位于上侧，硬腭位于下侧。当内镜通过咽部左壁插入梨状窝时，可显示悬雍垂（图 1-1-1），通过悬雍垂后会显示会厌，之后显示喉部和声带（图 1-1-2）。当内镜通过梨状窝后，分别显示食管上括约肌和食管上部。

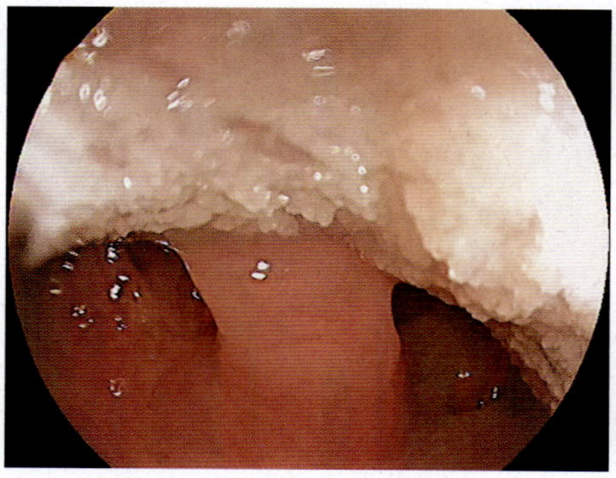

图 1-1-1　舌面、硬腭、悬雍垂

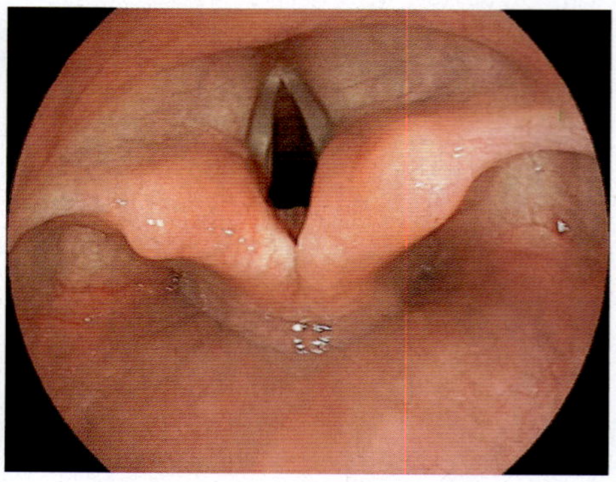

图 1-1-2　喉部、声带

二、食管

食管：上端与咽相连，下端止于胃的贲门，长约 25cm，食管依其所在位置分为颈段、胸段、腹段 3 部分。正常食管黏膜有光泽，为淡红色，比胃黏膜更薄。充分扩张时可见血管网，以食管远端明显。食管血管在与食管胃连接部的入口继续延伸，然后向其他区域发出分支。

1. 颈段食管　颈段食管开始于食管上括约肌下方，长 6cm（距离门齿 16~20cm）。颈段食管中常见红色或橘红色黏膜斑块。该黏膜斑块由胃柱状上皮细胞排列组成，即所谓的异位胃黏膜（图 1-1-3）。食管异位胃黏膜通常被认为是一种先天性疾病，由一个不完整的胚胎性食

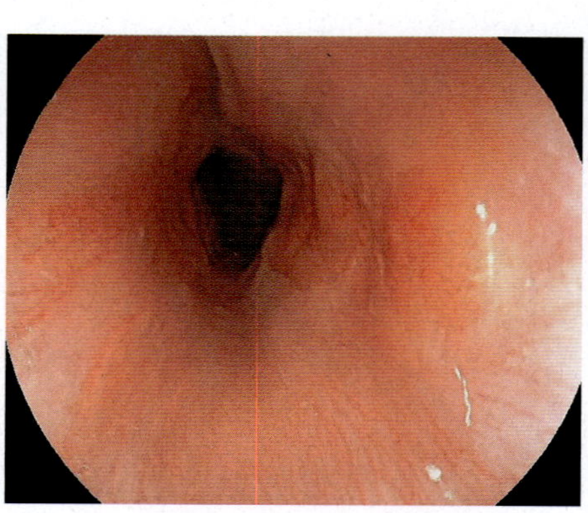

图 1-1-3　异位胃黏膜

管上皮化生引起。食管异位胃黏膜主要位于食管上括约肌下方的区域。大多数食管异位胃黏膜不引起临床症状；然而，一些胃食管反流患者会有吞咽困难、吞咽痛或胃灼热。

2. 胸段食管　胸段食道始于胸廓入口，分为胸上段、胸中段、胸下段三部分（距门齿20~40cm），食管上段后壁可见静脉外在压迫，在第二生理性狭窄处可见主动脉弓和左主支气管的压迫（图 1-1-4）。在食管中部，可观察到左心房来自前方的压迫性搏动。

3. 食管胃连接部　食管胃连接部是多层鳞状黏膜，起自食管末端至柱状黏膜在胃开始的区域。食管胃连接部长约 2cm，近端 0.5~1cm 位于膈肌食管间隙水平，远端 1~1.5cm 位于腹腔膈肌下方。食管静脉在食管的黏膜下层纵向延伸，其结构是树干状的，由几个大的分支组成。在食管胃连接部，静脉穿透黏膜肌层并呈超螺旋状存在，形成纵向栅栏状血管（图 1-1-5）。

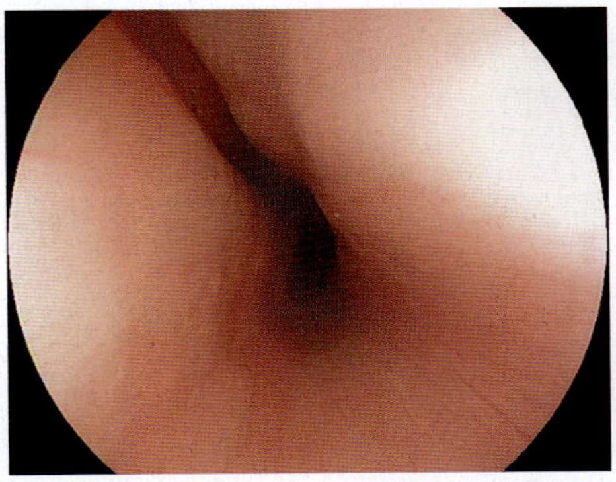

图 1-1-4　胸段食管见主动脉弓、左主支气管压迫

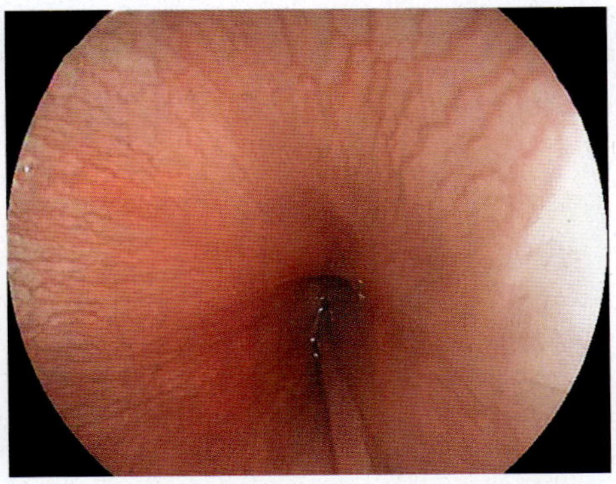

图 1-1-5　食管胃连接部纵向栅栏状血管

（王朝霞　苟　静）

第二节　胃

胃的黏膜比食管的黏膜更红、更厚。黏膜细致、柔软、光滑，呈淡红色，表面有一薄层透明黏液，黏附于胃的表面，胃可分为贲门、胃底、胃体、胃窦和胃角。

1. 胃窦　胃窦是从胃角底部到幽门环的橙色区域。没有大弯侧的纵向褶襞（图 1-2-1），可观察到收缩环（或窦环：通过蠕动向幽门环移动的圆形皱襞）（图 1-2-2）。血管走行通常观察不

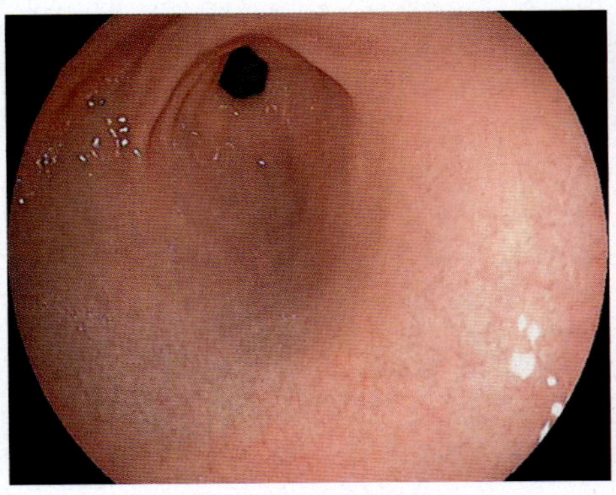

图 1-2-1　胃窦

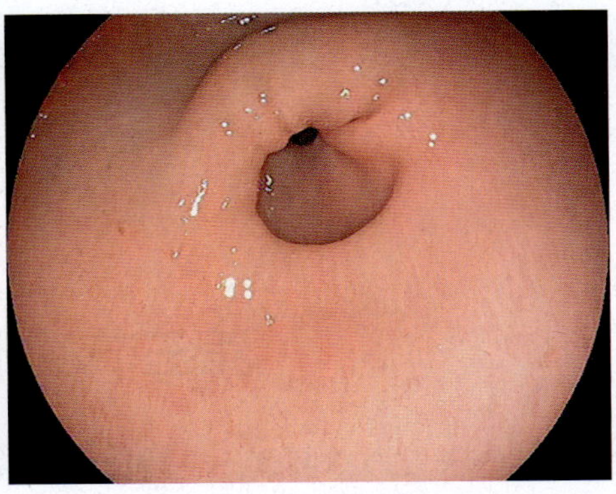

图 1-2-2　胃窦黏膜蠕动形成的收缩环

到，但如果在胃充气状态下，则能观察到分支血管。

2. 胃角 胃角是胃小弯近幽门处向右的角状弯曲，是胃体与胃窦在胃小弯的分界(图 1-2-3)。

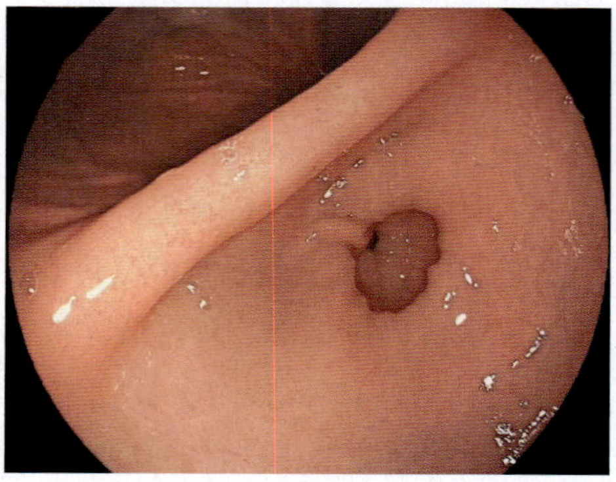

图 1-2-3 胃角

3. 胃体 是胃的主要组成部分，位于胃的中间区域。上界为胃底下缘，在贲门下方 2~3cm 处。下界为胃角切迹，与胃窦分界。可以观察到小静脉汇集的红色斑点。在胃大弯处可观察到纵向褶襞(图 1-2-4)，当注入空气时，这些皱襞被拉直。

4. 贲门和胃底(图 1-2-5) 贲门距食管胃连接部远端 2cm，胃底是贲门和胃体之间的区域。内镜检查时应反转观察这些区域。通常在胃底可以看到少量的胃液或残留食物。胃底可观察到脾曲后壁的压迫(图 1-2-6)，贲门处可观察到主动脉的压迫(图 1-2-7)。

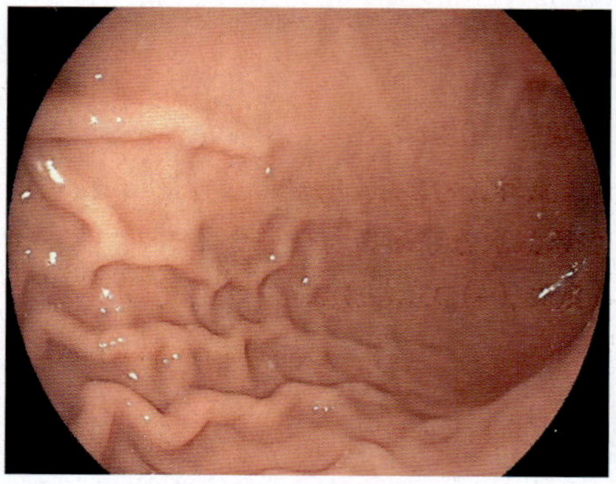

图 1-2-4 胃体皱襞

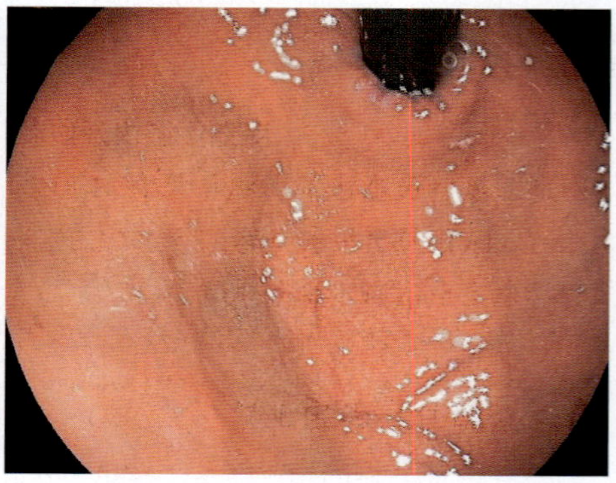

图 1-2-5 贲门和胃底

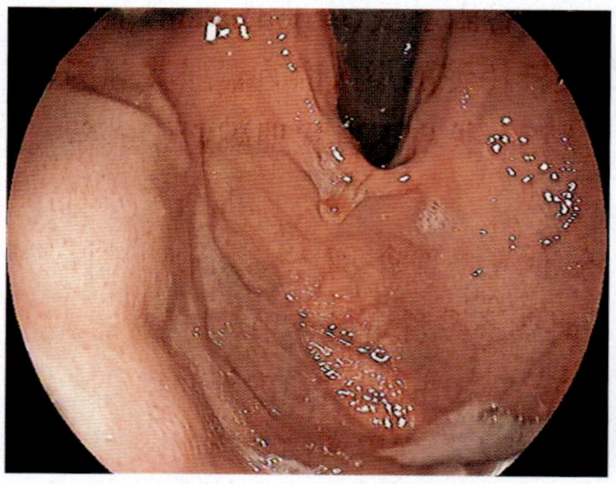

图 1-2-6 脾曲后壁的压迫

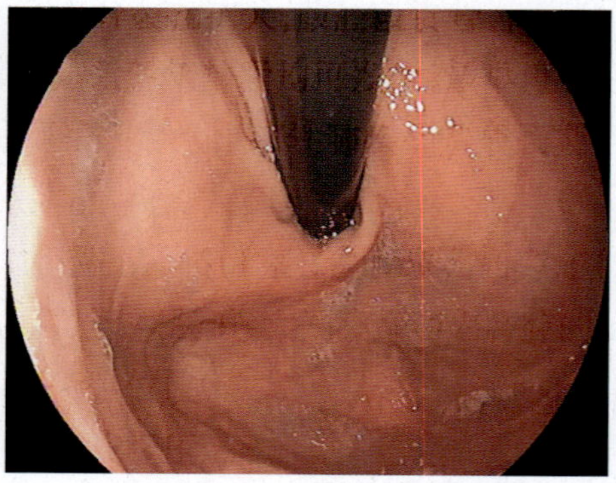

图 1-2-7 主动脉的压迫

(王朝霞 苟 静)

第三节 十二指肠

十二指肠位于胃与空肠之间，全长约 25cm。十二指肠是小肠中长度最短、管径最大、位置最深且最为固定的部分。十二指肠整体呈“C”形，包绕胰头，可分为球部、降部、水平部和升部。

内镜通常可以观察到十二指肠球部、降部及水平部。

1. 十二指肠球部　又称十二指肠上部，长约5cm，起始于幽门，向右后方延伸，下胆囊颈的后下方转折，之后成为十二指肠降部，转折处为十二指肠上曲。十二指肠球部是近幽门约2.5cm的一段肠管，壁较薄，黏膜面较光滑，没有或很少有环状襞（图1-3-1），是十二指肠溃疡的好发部位。

2. 十二指肠降部　是十二指肠的第二部，长7~8cm，由十二指肠上曲沿右肾内侧缘下降，至第3腰椎水平，向左侧转折，转折处为十二指肠下曲。降部左侧紧贴胰头，此处的黏膜有许多环状襞，其后内侧壁有胆总管沿其外面下行，致使黏膜呈略凸向肠腔的纵行隆起，称十二指肠纵襞。纵襞的下端为圆形隆起，称十二指肠乳头（图1-3-2），是胆总管和胰管的共同开口。胆总管和胰管在此处，组成肝胰壶腹。乳头稍上方，有时可见十二指肠副乳头，为副胰管的开口（图1-3-3）。

3. 水平部　十二指肠水平部又称下部，长约10cm，自十二指肠下曲起始，向左横行至第3腰椎左侧延续为升部。肠系膜上动脉与肠系膜上静脉紧贴水平部前面下行（图1-3-4）。

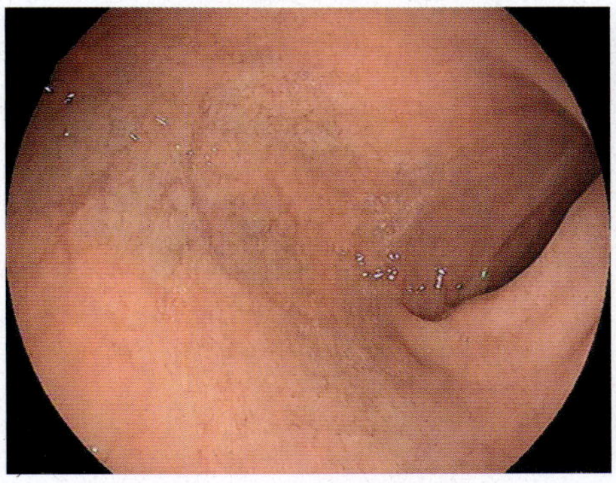

图1-3-1　十二指肠球部

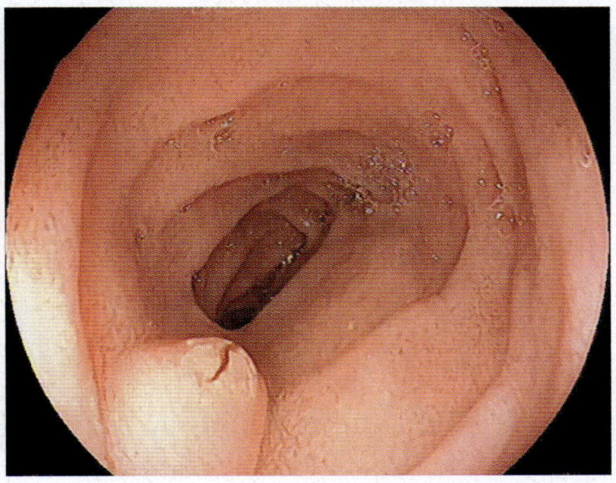

图1-3-2　十二指肠乳头

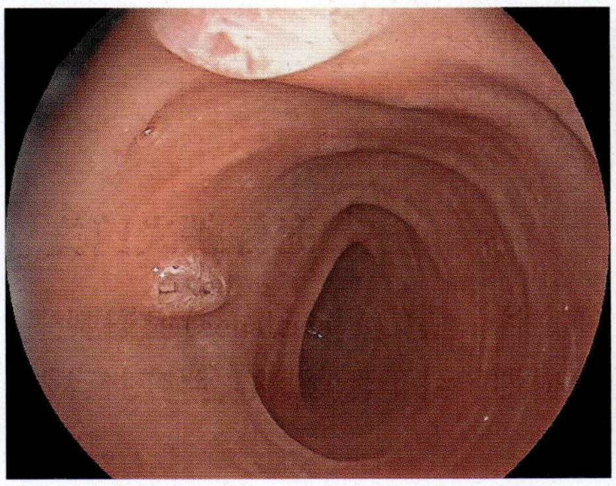

图1-3-3　十二指肠副乳头

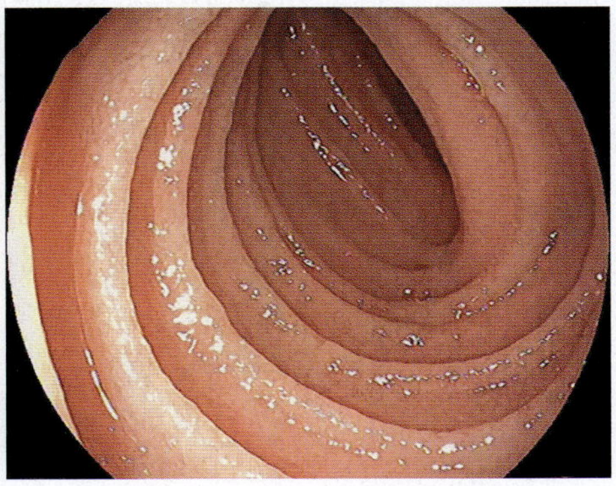

图1-3-4　十二指肠水平部

（王朝霞　苟　静）

第二章　下消化道内镜下正常表现

小肠分为空肠和回肠 2 个部分。小肠管腔内壁分布着环状排列的黏膜皱襞，其密度从近端向远端逐渐减少。黏膜表面覆盖着密集的指状突起，即绒毛。淋巴滤泡分布于整个小肠，在回肠末端最为明显。小肠可通过胶囊内镜或气囊辅助小肠镜观察。

大肠可分为 6 个部分：直肠、乙状结肠、降结肠、横结肠、升结肠和盲肠，其中回盲瓣和阑尾开口是重要的标志。了解每个节段之间的内镜差异是很重要的，如果大肠被完全拉直，就可以通过从肛门边缘的范围长度进行解剖定位。结肠镜检查的正常变异包括直肠非特异性红斑、医源性黏膜损伤、吸引性息肉、淋巴样结节、阑尾反转、口腔溃疡、子宫颈，以及术后改变。

第一节　空　　肠

空肠位于十二指肠与回肠之间，属于小肠的近端部分，约占小肠全长的 2/5。空肠管腔较宽，肠壁较厚，黏膜面形成密集的环状皱襞。空肠血管丰富，外观呈淡红色（图 2-1-1）。

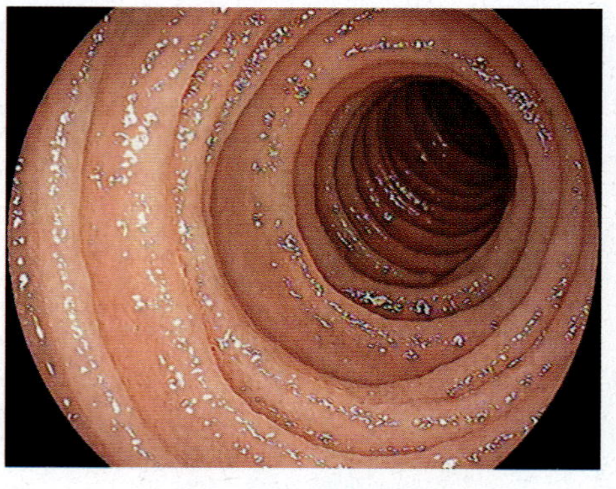

图 2-1-1　空肠密集的环形皱襞

（王朝霞　苟 静）

第二节　回　　肠

回肠与空肠之间没有明显的界线，但与空肠相比，回肠管腔较窄、肠壁较薄，环形皱襞稀疏且分布不连续（图 2-2-1）。其系膜对侧缘可见大量淋巴滤泡聚集，形成特征性的集合淋巴滤泡（图 2-2-2）。

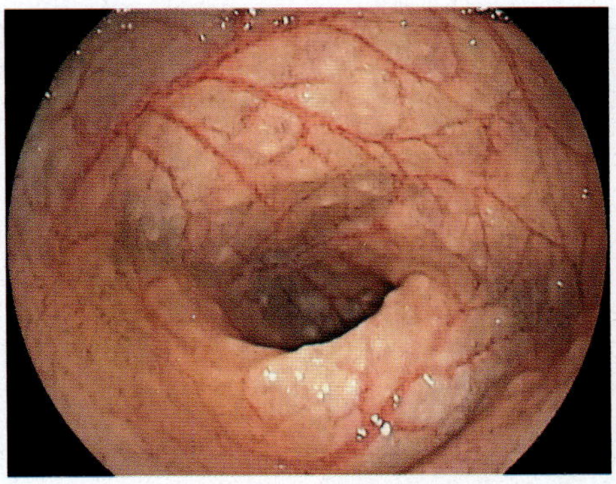

图 2-2-1　回肠环形皱襞较少

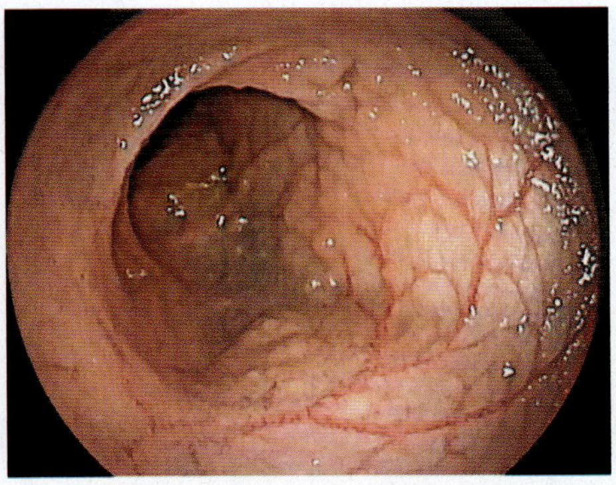

图 2-2-2　回肠系膜对侧淋巴滤泡聚集

1. 回肠末端　虽然检查回肠末端不是结肠镜检查的必要部分，但在某些情况下，回肠末端是诊断性结肠镜检查的必要部分（如炎症性肠病、不明原因的缺铁性贫血或慢性腹泻）。因此建议行结肠镜检查时，进镜经回盲瓣至回肠末端。回肠位于右下腹部及下腹部，为肛侧 3/5 小肠。回肠末端多指回肠肛侧约 30cm 的部分，是小肠的最远端，通过回盲瓣与盲肠相连。结肠镜通过回盲瓣后，通常可以看到回肠末端 10~15cm（图 2-2-3）。与结肠黏膜明显不同，回肠末端黏膜可见绒毛，呈丝绒状和颗粒状，通常近距离可见（图 2-2-4）。在回肠末端，可见聚集的淋巴滤泡，为小的、凸起的结节样改变（图 2-2-5）。年龄越小，淋巴滤泡越明显，呈小息肉样，淋巴滤泡随着年龄的增长而退化缩小。

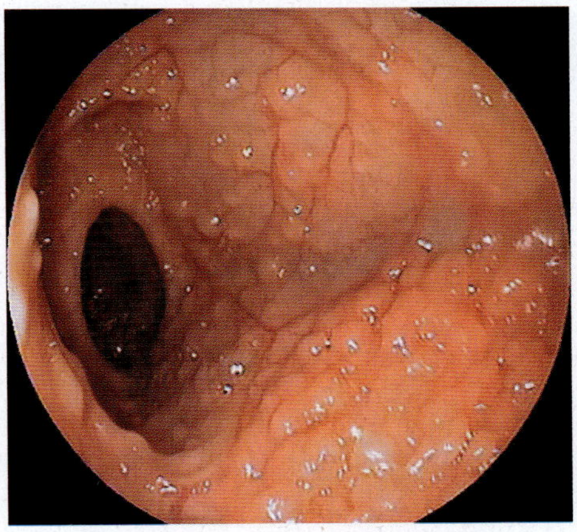

图 2-2-3　回肠末端

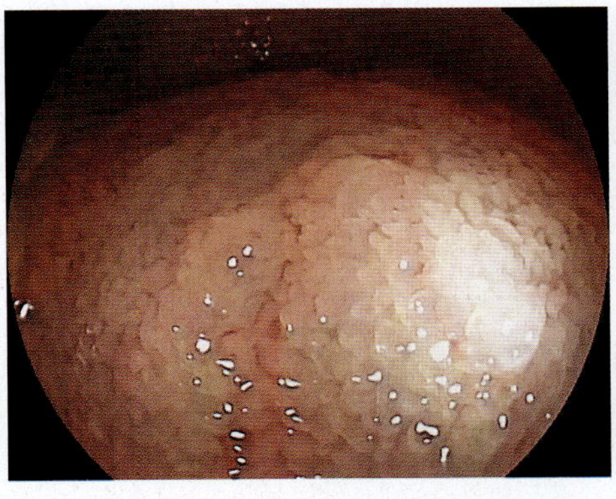

图 2-2-4　回肠末端绒毛呈丝绒状和颗粒状

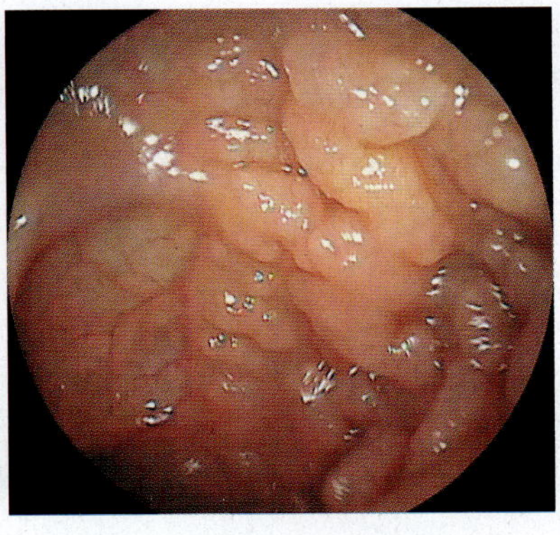

图 2-2-5　回肠末端聚集的淋巴滤泡

2. 盲肠及阑尾开口　盲肠是一个袋状结构，被认为是大肠的起始端，上接回肠，下接升结肠，大肠（盲肠）与小肠（回肠末端）在回盲部相连，回肠与盲肠相连处有黏膜突向肠腔，形成的上、下两片唇形的回盲瓣（图 2-2-6）。回盲瓣只能向盲肠方向打开，不仅能防止大肠内容物反流回小肠，同时也可控制食糜不至于过快进入大肠，以使食糜在小肠内得到充分的消化和吸收。在盲肠下端内侧，有一个小孔与阑尾相通。结肠镜下阑尾孔通常被识别为半圆形或椭圆形结构（图 2-2-7）。阑尾开口和回盲瓣是最可靠的结肠镜下标志，表明已到达回盲部。盲肠的后侧固定

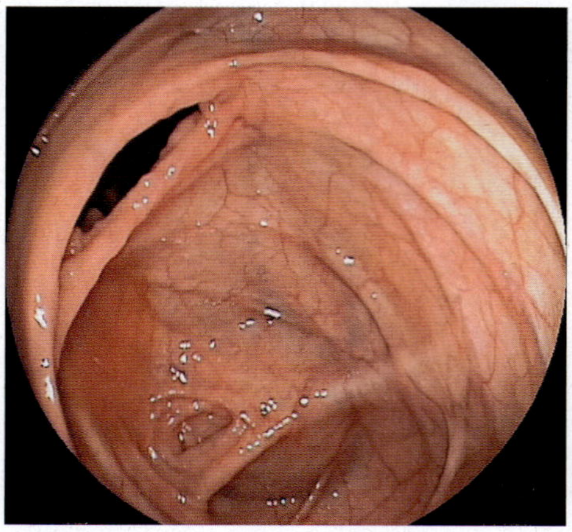

图 2-2-6 回盲瓣呈唇状

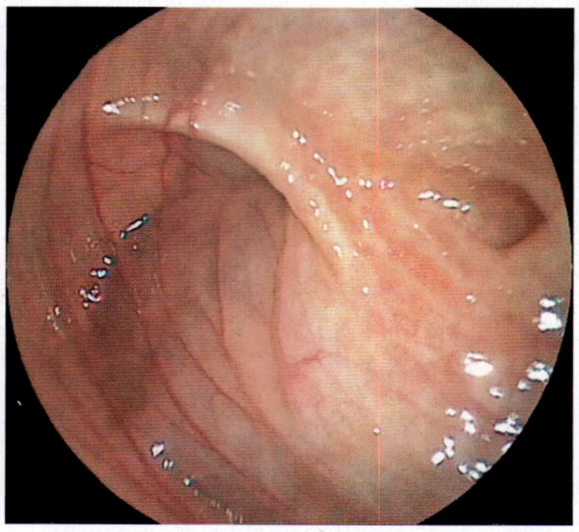

图 2-2-7 阑尾开口呈半圆形或椭圆形

于后腹膜。盲肠轴通常位于升结肠轴的对面或与升结肠轴倒置，这使得盲肠的可视化和结肠镜前进到盲肠端很困难。结肠镜操作中若充分拉直肠管并减少弯曲，到达盲肠的镜身长度可能仅需 60~70cm，但实际插入深度需结合肠管自然弯曲和个体解剖差异综合判断。

（王朝霞 苟 静）

第三节 结肠、直肠

结肠、直肠是从回盲瓣到肛门间的空腔脏器，长 1.0~1.5m，内径 5~8cm。从回盲瓣至肛门分为升结肠、结肠肝曲、横结肠、结肠脾曲、降结肠、乙状结肠和直肠，下文由下至上介绍这几个部位。

1. 直肠 直肠是大肠的末端部分，起始于肛管，向上延伸至乙状结肠末端。直肠长 12~15cm，直肠和乙状结肠之间没有明显的解剖分界。在组织学上，直肠黏膜由柱状上皮覆盖；肛管由鳞状上皮覆盖。齿状线上皮是柱状与鳞状上皮的混合区域，为直肠与肛管的分界。(图 2-3-1)。

直肠可分为三个部分：直肠下部（0~6cm）、直肠中部（7~11cm）和直肠上部（12~15cm）。直肠内血管比结肠其余肠段血管更明显（图 2-3-2）。直肠通常有三个大的皱褶，为从两侧突向管腔的半月形左右、上下交叉排列的组织，即直肠横襞（Houston 瓣）（图 2-3-3）。

2. 乙状结肠 乙状结肠位于左下腹部的直肠和降结肠之间。它形成了一个平均长度

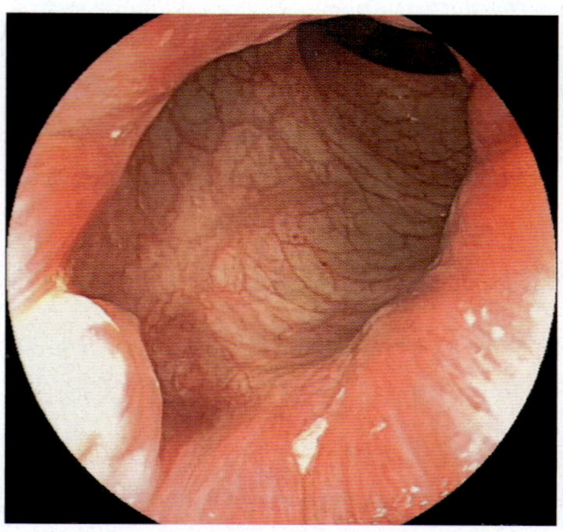

图 2-3-1 直肠和肛管之间的交界

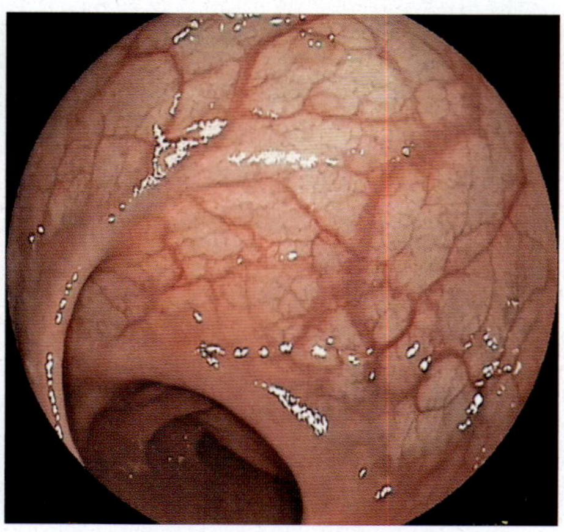

图 2-3-2 直肠黏膜下丰富的血管网

为 40cm 的环。结肠镜操作中，因需绕过乙状结肠的生理弯曲或处理肠袢，镜身插入长度常需 50~70cm 才能通过该段，退出时通过拉直镜身，体外显示的插入长度可减少至 30~40cm，但乙状结肠的实际解剖长度仍保持相对恒定。乙状结肠管腔为圆形或椭圆形（图 2-3-4），通常由一系列突出的半圆形皱襞组成（图 2-3-5）。内镜医师不应忽视结肠镜检查时对可能隐藏病变的仔细观察，因为在退出结肠镜时可能会遗漏皱襞后方的病变。因为乙状结肠属于腹膜内器官，移动度高，通过肠系膜固定于腹后壁。然而，下腹部手术（特别是妇科手术），或者憩室炎可引起纤维性粘连，将乙状结肠固定在腹壁，在这些病例中，直肠乙状结肠角可能是直角（图 2-3-6）。

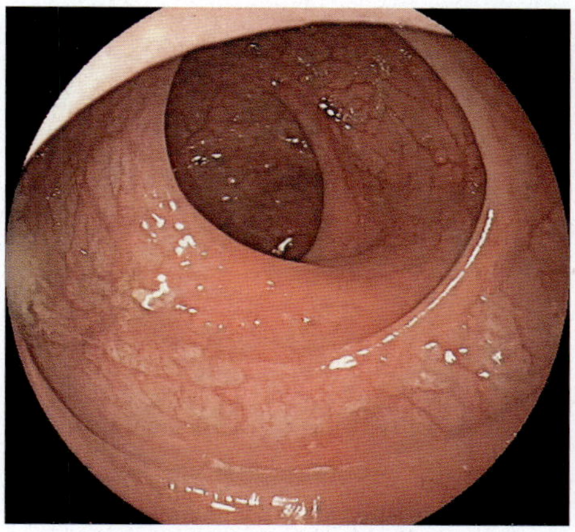

图 2-3-3　直肠半月形直肠横襞（Houston 瓣）

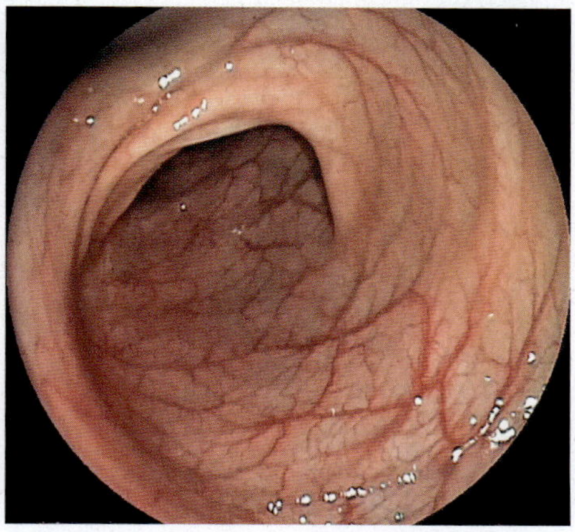

图 2-3-4　乙状结肠管腔呈圆形或椭圆形

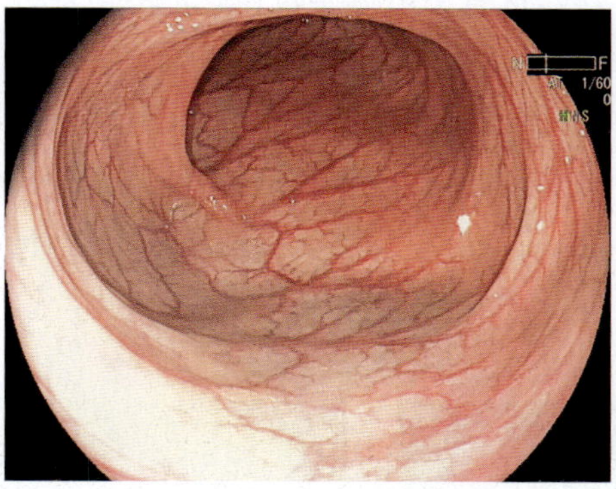

图 2-3-5　乙状结肠的半圆形皱襞

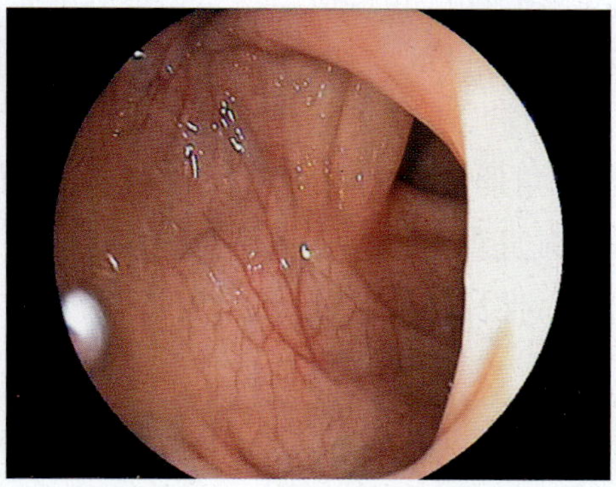

图 2-3-6　直肠乙状结肠角

3. 降结肠　是结肠在结肠脾曲转折向下固定在腹后壁左侧的一段结肠，下降至左髂嵴处与乙状结肠相连。降结肠属于腹膜间位器官，活动度极低。在结肠镜检查中，患者常取左侧卧位，此时降结肠受重力及体位影响紧贴腹后壁，其解剖固定性使肠镜通过时难以通过体位调整改变肠管走向。结肠镜下降结肠腔多为三角形或椭圆形（图 2-3-7）。

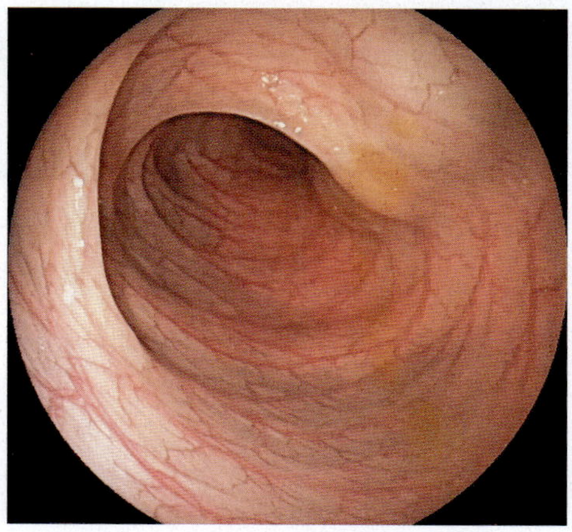

图 2-3-7　降结肠

4. 结肠脾曲　为结肠向左走行的弯曲，左侧见隆起较高的半月襞，右侧见深凹的结肠袋。脾曲处可见一个淡蓝色的脾脏压迹（图 2-3-8），将降结肠与横结肠分开。但是，脾脏压迹存在严重的个体差异。部分患者脾脏压迹位于腹部左上象限，部分患者位于腹部深处，或偶尔因轻微弯曲而不易识别。结肠脾曲黏膜平滑有光泽，血管纹理清晰。

5. 横结肠 起自结肠肝曲，左行形成下垂的弓形弯曲，在左季肋部脾内侧面转折为结肠脾曲，下续降结肠。横结肠的长度为 30~50cm。脾脏和肝脏均固定在腹后壁，横结肠位于其他器官的前方，为腹膜内器官，通过横结肠系膜定于腹后壁，因此横结肠活动度大。横结肠管腔充气后可见宽大的黏膜皱襞环绕肠腔，示肠腔呈倒三角形（图 2-3-9）。

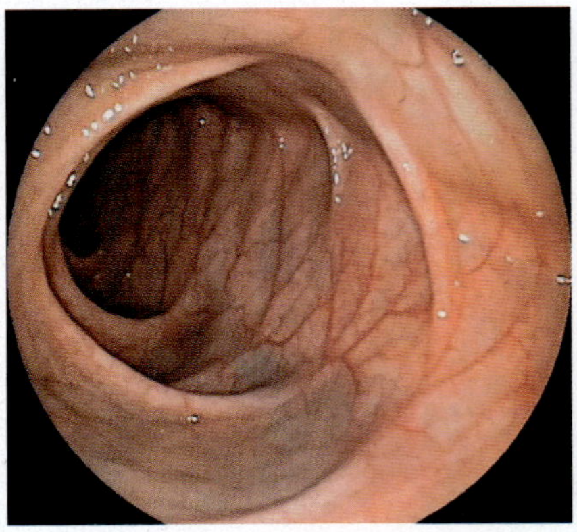

图 2-3-8 脾曲可见一个淡蓝色脾脏压迹

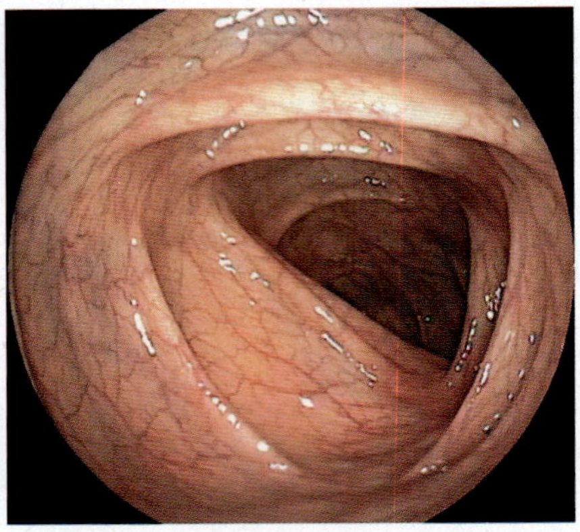

图 2-3-9 横结肠肠腔呈倒三角形

6. 结肠肝曲 是横结肠和升结肠之间的弯曲。由于位于肝脏下方，呈深蓝色（图 2-3-10），结肠镜抵达结肠肝曲时，横结肠三角形肠腔特点消失，视野中可见呈青蓝色的肝脏压迹，肠管弯向左下方（图 2-3-11）。

7. 升结肠 通过结肠肝曲后会见到短而直的三角形肠腔，即为升结肠，但与横结肠相反，肠腔呈正三角形（图 2-3-12）。升结肠从结肠肝曲向下至盲肠。与降结肠相似，升结肠固定在腹后壁，呈相对直线走行。升结肠的平均长度为 15~20cm；黏膜呈淡橘红色，黏膜下血管纹理不如降结肠清晰，半月襞最显著，结肠袋最深。

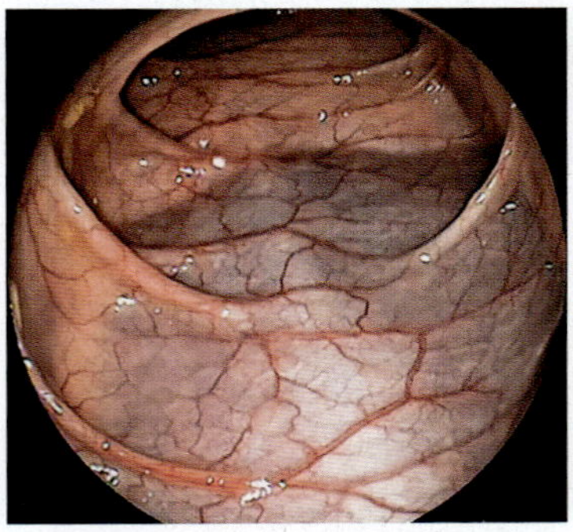

图 2-3-10 肝曲呈深蓝色

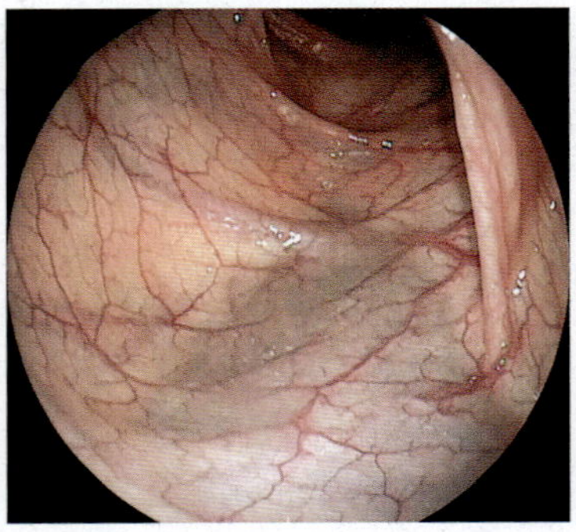

图 2-3-11 视野中肝脏压迹呈青蓝色，肠管弯向左下方

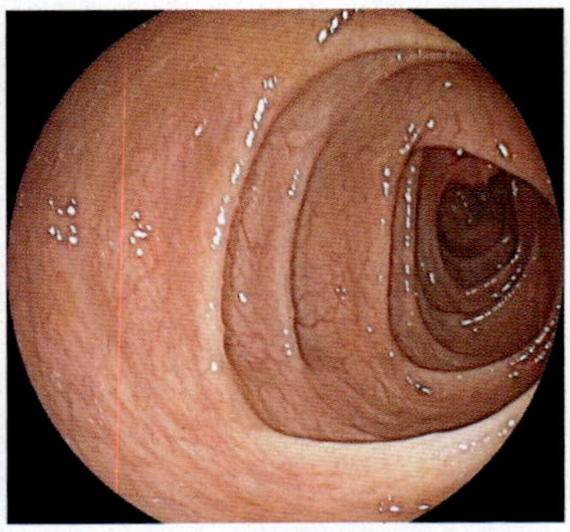

图 2-3-12 升结肠管腔呈正三角形

（王朝霞 苟 静）

02

第二篇

消化道疾病的内镜下表现

消化道疾病内镜检查是评估和诊断消化道疾病的首选方法。目的是确定消化道疾病的位置、病因和性质，为治疗提供帮助。本篇收集国内儿科消化专科医师精选的儿童消化道疾病内镜下典型图谱并进行解读，有利于儿童消化系统疾病内镜诊断知识的普及，增强儿科消化内镜医师对消化道疾病内镜下病变的辨识能力，提高儿童消化道疾病的诊断水平。

（王宝西）

第三章　上消化道疾病

第一节　食　　管

一、反流性食管炎

胃食管反流(gastroesophageal reflux,GER)是指胃内容物反流到食管,甚至口咽部。当反流频繁发作或持续发生时,即考虑为病理性GER。病理性GER引起一系列食管内外症状和/或并发症时,称为胃食管反流病(gastroesophageal reflux disease,GERD)。根据胃镜下食管黏膜表现,GERD通常分为3类:非糜烂性反流病(non-erosive reflux disease,NERD)、糜烂性食管炎(erosive esophagitis,EE)、反流性食管炎(reflux esophagitis,RE)、巴雷特食管(Barrett esophagus)。

反流的临床表现随年龄而不同。婴幼儿以反流、呕吐为主要表现,部分婴儿还可表现为溢乳、反刍或吐泡沫、拒食,年长儿可表现为胸骨后灼烧感、腹痛、反酸、嗳气、反胃等。反流性食管炎的常见症状包括:①胸骨后烧灼感,位于胸骨下端,饮用酸性饮料可使症状加重,服用抑酸剂或抗酸剂可使症状减轻,见于年长儿;②咽下疼痛,婴幼儿表现为喂食困难、烦躁、拒食,年长儿可有咽下疼痛,如并发食管狭窄则会出现严重呕吐和持续性吞咽困难;③呕血和黑便,当食管炎症严重,发生糜烂或溃疡时,可出现呕血或黑便症状。

胃镜检查是诊断反流性食管炎最主要的方法,不仅可以直接观察到食管黏膜损伤情况,而且结合病理学检查,可确定是否存在食管炎,以及黏膜炎症的程度。内镜下食管炎主要表现为黏膜红斑、糜烂、溃疡。反流性食管炎的内镜诊断和洛杉矶分级标准如下。

A级:食管下端黏膜充血,粗糙,≥1处黏膜糜烂,长度≤5mm(图3-1-1)。

B级:食管下端至少1处黏膜糜烂,长度>5mm,但不融合(图3-1-2)。

C级:食管下端黏膜糜烂,有融合,但<环周75%(图3-1-3)。

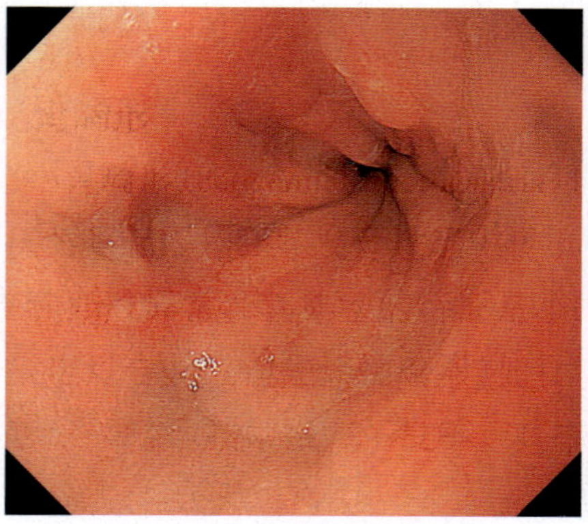

图3-1-1　反流性食管炎:A级

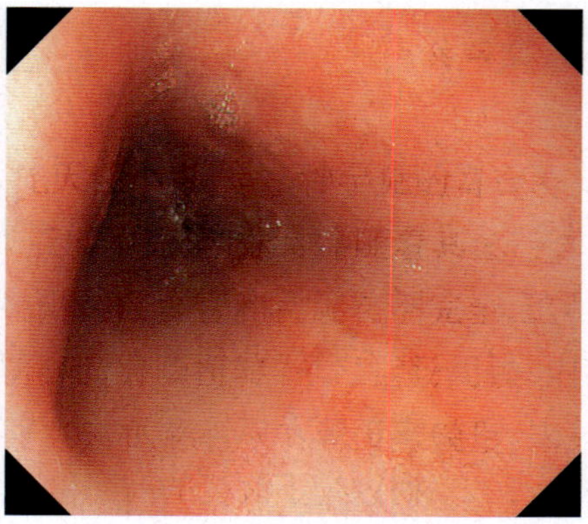

图3-1-2　反流性食管炎:B级

D 级：食管下端黏膜糜烂，有融合，伴溃疡，≥环周 75%（图 3-1-4）。

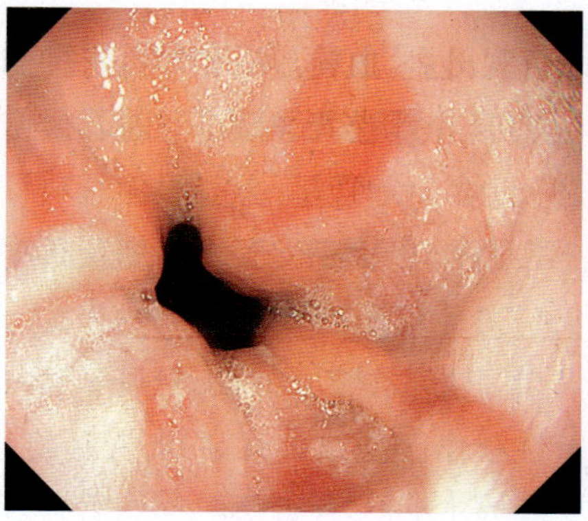

图 3-1-3　反流性食管炎：C 级

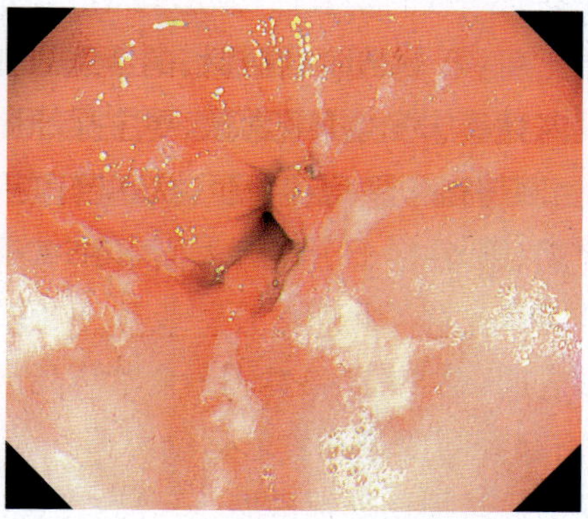

图 3-1-4　反流性食管炎：D 级

反流性食管炎的组织学表现主要为食管黏膜上皮乳头延长（>50%）、基底层增厚（>20%）、糜烂和溃疡，中性粒细胞或嗜酸性粒细胞浸润（<15 个/HPF），但并非特异性的指标。

（江米足）

二、真菌性食管炎

真菌性食管炎（fungal esophagitis，FE）是最常见的感染性食管炎，超过 15 种不同的真菌可导致食管感染，最常见的病原体为白念珠菌、平滑念珠菌、热带念珠菌等。念珠菌等真菌是消化道正常定植微生物，当局部或全身免疫系统受损时，真菌可能会出现过度生长，导致感染。

内镜检查是首选的诊断方法，内镜下可见食管黏膜水肿、充血、糜烂、溃疡，触之易出血，食管黏膜表面覆盖白色片状、膜状斑点或假膜，内镜下冲洗无法清除（图 3-1-5、图 3-1-6）。进行活检及细胞刷涂片或培养，若涂片可见真菌菌丝或孢子，活检组织见有菌丝侵入上皮细胞即可明确诊断。

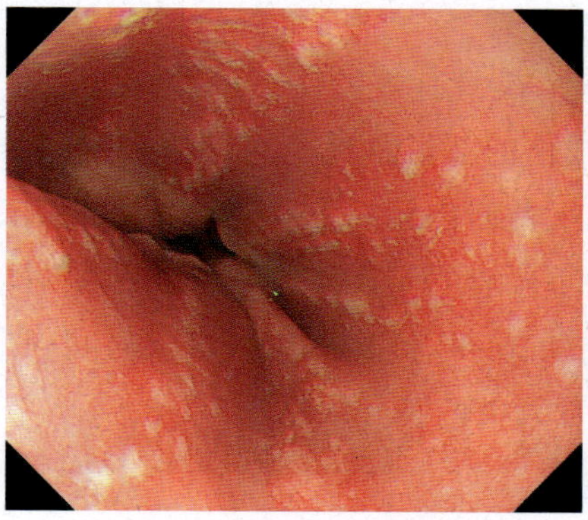

图 3-1-5　食管黏膜白色膜状附着物

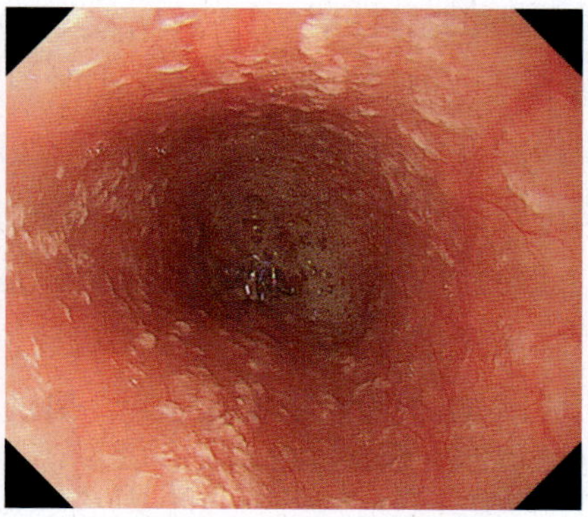

图 3-1-6　食管黏膜白斑

（于飞鸿　吴　捷）

三、腐蚀性食管炎

腐蚀性食管炎（corrosive esophagitis）是误服各种腐蚀性物质而导致食管黏膜损伤的疾病，该病 80% 发生于 6 岁以下儿童。儿童误服的腐蚀性物质多为强酸、强碱类用品（如清洁剂、漂白粉、火碱、除锈剂、食用碱及锂锰电池等）。腐蚀性物质导致食管损伤的发生率为 20%~40%，

1/3~3/4 的腐蚀性异物造成深度烧伤是由于误服强碱，其中 1/3 发生食管狭窄。

腐蚀性物质导致的食管损伤分为以下 3 期。

急性坏死期（第 1~5 日）：在损伤的 24 小时内即出现出血、血栓形成和伴有水肿的明显炎症，在该时间段内黏膜未发生坏死脱落，可进行胃镜检查、营养管置入等操作。随着损伤的进展，受损食管上皮组织炎症进一步加重，局部组织液化、坏死。

亚急性期（第 6~14 日）：食管表面水肿减轻，坏死凝固组织脱落，形成溃疡及新鲜肉芽组织，为食管的早期修复期。此期食管壁最薄，极易穿孔，应避免胃镜检查。

瘢痕形成期（第 15 日~3 个月）：食管坏死区纤维组织形成，胶原沉积，瘢痕挛缩，造成食管狭窄或缩短，引起吞咽困难和食管运动障碍。若透壁性损伤已导致食管穿孔，炎症将累及周围组织引起纵隔炎。若损伤继续进展，可导致食管-气管瘘或主动脉-食管瘘。损伤后食管黏膜再生，于 4 周~3 个月内易发生食管狭窄。

1. 影像学表现 胸部 X 线检查可显示肺部受损情况、有无肺炎或吸入性肺炎、有无纵隔炎，若有胸廓饱满、纵隔气肿或膈下游离气体则提示食管或胃穿孔。如患者有喘鸣或声音嘶哑症状，应进行颈部侧位 X 线检查。若怀疑合并消化道穿孔，则建议行计算机体层扫描（computed tomography，CT）检查。腐蚀性食管炎的 X 线特征较为典型，表现为广泛的食管狭窄。若条件允许应完善上消化道钡餐检查，该检查可了解食管有无狭窄及狭窄范围、胃窦部黏膜有无粗乱、胃腔有无变形、幽门有无狭窄或梗阻等，有明显吞咽困难、呛咳或吞咽功能紊乱等症状的患者，可选用碘油作为造影剂，对于年龄较小、呕吐严重的患者，可通过胃管注入造影剂进行检查，但该项检查应避开损伤的急性坏死期和亚急性期（图 3-1-7）。

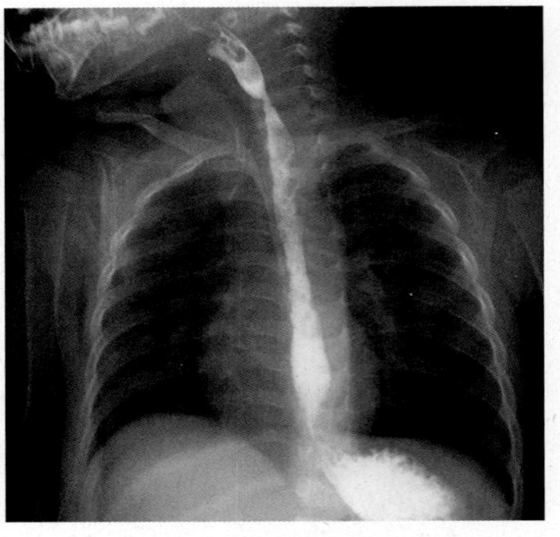

图 3-1-7 腐蚀性食管炎食管狭窄消化道造影

2. 内镜表现 可在损伤后 24~48 小时内进行，是最有效的评估口腔、咽喉、食管、胃十二指肠黏膜损伤的方法。胃镜可以在直视下观察损伤的部位及程度，当判断无明显的消化道损伤者则无须进行后续的扩张治疗。需要注意的是，此时内镜对黏膜损伤深度的判断不一定准确，且食管上段狭窄内镜无法通过时难以评估中下段食管情况。内镜检查结果对治疗方案的确定有重要临床价值，但应避免在损伤后亚急性期（6~14 日）内进行，该段时间内局部食管黏膜组织坏死脱落，将增加食管穿孔风险。腐蚀性食管炎内镜分级见图 3-1-8。

（李小芹 王跃生）

四、食管异物

滞留于食管内的不能消化的外来物，被称为食管异物；此外，食物若停留、嵌顿于食管内，亦称为食管异物，如有些食物团块、动物骨骼等。由于儿童消化道异物为突发事件，处理不及时或处理不当会产生严重后果。因此食管异物一经确诊，建议所有食管异物均应在 24 小时内尽快取出，避免造成出血、穿孔等严重并发症。

（一）食管异物的好发部位

食管异物好发部位为食管的三个生理狭窄处，即食管起始处、食管与左支气管交点处、食管

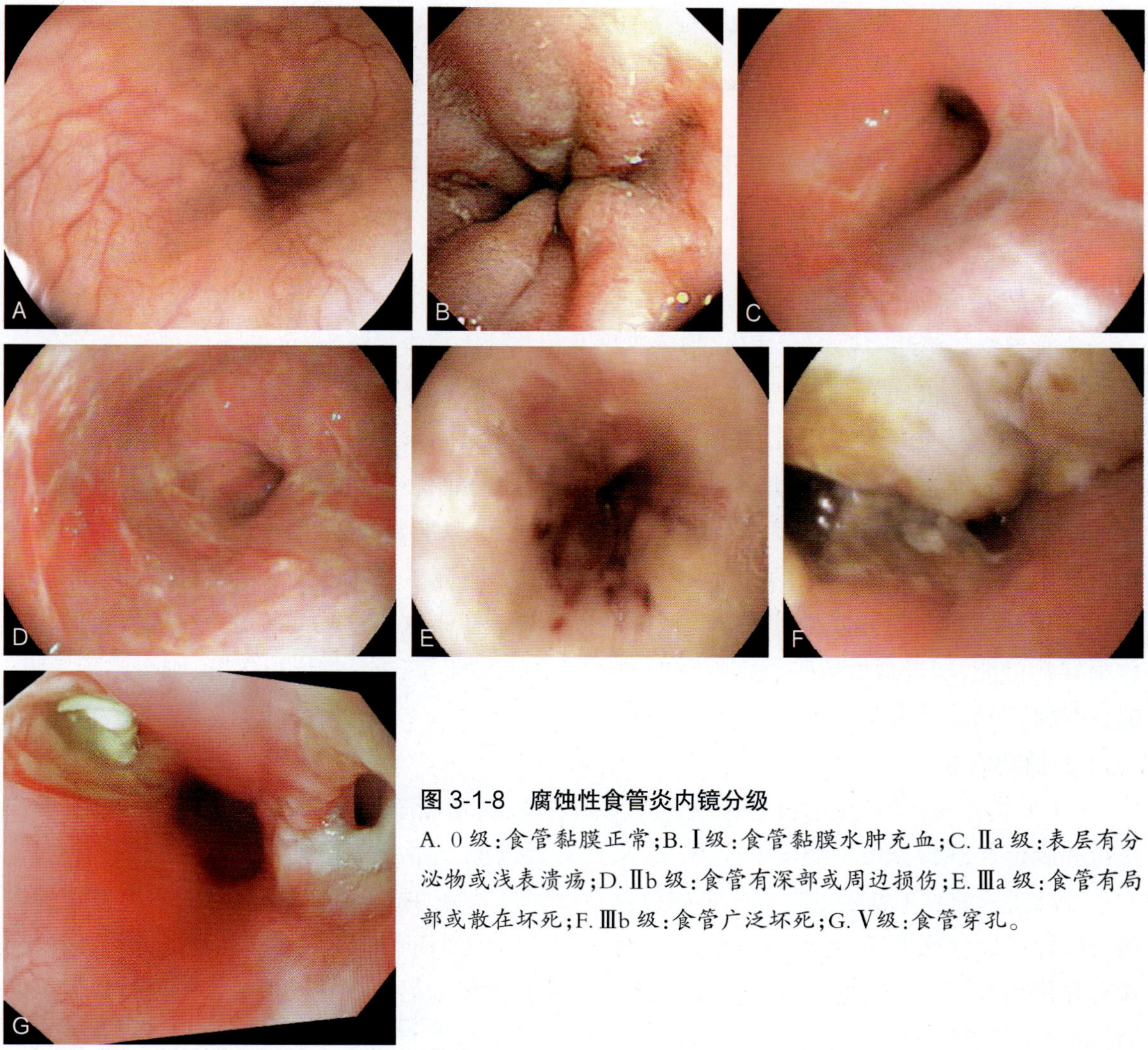

图 3-1-8　腐蚀性食管炎内镜分级

A. 0 级：食管黏膜正常；B. Ⅰ级：食管黏膜水肿充血；C. Ⅱa 级：表层有分泌物或浅表溃疡；D. Ⅱb 级：食管有深部或周边损伤；E. Ⅲa 级：食管有局部或散在坏死；F. Ⅲb 级：食管广泛坏死；G. Ⅴ级：食管穿孔。

穿过膈肌的食管裂孔处。其中，食管上段造成异物嵌顿的发生率最高，食管中段次之，食管下段发生率最低（图 3-1-9）。

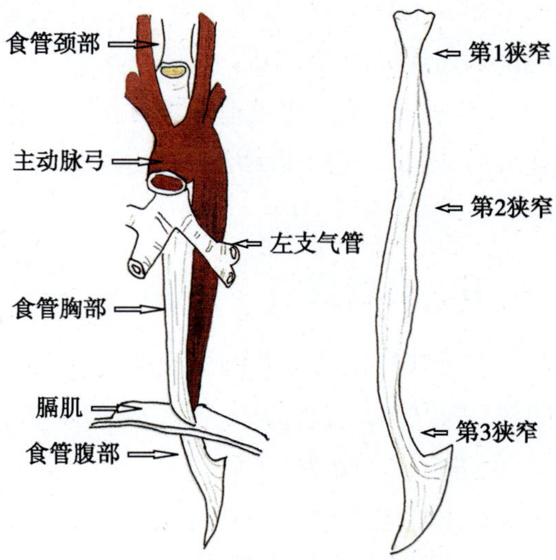

图 3-1-9　食管的三个生理狭窄

（二）食管异物的病因

1. 年龄因素　食管异物可发生于儿童全年龄段，尤以 4 岁以下幼儿最多见，多为儿童无意误吞，或将异物含于口中玩耍时不慎吞下。

2. 精神因素　发育延迟和精神障碍的青少年属于食管异物的高风险群体。近年来，也存在蓄意吞服异物，但意外嵌顿于食管中的情况，此种情况多出现在较大年龄儿童中，多由于情绪问题导致。

3. 医源性因素　不恰当的口腔、牙齿、咽喉部检查或操作，有可能使操作物品掉落进食管，造成食管异物嵌顿。

4. 疾病因素　对于存在有食管发育异常或动力障碍的儿童，如食管闭锁/狭窄修复术后或嗜酸性粒细胞性食管炎、贲门失弛缓症等，由于食管腔更加狭窄和/或动力障碍，均可能导致异物在食管中嵌顿。

（三）食管异物的种类

1. 按质地分为金属（电池、硬币、磁铁等）、植物（枣核、杏核等）、动物（鸡骨、鸭骨、肉团、鱼刺等）、塑料（纽扣、装饰物、笔帽等）等。

2. 按形状可分为圆形、条棒状、不规则形状等，其中最常见的异物为硬币、纽扣电池等。

（四）食管异物的诊断

食管异物的诊断需要综合病史、临床表现及相关辅助检查，进行全面的评估，特别需要关注异物的种类、嵌顿的时间，以及有无并发症出现。

1. 病史 患儿家属或患儿自述的异物吞服史通常是就诊的主要原因，应详细询问病史，了解吞服异物的种类、形状和大小，吞服的时间及吞服后的症状。值得注意的是，婴幼儿表达能力欠佳，需由家长或看护者提供病史，而学龄期儿童尽管可以准确表述，但也可能因为惧怕家长责怪而提供错误信息。故若临床高度怀疑吞食异物可能，则应尽快通过影像学等手段加以明确。

2. 临床表现 患儿发生食管异物嵌顿后，临床表现常无特异性，可通过一些表现考虑存在食管异物可能，如进食后哭吵、流涎、呕吐、胸痛、吞咽困难等；若异物压迫气管，则可出现咳嗽、喘息、呼吸困难等呼吸道症状。

3. 辅助检查

（1）X线检查：食管异物可将X线片作为初步检查，适用于误吞金属或高密度异物者，胸部正位和侧位X线检查可了解异物数量、大小、形态及位置、评估是否合并并发症等。

（2）CT检查：CT及后处理技术可明显提高对食管异物的检出率，特别是对于一些复杂性异物及怀疑可能穿孔者，具有更高的准确性，并可评价食管损伤程度及并发症的情况，对临床诊疗食管异物具有很好的增益价值。越来越多的研究证实CT及后处理技术可为术前评估提供重要的信息。因此目前主流观点认为应尽量以CT作为首选检查方法。

（3）消化内镜检查：消化内镜因其同时具有诊断及治疗的双重作用，同样可辅助诊断，但其更多作为治疗手段，而非检查手段，特别是一般不作为首选检查方法。儿童常见的消化道异物内镜下表现见图3-1-10。

（4）其他：上消化道造影也可作为检查手段辅助诊断，但需要注意的是应尽量避免钡剂作为造影剂，因其不利于后续异物取出。

（葛库库　田　斌　王宝西）

五、食管狭窄

食管狭窄是指食管因机械性阻塞或动力异常导致的食物内容物通过障碍为特征的病变，可导致吞咽困难、进食障碍、呕吐或呛咳，进而引起营养不良、生长发育落后等症状。根据不同要素，可进行以下分类。

1. 根据狭窄性质 可分为良性狭窄和恶性狭窄，儿童食管狭窄主要为良性狭窄。

2. 根据外观、内镜表现 可分为单纯性食管狭窄和复杂性食管狭窄。

3. 根据扩张治疗效果 可分为难治性食管狭窄和复发性食管狭窄。

4. 根据病因 可分为先天性食管狭窄和继发性食管狭窄。

以下根据病因介绍先天性食管狭窄和继发性食管狭窄。

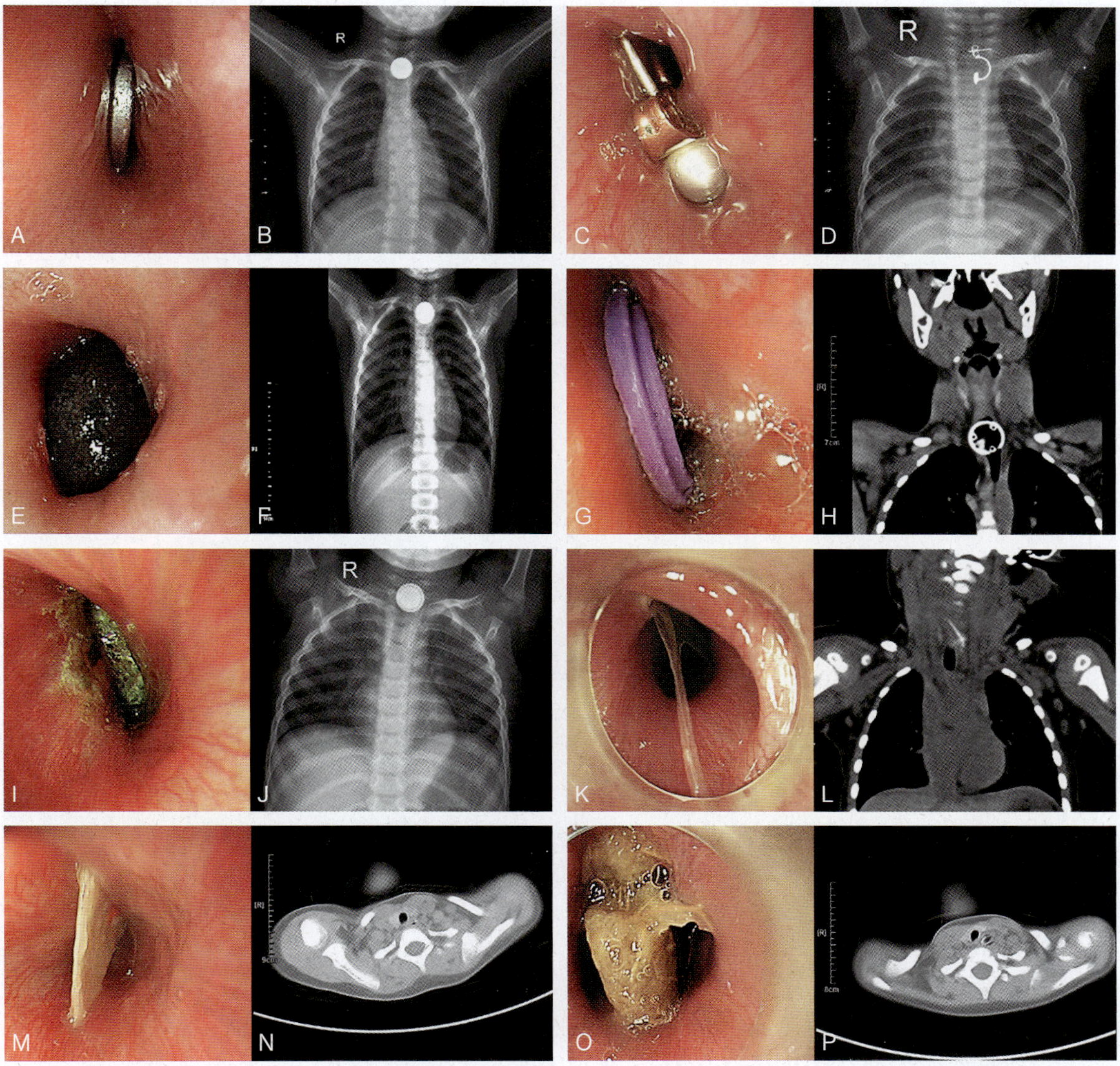

图 3-1-10 常见的消化道异物内镜下表现及影像学表现

A、B. 硬币；C、D. 耳钉；E、F. 棋子；G、H. 塑料玩具；I、J. 纽扣电池；K、L. 鱼刺；M、N. 鸡骨；O、P. 枣核。

(一) 先天性食管狭窄

先天性食管狭窄可合并其他发育畸形，以食管闭锁为最多见。根据造成狭窄的组织结构不同，可分为气管软骨异位型(tracheobronchial remnants，TBR)、肌层肥厚型(fibromuscular stenosis，FMS)和膜性食管蹼型(membranous webbing，MW)三种类型。

1. 气管软骨异位型(TBR)(图 3-1-11) 本病发病机制目前被认为主要与胚胎早期的前肠发育畸形有关。大多数 TBR 食管狭窄的部位在下 1/3 食管，距贲门 3~5cm 以内，组织病理学上可发现异位软骨环、发育成熟或不成熟的气管黏膜或腺体。TBR 食管狭窄在婴儿早期即可导致呕吐，尤其是在添加固体食物后呕吐加重，病程长者多合并营养不良、贫血、生长发育落后。TBR 食管造影表现为持续性狭窄，钡剂持续通过不中断，鼠尾征、钟摆征和腺管征是该病特征性的表现。内镜下可见食管下段突然狭窄，狭窄口不能扩张，内镜不能通过狭窄段，无食管炎表现。

2. 肌层肥厚型(FMS)(图 3-1-12) 本型食管狭窄多见于食管中段或下段，病理特征为平滑肌纤维的环状增生和纤维肌增厚。食管造影可见狭窄段长度不一，也可表现为圆锥形狭窄和

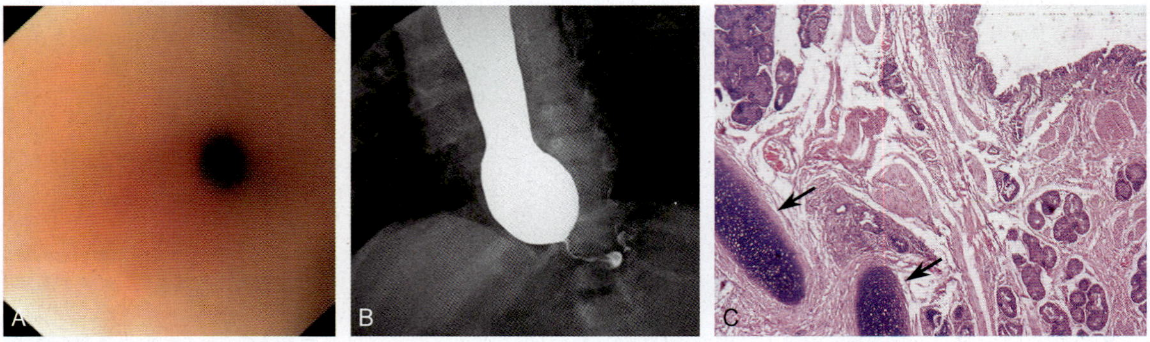

图 3-1-11 TBR 食管狭窄

A. 食管下段见狭窄口，胃镜不能通过；B. 食管下段骤然变窄，呈突变型狭窄，又称鼠尾征；C. 食管肌层中可见软骨组织（箭头）。

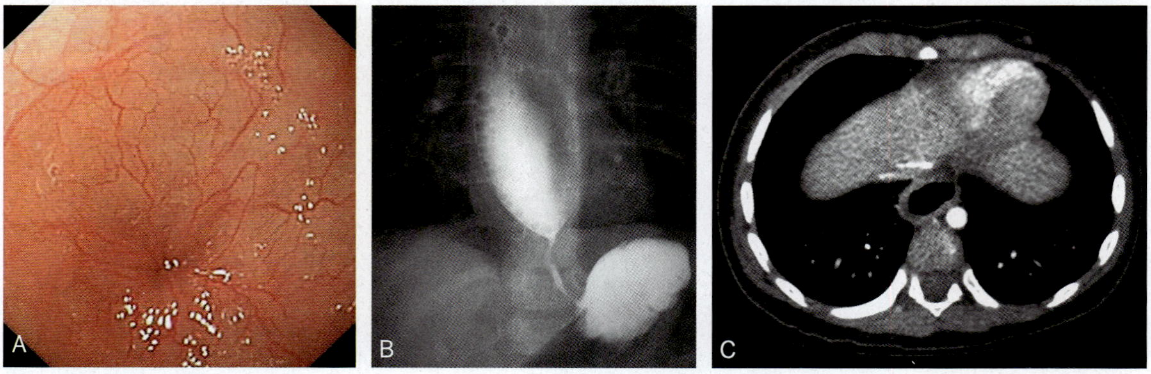

图 3-1-12 FMS 食管狭窄

A. 食管下段见狭窄口；B. 食管造影提示食管全程扩张，食管远端变尖；C. 胸部 CT 可见食管壁增厚。

突变型狭窄。内镜下见食管狭窄口，随着食管蠕动可见类似子宫口样隆起。本型易被误诊为TBR，可通过超声内镜（endoscopic ultrasound，EUS）、组织病理学检查进行鉴别。

3. 膜性食管蹼型（MW）（图 3-1-13） 是先天性食管狭窄中最少见的类型，食管腔内可见由黏膜和黏膜下层构成的蹼状隔膜，通常是单发的狭窄，狭窄可见于食管各段，以上段居多。食管造影在钡剂通过时可见"台阶样"改变，内镜下食管腔内可见环状膜或局限性隔膜。

（二）继发性食管狭窄

主要见于腐蚀性食管狭窄、食管术后狭窄、反流性食管炎、食管外伤、嗜酸性粒细胞性食管

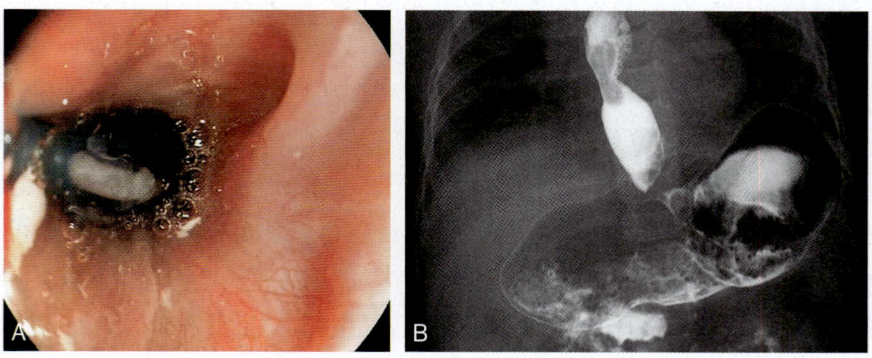

图 3-1-13 MW 食管狭窄

A. 食管中下段管腔内可见一处环形狭窄，伴食管憩室，胃镜不能通过；B. 消化道造影可见 T_6 下缘局限性狭窄，可见横行充盈缺损，造影剂通过尚顺利。

炎（eosinophilic esophagitis，EoE）、放射治疗、食管周围组织的压迫和皮肤病（如大疱性表皮松解症）等。以下主要介绍腐蚀性食管狭窄、食管术后狭窄、反流性食管炎和 EoE。

1. 腐蚀性食管狭窄　造成食管化学性烧灼伤的主要化学物质包括强碱、强酸、纽扣电池和各种氧化剂等。碱性物质较酸性物质更易发生食管全层损伤，导致胶原结缔组织增生，形成瘢痕并挛缩狭窄（图 3-1-14）。纽扣电池引起损伤（图 3-1-15）的机制包括放电、压迫性坏死、电池内

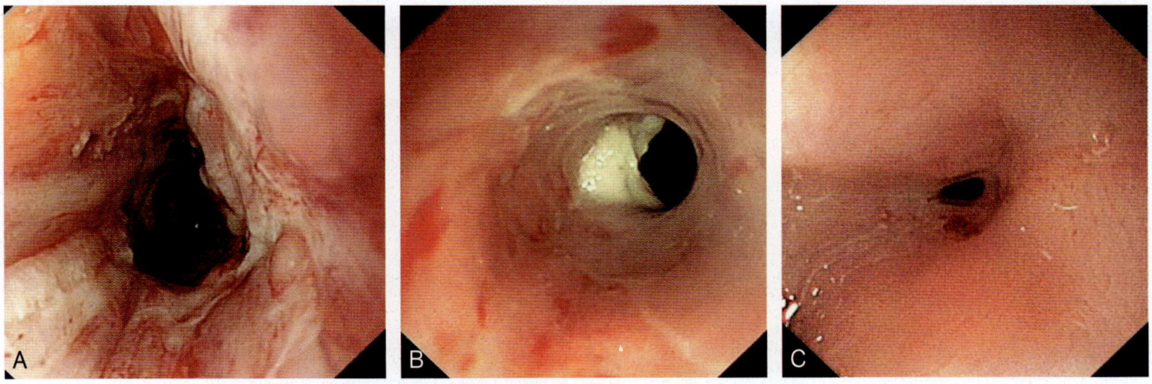

图 3-1-14　误服管道疏通剂引起的食管狭窄

A. 误服 3 日后胃镜下可见食管上段和中段可见大片糜烂，表面覆盖黄白苔，局灶可见出血；B. 1 个月后复查，食管中段可见狭窄，黏膜质脆，触之易出血；C. 2 个月后复查，食管中段可见明显狭窄，直径约 3mm。

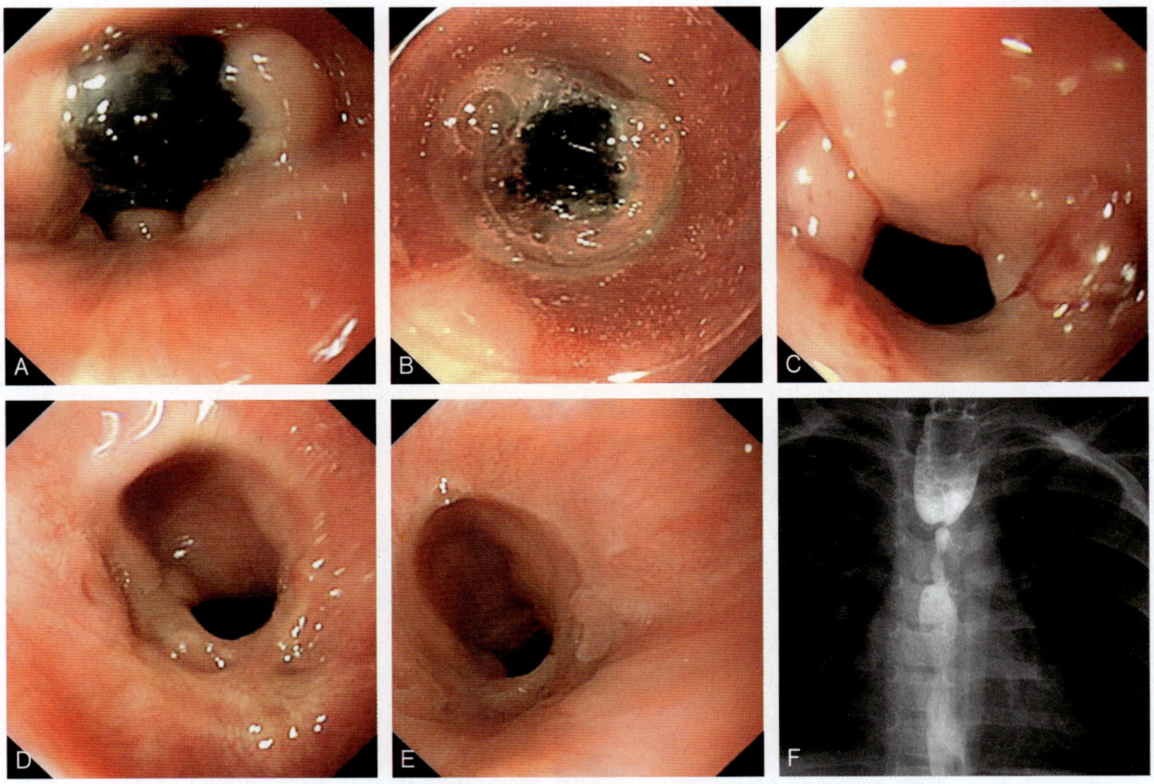

图 3-1-15　误服纽扣电池引起的食管狭窄

A. 食管上端可见 1 个圆形金属异物嵌顿，异物周围黏膜糜烂，肉芽组织增生；B. 异物去除后可见食管上段黏膜多发糜烂、溃疡及肉芽组织增生；C. 1 周后复查，食管上段可见狭窄，周围黏膜可见多发溃疡及肉芽组织增生，较前好转；D. 2 周后复查，狭窄周围溃疡基本愈合；E. 3 周后复查，狭窄周围黏膜不平整，可见瘢痕组织；F. 食管造影，提示食管中段见不规则狭窄，累及长度约 2cm。

容物外漏，其中电池放电引起的黏膜损伤最为突出。在损伤早期内镜下可见食管黏膜充血、水肿、糜烂、溃疡，甚至食管穿孔，损伤愈合后可见食管狭窄处瘢痕增生。

2. 食管术后狭窄（图3-1-16） 最常见于先天性食管闭锁术后吻合口狭窄。吻合口狭窄主要与食管远近端距离、吻合口瘘及术后胃食管反流等因素有关。食管盲端距离越长，吻合后张力越大，食管黏膜血供越差，进而影响黏膜及肌肉组织的愈合，使得纤维瘢痕组织增生并挛缩。内镜下食管术后吻合口附近可见瘢痕组织。

3. 反流性食管炎（图3-1-17） 长期胃食管反流可导致食管相继出现黏膜水肿、固有层炎症

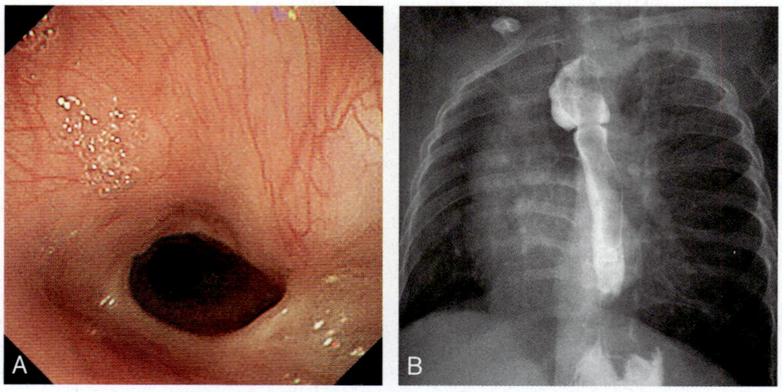

图3-1-16 食管闭锁术后引起的食管狭窄

A. 内镜下食管中段可见瘢痕组织；B. T_4 锥体水平食管狭窄，近端食管扩张。

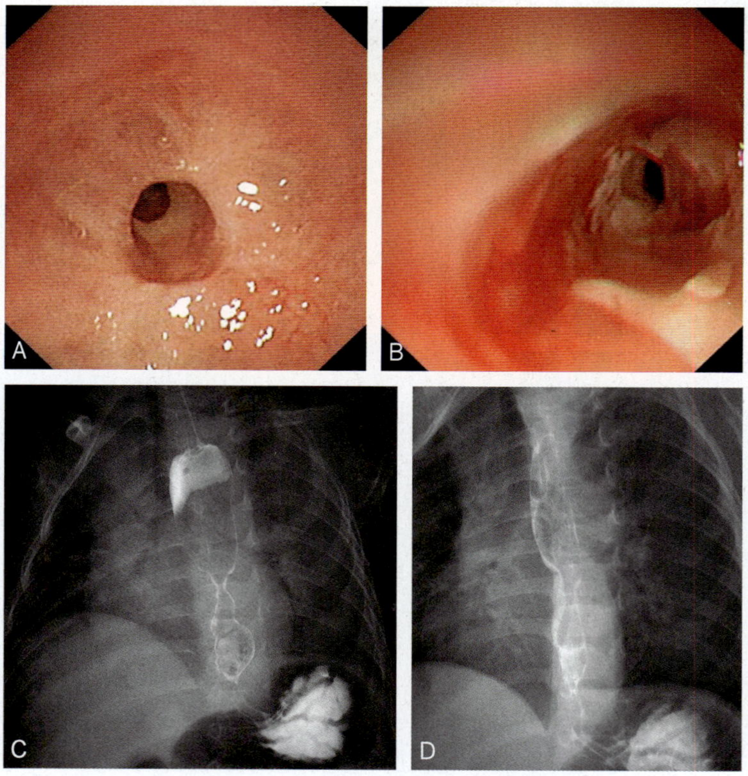

图3-1-17 胃食管反流继发食管狭窄

A、B. 食管中下段狭窄，嵌塞大量白色膜状附着物，黏膜广泛糜烂，质脆，触之易出血；C. 食管中下段局部管腔变窄，最窄处宽度约5mm；D. 食管扩张术后复查，食管下段充盈较上段稍窄，造影剂通过顺利。

细胞浸润，随后慢性炎症浸润食管周围组织，出现纤维化和瘢痕组织导致管腔狭窄、食管短缩。内镜下可见黏膜红斑、糜烂、溃疡。

4. 嗜酸性粒细胞性食管炎（图 3-1-18） 持续的嗜酸性粒细胞炎症刺激会导致食管壁纤维化，最终出现食管狭窄。部分患者的食管壁各层组织变厚，也可形成食管狭窄。内镜下可见黏膜呈同心圆状（食管环）、纵行裂隙、水肿、糜烂，黏膜表面可见白色渗出物，溃疡较少见。

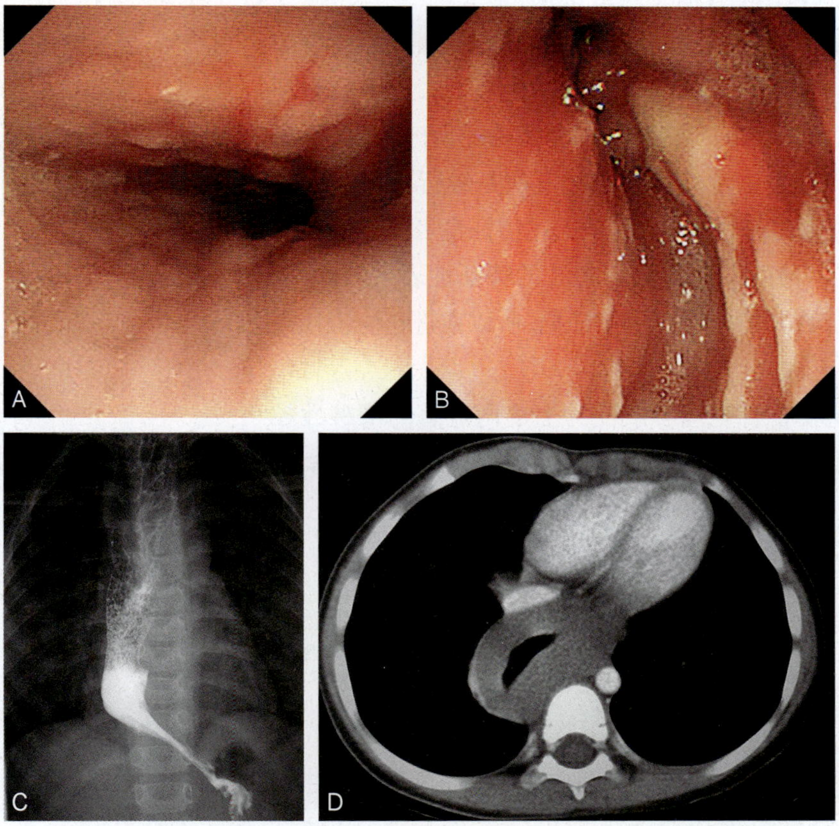

图 3-1-18　嗜酸性粒细胞性食管炎引起的食管狭窄

A. 食管黏膜充血水肿，可见纵行裂隙样改变；B. 食管下段黏膜高度充血水肿，可见不规则糜烂及白斑；C. 食管造影示食管全程明显扩张，形态不规则，远端变尖；D. 胸部 CT 示食管壁全程明显不均匀增厚，以食管远端贲门周围明显。

（钟雪梅　廖伟伟）

六、嗜酸性粒细胞性食管炎

嗜酸性粒细胞性食管炎（eosinophilic esophagitis，EoE）是一种由免疫介导的慢性疾病，一般认为与食管对过敏物质的免疫炎性反应有关，以食管功能障碍和食管黏膜炎症改变为特征，主要病理学表现为食管黏膜层大量嗜酸性粒细胞浸润。EoE 是食物嵌塞的最常见原因，也是儿童和成人吞咽困难和食管炎的常见原因。内镜和黏膜活检对 EoE 的诊断至关重要，可以确认或排除黏膜嗜酸性粒细胞增多症，并提供食管的可视病变。

儿童 EoE 的临床表现多种多样，如恶心、呕吐、反流、上腹痛、胸痛、食欲减退、挑食、生长缓慢等，婴幼儿易出现喂养困难（具体表现为拒食、呕吐、噎塞），吞咽困难症状在青春期前儿童 EoE 患者中较少见。

内镜下表现：少数（<5%）EoE患者内镜下表现无明显异常，且儿童与成人EoE患者的内镜下表现存在较大差异。内镜下可表现为：①食管表面白色渗出物附着，呈点状、颗粒状或隆起于黏膜表面。②纵行裂隙样改变。③食管环形结构形成；④严重情况下出现食管狭窄或微小"绉纸"食管壁。食管表面白色渗出物通常由嗜酸性小脓肿所分泌，直径1~2mm，纵行裂隙样改变可能是由于食管组织水肿所致，环形结构可能与黏膜下层纤维化相关。

儿童EoE患者内镜检查最常见的表现为渗出、纵行裂隙和水肿（图3-1-19），而成人患者常见的内镜下表现为食管环或食管狭窄（图3-1-20）。在对381名儿童的研究中发现，最常见的内镜特征是正常外观（32%），其次是纵行裂隙（41%）、食管环（12%）和白斑（15%）。但是上述特征也可见于其他食管疾病，没有一种可以被认为是EoE的特征性表现。此外，由于目前诊断EoE的依靠组织学证据，所以在进行内镜检查时，即使黏膜正常，也应进行活检。

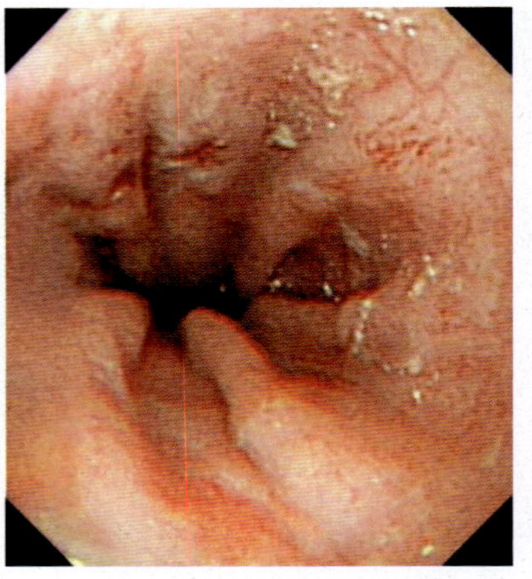

图3-1-19 儿童EoE内镜表现

食管下段黏膜水肿苍白，可见白色渗出物及斑块，纵行裂隙，黏膜脆弱易出血。

EoE的主要食管病理学改变为上皮内显著的嗜酸性粒细胞浸润（图3-1-21）。在大多数病例中，嗜酸性粒细胞≥15个/HPF即可考虑EoE的诊断。

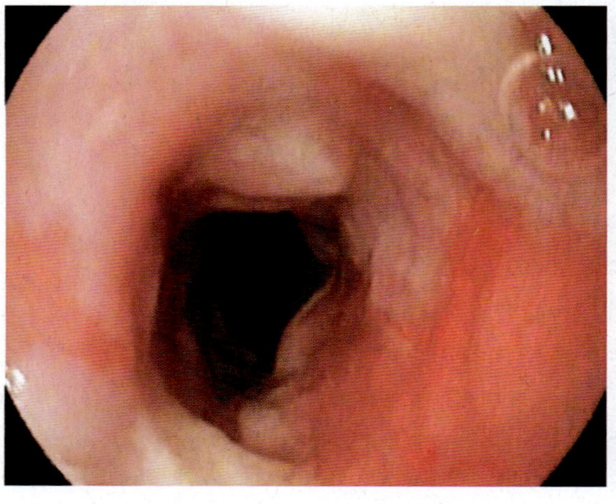

图3-1-20 成人EoE内镜表现

食管中上段黏膜水肿增厚，多处斑片状苍白，可见食管环状改变，有纵行裂隙和白色渗出物。

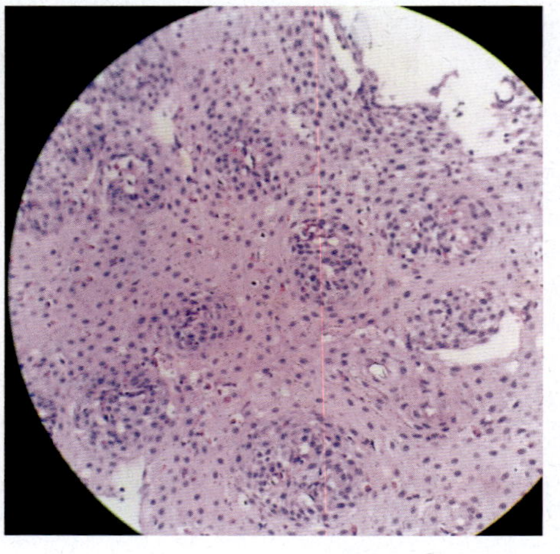

图3-1-21 EoE病理学改变

食管黏膜活检（×200），鳞状上皮细胞水肿，其间散在大量嗜酸性粒细胞、少数淋巴细胞浸润，嗜酸性粒细胞计数最高处约40个/HPF，偶见嗜酸性粒细胞脱颗粒。

（孙梅 夏婧）

七、食管息肉

食管息肉指食管的黏膜上皮增生并向食管腔内局限性隆起的病变。国内外报道儿童食管息肉的发生率约为0.14%，但其发病机制尚不明确。有报道称可能与炎症刺激及胃酸反流所致食管黏膜上皮增生、感染、过敏等因素相关。临床表现包括呕吐、吞咽困难、呕血和腹痛等。息肉大小不等，可单个或多个，一般单个较多。依息肉形态不同，内镜下分为无蒂、亚蒂和有蒂息肉，根据山田分类分为 4 型：Ⅰ型（广基无蒂息肉）（图 3-1-22），Ⅱ型（隆起无蒂息肉）（图 3-1-23），Ⅲ型（亚蒂息肉）（图 3-1-24），Ⅳ型（有蒂息肉）（图 3-1-25）。

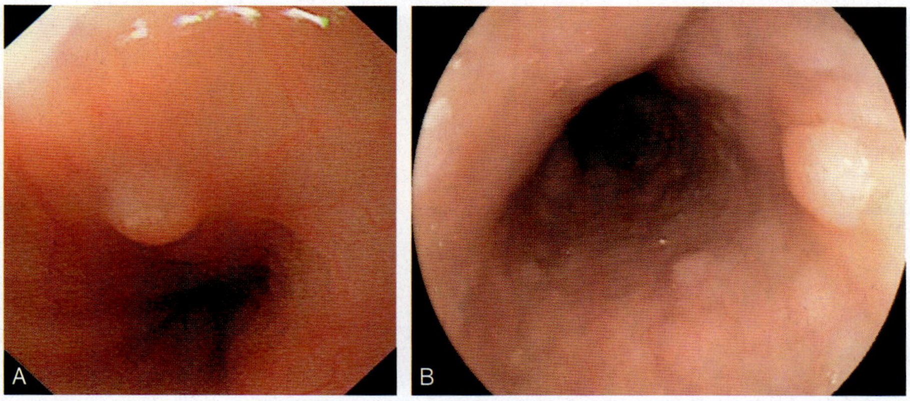

图 3-1-22 Ⅰ型：广基无蒂息肉

隆起基底部广，与周边黏膜无明显分界。

A. 食管下段；B. 食管中段。

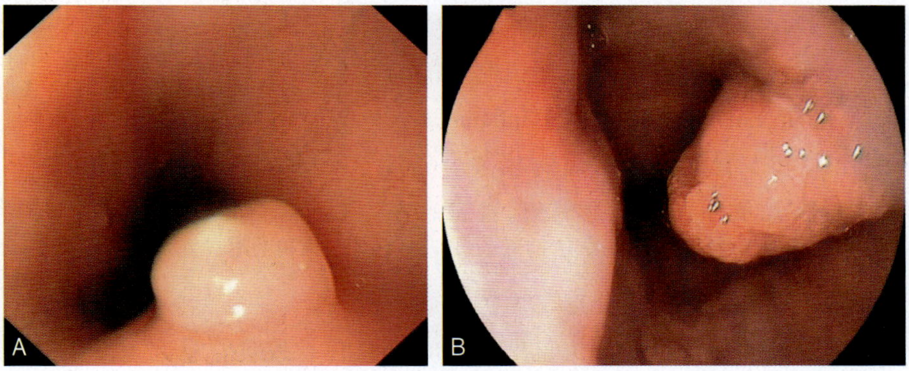

图 3-1-23 Ⅱ型：隆起无蒂息肉

隆起与基底部呈直角，分界明显。

A. 食管中段；B. 食管下段。

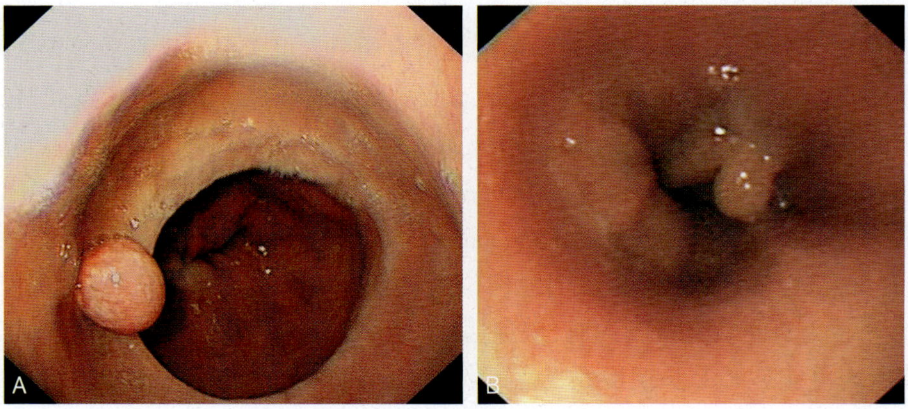

图 3-1-24 Ⅲ型：亚蒂息肉

隆起基底部略小于颈部，与周边黏膜分界清楚，形成亚蒂状。

A. 食管下段；B. 近贲门口。

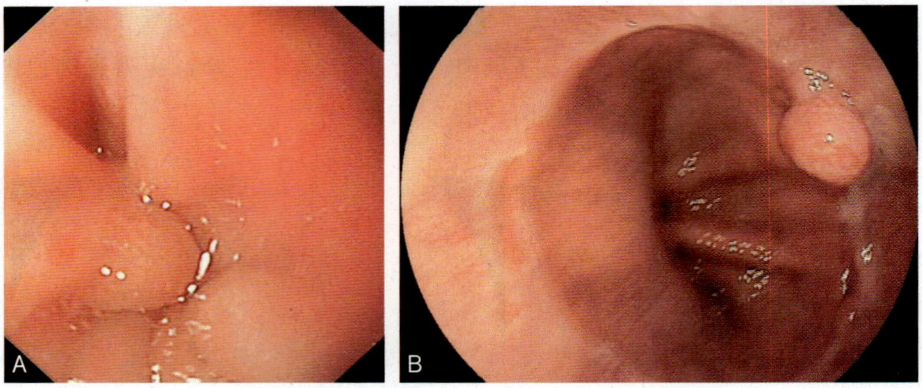

图 3-1-25 Ⅳ型:有蒂息肉

隆起基底部明显小于颈部,形成明显的蒂。

A. 食管下段;B. 近贲门口。

儿童食管息肉好发于食管远端,食管远端息肉多为增生性息肉,增生性息肉表现为食管胃连接部水肿炎性息肉样病变(图 3-1-26)。

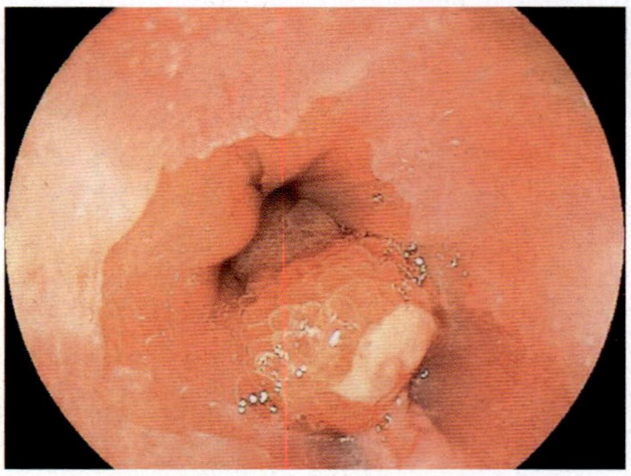

图 3-1-26 增生性息肉

表现为水肿炎性息肉样病变(近贲门口)。

食管和食管胃连接部的增生性息肉的病理特征为存在浆细胞、嗜酸性粒细胞、成纤维细胞和炎性基质的混合炎症浸润。增生性息肉的发病机制可能与GERD、食管裂孔疝、EoE、炎症性肠病(inflammatory bowel disease,IBD)和 1 型神经纤维瘤病相关。65%的食管增生性息肉儿童存在 GERD 病史,食管息肉被认为是对 GERD 引起的黏膜损伤的反应。GERD 在增生性息肉发展中的作用间接证据是用抗酸剂治疗息肉。通过抗反流治疗使息肉消失也证明了 GERD 在导致食管息肉上发生的作用。而起源于颈段食管的纤维血管性息肉是临床上较为少见的病变,约占所有食管肿瘤病变的 1%,纤维血管性息肉虽为良性病变,但其体积可不断增大,当息肉增大到一定的体积,甚至脱出于口腔外时,可严重影响患者的生活质量,甚至造成致死性并发症,多见于成人,儿童尚未见报道。

抗酸剂是食管息肉的一线药物,对抗酸剂无反应的患者可考虑抗反流手术或息肉切除术,内镜下息肉切除主要根据息肉部位、大小、形态及病变性质选择合适的治疗方式,包括活检钳夹取、电切或内镜黏膜切除术(endoscopic mucosal resection,EMR)等。对于直径<0.5cm 的食管息肉,予活检钳夹取送病检,而直径≥0.5cm 亚蒂或无蒂食管息肉,建议采用 EMR。息肉切除后,建议同时给予氩等离子体凝固术(argon-plasma coagulation,APC)治疗,既有利于止血,又能灭活病变组织,减少息肉复发。当息肉位于食管远端以及贲门口解剖结构附近时,切除过程中需密切注意保护食管下括约肌,避免括约肌损伤,防止术后瘢痕增生导致的贲门狭窄。另外,食管息肉可能是 EoE 长期慢性炎症的表现,必须进行黏膜多点活检以明确是否存在嗜酸性粒细胞浸润。因此,详细询问临床病史和积极的黏膜病理活检是明确食管息肉病因的关键。

(游洁玉)

八、食管静脉曲张

（一）食管静脉曲张的定义及病因

食管静脉曲张（gastroesophageal varices，GOV）是由门静脉高压（portal hypertension，PHT）引起大量血液通过侧支循环直接进入体循环，导致的静脉迂曲、扩张，为其他病变的继发表现。儿童门静脉高压的病因有别于成人，以肝前型门静脉高压最为多见，40%~50% 的病例是由于肝外门静脉阻塞造成。原因包括：①围生期脐部置管、脐炎、严重脱水等；②先天性门静脉畸形，如门静脉闭锁、狭窄、海绵样变等；③腹腔感染、腹部损伤等引起的门静脉血栓形成；④门静脉受外在压迫，如腹腔肿瘤等。其中门静脉海绵样变引起的阻塞是儿童肝前型门静脉高压的主要原因。

成人肝内型门静脉高压最多见，常见病因为肝炎后肝硬化及血吸虫病等。儿童肝内型门静脉高压的常见原因为先天性肝纤维化、胆道闭锁、遗传代谢性疾病（如肝豆状核变性）等。儿童及成人肝后型门静脉高压是由各种原因引起的肝静脉流出受阻所致，较少见，常见病因包括布-加综合征（Budd-Chiari syndrome）、缩窄性心包炎、严重右心衰竭等。

（二）食管静脉曲张的形成机制

食管静脉曲张继发于门静脉高压，目前门静脉高压形成机制尚不明确，目前主要有 3 种公认学说，即“前向血流学说”“后向血流学说”和“液递物质学说”。

1. 前向血流学说 门静脉高压发生和维持的一个重要因素是内脏高动力血液循环，持续性门静脉高压会导致脾静脉压力增高，进而出现代偿性脾功能亢进。为缓解门静脉压力，门-腔系统间的交通支重新开放，与腔静脉系统之间形成侧支循环，使门静脉血流入腔静脉，最后回流至心脏，随着门静脉压力持续增高，使血容量增加、外周动脉扩张，在两者的作用下，启动高动力循环状态。

2. 后向血流学说 在致病因素刺激时，肝细胞变性、坏死及纤维组织增生，形成假小叶，使门静脉血流进入小叶中央静脉受阻，从而加大门静脉系统压力，促进门静脉高压的形成。

3. 液递物质学说 肝功能下降导致肝脏对其他内脏及外周血管活性物质的灭活能力下降，同时因为侧支循环的建立，使部分因子无法进入肝脏灭活。无法灭活的液递物质因子在体内不断积聚，破坏正常血管收缩和舒张之间的生理平衡，导致全身血流动力学异常，使得体循环和内脏循环发生一系列改变，如内脏血流量增加、肝内血管阻力增加等。

（三）食管静脉曲张的临床表现

门静脉压力持续升高，导致食管静脉曲张逐渐加重，食管内压力突然增高或进食粗糙食物损伤血管，导致食管静脉曲张破裂出血，临床上以突然出现的呕血和/或黑粪为主要表现，出血量往往较大，伴有不同程度的失血性贫血，严重者可伴低血压、循环功能衰竭，危及生命，是临床急危重症之一，是上消化道出血的常见病因之一。

（四）食管静脉曲张的检查方法

1. 内镜检查 胃镜是目前诊断和评估食管静脉曲张的主要方法，能够直观观察食管静脉曲张的程度和范围，是食管静脉曲张及其出血诊断的金标准，但胃镜不能对门体侧支循环进行整体评估。超声内镜通过超声探头观测胃底黏膜下结构特征，能够更清晰地显示食管胃底静脉及其周围静脉（图 3-1-27），通过测量曲张静脉壁的厚度和直径并计算血流量等各种临床指标，为静脉曲张的准确诊断提供临床依据。

2. CT 检查 有研究表明,CT 能够测量血管直径、肝脏和脾脏体积,为临床提供更多有价值的信息(图 3-1-28、图 3-1-29)。CT 检查可用于食管静脉曲张的诊断和严重程度评估,可作为胃镜的替代检查手段。

3. 食管 X 线钡餐造影 表现为食管黏膜皱襞增宽,边缘不平有多个小凹陷,或呈轻度虫蚀状,严重时可见黏膜纹连续性丧失,成串珠状或虚线状充盈缺损。食管静脉曲张多在食管下端,贲门部因静脉凸出,有不同程度的阻塞。甚至在贲门及胃底部有软组织块影。

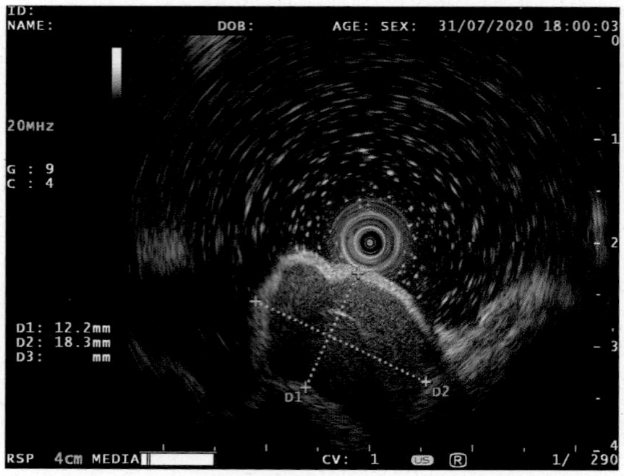

图 3-1-27 超声胃镜小超声探头进行胃底静脉曲张程度测量

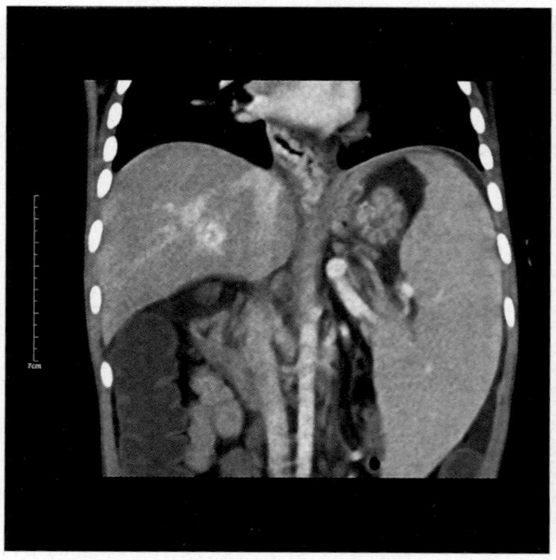

图 3-1-28 腹部增强 CT

可见食管下段管腔向内突出,管壁强化,提示食管静脉曲张。

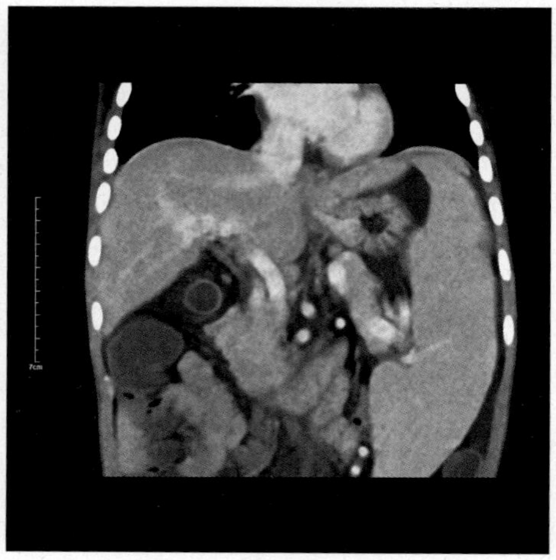

图 3-1-29 腹部增强 CT

提示门静脉、脾静脉增宽,脾大,胃底静脉曲张。

4. 超声检查 是评估食管及胃底静脉曲张的一种常用影像学手段,具有无创、实时、可重复等优点,可观察脾静脉、门静脉主干内径、肝脏和脾脏硬度、血流动力学特点等。

(五)食管静脉曲张的记录方法

内镜检查是食管静脉曲张及其出血诊断的"金标准",食管静脉曲张的记录方法显得尤为重要。日本、欧美及我国食管胃底静脉曲张分级标准各不相同,国际上更通用 Sarin 分类和新意大利内镜俱乐部分类。2009 年中华医学会消化内镜学分会食管胃静脉曲张学组制定了《消化道静脉曲张及出血的内镜诊断和治疗规范试行方案(2009 年)》,并推荐使用 LDRf 分类方法作为我国消化道静脉曲张的统一分类标准。为了便于记忆、方便使用,食管静脉曲张的记录方法参照以下 3 个因素进行:①曲张静脉位置(location,L);②曲张静脉直径(diameter,D);③危险因素(risk factor,Rf),见表 3-1-1。

HVPG 可用于判断胃食管静脉曲张的发生及其预后,正常值为 3~5mmHg;首次内镜检查时无静脉曲张的肝硬化患者中,HVPG>10mmHg 者发生静脉曲张的可能性最大;静脉曲张出血 24 小时内测得 HVPG>20mmHg 的患者发生早期再出血、止血失败和较高的 1 年病死率的危险较大。

表 3-1-1　消化道静脉曲张记录方法

项目	表示方法
位置(L)	Le:曲张静脉位于食管
	Le_s:曲张静脉位于食管上段
	Le_m:曲张静脉位于食管中段
	Le_i:曲张静脉位于食管下段
	Lg:曲张静脉位于胃部
	Lg_f:曲张静脉位于胃底
	Lg_b:曲张静脉位于胃体
	Lg_a:曲张静脉位于胃窦
	Le,g:食管曲张静脉与胃曲张静脉完全相通
	Le,Lg:食管曲张静脉与胃曲张静脉各自独立
	Le,g,Lg:一支以上胃曲张静脉与食管曲张静脉完全相通,但还有胃孤立曲张静脉存在
	多段或多部位曲张静脉使用相应部位代号联合表示
直径(D)	D_0 是否:无曲张静脉
	$D_{0.3}$:曲张静脉≤0.3cm
	$D_{1.0}$:曲张静脉最大直径>0.3~1.0cm
	$D_{1.5}$:曲张静脉最大直径>1.0~1.5cm
	$D_{2.0}$:曲张静脉最大直径>1.5~2.0cm
	$D_{3.0}$:曲张静脉最大直径>2.0~3.0cm
	$D_{4.0}$:曲张静脉最大直径>3.0~4.0cm
	曲张静脉最大直径>4.0cm,按“D+直径数字”方法表示
危险因素(Rf)	Rf_0:RC(–),未见糜烂、血栓及活动性出血
	Rf_1:RC(+)或 HVPG>12mmHg,未见糜烂、血栓及活动性出血
	Rf_2:可见糜烂、血栓、活动性出血,或者镜下能够见到新鲜血液,并能够排除非静脉曲张出血因素

注:RC. 红色征;HVPG. 肝静脉压力梯度。

曲张静脉的压力与 HVPG 直接相关;HVPG 降到 12mmHg 以下或从基线水平下降 20% 以上的患者(“HVPG 反应者”)发生静脉曲张再出血的可能性降低。

(六) 食管静脉曲张的内镜分级

按照食管静脉曲张形态及出血危险程度,我国对食管静脉曲张分为轻、中、重度三级,见表 3-1-2。轻度(GⅠ):食管静脉曲张呈直线形或略有迂曲无红色征。中度(GⅡ):食管静脉曲张呈直线形或略有迂曲有红色征,或食管静脉曲张呈蛇形迂曲隆起但无红色征。重度(GⅢ):食管静脉曲张呈蛇形迂曲隆起,且有红色征,或食管静脉曲张呈串珠状、结节状或瘤状,不论是否有无红色征。常见儿童内镜下食管静脉曲张见图 3-1-30。

表 3-1-2　食管静脉曲张形态和红色征分级标准

分级	形态(F)	红色征(RC)
轻度(GⅠ)	食管静脉曲张呈直线形或略有迂曲(F_1)	无
中度(GⅡ)	食管静脉呈蛇形迂曲隆起(F_2)	无
	或(F_1)	有
重度(GⅢ)	食管静脉呈串珠状、结节状或瘤状(F_3)	无或有
	或(F_2)	有

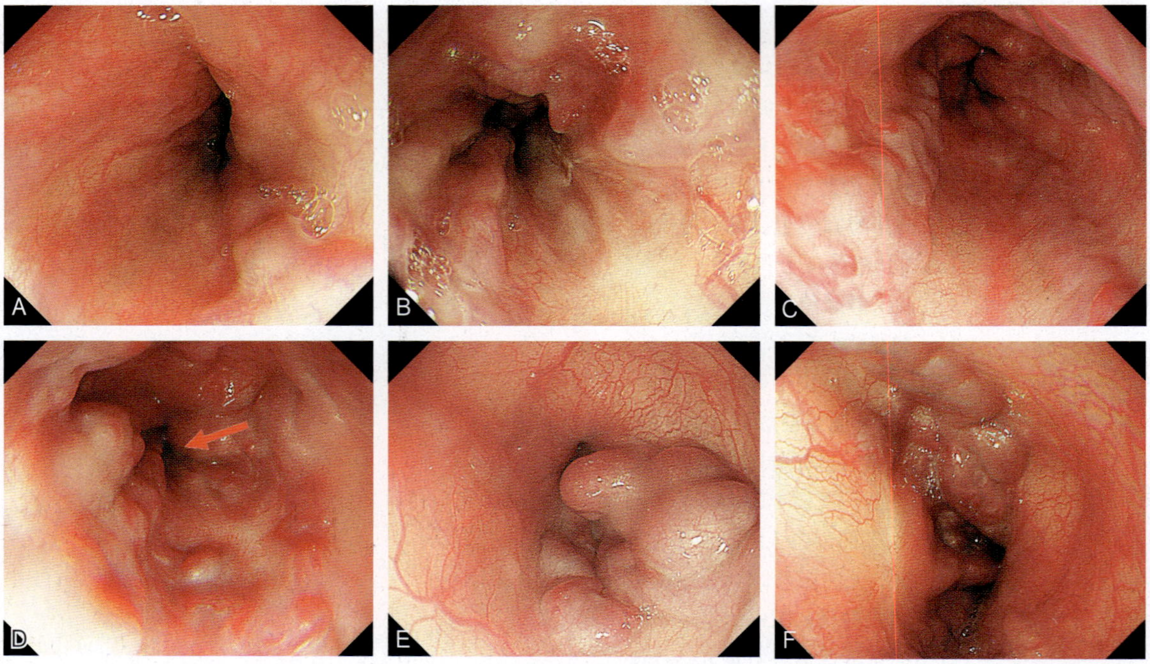

图 3-1-30 常见食管静脉曲张内镜下改变

A. 食管静脉曲张形态为直线形(F_1),RC(−),程度为轻度(GⅠ);B. 食管静脉曲张形态为蛇形迂曲隆起(F_2),RC(−),程度为中度(GⅡ);C. 食管静脉曲张形态为蛇形迂曲隆起(F_2),RC(+),程度为中度(GⅡ);D. RC(+)(箭头);E. 食管静脉曲张形态为瘤样隆起(F_3),RC(−),程度为重度(GⅢ);F. 食管静脉曲张形态为串珠样隆起(F_3),RC(+),程度为重度(GⅢ)。

（王宝西 任晓侠 吕 明）

九、食管裂孔疝

食管裂孔疝(hiatus hernia)是指因各种原因导致食管裂孔扩大,腹腔段食管、胃的上部,甚至全胃及部分腹腔其他器官疝入纵隔所引起的疾病。儿童各年龄段均可发生,最早可于新生儿期出现症状。除先天性膈肌发育不良外,肥胖、慢性便秘和慢性阻塞性肺疾病造成长期腹压增高也可能引起食管裂孔疝。

按照巴雷特(Barrett)分型,食管裂孔疝分为食管裂孔滑疝(Ⅰ型)、食管裂孔疝旁疝(Ⅱ型)、混合型疝(Ⅲ型)3 种类型,也有将食管裂孔缺损巨大导致全胃、肠道、大网膜都疝入胸腔的巨大型食管裂孔疝称为Ⅳ型。滑疝最常见,占 80%~90%,当患者卧位或腹压升高时,腹段食管、贲门及胃底疝入胸腔,体位改变或腹压降低时,回复至正常位置。旁疝表现为贲门仍位于膈下,胃大弯及部分胃体沿着贲门和幽门长轴进入纵隔。发生滑疝时由于腹腔段食管变短、食管下括约肌功能受损使胃-食管夹角由锐角变为钝角,食管下段的抗反流机制被破坏,容易并发不同程度的胃食管反流。而旁疝患者胃食管夹角不变,不产生胃食管反流,但可能出现胃扭转、胃溃疡等表现。

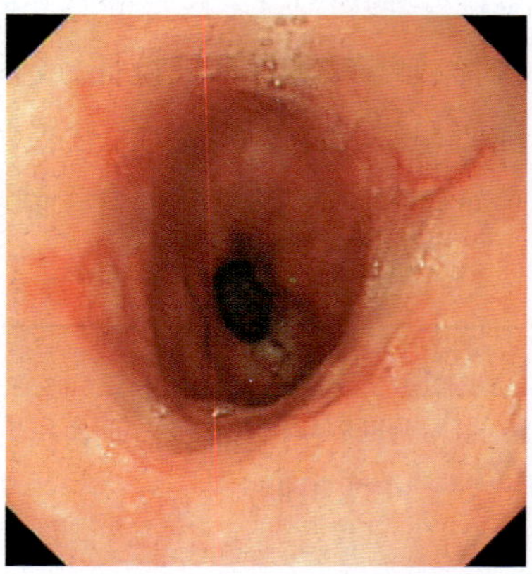

图 3-1-31 食管裂孔疝继发食管糜烂、溃疡

婴儿期食管裂孔疝主要表现为反复呕吐、呕血,由于食管黏膜频繁受胃酸刺激出现黏膜充血、水肿,甚至糜烂、溃疡(图 3-1-31),严重者炎症侵入肌层累及食管周围组织形成食管

炎和食管周围炎，最终造成食管短缩和瘢痕性狭窄，可引起吞咽困难。年长儿可述反酸、胃灼热、上腹痛、吞咽疼痛等不适。反流误吸可引起呛咳、喘息、反复呼吸道感染等呼吸系统表现，长期的呕吐营养摄入不足会引起生长发育迟缓，同时合并消化道出血造成不同程度的贫血。

诊断食管裂孔疝的金标准是上消化道造影，可发现贲门及部分胃组织通过食管裂孔进入纵隔（图 3-1-32）。

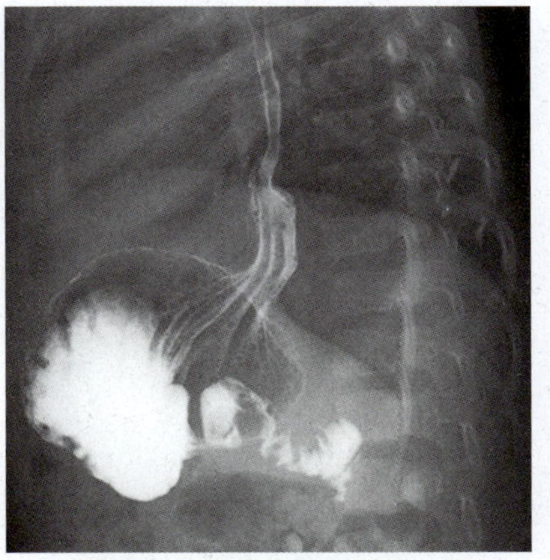

图 3-1-32　食管裂孔疝上消化道造影

胃镜检查也具有重要的诊断价值，特征性的表现包括齿状线上移、食管裂孔至齿状线间距增大伴疝囊形成（图 3-1-33、图 3-1-34）、贲门口松弛或扩大、胃底变浅、胃黏膜逆行疝入食管腔（图 3-1-35）等。同时胃镜检查和病理活检可以确认食管炎及严重程度，明确是否继发溃疡和狭窄。食管 pH 阻抗监测和动力监测可了解胃食管反流的情况及食管下括约肌的功能。

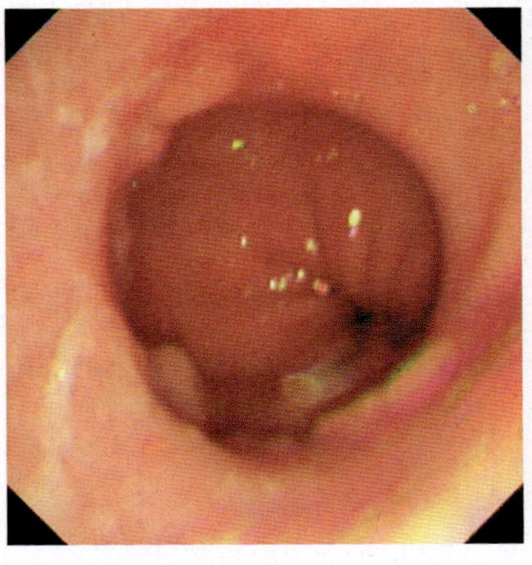

图 3-1-33　贲门松弛、齿状线上移伴疝囊形成

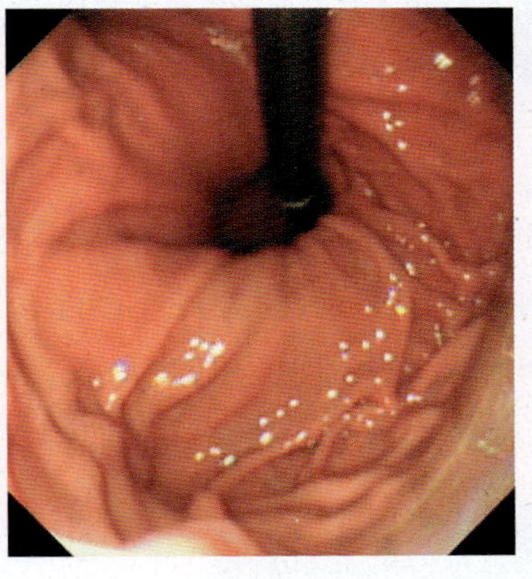

图 3-1-34　反转内镜见贲门口疝囊

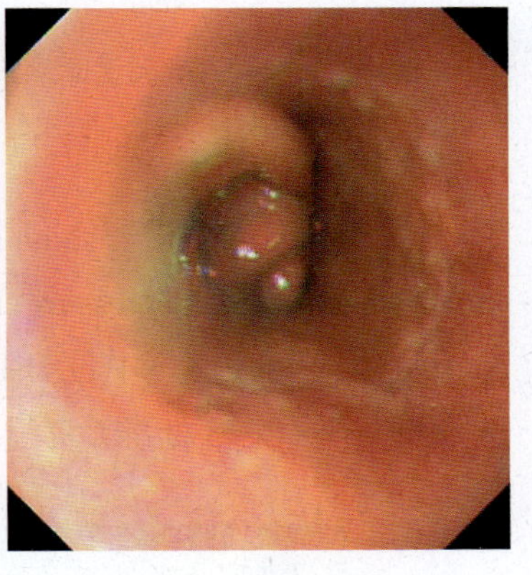

图 3-1-35　胃黏膜疝入食管内

（钟雪梅　马　昕）

十、贲门失弛缓症

贲门失弛缓症（achalasia，AC）是一种食管动力障碍性疾病，是指食管壁肌间神经丛内的神经节细胞进行性变性，导致食管下括约肌松弛障碍，平滑肌段食管缺乏蠕动性收缩，从而导致食管功能性梗阻。

贲门失弛缓症是一种少见疾病，年发病率约为 1.6 例/10 万人，任何年龄都可发病，在儿科患者中，学龄前儿童少见，平均发病年龄 8.8 岁。

临床表现：最常见的症状为进食固体（91%）和液体（85%）时出现吞咽困难。婴儿期发病者主要表现为呕吐和喂养困难。70% 患儿由于潴留物增多发生反流，反流物吸入呼吸道可导致呼吸道感染或哮喘发作。年长儿诉胸痛和/或胃灼热。由于该病患儿存在营养摄入不足，可造成营养不良和生长发育迟缓。

贲门失弛缓症的诊断主要依靠临床表现和相应的实验室检查。内镜检查、食管吞钡造影、食管高分辨测压等对本病的诊断有重要意义。需要与胃食管反流病、气管软骨异位型食管狭窄、嗜酸细胞性食管炎等其他引起食管下段狭窄的疾病相鉴别。

内镜检查：主要表现为食管体部无蠕动，食管内有食物、液体潴留，以及因其导致的食管腔明显扩张、迂曲及延长，可伴憩室样膨出，越至远端食管腔越细尖，贲门口持续紧闭，推进内镜虽有阻力，但稍用力即可通过并进入胃腔。食物长时间滞留在食管，可继发食管黏膜炎症反应，内镜下可表现为红斑和溃疡（食管黏膜可伴有炎症，易合并白念珠菌感染）（图 3-1-36）。

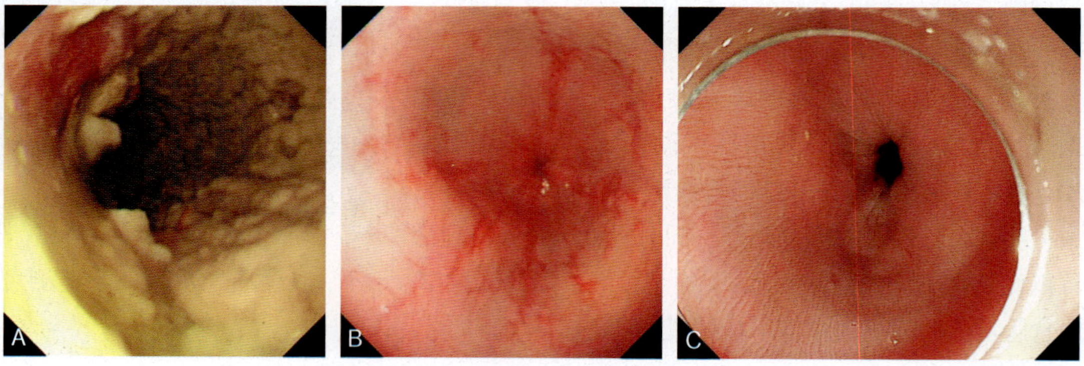

图 3-1-36 贲门失弛缓症电子胃镜检查

A. 食管腔扩张，内有大量食糜附着；B. 贲门紧闭，食管下段扩张明显，食管下段黏膜明显红肿、糜烂；C. 贲门狭窄，内镜尚可通过。

高分辨率测压法（high-resolution manometry，HRM）可测得食管下括约肌完整松弛压（integrated relaxation pressure，IRP）升高（提示食管胃连接部松弛功能受损）且无正常蠕动，可诊断为贲门失弛缓症。中位 IRP≥15mmHg 则视为 IRP 升高。根据 HRM 显示的食管增压模式的芝加哥分类（CC-3 标准），贲门失弛缓症被分为以下 3 种亚型（图 3-1-37）。

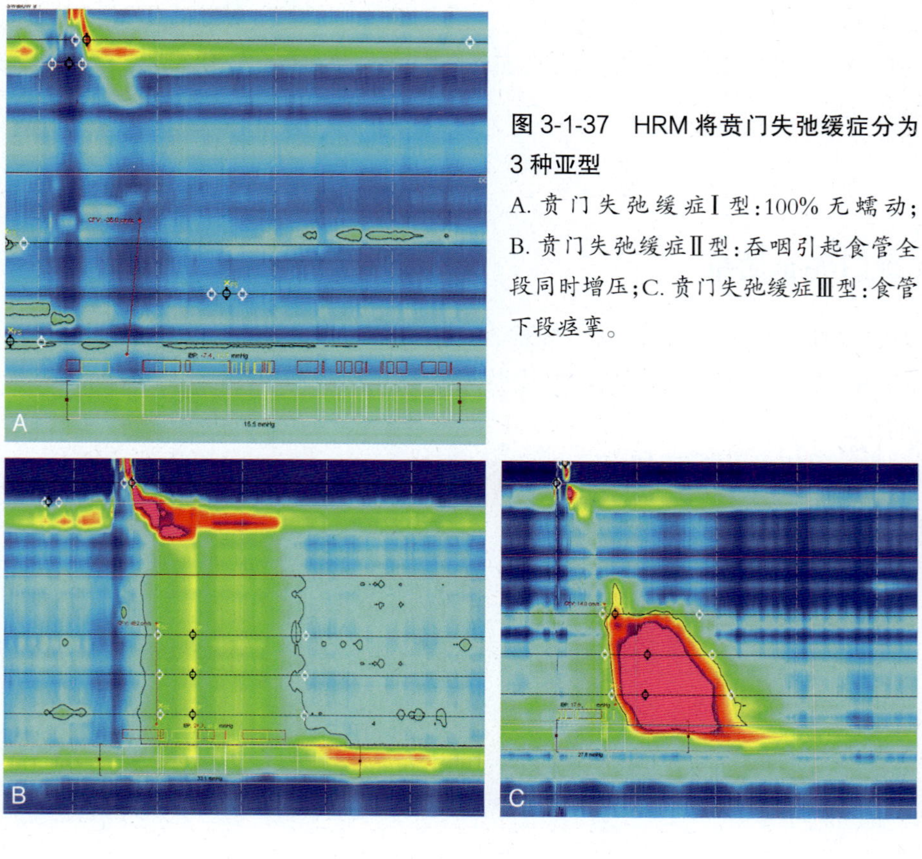

图 3-1-37 HRM 将贲门失弛缓症分为 3 种亚型

A. 贲门失弛缓症Ⅰ型：100% 无蠕动；B. 贲门失弛缓症Ⅱ型：吞咽引起食管全段同时增压；C. 贲门失弛缓症Ⅲ型：食管下段痉挛。

Ⅰ型贲门失弛缓症（典型）：吞咽未引起食管增压的显著改变，食管体部 100% 无蠕动，表现为远端收缩积分（distal contractile integral，DCI）<100mmHg·s·cm。DCI（mmHg·s·cm）= 食管平滑肌收缩的压力（mmHg）×持续时间（s）×长度（cm），用于判断食管收缩力度，是远端食管收缩力的一个指数。

Ⅱ型贲门失弛缓症：吞咽引起食管全段同时增压，食管体部 100% 无蠕动，且≥20% 的患者吞咽后出现全段食管增压。

Ⅲ型（痉挛性）贲门失弛缓症：吞咽引起食管过早的收缩或痉挛，无正常蠕动，且≥20% 的患者吞咽后出现远端潜伏期<4.5 秒及 DCI>450mmHg·s·cm 的过早（痉挛性）收缩。

食管吞钡造影：主要表现为食管扩张。对于晚期或终末期贲门失弛缓症患者，食管可能表现为显著扩张（巨食管）、成角和迂曲，呈“S”形。食管下括约肌持续收缩引起食管胃连接部狭窄，呈“鸟嘴样”（图 3-1-38）。

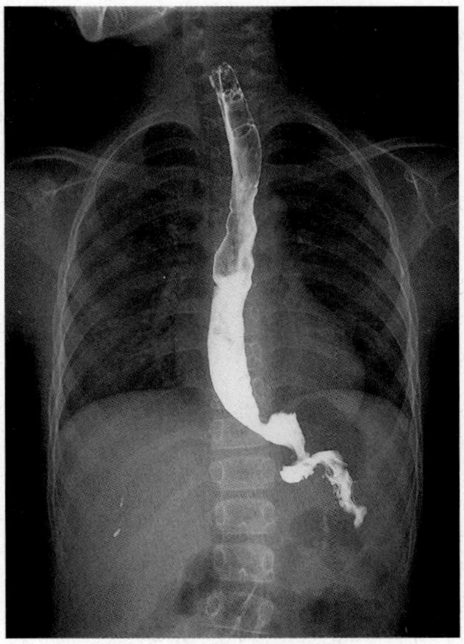

图 3-1-38 食管吞钡造影

食管显著扩张，食管胃连接部狭窄，呈“鸟嘴样”。

（钟雪梅 宁慧娟）

十一、食管贲门黏膜撕裂综合征

食管贲门黏膜撕裂综合征（esophageal and cardia mucosal tear syndrome）又称马洛里-魏斯综合征（Mallory-Weiss syndrome，MWS），是由于剧烈干呕、呕吐、剧烈咳嗽等引起腹压或胃内压骤然增加，导致食管胃连接部黏膜或黏膜下层撕裂并发出血，是急性上消化道出血的常见原因之一，一般出血为自限性，但如波及小动脉可危及生命。

1929 年 Mallory 和 Weiss 首先报道了饮酒后恶心、呕吐引起食管胃连接部线状撕裂伤而发生上消化道出血的症状，并命名为 M 风袋型隔膜示意图。

WS。该病以成年男性多见，主要原因与酗酒有关，其次为妊娠反应，儿童 MWS 从 3 周至 18 岁均有报道，占儿童上消化道出血病例的 3%~15%。

MWS 发生的确切机制尚不清楚。目前的理论是：当腹压突然且严重增加时，由于贲门附近黏膜在组织结构上较为薄弱，黏膜肌层伸展性较差，周围缺乏组织固定和支撑，造成黏膜及黏膜下层发生线状、纵行撕裂。

MWS 的典型表现为先有剧烈呕吐，而后出现呕血或便血，可表现为无痛的消化道出血。MWS 没有特定的体征，在体格检查时，临床医师须注意有无心动过速、脉细、低血压、毛细血管再充盈时间延长等出血性休克的表现，如果出现这些症状，应立即进行干预。

胃镜检查是明确诊断 MWS 的“金标准”，对于剧烈呕吐后呕血、黑便或胸骨后疼痛的患儿宜在发病 24~48 小时内进行，最长不建议超过 72 小时，因为超过 72 小时黏膜可能自然愈合。因胃镜检查对咽喉部的刺激可诱发恶心、呕吐，使裂伤加重，操作时应动作准确轻柔，且时间不宜过长，避免医源性损伤，亦可给予无痛胃镜检查。

MWS 内镜下表现分为 4 期：出血期、开放期（图 3-1-39）、线状期（图 3-1-40）及瘢痕期。

发病 48 小时内行胃镜检查多处于出血期和开放期，有利于诊断，可见出血或淡黄色坏死组织，若推迟至 72 小时之后，则裂伤部位可见到薄白黄苔或者瘢痕。撕裂多为单处，少数为多处，

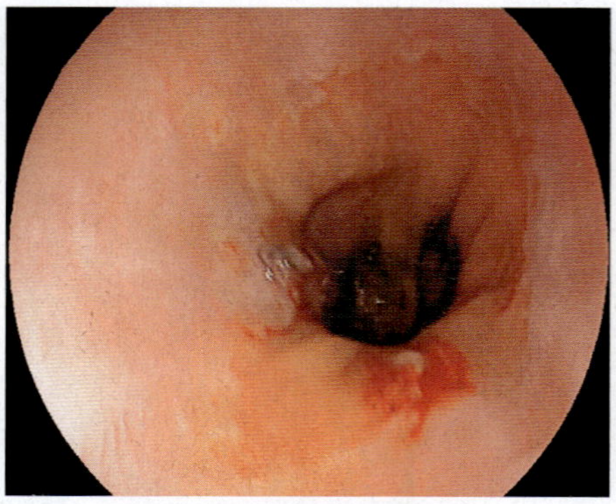

图 3-1-39 食管贲门黏膜撕裂综合征的开放期

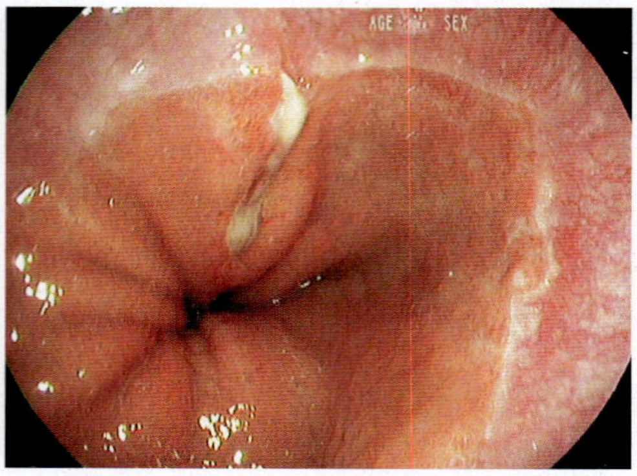

图 3-1-40 食管贲门黏膜撕裂综合征的线状期

裂伤一般长 0.3~2.0cm，宽 0.2~0.3cm。撕裂部位多位于贲门部或食管右侧壁，故胃镜检查 MWS 时应以贲门部右侧壁为重点观察部位。

（孙 梅 夏 婧）

推荐阅读

[1] 陈诚，须佳平，苏文婷，等. CT 对肝硬化患者食管静脉曲张诊断和严重程度评估的应用价值. 中西医结合肝病杂志，2022，32（8）：726-730.

[2] 冯玉灵，张海军，林凯，等. 内镜窄带光成像对儿童食管息肉的诊断价值. 中华消化内镜杂志，2022，39（4）：318-321.

[3] 江载芳，申昆玲，沈颖. 褚福棠实用儿科学. 9 版. 北京：人民卫生出版社，2022.

[4] 刘伟，王贺，初晓燕，等. 超声定量分析技术预测食管胃底静脉曲张出血危险度的应用. 影像科学与光化学，2022，40（5）：1103-1107.

[5] 中华医学会儿科学分会消化学组，中华儿科杂志编辑委员会. 中国儿童食管狭窄诊治专家共识. 中华儿科杂志，2023，61（7）：588-593.

[6] 中华医学会消化内镜学分会儿科协作组，中国医师协会内镜医师分会儿科消化内镜专业委员会. 中国儿童消化道异物管理指南（2021）. 中华消化内镜杂志，2022，39（1）：19-34.

[7] 中华医学会小儿外科学分会微创外科学组，中华医学会小儿外科学分会胸心外科学组. 儿童腹腔镜食管裂孔疝手术操作专家共识. 中华小儿外科杂志，2021，42（1）：1-6.

[8] AYERBE J I G，HAUSER B，SALVATORE S，et al. Diagnosis and management of gastroesophageal reflux disease in infants and children：from guidelines to clinical practice. Pediatr Gastroenterol Hepatol Nutr，2019，22（2）：107-121.

[9] SMITH R E，Sharma S，SHAHJEHAN R D. Hiatal hernia. [2025-3-20]. https://www.ncbi.nlm.nih.gov/books/NBK562200/.

[10] UYGUN I，BAYRAM S. Corrosive ingestion managements in children. Esophagus. 2020，17（4）：365-375.

[11] VAEZI M F，PANDOLFINO J E，YADLAPATI R H，et al. ACG clinical guidelines：diagnosis and management of achalasia. Am J Gastroenterol，2020，115（9）：1393-1411.

第二节 胃及十二指肠疾病

一、急性胃黏膜病变

急性胃黏膜病变（acute gastric mucosal lesions，AGML）也称急性胃黏膜损伤，是急性胃炎的一种典型的临床状况，以不同程度的胃黏膜充血水肿糜烂、出血、浅表溃疡的相互组合为特征。通常以急性胃黏膜糜烂病变为主者也可称急性糜烂性胃炎；以黏膜出血改变为主可称为急性出血性胃炎；发生于应激状态，以多发性胃溃疡为主者可称为应激性溃疡。经典的 AGML 通常指应激性损伤，但非甾体抗炎药、类固醇皮质激素、解热剂、腐蚀性化学物质、某些消化道异物、乙醇，以及其他病原体的感染均与 AGML 的发生相关。AGML 虽然病因各异，但其发病机制、病理、临床表现、治疗均相似，也是上消化道出血的常见病因之一，占 20%~30%。胃镜检查是诊断本病的首选手段。

AGML 起病时通常有上腹部不适，烧灼感、疼痛、恶心、呕吐及反酸等症状。上消化道出血是其最突出的症状，可表现为呕血或黑便，严重者可导致循环障碍。虽然 AGML 的胃镜表现以不同程度的黏膜充血水肿糜烂、出血、浅表溃疡等为特征，但不同病因的胃镜表现略有不同，甚至可通过内镜表现推测可能的病因。

1. 胃肠道感染 普通胃肠道感染所致的呕吐通常有自限性，引起的 AGML 通常不严重，胃镜可表现为黏膜糜烂，咖啡色物附着，或鲜红片状红斑糜烂（图 3-2-1），呕吐严重者也可伴有食管下段黏膜撕裂导致较多量出血。幽门螺杆菌（Helicobacter pylori，Hp）引起 AGML 的机制并非应激所致，其主要与直接削弱胃黏膜屏障，H+反弥散增加，局部循环障碍，细胞损伤及炎症，表面黏膜形成出血坏死灶、糜烂、溃疡有关。有研究认为部分 Hp 感染所致的 AGML 是一过性的，随访中甚至可见 Hp 自发清除，与慢性持续 Hp 感染不同，后者通常呈现典型的淋巴滤泡隆起样病变，而无明显充血、出血或糜烂（图 3-2-2）。

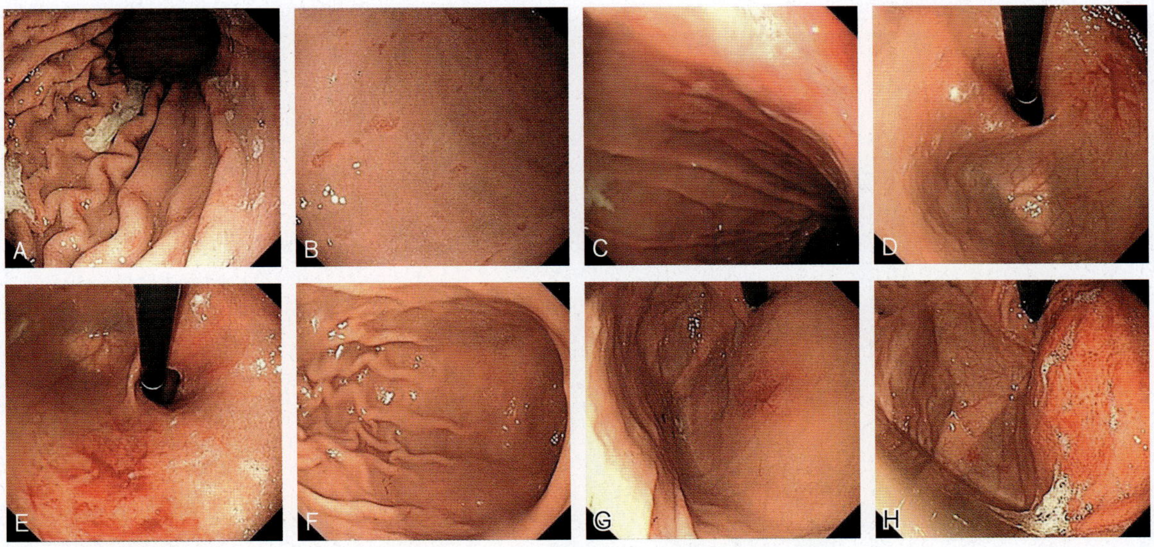

图 3-2-1 消化道感染所致 AGML

A、B. 胃肠炎伴呕吐咖啡色物；C~H. 胃肠炎伴呕血。

2. 腐蚀性物质所导致的 AGML 也称胃黏膜的化学性烧伤，可以明显发现腐蚀物所致的其他征象，如口唇黏膜损伤，食管黏膜的充血水肿、糜烂或溃疡，胃镜下胃黏膜充血水肿、糜烂，溃疡，酸性腐蚀物可见黑褐色烧伤样病变等（图 3-2-3）。

3. 应激性黏膜病变 常呈弥漫性病变，而药物因素，尤其是非甾体抗炎药引起的 AGML 病变多位于胃体大弯侧（药物经贲门泄入胃内部位）或胃窦前区，主要为黏膜充血水肿、糜烂出血，胃体溃疡多为条状，胃窦区则多为条状或环状溃疡，病变也可呈弥漫性（图 3-2-4）。

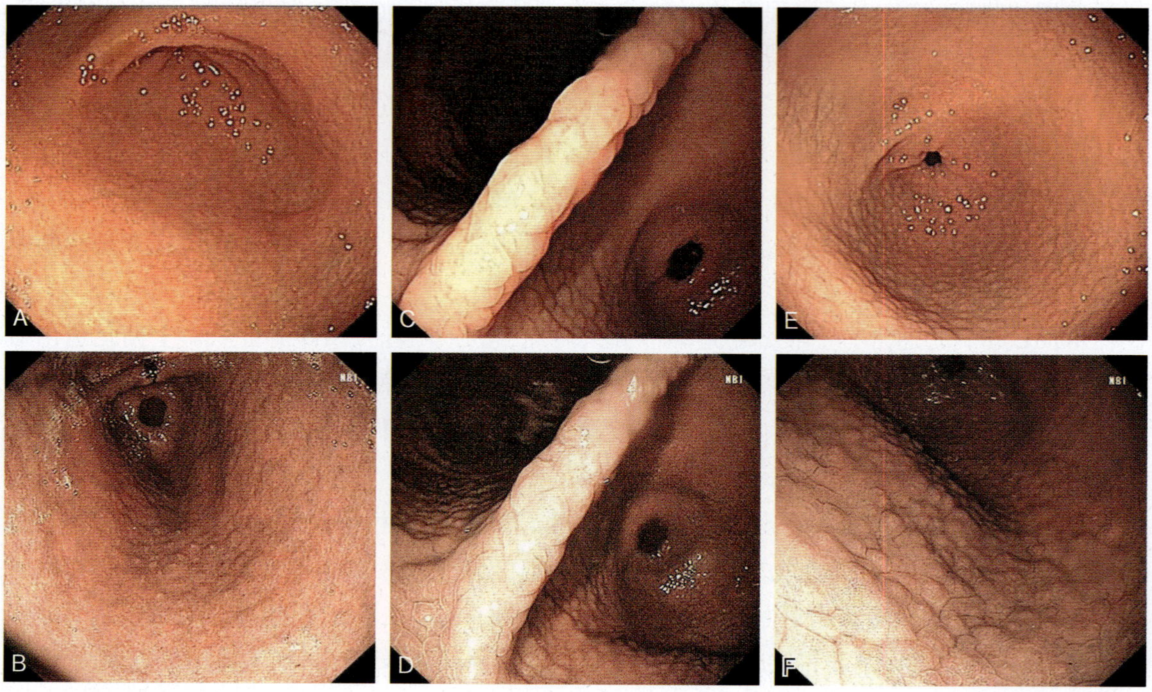

图 3-2-2 Hp 感染伴或不伴 AGML

A. Hp 感染伴 AGML，可见黏膜充血红斑糜烂；B. 图 A 对应窄带成像技术（Narrow Band Imaging，NBI）；C、E. Hp 感染不伴 AGML，Hp 持续感染，黏膜无糜烂；D、F. 图 C、E 对应 NBI。

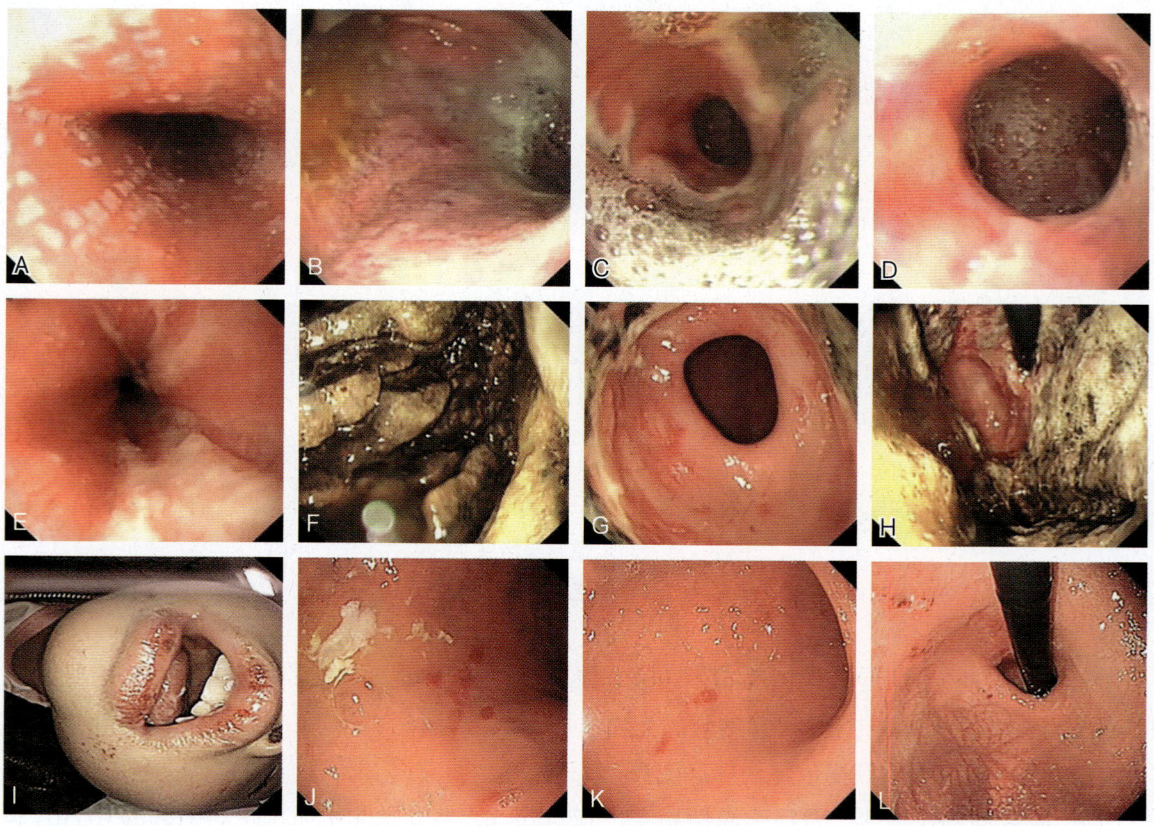

图 3-2-3 腐蚀性物质所致 AGML

A~D. 消毒剂（H_2O_2×8 小时）；E~H. 草酸 100ml×（24~48）小时；I~L. 管道疏通剂（NaOH×24 小时）。

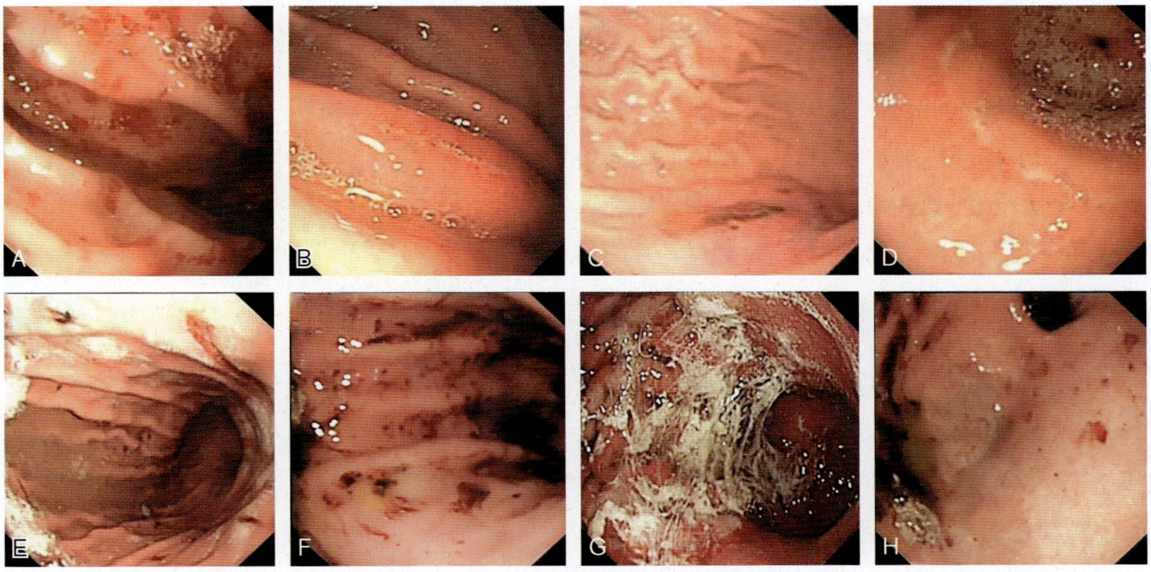

图 3-2-4 应激性/药物因素所致 AGML

A. 应激性黏膜病变；B~H. 非甾体抗炎药所致的 AGML。

（李中跃）

二、慢性胃及十二指肠疾病

（一）糜烂性胃炎

糜烂（erosion）是指上皮缺损、连续性丧失的状态。糜烂性胃炎主要表现为多发性病变，可发生在胃的任何部位，但仍以泌酸黏膜多见。组织学上，糜烂表现为散在的浅表性坏死及组织缺损区域，形态多呈卵圆形或圆形。病变深度未达黏膜肌层，边界清晰，边缘常隆起并伴有水肿现象，同时可见浅表上皮细胞坏死。

胃镜下糜烂可局限或大片发生，伴有新鲜或陈旧性出血点及渗出。关于慢性胃炎内镜诊断，新悉尼分类中将糜烂分为平坦性糜烂和隆起性糜烂：病变位于黏膜层时称平坦性糜烂，内镜下表现为多发性点状、斑片状或弥漫性充血、糜烂、出血，可伴有渗出（图 3-2-5）；高于黏膜面时称隆起性糜烂，内镜下见胃黏膜出现多个疣状或疱疹样隆起，直径 5~10mm，顶端可见黏膜缺损或脐样凹陷，中心有糜烂，隆起周围多无红晕，但常伴有大小相仿的红斑，以胃窦部多见（图 3-2-6）。

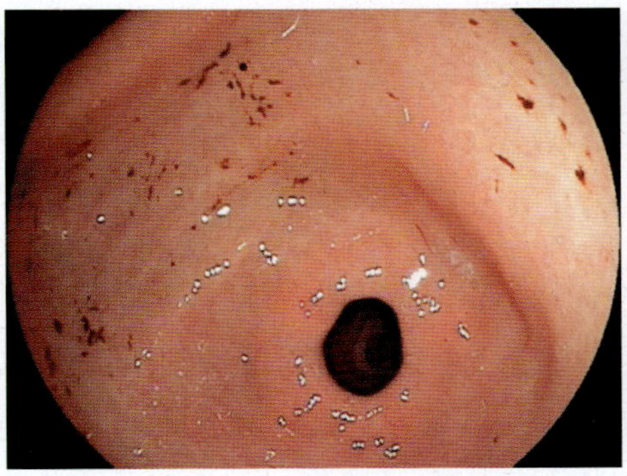

图 3-2-5 平坦性糜烂

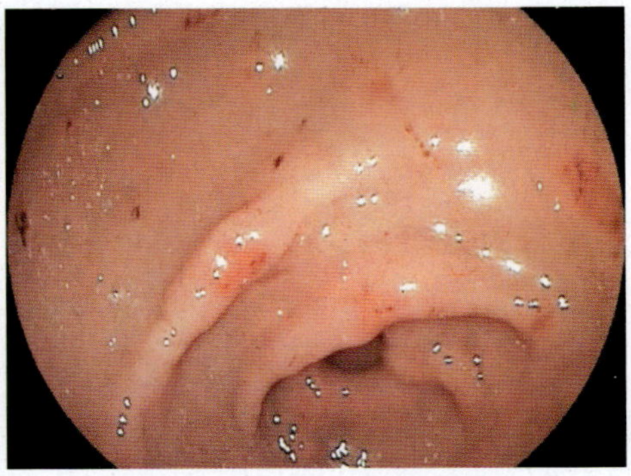

图 3-2-6 隆起性糜烂

除新悉尼分类中上述两种关于糜烂性胃炎的描述分类外,《京都胃炎分类》将胃镜下病变周围黏膜平坦,而病变处糜烂部凹陷的,称为凹陷性糜烂(图 3-2-7),其在组织学上指上皮细胞缺损限于黏膜肌层以内的黏膜层,并提出单发凹陷性糜烂必须与早期胃癌相鉴别。

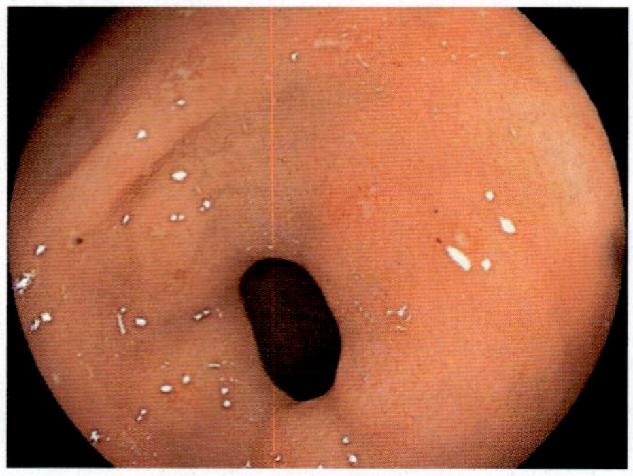

图 3-2-7 凹陷性糜烂

引起胃黏膜糜烂的病因繁多,包括应激、Hp 感染、病毒或细菌感染(图 3-2-8),胃酸分泌异常、物理化学刺激(图 3-2-9)、药物等。因此内镜表现应结合病史,实验室检查,以及病理组织学等综合分析循证病因。特别是病理组织的改变:例如表面上皮损害程度,浅表间质出血,化生,肉芽肿(图 3-2-10),炎性细胞种类(图 3-2-11),凋亡和微生物等有助于弄清楚引起组织损伤的病因,从而指导临床治疗。

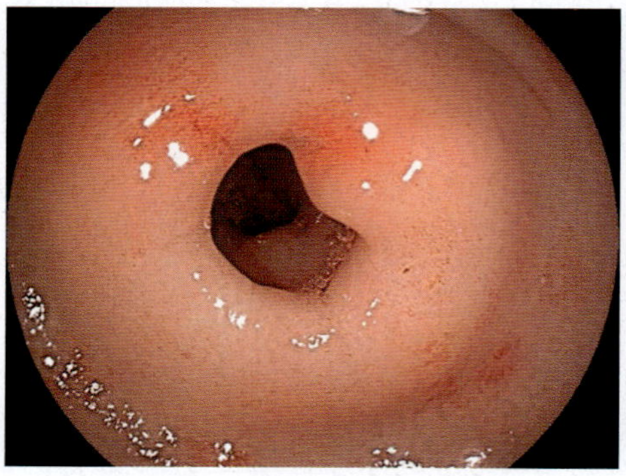

图 3-2-8 急性感染导致胃窦平坦性糜烂

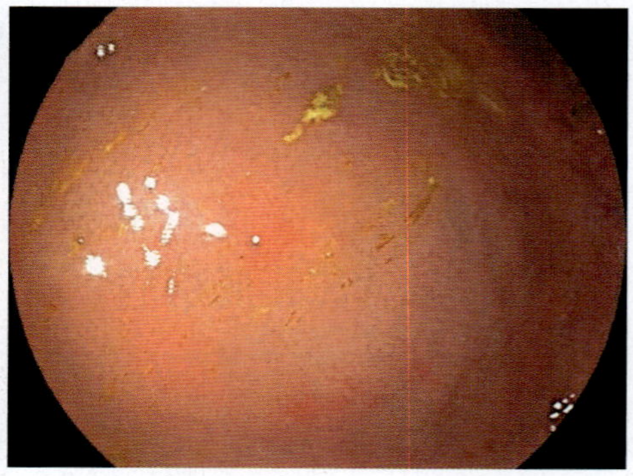

图 3-2-9 胆汁反流导致胃体平坦性糜烂

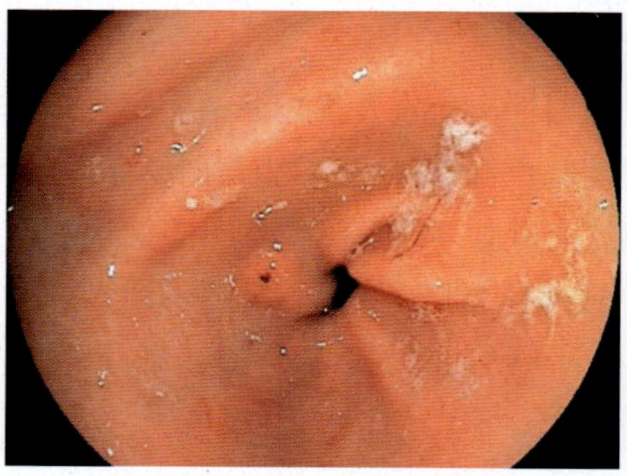

图 3-2-10 肉芽肿性胃炎胃窦隆起性糜烂

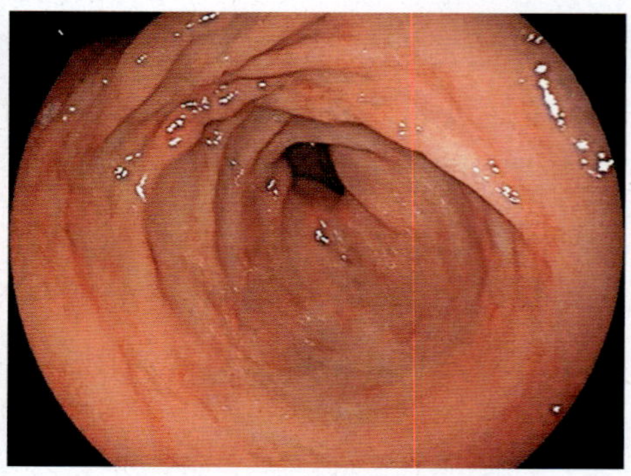

图 3-2-11 嗜酸细胞性胃肠炎胃窦多发隆起性糜烂及平坦性糜烂

(梅 红 赵玉霞)

(二) 慢性萎缩性胃炎

慢性萎缩性胃炎(chronic atrophic gastritis,CAG)是指胃黏膜上皮和腺体萎缩,胃黏膜变薄,伴或不伴假幽门腺化生和肠腺化生,主要由 Hp 感染或自身免疫引起的慢性炎症所致。儿童 CAG 发病率在不同文献报道中差异很大,为 0~77%,同一国家不同地区以及不同国家之间发病率的差异可能与 Hp 类型、遗传因素、宿主免疫反应、环境因素、活检取材的部位及质量等因素有关;CAG 的发病率也随年龄的增加而增加。

胃黏膜上皮及腺体萎缩通常分为 2 种情况：

1. 化生性萎缩　胃固有腺被肠化生或假幽门腺化生的腺体替代。假幽门腺化生是指泌酸黏膜中的壁细胞和主细胞被分泌黏液的上皮细胞所取代，后者正常情况下见于胃窦（幽门部）黏膜。肠化生是指泌酸黏膜和/或胃窦黏膜的表面上皮、小凹上皮和腺上皮为肠上皮所取代，由于肠上皮存在杯状细胞，故容易识别。

2. 非化生性萎缩　胃固有腺被纤维或纤维肌性组织替代，或者炎性细胞浸润引起固有腺数量减少。其中肠上皮化生（图 3-2-12）的存在大多意味着萎缩性胃炎。

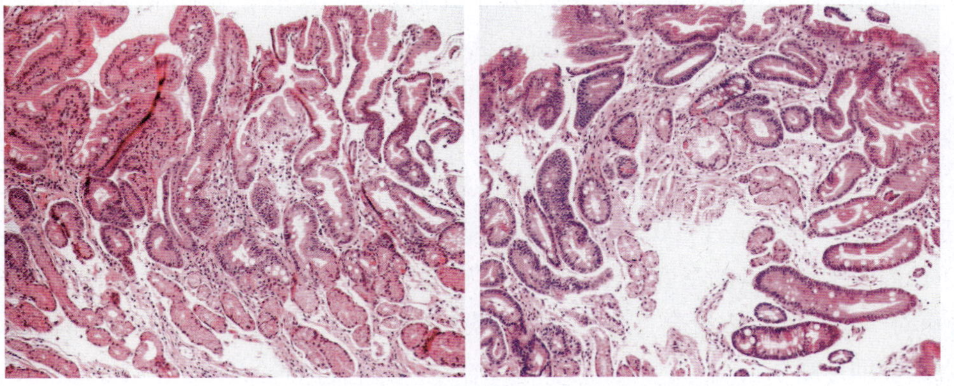

图 3-2-12　萎缩性胃炎的组织病理表现（HE 染色，×10）

轻度萎缩性胃炎伴轻度肠上皮化生。

萎缩程度以胃固有腺减少各 1/3 来计算。轻度：固有腺体数减少不超过原有腺体的 1/3。中度：固有腺体数减少介于原有腺体的 1/3~2/3。重度：固有腺体数减少超过 2/3，仅残留少数腺体，甚至完全消失。局限于胃小凹区域的肠化生不属于萎缩；黏膜层出现淋巴滤泡不属于萎缩，要观察其周围区域的腺体情况来决定。任何原因引起的黏膜损伤都可造成腺体数量减少，例如溃疡边缘取的活检，因此不能只根据腺体数量减少就判断为萎缩性胃炎。

在内镜下，萎缩的黏膜通常具有外观苍白、变薄和胃皱襞减少的表现，其黏膜下血管的可见度增加，根据这些特征通常可识别出萎缩黏膜的边界（图 3-2-13）。如果伴有肠化生，肠化生区域通常表现为轻度结节状，可观察到淡蓝色嵴和白色不透明区域。

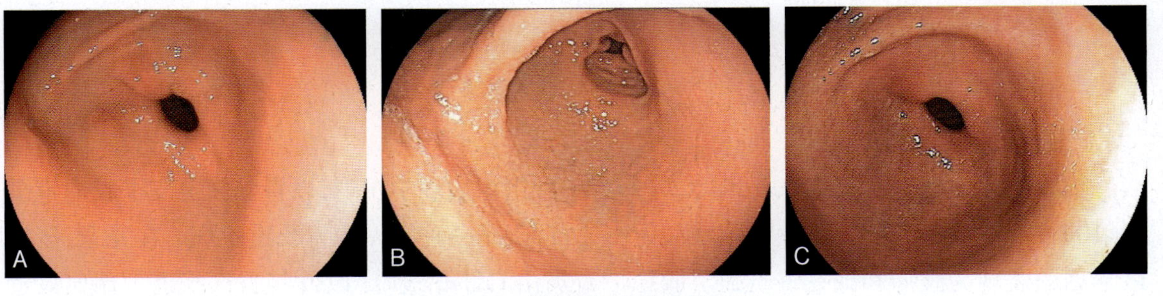

图 3-2-13　萎缩性胃炎的内镜表现

A. 胃窦花斑，多发平坦糜烂样改变；B. 胃体花斑；C. 胃窦花斑，后壁侧、幽门前区前壁及后壁片状不平、发红。

CAG 的诊断需要依赖内镜和病理的结合，但只要病理活检显示胃黏膜固有腺体发生萎缩，即可诊断为萎缩性胃炎，内镜下活检是目前诊断 CAG 的“金标准”。活检取材推荐遵循新悉尼系统的要求，取 5 块标本：于胃窦小弯和大弯处（距幽门 2~3cm 内）取材 2 次，胃体取材 2 次（包括胃小弯距胃角切迹近端 4cm 处及胃大弯中部距贲门 8cm 处），角切迹取材 1 次；此外，标本要足够大，应达到黏膜肌层，不同部位的标本需分开装瓶。

除了内镜及组织病理学检查，血清胃蛋白酶原反映了胃黏膜的功能和形态状态，是广泛检测萎缩的有用标志物，可检查胃蛋白酶原Ⅰ水平（常降低）及胃蛋白酶原Ⅰ/胃蛋白酶原Ⅱ比值（降低）。胃蛋白酶原Ⅰ≤70ng/ml 和胃蛋白酶原Ⅰ/胃蛋白酶原Ⅱ比值≤3 已被广泛接受用于 CAG 预测。

CAG 的发生过程有多种因素参与，其中 Hp 感染为主要病因。环境因素，如高盐饮食、少吃蔬菜等对于萎缩性胃炎的发生也同样具有促进作用。自身免疫性胃炎在我国较为少见，其病因为针对壁细胞或内因子的自身抗体介导的及 T 细胞介导的泌酸黏膜破坏，而导致的胃黏膜萎缩。有文献报道，胆汁反流引起的反应性胃炎也可导致胃黏膜萎缩。

Hp 感染和自身免疫性胃炎所致 CAG 有不同的胃黏膜受累模式。前者萎缩通常始于胃窦部并向近端扩张，严重时可累及整个胃；后者由于自身抗体对壁细胞的破坏，萎缩区域主要涉及胃体和胃底，胃窦受累较少。在自身免疫性胃炎的早期，除了非特异性红斑外，黏膜变化通常很细微，如果不进行活检，可能会错过 CAG 的诊断；随着壁细胞的逐渐丧失，整个胃体的黏膜出现萎缩。

对于诊断萎缩性胃炎的患者，均需评估 Hp 感染情况（图 3-2-14），如果为阳性，应进行 Hp 根除治疗；而对于组织学检查符合自身免疫性胃炎标准的患者，需完善抗壁细胞抗体和抗内因子抗体检查以辅助诊断。

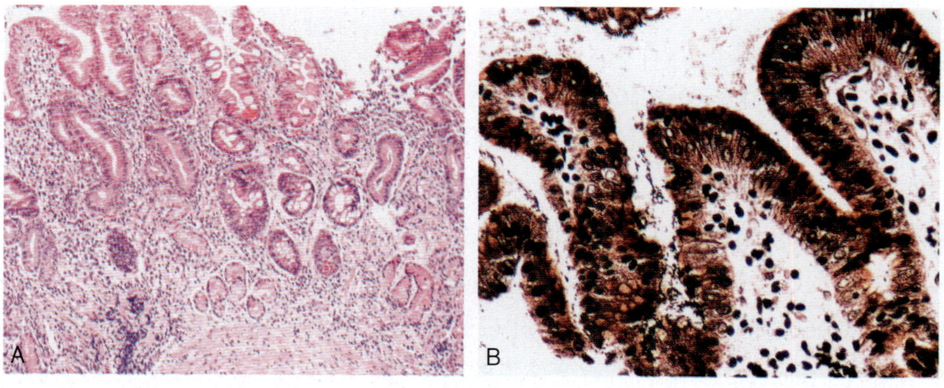

图 3-2-14 萎缩性胃炎组织病理及幽门螺杆菌沃森-斯塔里（WS）银染色阳性（×40）

A. 轻至重度萎缩性胃炎伴轻度肠上皮化生，小灶状淋巴细胞浸润；B. 幽门螺杆菌 WS（+++）。

（李在玲 武 慧）

（三）胶原性胃炎

胶原性胃炎（collagenous gastritis，CG）作为一种组织病理学发现，以胃黏膜上皮下胶原带沉积>10μm 和黏膜固有层内炎症细胞浸润为主要特征，是一种罕见的胃肠道疾病。在儿童，该病最常见的表现为腹痛和缺铁性贫血。胶原性胃炎由 Colletti 等于 1989 年首次报道。瑞典最近的一项研究报告称，儿童期胶原性胃炎的年发病率为 0.25/10 万。

胶原性胃炎的内镜下表现多为黏膜呈结节状改变（图 3-2-15）。Beinvogl 等的儿童队列研究发现，77.5% 的患儿内镜下病变黏膜为结节状；法国最新发表的一项关于儿童胶原性胃炎的全国性队列研究发现，内镜下胃结节状改变占 83%。这种胃结节状改变可累及全胃，而导致这种结节性外观的原因为结节周围黏膜凹陷，即黏膜层厚度不规则。一项报道发现，发生结节状改变的胃黏膜处无明显炎症、腺体结构完好、黏膜无增厚，而结节周围的黏膜则有较厚的胶原带、炎

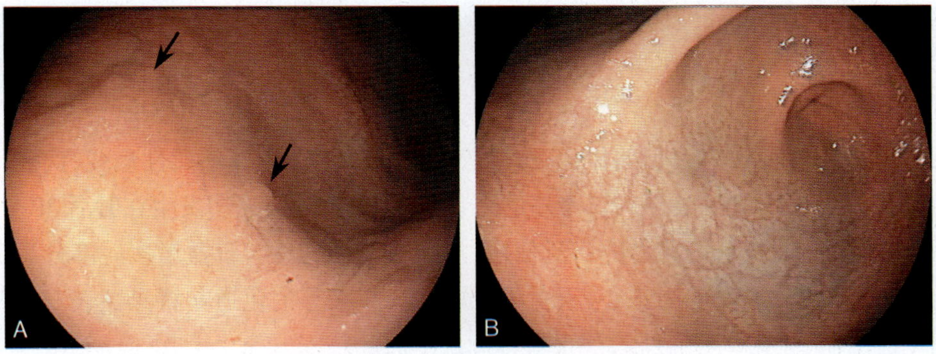

图 3-2-15 胶原性胃炎的内镜下表现

A. 胶原性胃炎的结节样改变(箭头);B. 红斑改变。

症浸润、腺体破坏以及出现黏膜增厚的病理特征。结节的大小和数量取决于胃炎的严重程度。除结节状改变外,胶原性胃炎在内镜下还可表现为红斑、糜烂、息肉、萎缩、活动性出血等改变。

胶原性胃炎的组织学病理以上皮下胶原带沉积伴黏膜炎症细胞浸润为主要特征。在苏木精-伊红染色(hematoxylin and eosin staining,HE)染色上,胶原带表现为上皮下有一层均质淡粉染的物质,胶原纤维通过马松三色染色(胶原纤维为蓝色或绿色)或天狼星红染色(胶原纤维呈红色,偏光镜下为橙黄色或亮红色)等特殊染色方法可更为清晰地显示出来(图 3-2-16)。文献所报道的胶原带的厚度不一,最厚者可达 150μm,公认的诊断标准为胶原带厚度>10μm。免疫组化显示上皮下增厚的胶原带以Ⅲ型及Ⅵ型胶原为主。很多报道中发现,即使患者症状改善,这种胶原带大多也会持续存在,甚至会逐渐增厚;而有患者在最后随访时未检测到胶原带的存在,但也可能与取样有关,因为胶原带分布是斑片状、不规则的,甚至需要多次活检才能诊断。

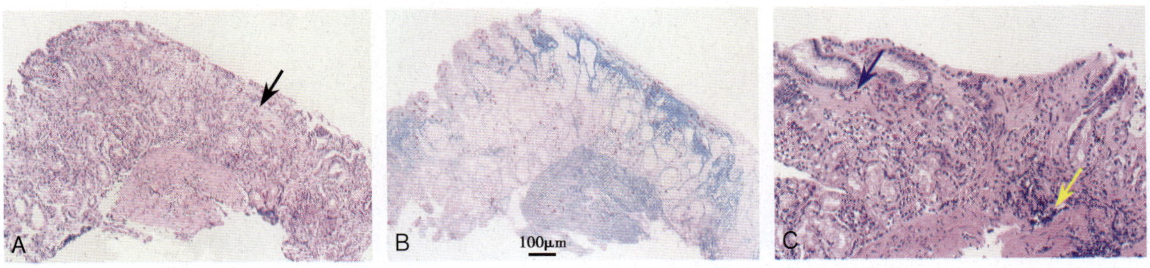

图 3-2-16 胶原性胃炎的病理组织学表现(×10)

A. 上皮下胶原带沉积表现为可见均质淡粉染物质(HE 染色,黑色箭头);B. 上皮下胶原带沉积的马松三色染色阳性;C. 炎症浸润:①淋巴细胞浸润(黄色箭头);②嗜酸性粒细胞浸润(蓝色箭头)。

关于胶原性胃炎的炎症浸润(图 3-2-16),Thomas 等总结为三种炎症类型:淋巴细胞性胃炎型、嗜酸性粒细胞增多型和萎缩型。在文献报道的病例中,有上皮内淋巴细胞(intraepithelial lymphocyte,IEL)增多,也有嗜酸性粒细胞增多,可达 65 个/HPF,且易被误诊为嗜酸性粒细胞性胃炎。

除胃受累以外,小肠和结肠黏膜也会受到影响,少部分患儿会伴有胶原性结肠炎,受累部位不同,其临床表现也有所不同。而在儿童以胃受累为主,在 Lagorce-Pages 等对病例分析及回顾中,也将胶原性胃炎分为经典的 2 种亚型:①儿童及青少年表型,主要表型为腹痛、严重贫血,病变局限于胃部,无结肠受累;②成人表型,常表现为慢性水样腹泻,常伴发胶原性结肠炎。随着近年来的病例报道及研究,目前公认的是,不应将儿童及青少年表型与成人型胶原性胃炎区分为独立的疾病,而应被视为一个连续的疾病谱。所以,对于明确诊断胶原性胃炎的患儿,在出现腹泻等下消化道症状时，也可以进一步完善肠镜以评估有无胶原性结肠炎。

（李在玲　代妮妮）

（四）胃溃疡

胃溃疡是指在各种致病因子的作用下，黏膜发生的炎性反应及坏死性病变，病变可深达黏膜肌层乃至浆膜层。约80%诊断为胃溃疡的患者存在上腹痛，腹痛多发生在餐后30分钟左右。近年来由于抗酸剂、抑酸剂等药物的广泛使用，症状不典型的患者日益增多。部分患者以上消化道出血为首发症状，或表现为恶心、厌食、食欲减退、腹胀等消化道非特异性表现。常见的并发症为消化道出血、穿孔、幽门梗阻，严重者可危及生命。

Hp感染、服用非甾体抗炎药是导致儿童胃溃疡最主要的原因，相对于成人胃溃疡，儿童恶性疾病相对较少，但过敏相关胃溃疡的发病率高于成人。患儿存在严重疾病、外伤、烧伤及手术后等情况，可合并应激性溃疡，出现消化道出血、穿孔等情况。

内镜检查是胃溃疡首选的诊断方法。检查过程中应注意溃疡的部位、形态、大小、深度、病期以及溃疡周围黏膜的情况。消化性溃疡分为活动期（A1、A2）、愈合期（H1、H2）和瘢痕期（S1、S2）。

A1期：溃疡底覆有厚苔，周围黏膜水肿，无再生上皮，无黏膜皱襞集中，溃疡面有出血或暴露血管（图3-2-17）。

A2期：溃疡周围水肿减轻，溃疡边缘变明显，边缘有炎症引起的红晕（图3-2-18）。

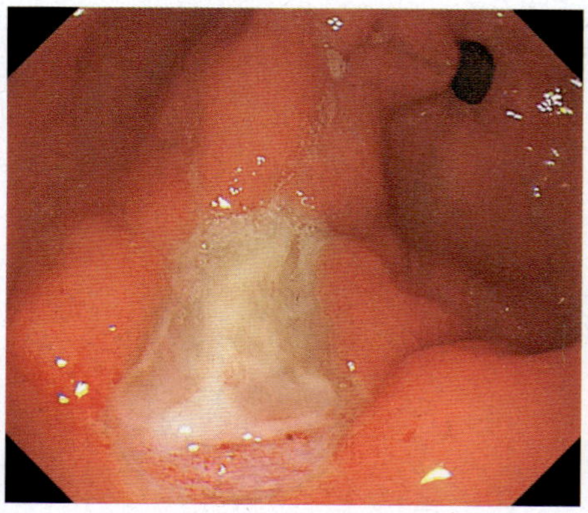

图3-2-17　胃溃疡A1期

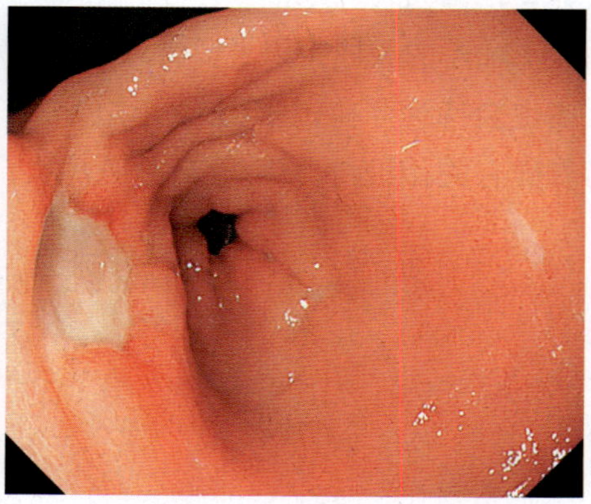

图3-2-18　胃溃疡A2期

H1期：溃疡稍缩小，白苔变薄，溃疡缘出现再生上皮，有轻度黏膜皱襞集中征（图3-2-19）。

H2期：溃疡缩小，可见再生上皮呈栅状发红，伴明显皱襞集中征（图3-2-20）。

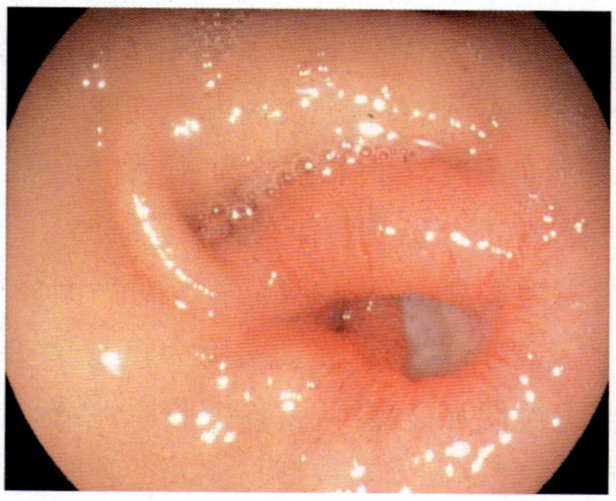

图3-2-19　胃溃疡H1期

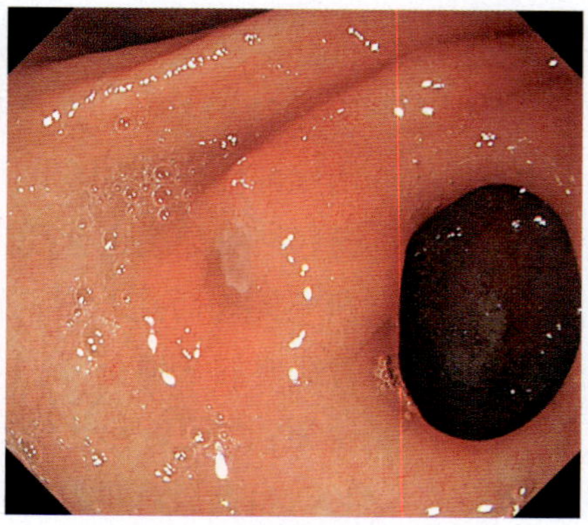

图3-2-20　胃溃疡H2期

S1 期：溃疡愈合，完全被再生上皮覆盖，白苔消失，残存发红的胃小区，又称红色瘢痕期（图 3-2-21）。

S2 期：溃疡完全修复，发红消退，黏膜皱襞集中征减轻，也称白色瘢痕期（图 3-2-22）。部分患者有直径>2cm 的巨大溃疡（图 3-2-23），可见多发溃疡（图 3-2-24）。

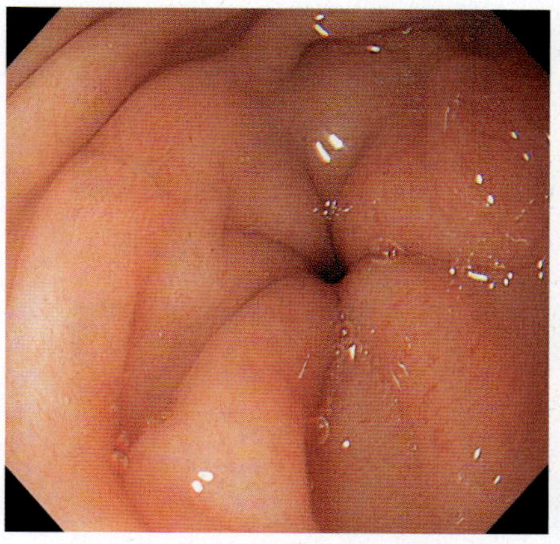
图 3-2-21　胃溃疡 S1 期

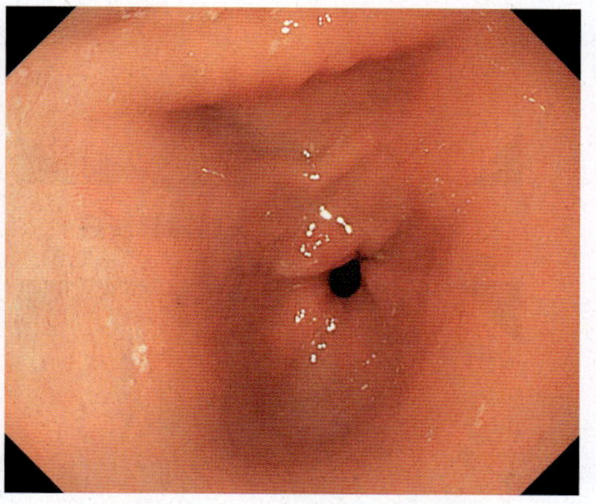
图 3-2-22　胃溃疡 S2 期

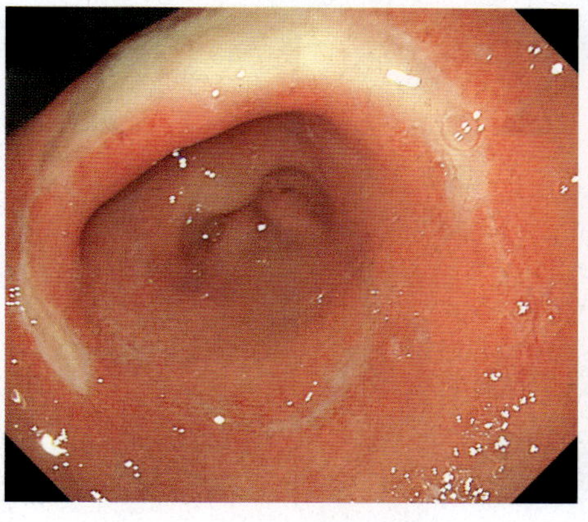
图 3-2-23　胃角巨大溃疡

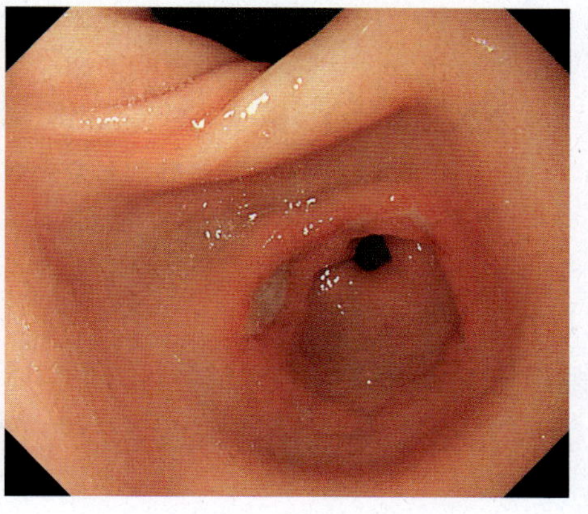
图 3-2-24　胃多发溃疡

如果溃疡需行活检，建议从溃疡的 4 个象限采集活检组织。如果存在疑似恶性肿瘤的内镜特征，则使用巨口活检钳沿溃疡边缘做更大范围的取样活检。诊断 Hp 感染时，建议在胃窦、胃体分别取活检。

（梅天璐　吴　捷）

（五）十二指肠溃疡

十二指肠溃疡是因多种原因造成的，发生于十二指肠黏膜的慢性溃疡。目前认为与 Hp 感染、胃酸分泌过多有关。腹痛为十二指肠溃疡最常见的临床表现，疼痛多发生于空腹及夜间，其余可见餐后嗳气和上腹饱胀感、恶心、呕吐等症状。常见的并发症为消化道出血、穿孔、十二指肠球部和幽门变形、幽门后梗阻，严重者可危及生命。

内镜检查是十二指肠溃疡最准确的诊断性检查。十二指肠溃疡较胃溃疡多见，主要好发于十二指肠球部，其次为十二指肠球后，十二指肠降部、水平部及升部相对较少（图 3-2-25、图 3-2-26、图 3-2-27、图 3-2-28）。与胃溃疡相比，十二指肠溃疡以多发溃疡、对吻溃疡、线性溃疡多见，并发胃溃疡者称复合溃疡。与胃溃疡分期原则相同，详见前文“胃溃疡”部分。

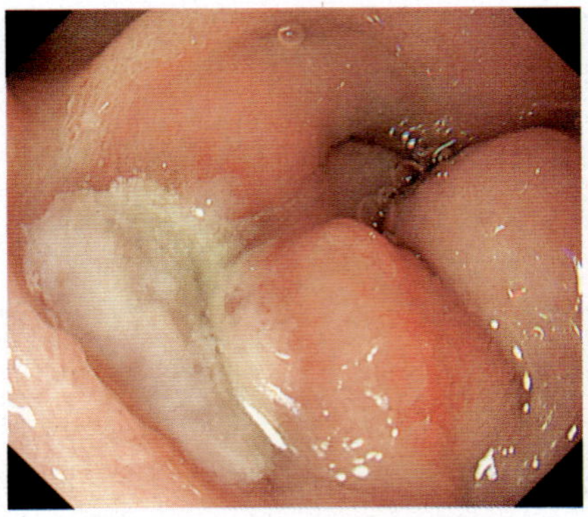

图 3-2-25 十二指肠球部溃疡

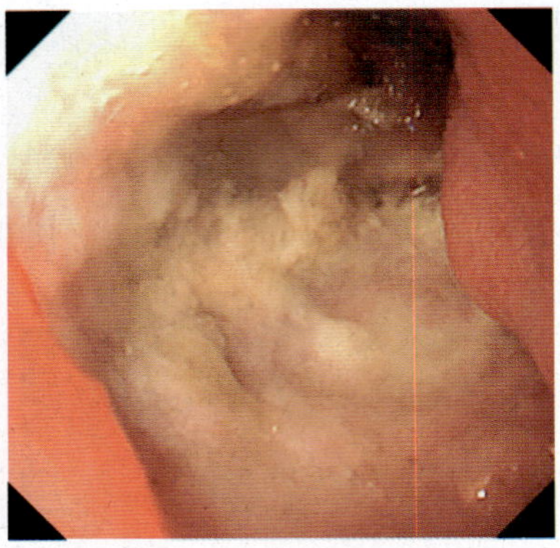

图 3-2-26 十二指肠巨大溃疡

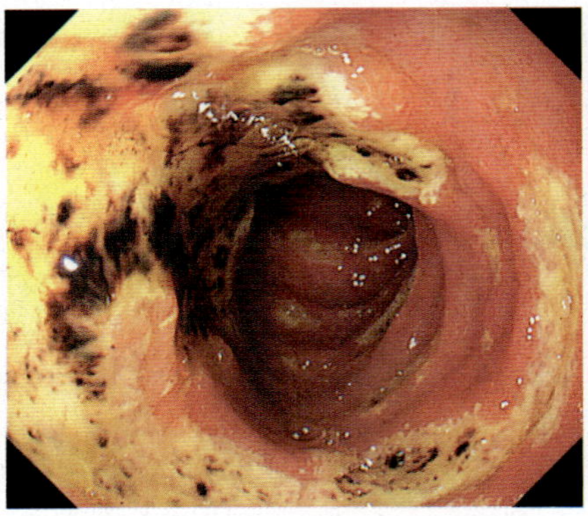

图 3-2-27 十二指肠降部多发溃疡

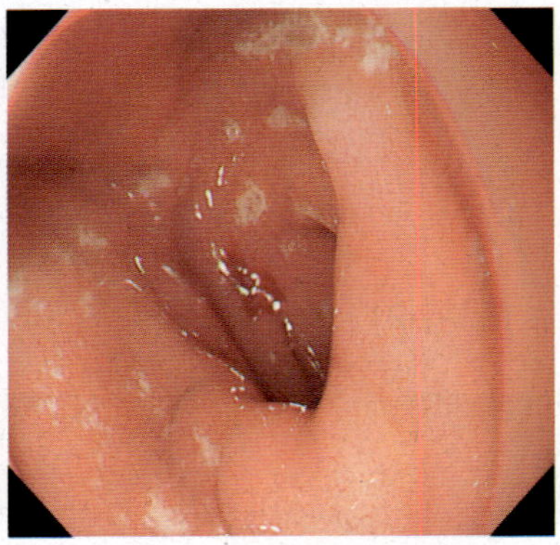

图 3-2-28 十二指肠霜斑溃疡

（秦秀敏 于飞鸿）

（六）十二指肠球炎

内镜检查是诊断十二指肠球炎的最佳手段，内镜下可见黏膜充血水肿、糜烂、出血等改变（图 3-2-29~图 3-2-33）。

临床表现常无特异性，可有反复上腹痛，伴随嗳气、反酸、腹胀等消化不良表现，少数可有黑便或呕血的表现。十二指肠球炎常与胃炎同时存在，可以是乳糜泻、炎症性肠病、Hp 感染等的部分表现。

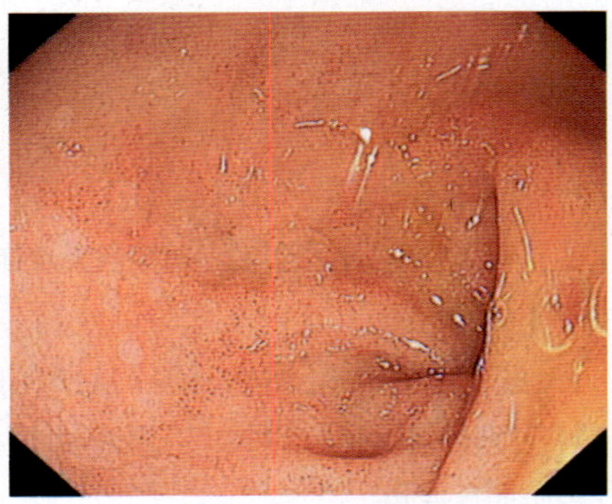

图 3-2-29 十二指肠球部黏膜散在充血点

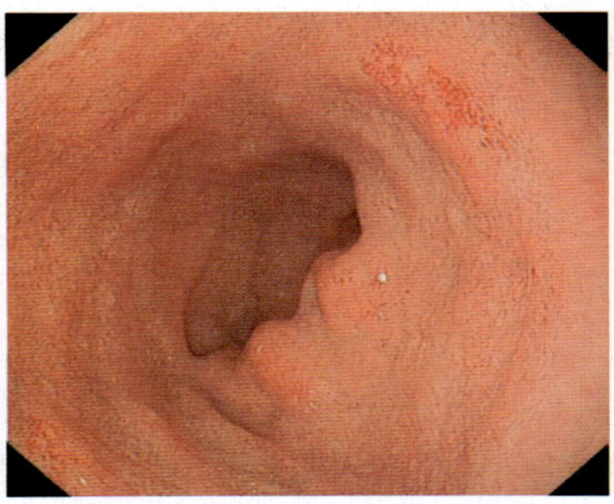

图 3-2-30 十二指肠球部黏膜充血水肿

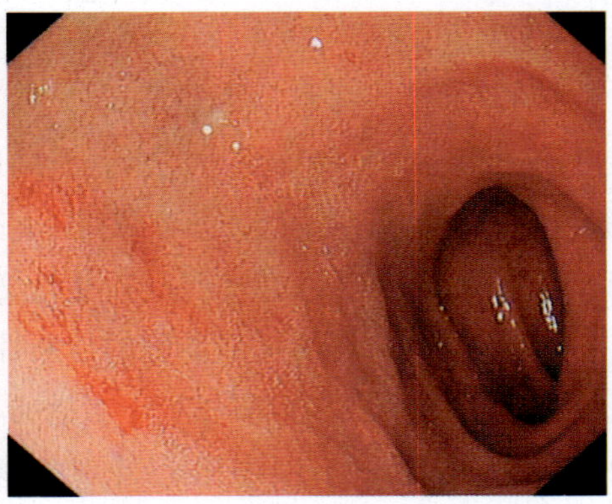

图 3-2-31 十二指肠球部黏膜充血伴出血

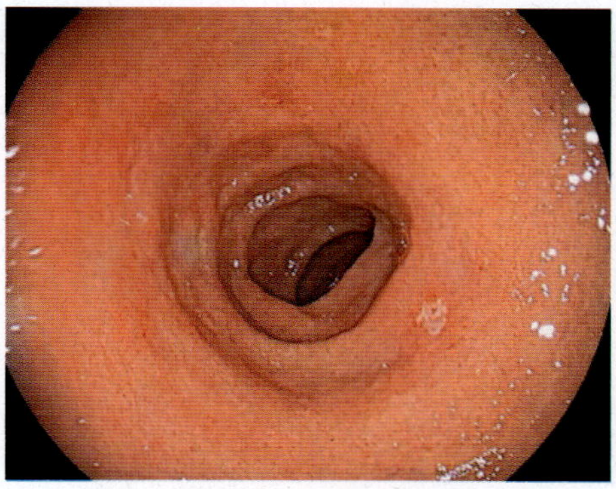

图 3-2-32　十二指肠球部后壁侧糜烂，浅溃疡覆白苔

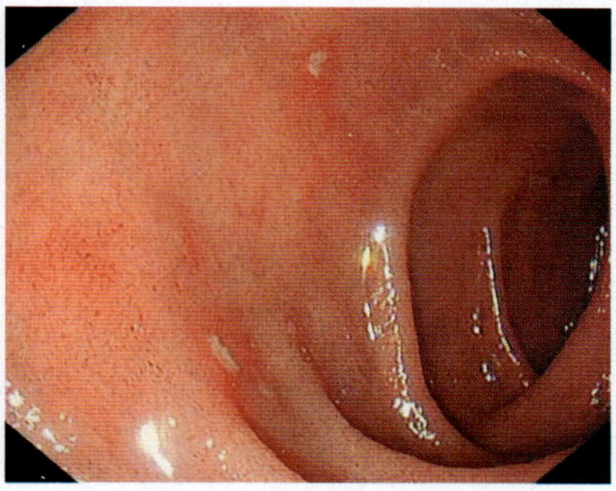

图 3-2-33　十二指肠球部黏膜散在充血，前壁侧糜烂，浅溃疡覆白苔

（徐樨巍　王　健）

三、门静脉高压性胃病

门静脉高压性胃病（portal hypertensive gastropathy，PHG）是由各种原因引起门静脉高压导致的胃黏膜非炎性病变，常见于肝硬化门静脉高压症，也可见于非肝硬化门静脉高压。PHG 可并发消化道出血，是肝脏疾病中除食管胃底静脉曲张外引起消化道出血的第二大原因，严重者可危及生命。

（一）发病机制

PHG 的发病机制目前尚无定论，但大多数学者认为门静脉高压是 PHG 发生的必要条件。当门静脉压力升高、静脉回流受阻时，胃黏膜下毛细血管充血扩张，血管通透性增加，血浆外渗，导致大量动静脉短路开放，动脉血氧饱和度降低，引起胃黏膜缺氧缺血，局部黏膜损伤。

（二）内镜下表现

本病通常经内镜诊断，多数患者无明显特异性症状，多在内镜检查时发现。PHG 特征性地表现为粉色黏膜区域被白色细网格图案所分隔，使胃黏膜呈“蛇皮样”变。其他表现包括类似血管扩张的平坦或突起的红印或红斑，或者黑棕色斑。黏膜改变通常在胃底及胃体（近端部分）最明显。在病情严重的病例中，渗血、出血、上皮下出血，以及类似血管瘤的血管分布增多较明显，往往累及胃底、胃体和胃窦部。

（三）诊断标准

白光内镜：目前临床上 PHG 常用的诊断标准有 4 种：McCormack 法、NIEC（the New Italian Edoscopic Classification）、Baveno Ⅱ评分系统，以及 Tanoue 分类法。

1. McCormack 法　根据 PHG 的内镜下表现将其分为轻度和重度，并提出病变主要位于胃体、胃底部。轻度表现为细小粉红色斑点或猩红热样疹，条纹状胃黏膜皱襞上出现表浅红斑（图 3-2-34~图 3-2-36），红色或粉红色水肿多边形区域被白色网格状结构间隔，即“蛇皮样”变或马赛克征（图 3-2-37~图 3-2-40）；重度者表现为散在的樱桃红斑点和弥漫出血性融合病变（图 3-2-41）。

2. NIEC 法　将 PHG 内镜下胃黏膜表现分为 4 种，即马赛克征、红点状病变、樱桃红斑、黑褐色斑点。其中出现马赛克征者为轻度，红斑或黑褐色斑为重度。

3. Baveno Ⅱ评分系统　该系统提出：轻度马赛克征为 1 分，重度马赛克征为 2 分；孤立红斑为 1 分，融合红斑为 2 分；并存胃窦血管扩张为 2 分；轻度 PHG 评分≤3 分，重度 PHG 评分

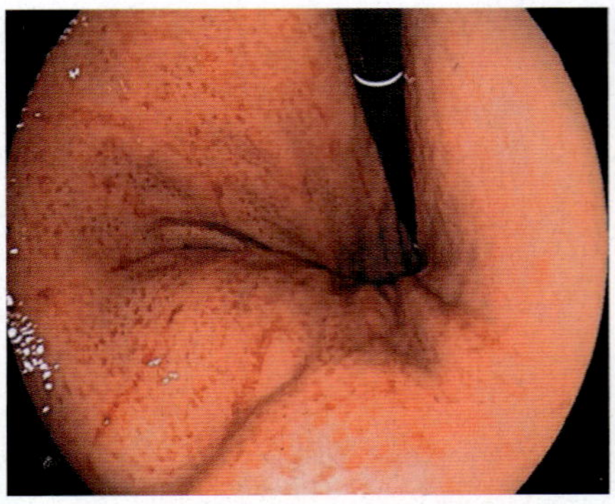

图 3-2-34 反转胃镜观察胃体
胃镜直视观察胃体散在充血点，部分胃黏膜皱襞上条状充血。

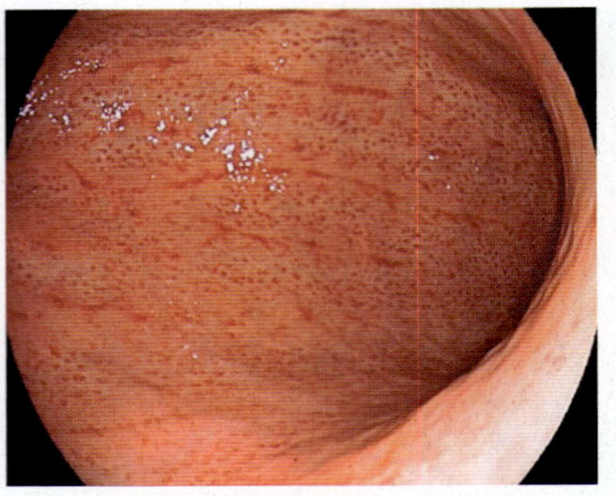

图 3-2-35 胃镜直视观察胃体 1
胃体散在充血点，部分胃黏膜皱襞上条状充血。

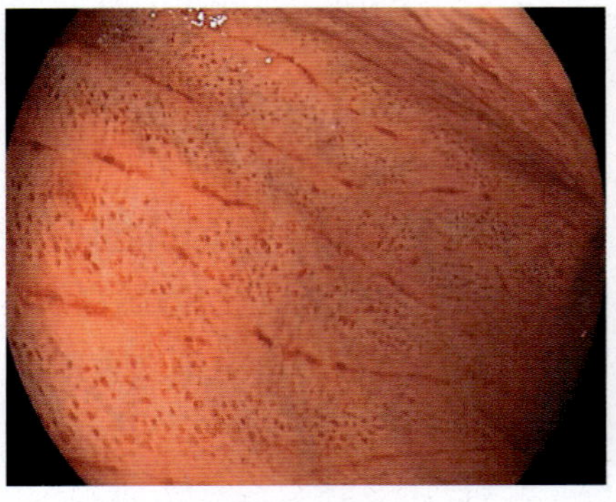

图 3-2-36 胃镜直视观察胃体 2
胃体散在充血点，部分胃黏膜皱襞上条状充血。

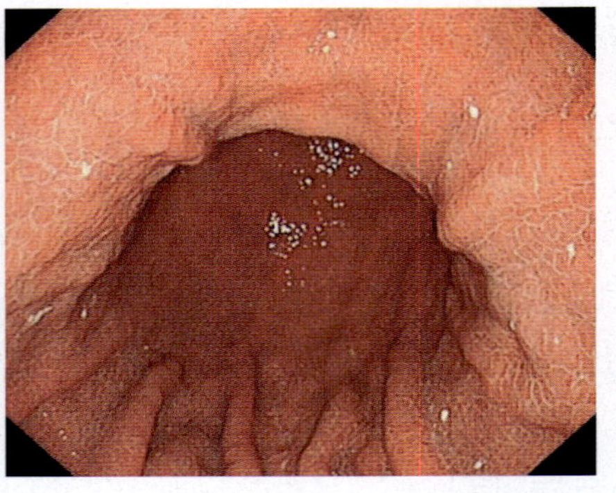

图 3-2-37 胃体黏膜充血水肿，呈“蛇皮样”变

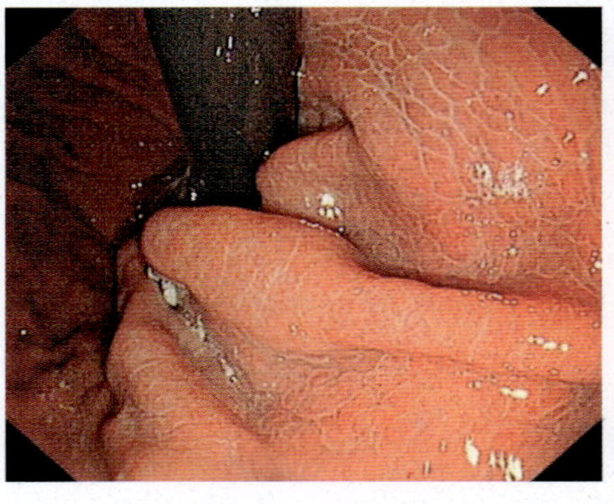

图 3-2-38 贲门黏膜充血水肿，呈“蛇皮样”变

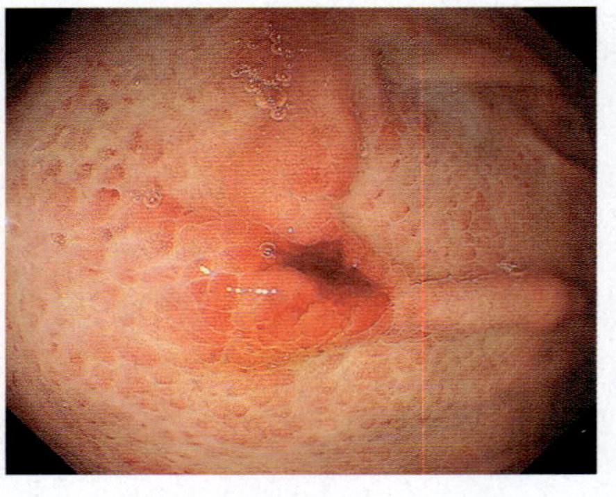

图 3-2-39 胃体黏膜充血、水肿、出血，呈“蛇皮样”变

≥4 分，该评分系统能准确地预测 PHG 相关的出血风险，可重复性好。

4. Tanoue 分类法 将 PHG 分为轻、中、重度，轻度为黏膜轻度充血水肿，无马赛克征；中度为黏膜高度充血水肿，有马赛克征；重度为在中度基础上出现出血点。

（四）治疗方法

降低门静脉压力是 PHG 的基本治疗方法，以药物治疗为主。药物治疗失败后可采取颈静脉肝内门静脉分流术、外科手术，以及内镜治疗等作为补救性治疗方案。肝移植可控制难治性出血，逆转肝功能。近年来有应用氩等离子体凝固术（APC）治疗、喷撒止血粉等方法的报道。

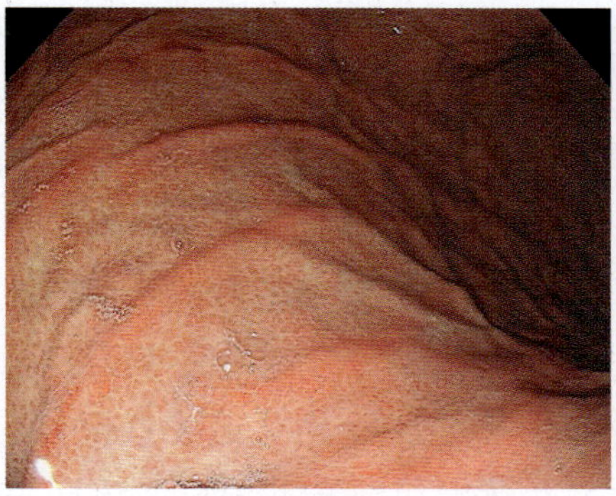

图 3-2-40　胃体黏膜充血、水肿，呈“蛇皮样”变

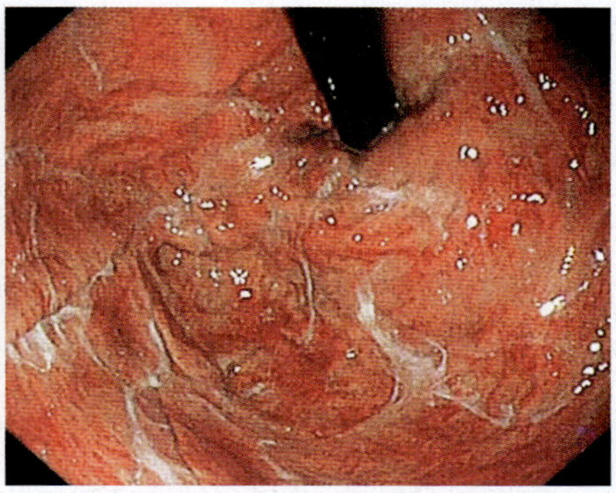

图 3-2-41　胃底黏膜弥漫性充血水肿、表面附着黏液

（徐樨巍　王　健）

四、肥厚性胃病

肥厚性胃病（hypertrophic gastritis）也称梅内特里耶病（Ménétrier disease，MD），由 Ménétrier 于 1888 年首次提出，属特殊类型的慢性胃炎或胃病，是指由胃黏膜的过度增生而使胃壁广泛增厚的疾病，以胃体、胃底巨大黏膜皱襞、低蛋白血症和水肿为特征，又称巨大肥厚性胃炎、肥厚增生性胃炎、巨大皱襞肥厚、胃黏膜息肉样肿胀等，是一种良性增生性胃病。儿童患者较为罕见。

MD 患者常表现为上腹痛、腹泻、恶心、呕吐、食欲减退、低蛋白血症和水肿，以及体重下降、乏力，甚至恶病质，部分有贫血，便潜血常为阳性，少数出现反复上消化道出血或梗阻，严重者有腹水、胸腔积液，体格检查可见有或无剑突下压痛，腹部可有移动性浊音阳性。儿童 MD 为自限性，多在数周内完全恢复。

胃镜下常可见胃底、胃体部黏膜皱襞巨大，表面高低不平，呈脑回样，巨大皱襞多在大弯侧；有的呈结节状、粗颗粒样或融合性息肉样改变，胃壁肿胀无弹性；皱襞上可有多发性糜烂或局部溃疡形成（图 3-2-42）。病理组织学特点为表层上皮增生，胃小凹增生、延伸弯曲及分支，

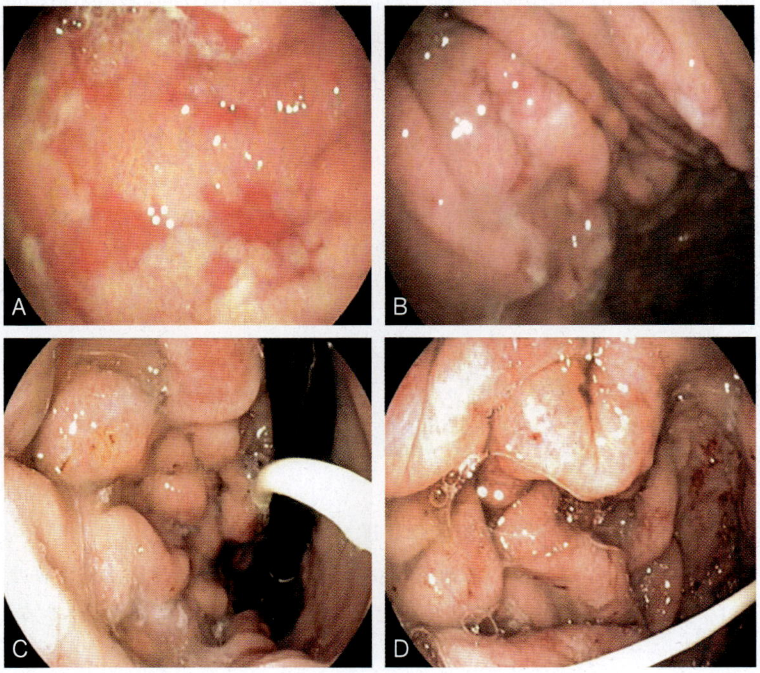

图 3-2-42　胃镜下肥厚性胃病黏膜表现

A. 皱襞上可有多发性糜烂或局部溃疡；B. 黏膜充血、水肿，粗颗粒样；C. 胃底部黏膜皱襞巨大，表面高低不平，呈脑回样；D. 胃体部黏膜皱襞巨大，表面高低不平，呈脑回样。

局部扩张延长，形成大小不一的囊腔，囊可穿透黏膜，胃壁固有腺体减少，炎性细胞浸润不明显。黏膜面上出现叠褶状黏膜肌，同时有血管伸入，两皱襞之间的基底黏膜正常或变厚。胃底腺变得细长，主细胞、壁细胞相对少，代之为黏液细胞化生，可占整个黏膜的1/3，造成胃酸分泌减少。

超声胃镜能清晰显示黏膜第二层明显增厚改变，表现为黏膜增厚的低回声改变及腺体囊肿扩张的无回声改变，广泛黏膜皱襞增厚时可显示轮状改变，黏膜层、黏膜下层显示清晰。CT常表现为巨大黏膜皱襞向腔内突起，胃腔变小，外壁光整；上消化道X线钡餐造影示胃黏膜皱襞粗大、增宽、迂曲呈“脑回状”，其宽度在胃体小弯侧和胃窦部可超过5mm，在胃体大弯侧可超过10mm，胃小沟增宽、加深，胃壁增厚且质地柔软，胃腔舒张度尚好，蠕动基本正常或稍弱。

（李小芹　王跃生）

五、乳糜泻

乳糜泻（celiac disease，CD）又称麦胶敏感性肠病，是一种由于遗传易感个体摄入麦麸物质后导致的慢性小肠吸收不良综合征。该病是欧美地区儿童常见的、重要的免疫介导性胃肠道疾病之一，属于非IgE介导的食物蛋白诱导性肠病。典型临床表现为不明原因的慢性或间歇性腹泻、脂肪泻、腹痛、腹胀等；同时患者还可发生由于小肠吸收障碍而导致的贫血、体重减轻、生长发育迟缓等。部分患者可出现疱疹样皮炎、代谢性骨病、牙釉质缺损、肝功能异常、周围神经病、共济失调及癫痫等神经性疾病等肠道外症状。研究发现1型糖尿病、自身免疫性甲状腺炎、唐氏综合征、特纳综合征、威廉姆斯综合征、选择性IgA缺陷等患者，以及乳糜泻患者的一级亲属，是乳糜泻的高发人群。有部分患者可无明显临床症状，往往需要通过基因及血清学检测才能发现。

乳糜泻的临床诊断主要依据麸质饮食史、血清学抗体检测和内镜下组织学诊断。其特异性的基因*HLA-DQ2*和*DQ8*可用于高危人群的筛查。常用的血清学抗体为抗肌内膜抗体、抗组织转谷氨酰胺酶抗体、抗脱酰氨基麦胶蛋白肽，以及抗麦胶蛋白抗体等。

乳糜泻病变主要累及近端小肠，尤其是十二指肠水平部和升部。目前指南推荐多点活检的策略：取十二指肠球部两处和十二指肠远端四处。正常小肠黏膜表面覆盖绒毛，呈“天鹅绒”样表现，组织学可见正常的肠上皮细胞结构及微量的上皮内淋巴细胞（IEL）（图3-2-43）。当绒毛发生改变时，可通过内镜或者放大内镜观察到病变，乳糜泻患者内镜下可表现为十二指肠皱襞

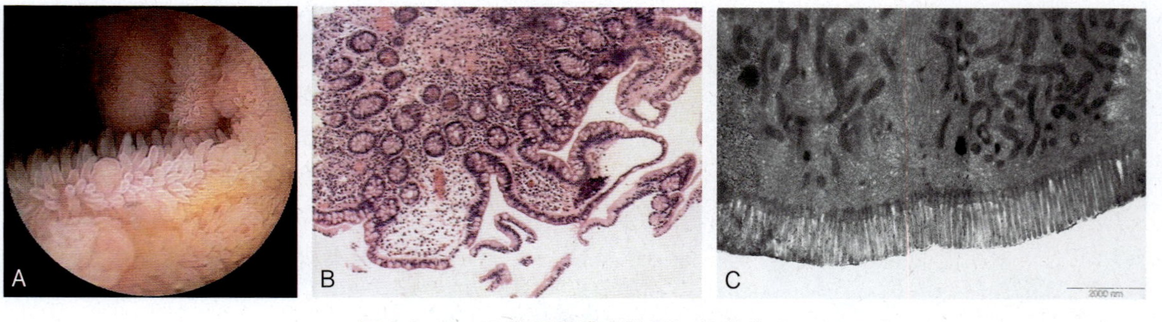

图3-2-43　正常肠黏膜内镜及组织学表现

A. 正常十二指肠黏膜内镜下可见丰富的小肠绒毛，结构清晰；B. 正常肠黏膜光镜下可见隐窝深度比上绒毛高度为1∶2或1∶3，上皮无淋巴细胞浸润（HE染色，×40）；C. 正常肠黏膜扫描电镜下可见微绒毛排列密集，整齐，微绒毛长度在1 202.37nm左右（×13 500）。

结节样改变，出现黏膜马赛克征、扇贝征、血管纹理显现或者充气后十二指肠皱襞数目减少、消失，皱襞表面绒毛可有不同程度的萎缩。乳糜泻的病变为非连续性，故多点活检十分必要。但要确定是否存在绒毛萎缩，仍需要组织病理学诊断。因此，组织病理学是诊断乳糜泻的金标准。过去仅有典型小肠绒毛改变的患者才被诊断为乳糜泻，近年来，人们对其组织病理学变化的认识有所改变，Marsh 和 Crowe 认为小肠绒毛的改变是一个进行性的过程并可表现为多种形式，同时建立了相关的分级标准，目前临床上也多应用 Marsh-Oberhuber 分级（表 3-2-1）。

表 3-2-1　Marsh-Oberhuber 分级

分级	病理表现
Ⅰ级：浸润性病变	肠黏膜结构正常，仅表现为上皮内淋巴细胞浸润
Ⅱ级：增生性病变	除淋巴细胞浸润外，出现隐窝延长加深，但小肠绒毛正常
Ⅲ级：破坏性病变	除上述病变外，逐渐出现小肠绒毛萎缩变平，根据绒毛变平程度又细分为Ⅲa（轻微）、Ⅲb（明确）、Ⅲc（完全绒毛萎缩）
Ⅳ级：发育不良性病变	小肠绒毛完全萎缩，但不伴有隐窝异常及淋巴细胞浸润

Marsh Ⅰ级的患者，内镜下可无明显异常改变，组织病理学检查可以发现明显增加的上皮内淋巴细胞（IEL）浸润，一般需要超过 30 个 IEL/100 个上皮细胞（图 3-2-44）。需要注意的是，乳糜泻的内镜及病理改变并非特异性的，任何可以引起肠道炎症或黏膜绒毛损伤的疾病均可导致类似病变，如感染、热带口炎性腹泻或淋巴组织增生性疾病。

Marsh Ⅱ级患者内镜仍无明显改变，但病理可见黏膜隐窝增生，同时不伴有绒毛高度的下降，隐窝深度与绒毛高度比值>1（图 3-2-45）。

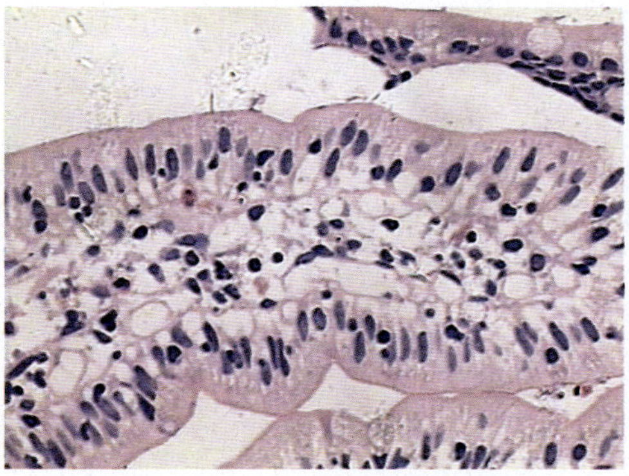

图 3-2-44　Marsh Ⅰ级肠黏膜改变

黏膜上皮内淋巴细胞（IEL）数量增加，超过 30 个 IEL/100 个上皮细胞（HE，×40）。

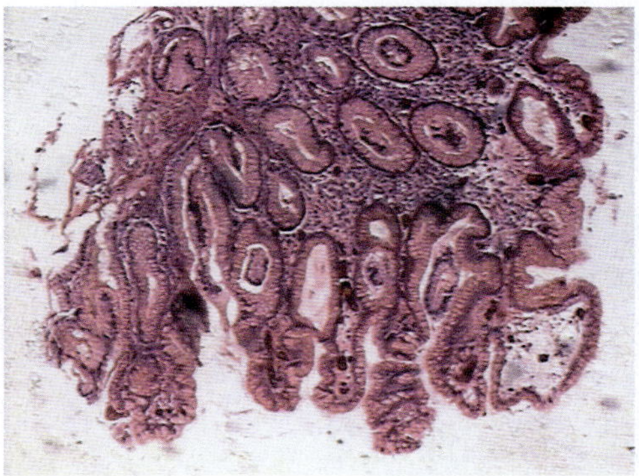

图 3-2-45　Marsh Ⅱ级肠黏膜改变

黏膜上皮内淋巴细胞（IEL）数量增加，超过 30 个 IEL/100 个上皮细胞，黏膜隐窝增生，但不伴有绒毛高度的下降，隐窝深度与上绒毛高度比值>1（HE，×40）。

Marsh Ⅲ级既往被认为是乳糜泻的典型病理改变，内镜下可见黏膜环形皱襞消失，黏膜粗糙呈结节样改变，黏膜下毛细血管裂隙，绒毛明显萎缩。组织病理学检查可见绒毛扁平，电镜下可见微绒毛破损（图 3-2-46）。

尽管乳糜泻内镜及病理表现是非特异性的，但是对于评估乳糜泻的严重程度、营养不良风险及制订相应的治疗措施十分重要。乳糜泻的治疗方法是去除饮食中的麸质。常见的麸质主要包括小麦、大麦和黑麦，部分患者可耐受燕麦，目前已有针对乳糜泻患者的饮食食谱和成品食

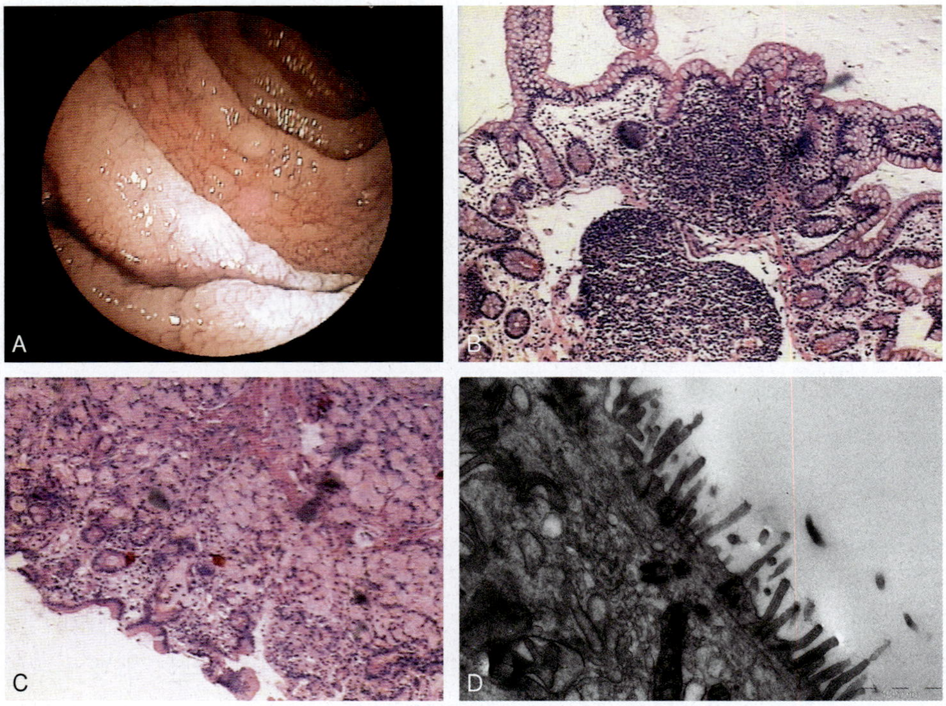

图 3-2-46 MarshⅢ级肠黏膜改变

A. 内镜下可见 Marsh Ⅲ级黏膜环形皱褶消失、黏膜呈鹅卵石样改变，绒毛明显萎缩（亚甲蓝染色）；B. 光镜下Ⅲa 级可见部分绒毛变钝，变短（隐窝深度与上绒毛高度比值>1）（HE，×40）；C. Ⅲb 级可见几乎全部的绒毛萎缩，黏膜肥大，仅部分绒毛可见（HE，×40）；D. 电镜下可见 Marsh Ⅲ级黏膜微绒毛稀疏、倒伏、断裂、缺失，平均微绒毛高度在 431.95nm，部分为 146.93nm（×17 500）。

物。对于存在明显营养不良的患者，支持治疗是十分重要的。目前研究发现补充维生素 B_{12} 或者叶酸可能适用于所有的乳糜泻患者。因此，该病需要儿科、消化、营养、免疫等多学科团队的长期随访和关注。

（许春娣 王歆琼）

六、隆起性病变

（一）胃及十二指肠息肉（polyps of the stomach and duodenum）

息肉（polyp）是指人体组织表面长出的赘生物，现代医学通常把生长在人体黏膜表面上的赘生物统称为息肉（图 3-2-47、图 3-2-48），包括增生性、炎症性、错构瘤、腺瘤及其他肿瘤等。胃及十二指肠息肉大多属于良性肿瘤的一种，临床表现多见炎性息肉、腺瘤性息肉和某些胃肠道息肉综合征，这些病变虽属良性，但也有恶变倾向。医学上一般按出现的部位来命名，例如：位于胃壁上的称“胃息肉”，位于肠腔内的称“肠息肉”，以此类推。若某一部位有两个以上的息肉，又可称“多发性息肉”。目前认为长期服用质子泵抑制剂（proton pump inhibitors，PPI）可伴发小的胃底腺息肉和增生性息肉。

1. 临床表现 一般而言，息肉不会引起明显的症状，大多在体检或在诊治其他疾病的过程中被发现。不同部位、不同大小的息肉会引起不同的症状。

（1）腹胀：息肉较大时，患者可能会出现腹部饱胀感、食欲下降、恶心等。

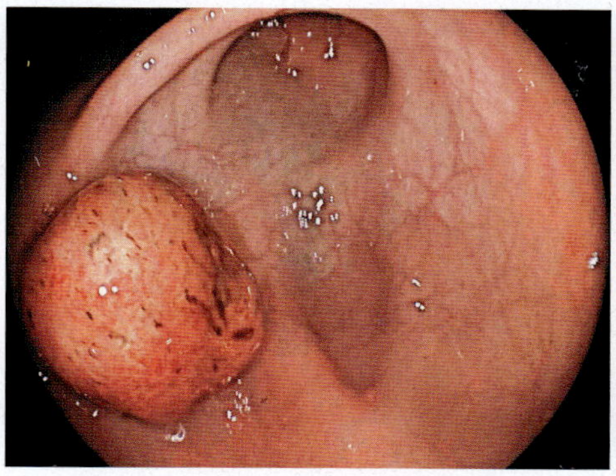

图 3-2-47　胃体息肉 1

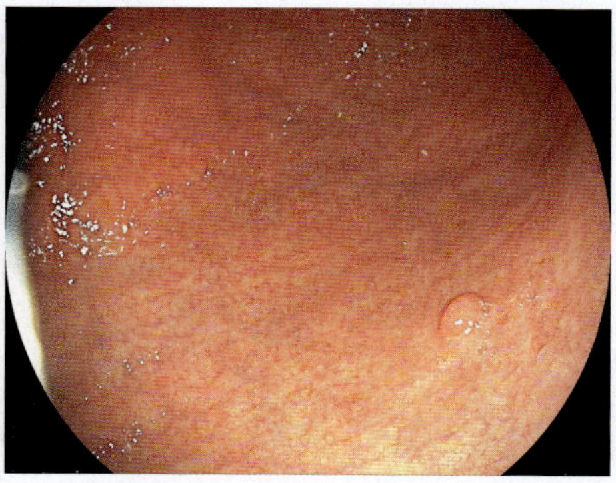

图 3-2-48　胃体息肉 2

(2) 消化道出血：表现为黑便。

(3) 幽门梗阻：幽门是胃部排空的“阀门”。如果此处存在较大的息肉，可能会导致患者剧烈恶心、呕吐、腹痛等。

(4) 吞咽困难：当息肉处于胃部上端与食管的交界处时，可能导致患者吞咽的食物无法进入胃部，进而导致吞咽困难，例如：患者可能会感觉到食物在胸骨下方有梗阻、停滞感。

2. 息肉分类

(1) 单发或多发：根据息肉数目，分为多发与单发。两个以上就称为多发息肉。

(2) 根据有蒂或无蒂：分为有蒂型、亚蒂型（广基型）、扁平息肉。

(3) 息肉的内镜分型，多采用日本山田分型（图 3-2-49）：

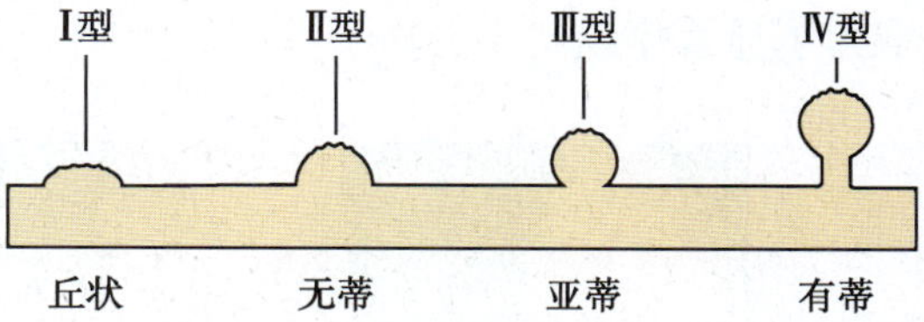

图 3-2-49　山田分型

1) 山田Ⅰ型：息肉基底部平坦、基底宽，略隆起于肠壁表面。简单来说，这个类型的息肉就是扁平，没有蒂的。

2) 山田Ⅱ型：息肉基底部突出较明显，息肉呈半球状。虽然突出黏膜面，但蒂还没有成型。

3) 山田Ⅲ型：息肉基底部突出明显，与周围肠壁黏膜成锐角，息肉呈类球形。这是一种粗蒂息肉。

4) 山田Ⅳ型：息肉表现为球形，通过短、长蒂与肠壁相连接。真正的带蒂息肉。

3. 检查　内镜检查常可见单个、有时多个红色带蒂或广基息肉，大小不一，形态各异，触之质软，易出血。病理检查可确定息肉类型。

（二）异位胰腺

是一种罕见的先天性畸形疾病，是发生于正常胰腺位置外且与正常胰腺无解剖学联系和血管连接的孤立胰腺组织（图 3-2-50、图 3-2-51）。异位胰腺具有独立的导管系统及血供，又称迷走胰腺或副胰腺。约 95% 的异位胰腺位于上消化道，主要是胃（图 3-2-50、图 3-2-51）、十二指肠、空肠近段，胃异位胰腺占 75%，可见于食管甚至胃肠道的任意部位。大多数为单发，多发者少见。

1. 临床表现　异位胰腺多无临床表现，极少数情况下因病灶较大可引起急性或慢性胰腺炎的症状，也可能发生恶变。

2. 检查　异位胰腺多数不引起任何症状，目前可以通过胃镜、超声胃镜等进行检查和诊

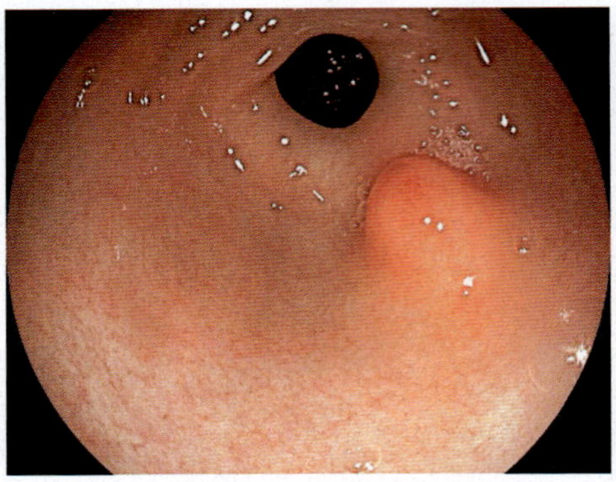

图 3-2-50 胃窦异位胰腺 1

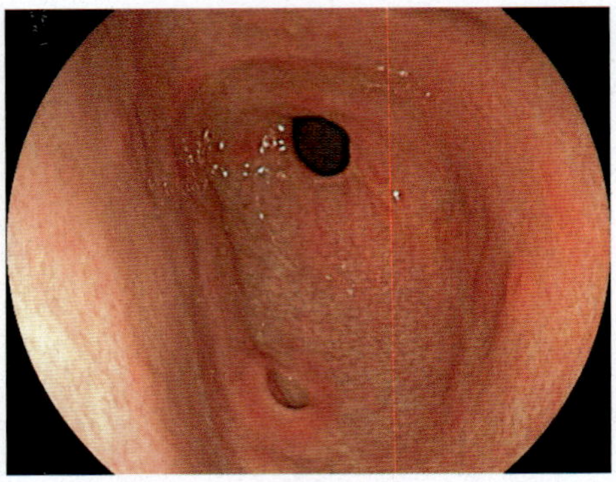

图 3-2-51 胃窦异位胰腺 2

断。仅少数病例因其部位较特殊而诊断困难。异位胰腺的内镜下典型表现为表面光滑的黏膜下隆起，中央可有脐样凹陷，超声内镜下表现多样，但通常表现为不均匀偏高回声团块，多可见病灶后方回声衰减，且多数位于黏膜下层，部分位于固有肌层或黏膜肌层。

（王 潇 朱 莉）

七、静脉曲张

胃底静脉曲张(gastric varices)是消化系统疾病中常见的出血性疾病，其多为门静脉高压所致，严重时常危及生命(图 3-2-52、图 3-2-53)。儿童门静脉高压的病因有别于成人，具体可参见上一节中的“食管静脉曲张”的内容。近年来，国内外应用硬化剂、组织胶等在紧急内镜下止血取得了显著疗效。

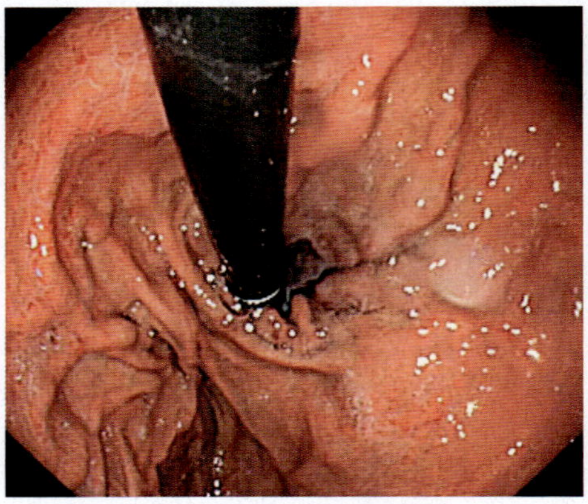

图 3-2-52 胃底静脉曲张 1

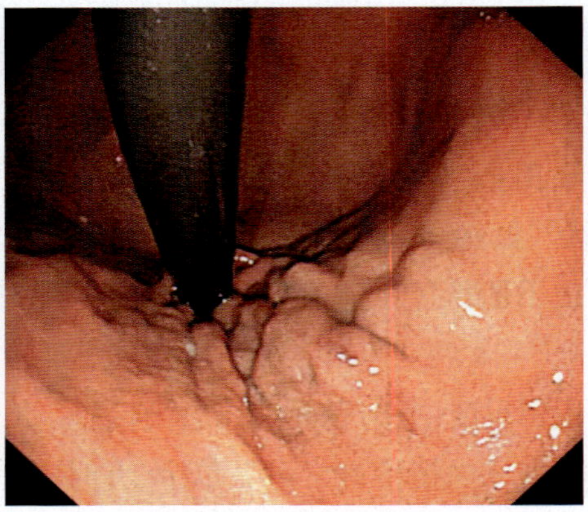

图 3-2-53 胃底静脉曲张 2

(一) 临床表现

胃底静脉曲张破裂出血是肝硬化导致上消化道出血的主要原因之一，常见表现如下。

1. 呕血 胃底静脉曲张破裂时，约半数患者可见呕血，多为鲜红血液，也可为暗红色血液。呕血之前可有上腹饱胀感，恶心加重及呃逆等先兆症状。

2. 黑便 部分患者可仅有黑便，临床上常称为“柏油便”。黑便的色泽取决于血液在肠道停留时间的长短，如出血量大且速度快，粪便排出时往往呈紫红色。

3. 心悸 大量出血导致血容量严重不足，心脏代偿性加快收缩而出现心率加速，可根据血压、脉搏的变化来大致判断出血的情况。

4. 头晕、黑矇或晕厥　为血压下降，大脑供血不足所致（甚至休克）。

5. 皮肤湿冷　出血后，机体为了保证心脑肾的供血，导致皮肤血管收缩和血液灌注不足，进而出现皮肤灰白、湿冷。

6. 血压下降　在出血初期，周围血管代偿性收缩，血液集中在心脏和大血管，此时血压正常或略低，随着继续出血，机体无法代偿，进而出现血压下降，甚至出现休克。

（二）检查

常规内镜下肉眼观察判断胃底静脉曲张，主要依据黏膜表面迂曲的条索或结节状隆起及静脉的紫蓝色改变；超声内镜可根据胃底黏膜或黏膜下层出现低回声血管腔影的影像学特征，作出更为准确的曲张静脉诊断。胃底静脉曲张通常根据其与食管静脉曲张的关系及其在胃内的位置进行分型。胃底静脉曲张是食管静脉曲张（GOV）的延伸，可分为3型。

1型静脉曲张（GOV1）：最常见，表现为曲张静脉连续并沿胃小弯伸展至食管胃连接部以下2~5cm，这种静脉曲张较直。

2型静脉曲张（GOV2）：沿胃底大弯延伸，超过食管胃连接部，通常更长、更迂曲或贲门部呈结节样隆起。

3型静脉曲张（GOV3）：曲张静脉既向小弯侧延伸，又向胃底延伸。

（王　潇　朱　莉）

八、解剖结构异常

（一）先天性肥厚性幽门狭窄

先天性肥厚性幽门狭窄（congenital hypertrophic pyloric stenosis，CHPS）是婴儿期常见的消化道畸形，由于幽门环肌增生肥厚，使幽门管腔狭窄而引起上消化道不完全梗阻，临床表现为喂奶后喷射状呕吐，并呈进行性加重。其发病率为0.2%~0.4%，早产儿的发病率高于足月儿。CHPS症状通常始于出生后3~5周，极少出现在12周后。

1. 临床表现

（1）典型表现：婴儿出生后3~6周吮奶后立即出现喷射性的非胆汁性呕吐，因为饥饿哭闹随后需要重新喂养，极少数患儿在12周龄后才出现类似症状。患儿通常出现消瘦、脱水，部分患儿查体可在右上腹部的腹直肌外侧缘触及“橄榄状”包块。病程早期血气分析、电解质检查可无异常，呕吐超过3周的婴儿可伴有内环境紊乱，如低钾血症、低氯性代谢性碱中毒等。

（2）不典型表现：有其他内科或外科问题的婴儿表现可能不典型，起病早期可能被诊断为其他病因。婴儿存在影响吞咽的先天性异常，如中枢神经系统异常、唇裂和腭裂时，呕吐可能是非喷射性的。CHPS早产儿的呕吐可能不太剧烈，食欲及胃蠕动没有明显增强，超声诊断标准可能不适用。对于住院的早产儿，其非喷射性呕吐、体重减轻和嗜睡等症状最初可能被诊断为脓毒症或神经系统疾病。在这种情况下，如果培养结果阴性、静脉补液后症状迅速改善和有代谢性碱中毒（而非酸中毒），则应考虑CHPS。

2. 影像学和内镜检查　有幽门狭窄典型临床表现的患儿首选超声检查。如果患儿有胆汁性呕吐或其他特征，提示为更远端梗阻，可考虑加做上消化道造影检查协助诊断。

（1）超声检查：如果婴儿出现CHPS的典型症状（≤3月龄婴儿新发非胆汁性呕吐），则首选超声检查。超声诊断CHPS的灵敏度和特异度均≥95%，但准确度与超声医师的经验和技术水平相关。CHPS的特征为横切面呈典型“靶环”征。测量指标为幽门肌厚度≥4mm，幽门管长度

≥17mm，幽门管直径≥13mm。见图 3-2-54。

（2）上消化道造影：通常在体格检查和超声检查不能确诊时，或者有症状/体征提示更远端梗阻时（如胆汁性呕吐或常规影像学检查发现小肠扩张），才进行上消化道造影检查。CHPS 的典型特征为：幽门管细长（线样征）；钡剂沿幽门管形成两条细轨道（双轨征，由压缩的幽门黏膜所致）；幽门管不充钡，仅幽门入口充钡（鸟嘴征）；肥厚的幽门肌压迫胃窦呈环形压迹（肩征）（图 3-2-55）。

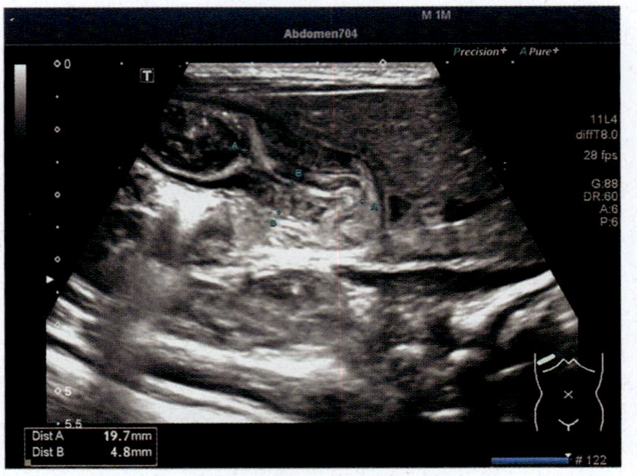

图 3-2-54　超声检查

超声示右上腹可见幽门部包块回声，幽门管长 20mm，直径 18mm，肌层厚 5mm。胃内可见多量滞留液。

（3）上消化内镜检查：通常仅用于其他影像学检查不能确诊时，或者因 CHPS 的症状/体征不典型而需评估其他消化道疾病时。在 CHPS 婴儿中，可见胃窦和幽门的黏膜增厚（图 3-2-56）。另外内镜可行黏膜组织活检以协助鉴别诊断，如有类似表现的嗜酸细胞性胃肠炎等。

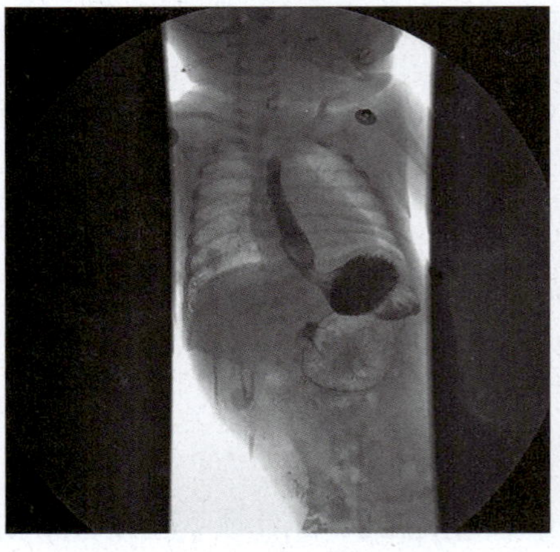

图 3-2-55　上消化道造影

胃扩张，可见较多潴留液体，造影剂通过幽门困难，胃窦一侧见肩征，幽门管细长，呈线样征，十二指肠球部显示不清。约 70 分钟后复查，造影剂仍未能通过幽门。

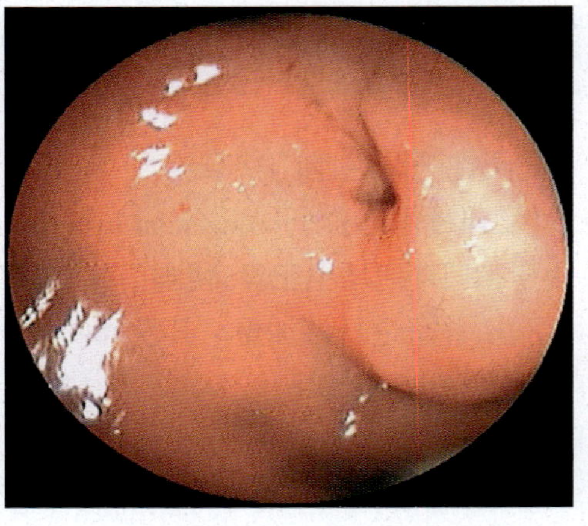

图 3-2-56　上消化内镜检查

胃窦和幽门部黏膜增厚，幽门口狭小，幽门口直径 0.59cm 超细胃镜未能通过幽门口。

（龚四堂　任　路）

（二）小胃畸形

先天性小胃畸形（congenital microgastria）也称先天性小胃，是一种罕见的胃发育不良先天性疾病，目前认为其起因是胚胎发育过程中胃下降及旋转不完全，通常伴随着其他器官异常，最常见的为脾脏和四肢异常。其典型的特征是小的管样胃、巨食管和胃旋转不完全，这种发育异常可单独存在，也可合并其他先天性畸形，如食管裂孔疝、胃肠扭转、十二指肠闭锁、内脏转位、无脾症、少指/趾、小下颌、指甲发育不良等。其中不到 10% 的患者仅有胃发育畸形，未见有家族遗传倾向。

1. 临床表现　患儿主要症状表现为呕吐，出生后即频繁呕吐，这是由于胃容积小，食管下括约肌发育不良引起的胃食管反流。当食管炎症严重,发生糜烂或溃疡时,可出现呕血或黑便症状;其次,频繁的食物反流,可导致吸入性肺炎。另外,反复呕吐、喂养不耐受,以及其他器官发育畸形等会引起营养不良、贫血、生长发育迟滞,以及运动、精神发育迟缓等。

2. 影像学表现　上消化道造影是诊断小胃畸形最主要、最常用的方法,一般造影剂通过顺利,可发现胃体积明显缩小,呈管状或囊状,并伴有旋转不良,可伴有食管下段扩张,严重者呈现巨食管样,也可出现胃食管反流表现(图 3-2-57、图 3-2-58)。

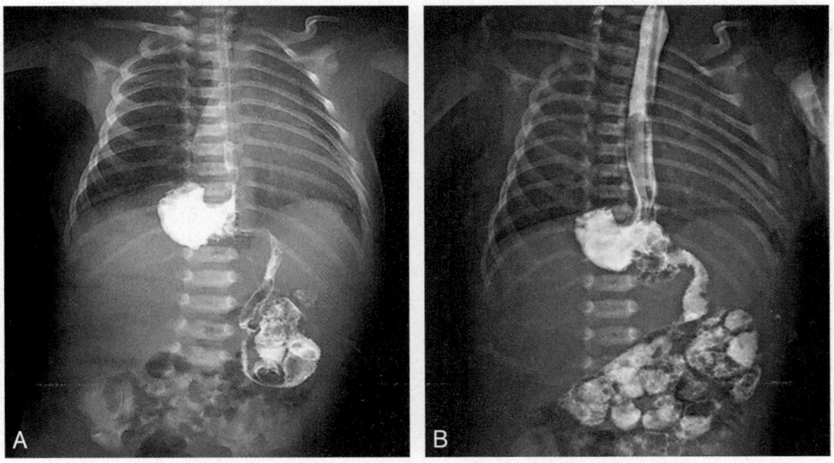

图 3-2-57　小胃畸形患儿新生儿期上消化道造影

A. 食管下段稍扩张,胃呈小囊状,位于中线区,体积缩小,同时伴有胃扭转及胃食管反流;B. 十二指肠球部位于中线偏左,十二指肠框失去完整形态,走行异常,整体位于左腹部,上组空肠位置尚位于左中上腹部。

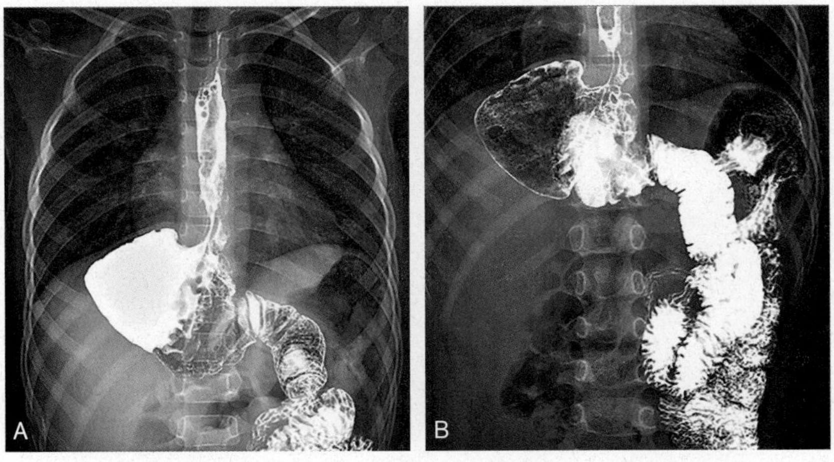

图 3-2-58　患儿 5 岁时上消化道造影(与图 3-2-57 为同一患儿)

A. 食管扩张情况较前改善,胃囊体积较前有所增大,但仍小于同龄儿;B. 可见胃扭转,上组空肠集中位于左腹部下行。

超声检查可作为产前诊断的主要手段,在出生前超声检查显示小胃泡,或者胎儿胃未显影者,诊断中应予以考虑。

3. 内镜下表现　胃镜检查是诊断该疾病最直观的方法之一,直视下可发现胃容积减小,胃体、胃角、胃窦分界不清,部分可见小憩室,可观察到反流性食管炎的表现,如黏膜红斑、糜烂、溃疡等(图 3-2-59)。部分患儿内镜检查可见十二指肠结构异常(图 3-2-60)。

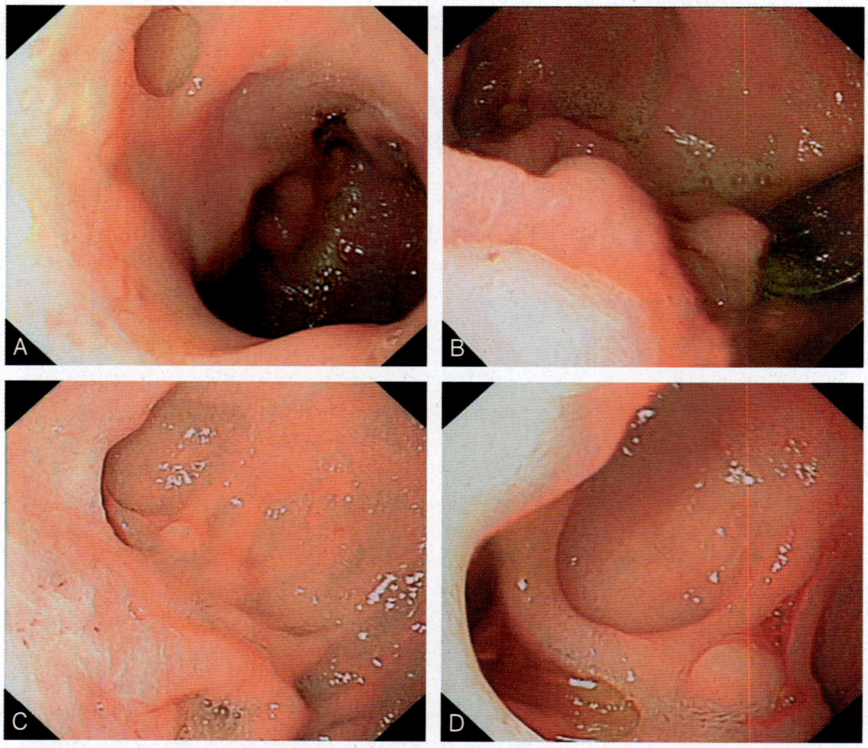

图 3-2-59 小胃畸形患儿胃镜检查(患儿因误服 1 枚一角硬币,滞留胃内 1 周并发热入院)

A. 食管胃连接部,左上方小憩室形成,伴轻度反流性食管炎;B. 胃腔变形,体积窄小,并伴有 1 枚金属硬币异物滞留;C. 胃腔变形,“胃窦处”黏膜欠光滑,区分胃小弯及胃大弯不清,未见典型胃角结构;D. 胃与十二指肠连接处无正常幽门结构,胆汁易从十二指肠反流至胃内。

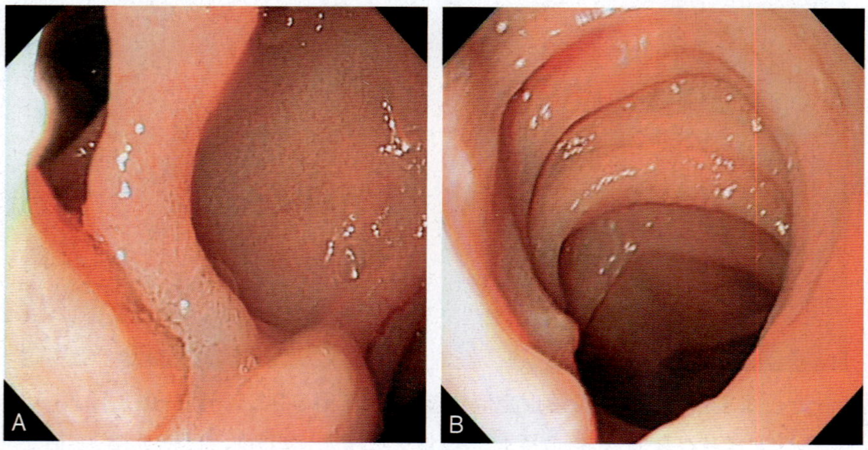

图 3-2-60 胃镜检查未见典型十二指肠球部结构

A. 胃与十二指肠连接处,左侧口进镜后为“十二指肠球部”;B.“十二指肠降部”与正常十二指肠降部类似,内侧可见十二指肠乳头。

4. 治疗方法 该疾病临床较为少见,治疗方式主要分为两种,目前国内仍以内科保守治为主。

(1) 内科保守治疗

1）饮食治疗：少量多餐；口服不耐受的情况下，可行鼻胃/空肠管喂养。

2）对症处理：使用抑酸药、黏膜保护剂、促胃肠动力药、止吐药，可减轻反流症状。

3）营养支持：全部或部分静脉营养支持。

（2）外科手术：对于内科保守治疗效果欠佳的患儿，可行外科干预，主要术式有以下三种。

1）微创手术：内镜下行胃/空肠造口术和胃十二指肠空肠置管术；反流严重者，可行抗反流手术，如 Nissen 胃底折叠加胃固定术。

2）亨特-劳伦斯手术（Hunt-Lawrence procedure，HLP）：是由一个双腔空肠囊组成，该囊通过远端空肠 Roux-en-Y 吻合术附着在胃的较大弯曲处，此方法可扩大胃储液容量，同时胃袋的构建不仅可以减少进食频率，改善营养摄入，还可以促进引流，预防反流性食管炎。

3）胃分离术：常用于合并食管裂孔疝的患儿，在食管胃连接部下方 1cm 处横断，近段胃底用 Roux-en-Y 术式与空肠吻合，将胃造瘘管置入远端残胃，用于肠内通路，待患儿口服可耐受时，关闭造瘘管。

（冯玉灵　刘海峰）

（三）胃隔膜与十二指肠隔膜

胃、十二指肠隔膜是造成胃肠道狭窄或闭锁的少见的消化道畸形之一，其典型的特征为胃肠道内出现隔膜，隔膜可表现为无孔或有孔。

胃隔膜为胚胎发育时期发育异常所致，发病率约为 1/10 万，主要特征在于幽门前存在一个环形的黏膜隔，使得胃肠腔在幽门前缩窄。隔膜多位于幽门前 1~3cm 或接近幽门处，常为单个，也可同时发生两个，胃隔膜分为胃窦型和幽门型，胃窦型胃隔膜因隔膜开口与幽门相似，故临床上易被误诊误治。

十二指肠隔膜包括十二指肠膜式狭窄和闭锁，是婴幼儿时期十二指肠梗阻的重要原因之一，发病率为 1∶（10 000~40 000），可在新生儿、婴幼儿及儿童期出现症状，症状出现早晚与隔膜孔大小有关。隔膜可位于十二指肠的任何部位，但以胆总管、胰管、壶腹附近最多见。隔膜可为单个或多个，引起不同程度的梗阻。该病除十二指肠发育异常外，常并存十二指肠邻近脏器及其他系统，如心血管、泌尿生殖系统畸形，以及 21-三体综合征等。

1. 临床表现　呕吐和营养不良是该病主要的临床症状。

（1）无孔隔膜：主要见于新生儿，表现为完全性胃肠闭锁，闭锁部位越高，呕吐出现的时间越早。患儿生后不久即出现频繁的呕吐，为喷射性呕吐，呕吐物可含胆汁，持续反复呕吐并进行性加重。

（2）有孔隔膜：主要见于学龄前儿童。根据隔膜孔径大小的不同，其梗阻的程度和发病时间各异，隔膜孔越大，食物越容易通过，症状出现越晚，越难发现。患儿多自出生后即有呕吐，呈间歇性发作，呕吐常发生在进食后，呕吐物多为未消化的食物，呕吐物是否含有胆汁与隔膜位置有关，如十二指肠乳头位于隔膜以下，呕吐物多不含胆汁。

反复呕吐可引起体重下降造成营养不良，严重影响患儿的生长发育。

2. 疾病诊断与鉴别　该病的诊断依靠病史及相应检查，患儿年龄及病史特点对于疾病初步诊断有指导意义，特别是自幼发病，进餐后频繁呕吐含或不含胆汁的胃内容物，呕吐后缓解，需考虑该病可能。

（1）诊断：上消化道造影是诊断胃、十二指肠隔膜的重要手段，临床应用也最多，可直观显示隔膜的具体位置。胃镜检查是此类疾病一种直观、准确的检查方法，既可以诊断该疾病，又可以用于疾病的内镜下治疗。

（2）鉴别诊断：胃隔膜临床上容易误诊误治，需要与先天性肥厚性幽门狭窄相鉴别，后者是新生儿期常见的消化道畸形，典型病例在出生后 2~3 周出现进行性喷射性呕吐，在右上腹可触及橄榄样肿物，而有孔胃隔膜患儿发病则稍晚。十二指肠隔膜疾病在内镜治疗前需排除先天性肠旋转不良和环形胰腺疾病，腹部超声或腹部 CT 可辅助诊断，另外，内镜逆行胰胆管造影术可使环状胰腺显影，对环状胰腺有较高的诊断作用。

3. 影像学表现 有孔的胃隔膜 X 线钡餐造影发现幽门前可见狭窄，钡剂通过隔膜孔，在隔膜与幽门间的胃窦完全充盈后，可产生 2 个十二指肠球部，并伴有胃扩张；无孔的胃隔膜钡剂检查可发现幽门完全梗阻（图 3-2-61）。

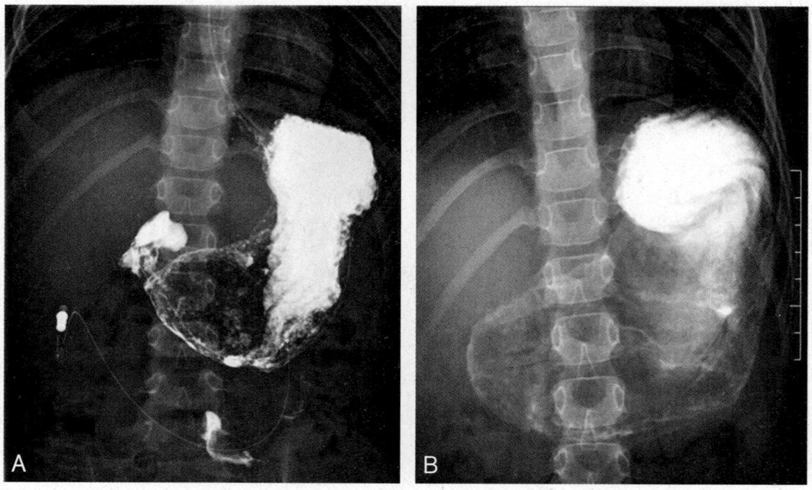

图 3-2-61 胃隔膜消化道造影

A. 胃腔较扩张，钡剂通过幽门管缓慢，幽门管狭窄；B. 胃腔扩张，幽门梗阻。

有孔的十二指肠隔膜钡餐造影可见隔膜前肠管扩张，十二指肠不完全梗阻或"双泡征"，即胃和十二指肠内各有一个气液平面（图 3-2-62、图 3-2-63）。

4. 内镜表现 胃隔膜内镜检查可见胃隔膜孔持续开放，无正常幽门的开闭动作即形成"双幽门"（图 3-2-64）。十二指肠隔膜内镜探查时可发现十二指肠腔内存在开口各异的隔膜组

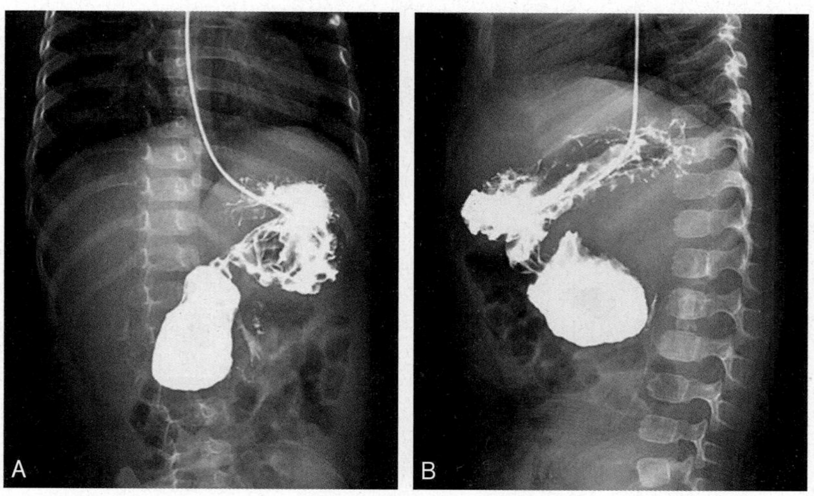

图 3-2-62 胃隔膜消化道造影

A. 胃腔较扩张，钡剂通过幽门管缓慢，幽门管狭窄；B. 胃腔扩张，幽门梗阻。

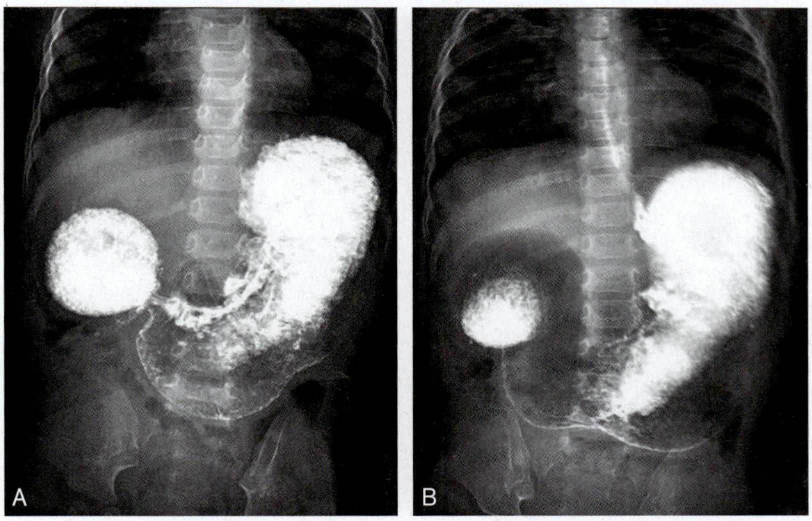

图 3-2-63 “双泡征”

A. 胃腔及十二指肠球部明显扩张；B. 十二指肠不完全梗阻伴扩张。

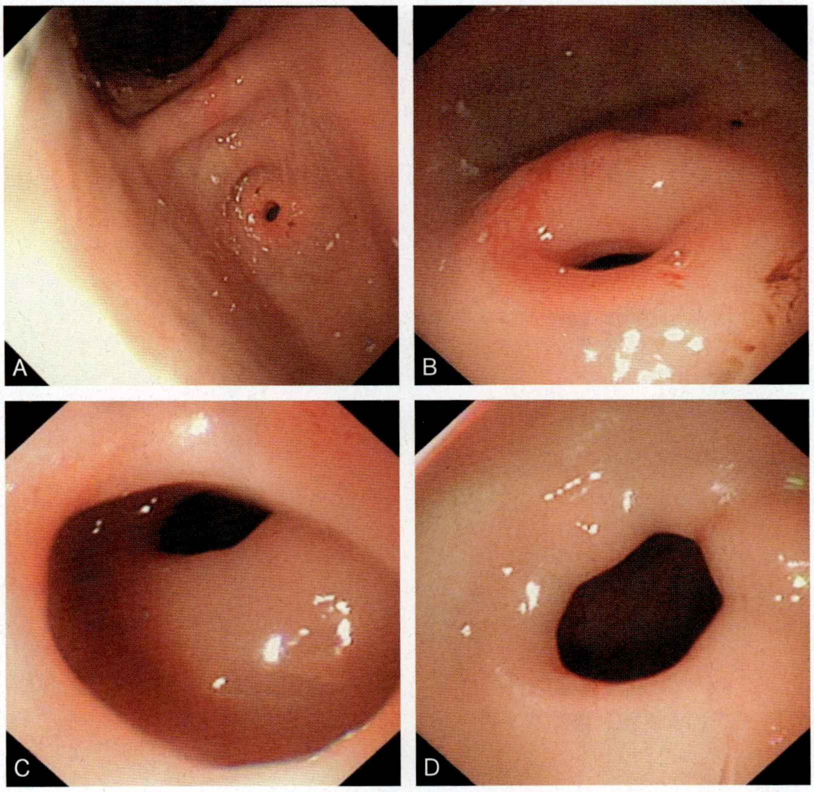

图 3-2-64 胃窦型胃隔膜内镜表现

A. 胃窦处见一“假幽门”；B. 近似幽门的胃隔膜；C. 超细内镜探查，通过“假幽门”开口可见真幽门；D. 真正的幽门开口。

（图 3-2-65）。由于十二指肠存在不完全梗阻，故十二指肠隔膜患儿内镜检查时常可发现幽门开口无法闭合、十二指肠明显扩张、十二指肠乳头受牵拉后变形、肠黏膜红肿及异物滞留等表现（图 3-2-66）。

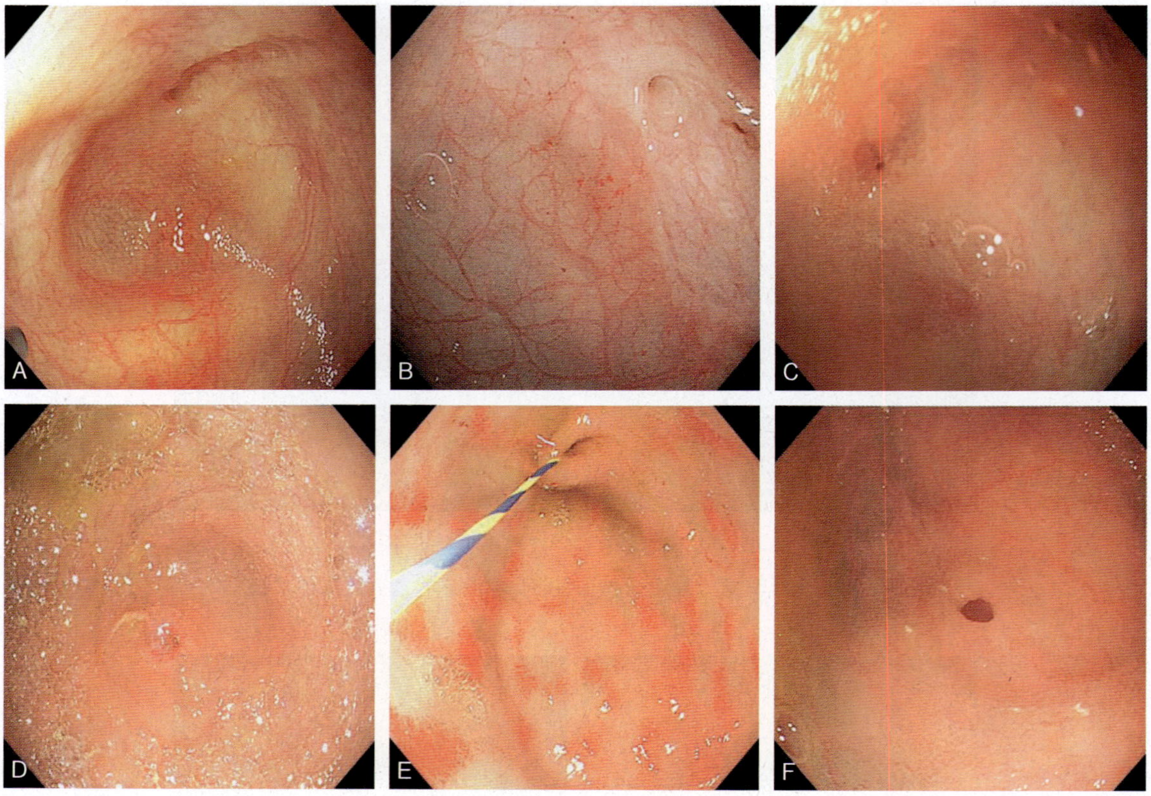

图 3-2-65 十二指肠隔开口的膜内镜表现

A~F. 大小不同、形态各异的十二指肠隔膜开口。

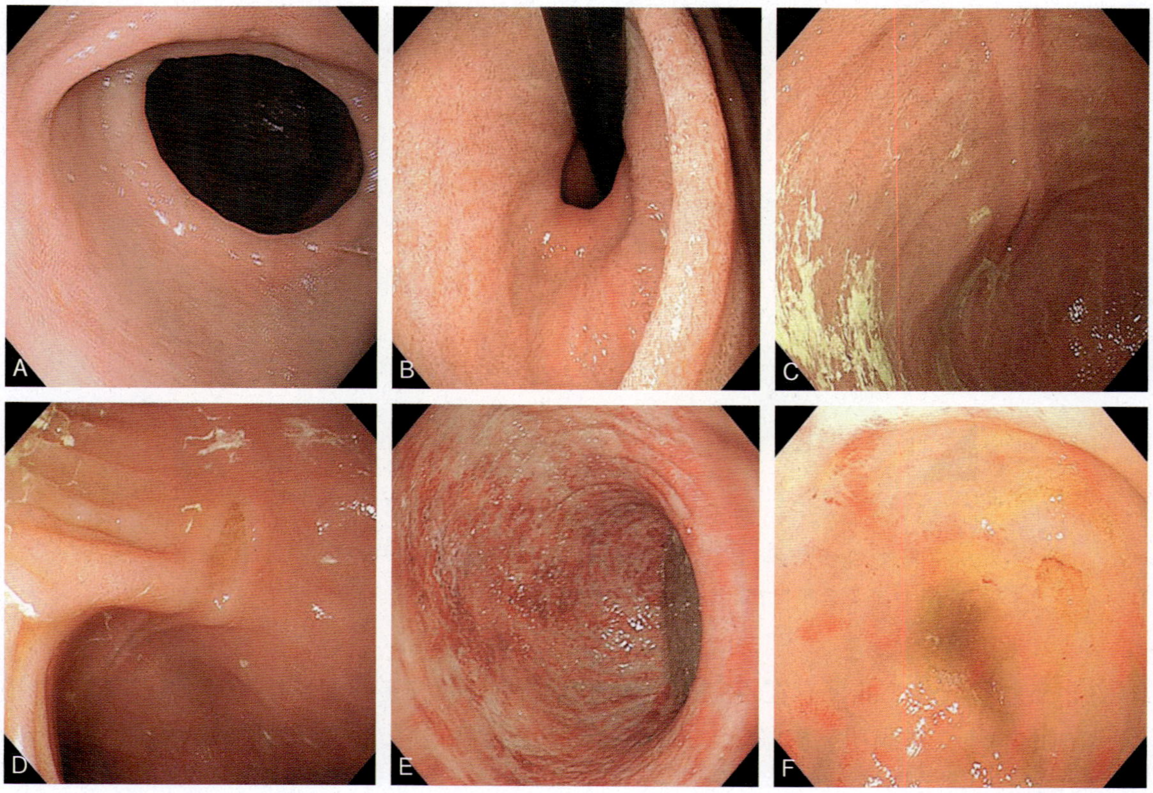

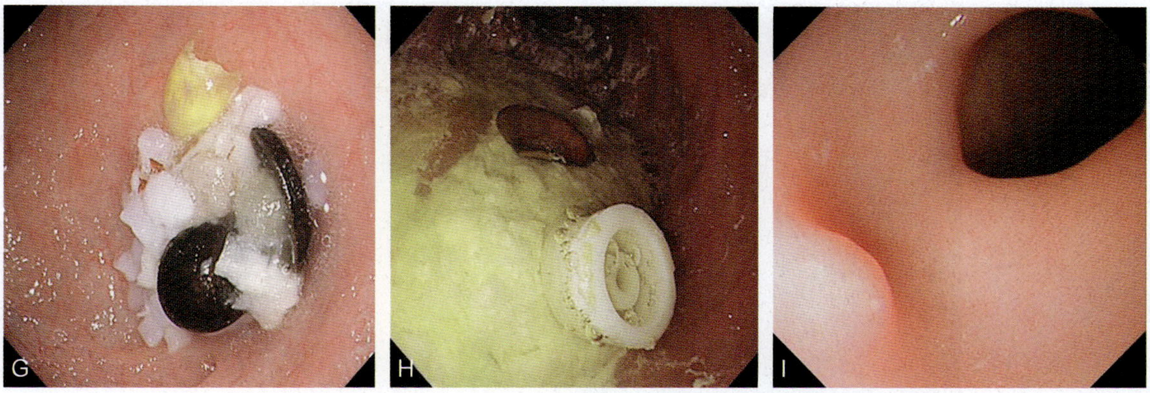

图 3-2-66　十二指肠隔膜内镜表现

A. 幽门开口无法闭合；B. 十二指肠明显扩张，球部胃镜"U"形反转，可见类似食管裂孔疝的结构；C、D. 十二指肠乳头受牵拉后变形；E、F. 十二指肠黏膜红肿充血；G、H. 异物滞留于十二指肠隔膜处；I. 隔膜合并异位胰腺。

5. 治疗方法　手术是治疗隔膜唯一有效的方法，传统方法为外科手术，近年来随消化内镜微创技术的不断发展，内镜下微创治疗为该类疾病提供了更新的方式。

对于胃隔膜，传统开腹手术行隔膜切除+幽门成形，内镜下可采用球囊扩张+内镜黏膜下剥离术（endoscopic submucosal dissection，ESD）切除的方式进行治疗，术后可取得令人满意的结果（图 3-2-67、图 3-2-68）。

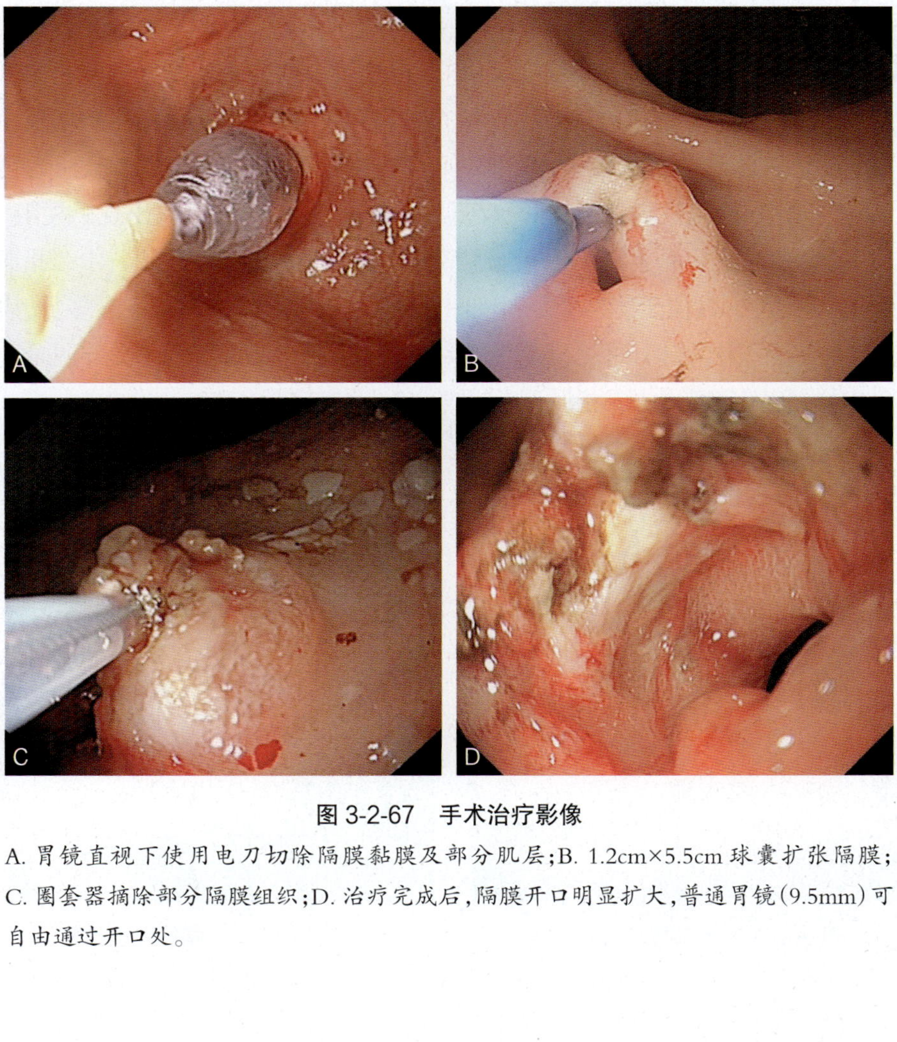

图 3-2-67　手术治疗影像

A. 胃镜直视下使用电刀切除隔膜黏膜及部分肌层；B. 1.2cm×5.5cm 球囊扩张隔膜；C. 圈套器摘除部分隔膜组织；D. 治疗完成后，隔膜开口明显扩大，普通胃镜（9.5mm）可自由通过开口处。

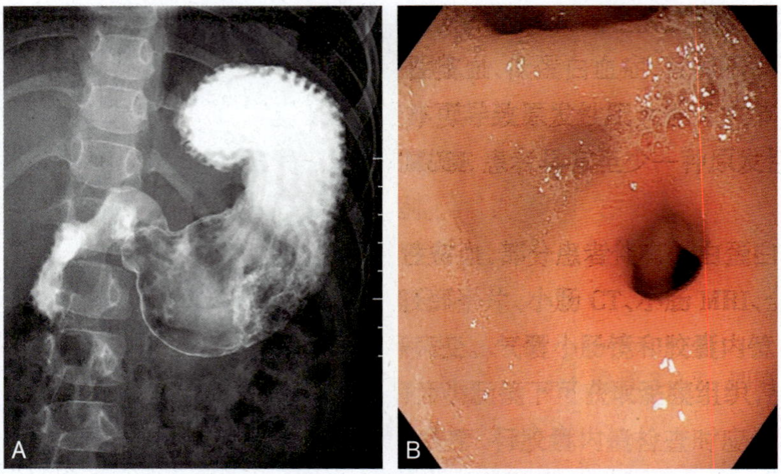

图 3-2-68 胃隔膜复查影像

A. 胃隔膜患者术后 3 个月随访上消化道造影：胃腔未见明显扩张，幽门管处局部稍狭窄，钡剂通过较为顺利；B. 胃镜复查：近幽门口可见一个直径大小约为 11mm 的开口，普通胃镜可顺利通过。

十二指肠隔膜传统手术为开腹或腹腔镜下行隔膜切除端端吻合或隔膜切除+肠壁纵切横缝术，内镜球囊扩张联合隔膜切开或切除是近年来较新的微创治疗方式，可最大限度使十二指肠解剖结构完整，取得较好的临床效果。

（汪 星　刘海峰）

（四）十二指肠憩室

憩室是肠壁的囊状突出，小肠和大肠的任何部位均可出现。十二指肠憩室是最为常见的小肠憩室，常在 X 线钡餐造影、消化内镜及手术探查时偶然发现，其发病率随年龄增长而增加。

十二指肠憩室多数无症状，部分患者可表现为餐后上腹绞痛及呕吐，少数患者可出现急性憩室炎、上消化道出血、梗阻性黄疸、胰腺炎反复发作等并发症，严重者可出现肠梗阻、肠穿孔。

经十二指肠镜检查更容易发现十二指肠憩室，前视型内镜检查易漏诊。十二指肠憩室常见于十二指肠乳头附近，少数位于十二指肠球部和升部。十二指肠腔外憩室最多见，表现为肠壁向肠腔外凸出，形成囊袋样结构，可见盲端（图 3-2-71）。十二指肠腔内憩室是罕见的先天发育畸形，外观呈息肉样，憩室底突入十二指肠腔（图 3-2-69、图 3-2-70）。

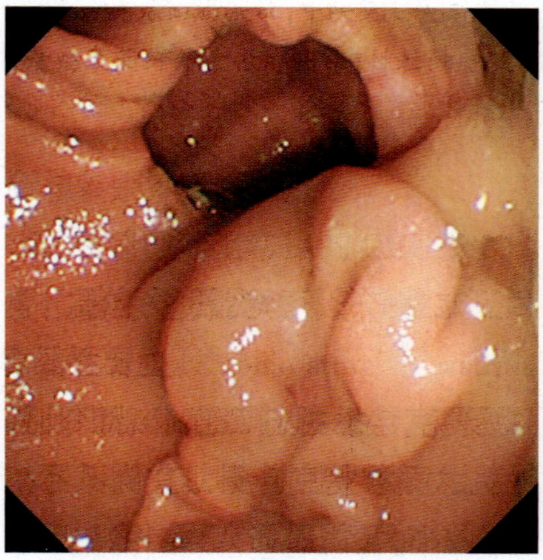

图 3-2-69 十二指肠腔外憩室

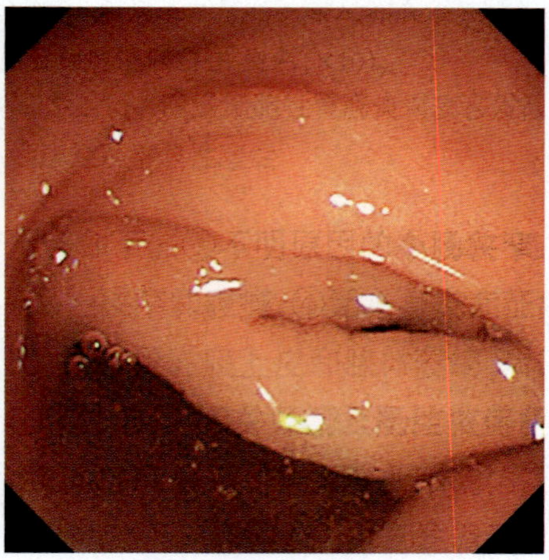

图 3-2-70 十二指肠腔内憩室

部分十二指肠溃疡患者的溃疡愈合后，由于瘢痕牵拉，可形成十二指肠假憩室（图 3-2-71）。

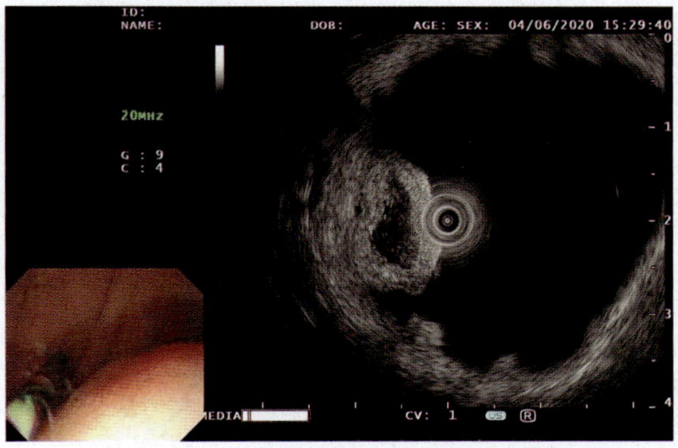

图 3-2-71 十二指肠腔内憩室超声内镜表现

（房永利 吴 捷）

推荐阅读

[1] 李鹏，朱静怡，翟惠虹. 慢性萎缩性胃炎的诊断与随访. 中华内科杂志，2020，59(1)：71-74.

[2] ASSA A，BORRELLI O，BROEKAERT I，et al. Helicobacter pylori-negative chronic gastritis in children：a systematic review. J Pediatr Gastroenterol Nutr，2022，74(5)：956-967.

[3] BEINVOGL B C，GOLDSMITH J D，VERHAVE M. Pediatric collagenous gastritis：clinical and histologic outcomes in a large pediatric cohort. J Pediatr Gastroenterol Nutr，2021，73(4)：513-519.

[4] BOTEZATU A，BODRUG N. Chronic atrophic gastritis：an update on diagnosis. Med Pharm Rep，2021，94(1)：7-14.

[5] GORING J，ISOLDI S，SHARMA S，et al. Natural orifice endoluminal technique（NOEL）for the management of congenital duodenal membranes. J Pediatr Surg，2020，55(2)：282-285.

[6] MONTERO I J，VIALA J，REBEUH J，et al. Collagenous gastritis in children：a national cohort. Arch Pediatr，2023，30(5)：307-313.

[7] KÄPPI T，WANDERS A，WOLVING M，et al. Collagenous gastritis in children：incidence，disease course，and associations with autoimmunity and inflammatory markers. Clin Transl Gastroenterol，2020，11(8)：e00219.

[8] KLEIN J，WILKINS B J，VERMA R，et al. Collagenous gastritis masquerading as eosinophilic gastritis. ACG Case Rep J，2021，8(2)：e00527.

[9] KULAK O，GURRAM B，MONTGOMERY E A，et al. Pediatric autoimmune gastritis：clinical correlates and histologic features. Hum Pathol，2021，116：31-38.

[10] LEBWOHL B，RUBIO-TAPIA A. Epidemiology，presentation，and diagnosis of celiac disease. Gastroenterology，2021，160(1)：63-75.

[11] RUBIN J E，CROWE S E. Celiac disease. Ann Intern Med，2020，172(1)：ITC1-ITC16.

[12] SHAH S C，PIAZUELO M B，KUIPERS E J，et al. AGA clinical practice update on the diagnosis and management of atrophic gastritis：expert review. Gastroenterology，2021，161(4)：1325-1332.

[13] SHAH S S，RASHID A，BODAMER O A. Congenital microgastria-limb reduction association：a case report and review of the literature. Am J Med Genet A，2020，182(12)：2976-2981.

[14] SUEHIRO M，HARUMA K，KAMADA T，et al. Two cases of acute gastric mucosal lesions due to helicobacter pylori infection confirmed to be transient infection. Intern Med，2023，62(3)：381-386.

[15] TSUKADAIRA T，HAYASHI S，OTA H，et al. Acute gastric mucosal lesions caused by acute infection of non-Helicobacter pylori Helicobacter：a case report. Helicobacter，2021，26(4)：e12814.

[16] WANG X，LIN K，LIU H，et al. Endoscopic balloon dilatation-based membrane resection for membranous duodenal stenosis：a feasibility and safety study（with video）. J Pediatr Gastroenterol Nutr，2023，77(2)：e36-e41.

第四章 下消化道疾病

第一节 小肠疾病

一、结构异常

(一) 梅克尔憩室

梅克尔憩室(Meckel diverticulum)是卵黄管在回肠端未闭锁,于回肠肠系膜对侧壁形成的袋形突出,一般位于距回盲部25~100cm的回肠,由梅克尔在1809年首先描述。人群中2%~3%有此憩室,一般无症状,多在手术或尸检时偶然发现。男性多见,大多发生于10岁前,1岁内发生者占1/3。半数憩室含有异位组织,其中70%~80%为胃黏膜,其余为胰腺、十二指肠、胆道、空肠及结肠黏膜。90%合并出血的病例中,憩室内均有异位胃黏膜,能够分泌胃酸和胃蛋白酶,引起憩室炎或憩室内溃疡,临床可出现腹痛或消化道出血。当憩室突向肠腔时,可引起肠套叠及肠梗阻,临床可表现为呕吐、腹胀、便秘及果酱样便等。

小肠内镜检查是梅克尔憩室确诊的重要方法,包括胶囊内镜(capsule endoscopy,CE)和双气囊小肠镜(double-balloon endoscopy,DBE)。其他方法如锝-99m(Tc-99m)高锝酸盐闪烁扫描术也常用于临床。

1. 胶囊内镜 作为一种新型的无创诊断方法,有助于诊断出血性梅克尔憩室,其对不明原因消化道出血的总体诊断特异度为45%~66%,灵敏度达82%~95%,但对梅克尔憩室的确诊率仅7.7%~18.6%。其原因首先可能是胶囊内镜在肠腔内的推进受肠蠕动影响,对图像的显示为一过性,观察方向不受操控,在肠蠕动或憩室开口小的情况下,可能因拍摄不到憩室开口图像而漏诊;其次是胶囊内镜图像容易受肠液清洁度、气泡,尤其是肠道内血液的影响,出血量大时会严重影响观察。但是随着胶囊内镜技术的不断发展,其诊断水平也在不断提高(图4-1-1~图4-1-3)。

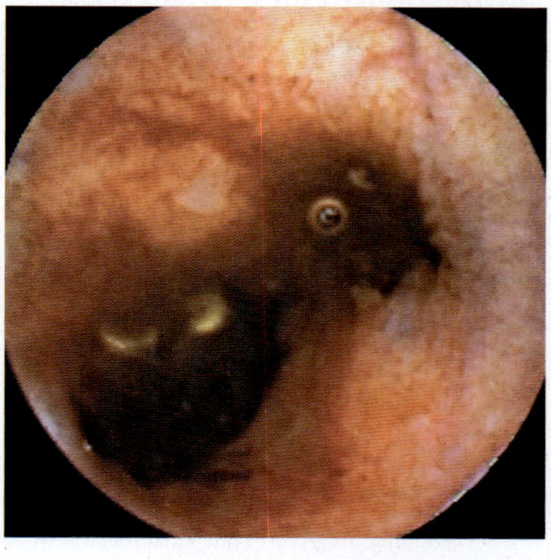

图 4-1-1 胶囊内镜显示回肠的双腔征 1
周围绒毛紊乱,可见小溃疡。

2. 双气囊小肠镜 与胶囊内镜相比,双气囊小肠镜具有一定优势,如可操控观察小肠黏膜和腔内病变,并可进行内镜下治疗。双气囊小肠镜对隐匿性消化道出血的病因确诊率约为63%,梅克尔憩室的确诊率可达85%~90%。梅克尔憩室的典型双气囊小肠镜表现为"双腔征",即观察到正常小肠肠腔和憩室盲腔,或观察到异常开口(图4-1-4)。双气囊小肠镜还可显示憩室黏膜溃疡、出血、息肉、瘢痕等病变。需要注意的是,

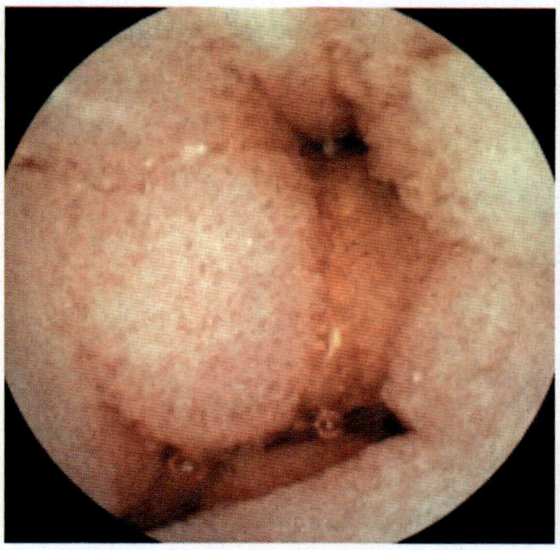

图 4-1-2　胶囊内镜显示回肠的双腔征 2

周围绒毛红肿明显，可见黏膜糜烂和瘢痕形成。

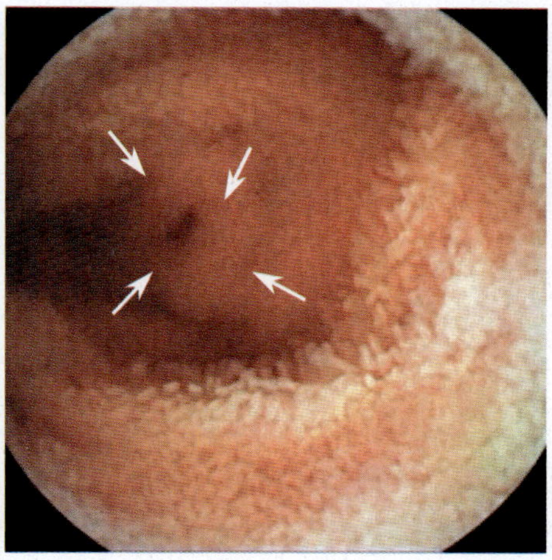

图 4-1-3　胶囊内镜显示回肠一处异常开口

开口小，周围黏膜红肿不明显（箭头）。

经肛双气囊小肠镜检查时，如梅克尔憩室与回盲瓣距离过远，可能无法被检测到，需要通过经口进镜的方式再次检查。另外，如果存在憩室开口过小、肠腔内大量活动性出血、肠腔充气不足等因素，也可导致漏诊。双气囊小肠镜技术操作难度较高，检查时间长，属于侵入性检查，这些因素也限制了其应用。可考虑先行无创检查，结果为阴性或不确定的情况下再选择双气囊小肠镜检查。见图 4-1-4、图 4-1-5。

3. 锝-99m（Tc-99m）高锝酸盐闪烁扫描术　在临床上得到广泛应用，是一种检测异位胃黏膜的成熟技术，用于诊断梅克尔憩室超过 30 年，据报道其灵敏度为 60%~90%，特异度为 90%~98%，诊断的准确性取决于憩室内是否存在异位胃黏膜及其数量（图 4-1-6）。

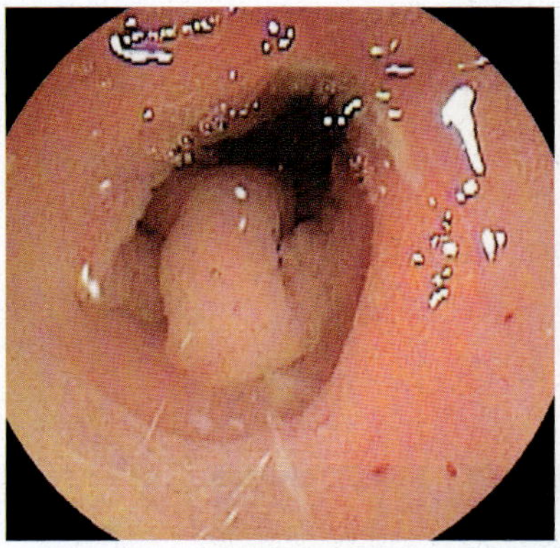

图 4-1-4　双气囊小肠镜显示回肠异常开口

周围黏膜红肿，可见糜烂溃疡。

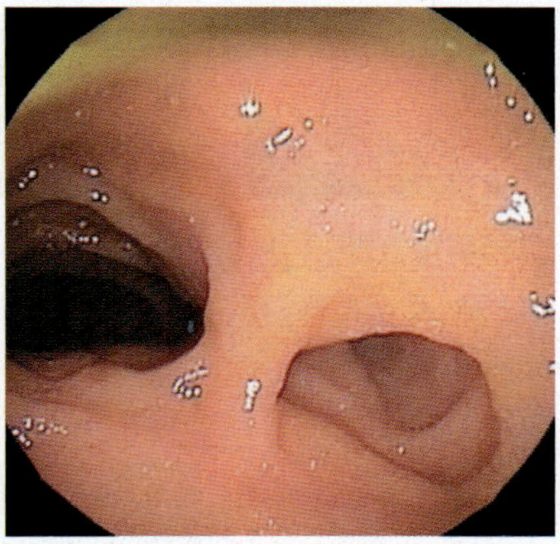

图 4-1-5　双气囊小肠镜显示回肠“双腔征”

周围黏膜红肿不明显。

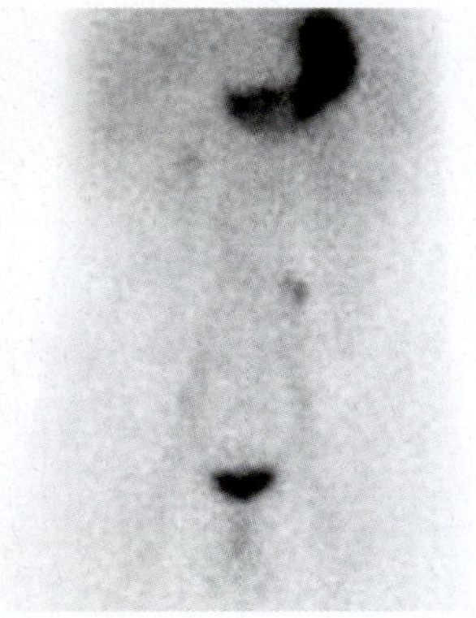

图 4-1-6　锝-99m（Tc-99m）高锝酸盐闪烁扫描

膀胱上方可见明显异常放射性浓聚灶。

（唐子斐　黄　瑛）

（二）小肠淋巴管扩张症

小肠淋巴管扩张症（intestinal lymphangiectasia，IL）属于蛋白丢失性肠病的一种，由 Waldmann 等于 1961 年首次报道，以小肠淋巴管回流受阻，肠淋巴管和/或乳糜管扩张、破裂，淋巴液漏出为特征。IL 分为原发性和继发性两种。原发性 IL 发病机制尚不明确，常认为是由先天性淋巴管发育不良所致，可能与遗传有关。儿童 IL 的诊断并无统一的诊断标准，而是一种排除性诊断，对于出现全身水肿、慢性腹泻的儿童，结合实验室检查发现低白蛋白血症、低球蛋白血症及血淋巴细胞减少，需怀疑 IL。此外还需要排除继发性 IL，主要见于各种导致淋巴管阻塞的疾病，如心脏疾病、肿瘤、门静脉高压、自身免疫性疾病、感染（结核、丝虫、人类免疫缺陷病毒等）等。内镜检查结合组织活检可以帮助确诊 IL，MRI 淋巴管造影可能有助于确定疾病的位置。

内镜检查是 IL 的确诊方法。IL 主要累及空肠和回肠，内镜下主要表现为病变肠黏膜水肿、肥厚，绒毛表现为大小不等的黄白色结节或呈多发白色假性息肉，甚至肠腔狭窄。可发现小肠绒毛中央乳糜管明显扩张而导致黏膜呈广泛白斑样改变。胃镜观察十二指肠降段（图 4-1-7）或结肠镜观察末端回肠（图 4-1-8）常可见此典型表现。因此，目前临床上对可疑原发性淋巴管扩张症的患儿首选胃肠镜检查，同时取黏膜活检做病理检查。但传统胃镜和肠镜难以观察全小肠，单气囊或双气囊小肠镜为侵入性检查，需要较高技术，且无法确保观察到全小肠，故近年多选择胶囊内镜检查，其可无创观察全小肠，有助于 IL 的诊断。见图 4-1-9、图 4-1-10。

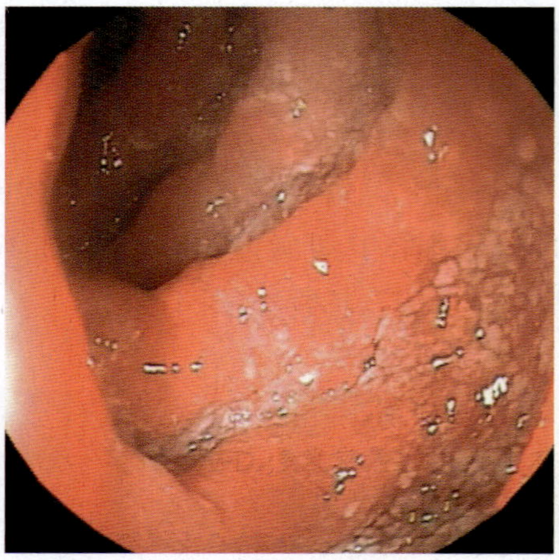

图 4-1-7　胃十二指肠镜检查

十二指肠降部黏膜充血水肿，表面发红，可见散在大小不等白色结节。

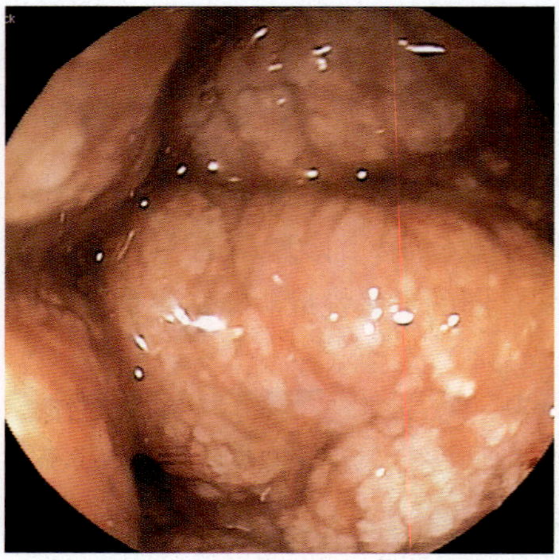

图 4-1-8　结肠镜检查

末端回肠黏膜充血水肿，表面发白，可见散在大小不等黄白色结节。

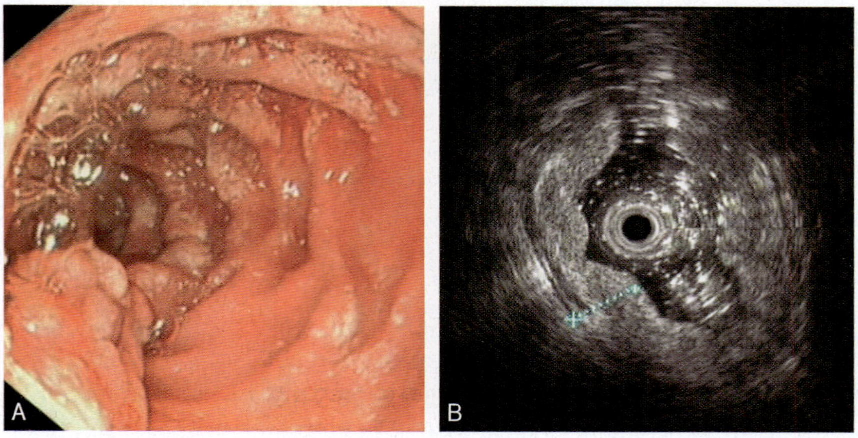

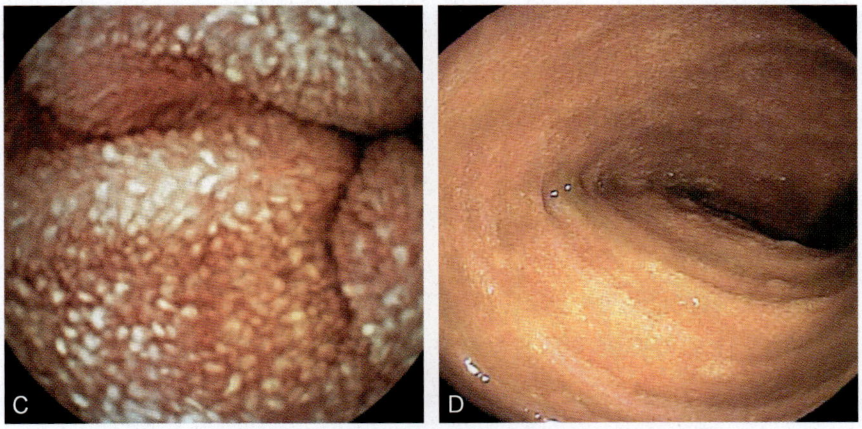

图 4-1-9　16 岁男童内镜检查

A. 胃十二指肠镜检查十二指肠黏膜水肿，表面发白，可见大小不等白色结节；B. 十二指肠黏膜超声内镜显示明显增厚；C. 胶囊内镜显示小肠绒毛肿胀，表面散在白色结节隆起；D. 结肠镜检查末端回肠绒毛紊乱，可见少量黄色结节。

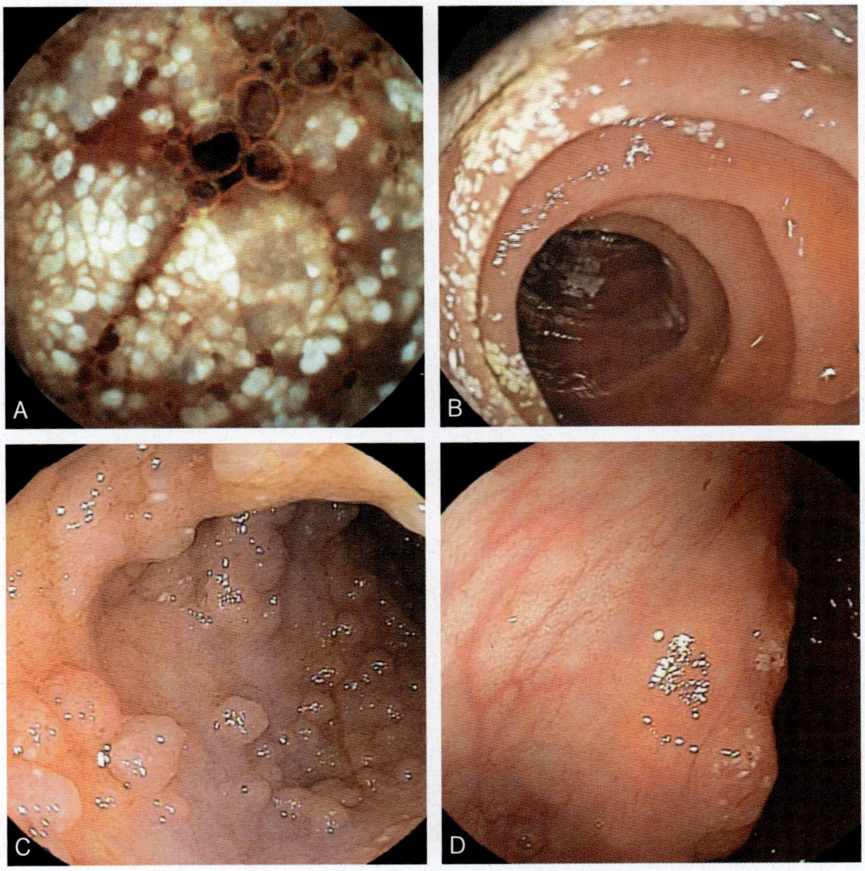

图 4-1-10　10 岁男童内镜检查

A. 胶囊内镜显示小肠绒毛肿胀，肠腔较小，可见散在大量大小不等黄白色结节；B. 胃十二指肠镜检查十二指肠可见白色结节，分布部位不均，密度不均；C. 结肠镜检查末端回肠较多淋巴滤泡增生，可见少量白色结节；D. 结肠镜检查回盲瓣黏膜肿胀，可见散在白色结节。

黏膜活检发现特征性病理变化可确定诊断，但阴性不能排除该病。光镜下见绒毛末端膨大呈杵状，顶端可见破裂。黏膜固有层、黏膜下层及浆膜层可见扩张淋巴管，管内充满富含蛋白的液体及散在淋巴细胞。浆膜内见脂褐素沉积，黄色结节内有大量泡沫细胞。淋巴管扩张呈弥漫性或局限性。苏丹Ⅲ染色绒毛末端脂肪露出处呈阳性反应（图 4-1-11）。

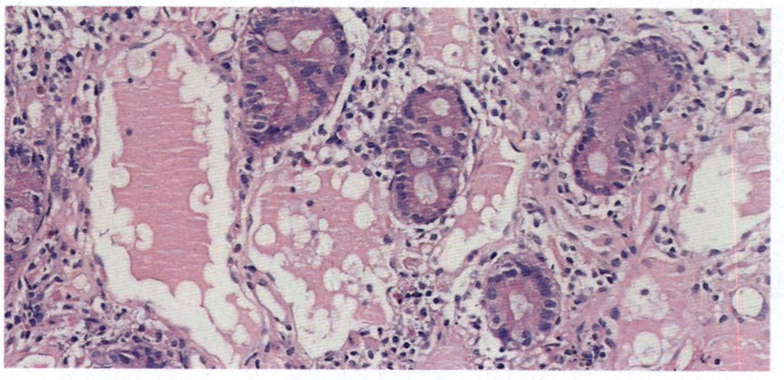

图 4-1-11 病理染色（HE 染色，x 40）

扩张的淋巴管管腔，内见伊红色淋巴液。

（唐子斐　黄 瑛）

二、小肠溃疡

（一）巨结肠相关的小肠炎

先天性巨结肠小肠结肠炎（hirschsprung-associated enterocolitis，HAEC）是先天性巨结肠（congenital megacolon），又称赫什朋病（hirschsprung disease，HD）最常见和严重的并发症之一，临床可出现腹胀、腹泻等症状，严重者可发生感染性休克伴多脏器功能衰竭。HAEC 可发生在术前（如新生儿期）、术后早期或根治性修复术几年之后。手术前 HAEC 发生率为 6%~26%，随着医疗技术的进步和发展，HAEC 的死亡率从 33% 降至 1% 以下。HAEC 亦是 HD 术后并发症和偶尔死亡的主要原因，其术后发生率 5%~42%，通常发生于手术修复后 1 年内，术后超过 5 年极少发生。

1. 临床表现 HAEC 临床表现轻重程度不一，患儿通常表现为腹胀、腹泻、发热、呕吐等，严重者则可出现肠出血，甚至感染性休克。HAEC 内镜下观察通常无特异性，可表现为黏膜弥漫性充血、糜烂，严重者可散布数量及大小不等的溃疡灶（图 4-1-12、图 4-1-13）。美国小儿外科协会根据病史、体格检查和影像学结果进行诊断和严重程度分级。

(1) 疑诊 HAEC（Ⅰ级）：厌食或腹泻病史，体格检查发现轻度腹部膨隆，腹部影像学检查显示气体模式正常或轻度肠梗阻。

(2) 确诊 HAEC（Ⅱ级）：爆破样腹泻、发热或嗜睡病史，心动过速，腹部膨隆有压痛，和/或直肠检查发现爆破样排气排便，和/或影像学检查显示肠梗阻、气液平面和肠道扩张。

(3) 重度 HAEC（Ⅲ级）：顽固性便秘或意识障碍病史，低血容量、神志改变或腹膜炎的体征，和/或影像学检查显示肠壁积气和/或气腹。

内镜检查在 HAEC 中主要用于评估炎症、黏膜变化，并排除其他疾病（如克罗恩病），特别是在复发性或慢性病例中。内镜的主要表现为肠黏膜慢性炎症迹象，尤其是在手术吻合口区域。这些改变可能类似于克罗恩病样病变，包括溃疡、红斑和脆性，特别是在有复发性 HAEC 发作的患者中（图 4-1-12、图 4-1-13）。

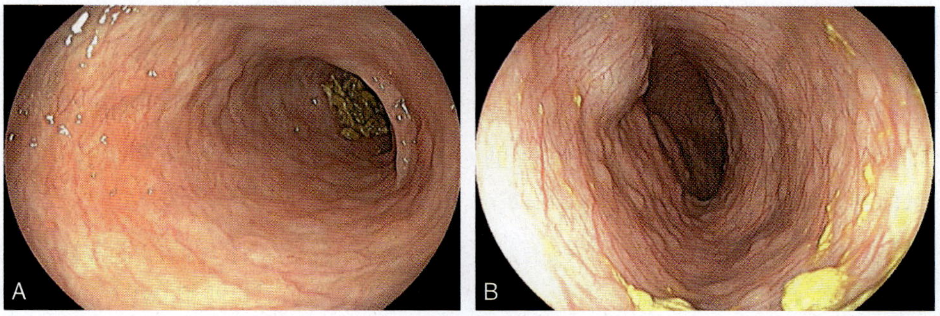

图 4-1-12　先天性巨结肠手术前

患儿男，7 月龄，出生后无自主排便。3 月龄行钡灌肠提示先天性巨结肠（短段型），予以回流洗肠 4 月余，目前无腹胀、呕吐。内镜显示升结肠（A）和横结肠（B）黏膜弥漫性充血，伴颗粒样增生。

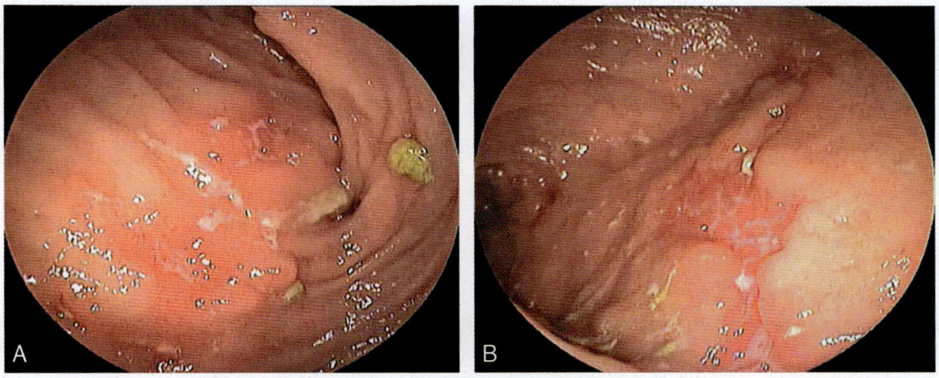

图 4-1-13　先天性巨结肠根治术后

患儿男，3 岁，行先天性巨结肠根治术后 2 年，伴腹痛、腹泻，发热。多次住院予以回流洗肠、抗感染、补液支持治疗病情仍反复。内镜显示回肠（A、B）黏膜充血糜烂，散布大小不等（0.5~2.0cm）、不规则的纵行溃疡，山田分类部分融合，底覆黄白苔。

2. 预防

（1）预防性洗肠：对于需要推迟行 HD 根治术的患儿，应当予以预防性洗肠。术后预防性洗肠亦可以有效降低 HAEC 的发生概率及严重程度。特别是术后 6 个月内对 HAEC 风险增加的 HD 婴儿，如有唐氏综合征、长段型 HD 或既往 HAEC 发作的婴儿。建议从术后 1~2 周开始，每日 2 次，持续 3 个月后减至每日 1 次，并继续维持 3 个月。

（2）减少出口梗阻：HAEC 的发生可能和远端肠管的机械性梗阻相关，因此尽可能减少出口梗阻可预防 HAEC，主要方式包括留置肛管和术后扩肛。例如：对于灌肠无法缓解症状的术前患儿，采取留置肛管，有助于 HD 一期手术的顺利进行；HD 根治术后常规留置肛管，直到患儿排便；术后常规扩肛可避免术后吻合口狭窄。

（耿岚岚　任　路）

（二）隐源性多灶性溃疡性狭窄性小肠炎

隐源性多灶性溃疡性狭窄性小肠炎（cryptogenic multifocal ulcerous stenosing enteritis，CMUSE）是一种罕见的小肠溃疡性疾病，最早于 1964 年由法国学者 Debray 等报道。2015 年日本学者 Umeno 等报道了在部分 CMUSE 患者中发现 *SLCO2A1* 基因突变，并将其命名为 *SLCO2A1* 基因相关的慢性肠病（chronic enteropathy associated with *SLCO2A1* gene，CEAS）。

1. 临床表现 CMUSE主要为累及小肠的反复发作的多发浅表溃疡和肠腔狭窄，主要表现为反复发作的腹痛、腹泻、恶心、呕吐、黑便、缺铁性贫血、低蛋白血症、营养不良；儿童表现与成人类似，可有生长发育迟缓。*SLCO2A1*基因突变亦可导致原发性肥大性骨关节病，主要表现为杵状指、骨膜增生、皮肤增厚，有报道约30%的CMUSE患者具有至少一种原发性肥大性骨关节病的临床特征作为肠外表现，且绝大部分为男性。

2. 检查 大部分患者粪便潜血阳性、有缺铁性贫血，部分患者伴有低白蛋白血症，炎症指标包括红细胞沉降率、C反应蛋白通常正常。立位腹部平片、小肠CT、小肠MRI、全消化道造影等影像学检查可发现肠梗阻、肠壁增厚、肠腔狭窄等病变。气囊小肠镜和胶囊内镜对于CMUSE的诊断尤为重要，其中气囊小肠镜优于胶囊内镜，因为小肠镜下可获取黏膜组织，甚至可在镜下行球囊扩张术对狭窄进行治疗。因该病有小肠多发狭窄，行胶囊内镜检查时应慎重，可能有胶囊滞留风险。

CMUSE以累及空肠和回肠为主，亦可累及十二指肠及胃部，回肠末端一般不受累，大体病理表现为小肠多发、短节段、环形狭窄，可有类似于非甾体抗炎药相关性肠病的"隔膜样狭窄"，狭窄处可伴浅溃疡形成，溃疡多横行，形态可呈环形、线形或不规则形，以环形常见；病灶之间黏膜正常，无透壁溃疡、瘘管或铺路石样改变。组织学表现为局限于黏膜和黏膜下层的浅表溃疡，黏膜下层纤维化，伴非特异性炎症反应，可有中性粒细胞、浆细胞、淋巴细胞、单核细胞和嗜酸性粒细胞浸润，炎性浸润可达深层组织（图4-1-14）。

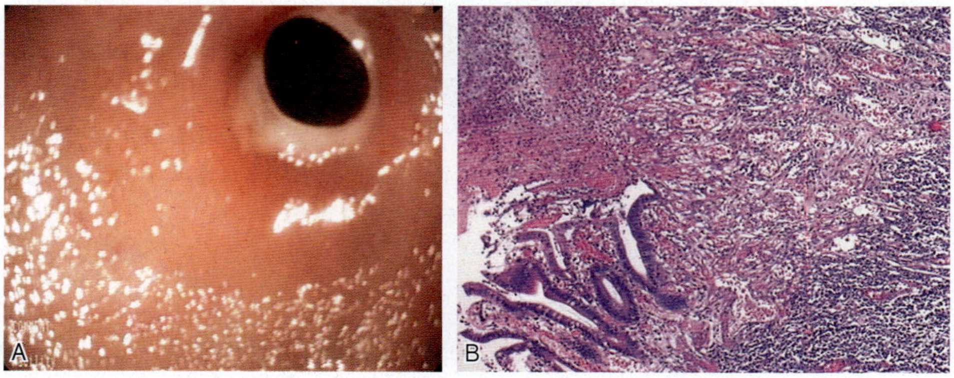

图4-1-14 CMUSE患儿内镜及病理表现

患儿3岁开始反复出现缺铁性贫血，伴低蛋白血症，术中肠镜及病理如图所示。

A. 术中肠镜见回肠狭窄，中央见白色环形膜状物；B. 术后病理示溃疡仅累及黏膜层及黏膜下层，溃疡表面纤维素性渗出，中性粒细胞及嗜酸性粒细胞浸润（HE染色，×10）。

3. 诊断与鉴别诊断

（1）诊断：目前临床上常用的CMUSE的诊断要点如下。①不明原因的小肠狭窄；②局限于黏膜及黏膜下层的浅表性溃疡；③慢性或复发性溃疡性狭窄和腹痛；④无全身炎症征象；⑤胃肠道持续性隐匿性出血。

（2）鉴别诊断：CMUSE应注意与克罗恩病、非甾体抗炎药相关肠病及肠结核等相鉴别。有学者提出以下几点有助于与克罗恩病相鉴别：①CMUSE无炎症综合征的临床或实验室特征；②无小肠透壁炎症过程或溃疡；③无小肠肉芽肿性炎症过程；④尽管慢性复发但无小肠瘘管形成；⑤无克罗恩病的大多数肠外表现。非甾体抗炎药相关肠病与CMUSE镜下表现可类似，但其溃疡可累及深层，患者有非甾体抗炎药使用史，停药后症状明显改善。

（耿岚岚 任 路）

（三）非特异性小肠溃疡

非特异性小肠溃疡（nonspecific small bowel ulcers）亦称原发性小肠溃疡（primary ulcer of small intestine）或小肠特发性溃疡（idiopathic ulcer of the small bowel），指一类原因不明的位于十二指肠以远至回肠之间的一种罕见的溃疡性疾病。主要特征为小肠有一个或多个小溃疡，病理学检查呈慢性溃疡表现而无其他特征性改变，其病因不明，目前尚无公认的非特异性小肠溃疡分类，凡不能用小肠先天发育不良、感染、炎性疾病、创伤、血管异常、化学刺激、新生物及神经系统疾病解释的小肠溃疡均属本病范畴。

非特异性小肠溃疡多为单发，亦可为多发，好发部位为空肠或回肠末端的肠系膜对侧缘，多为局灶性病变，呈圆形或椭圆形，偶见溃疡环肠管发生，溃疡直径在 0.5~4.0cm，多数为 1~2cm。

1. 特征症状 非特异性小肠溃疡的临床症状无特异性。

(1) 消化道症状：腹胀、腹痛、恶心、呕吐、消化道出血、穿孔、肠腔狭窄等。

(2) 消化道外症状：①贫血，可表现为隐匿性出血而导致缺铁性贫血；②生长障碍，主要表现为体重不增和生长发育迟缓。

2. 辅助检查 临床上高度怀疑小肠溃疡可完善辅助检查。

(1) 胶囊内镜：胶囊内镜检查方便且无痛无创、无全身麻醉相关风险，并且能直视整个小肠乃至全消化道的黏膜情况，目前被广泛应用于筛查小肠溃疡。然而因其具有视野盲区、有嵌顿滞留风险等因素，不推荐应用于小肠克罗恩病、小肠肿瘤等可导致小肠肠腔狭窄疾病的诊断及评估（图 4-1-15）。

(2) 小肠镜：双气囊和/或单气囊小肠镜可随操作者需求自由进镜、退镜，对小肠多个角度进行仔细观察，可取小肠黏膜组织活检明确黏膜细胞学情况，并可进行内镜下扩张、夹闭止血等内镜下治疗。目前大多数观点认为双气囊小肠镜诊断是诊断小肠疾病的“金标准”。然而，小肠镜对于操作者技术要求较高、过程复杂、检查时间较长、麻醉风险大且价格昂贵，目前患者接受度相对较低。见图 4-1-16。

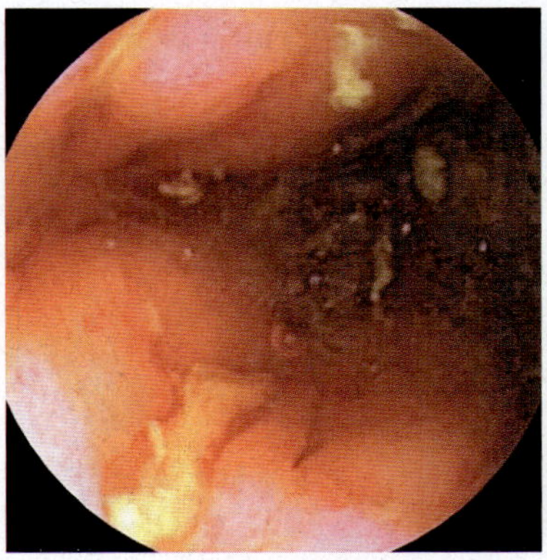

图 4-1-15 胶囊内镜下小肠溃疡

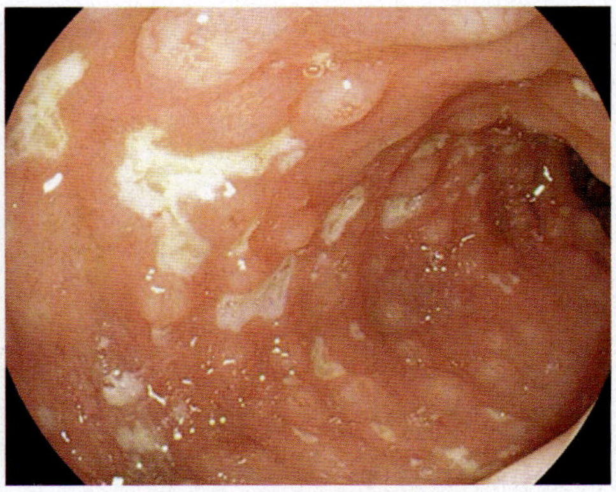

图 4-1-16 小肠镜下回肠溃疡

（李小芹 王跃生）

推荐阅读

[1] WU J,HUANG Z,WU H,et al. The diagnostic value of video capsule endoscopy for Meckel's diverticulum in children. Rev Esp Enferm Dig,2020,112(6):429-433.

[2] LOPEZ R N,DAY A S. Primary intestinal lymphangiectasia in children:a review. J Paediatr Child Health,2020,56(11):1719-1723.

[3] PRUITT L C C,SKARDA D E,ROLLINS M D. Hirschsprung-associated enterocolitis in children treated at US children's hospitals. J Pediatr Surg,2020,55(3):535-540.

[4] ROORDA D,OOSTERLAAN J,VAN HEURN E. Risk factors for enterocolitis in patients with Hirschsprung disease:A retrospective observational study. J Pediatr Surg 2021,56(10):1791-1798.

[5] SINGH A. Cryptogenic multifocal ulcerating stenosing enteropathy(CMUSE) and/or chronic non-specific multiple ulcers of the small intestine(cnsu) and non-granulomatous ulcerating jejunoileitis(NGUJI). Curr Gastroenterol Rep,2019,21(10):53.

第二节 结肠、直肠疾病

一、息肉及息肉综合征

(一) 息肉

结肠息肉为结肠镜检查中最常见的病变,广义指突出于消化道内的隆起性病变,狭义上仅指黏膜局限性隆起,包括肿瘤性和非肿瘤性、单发或多发,组织学类型有多种。良性病变的内镜下表现在早期多为半球形,有时随着病变的增大变为亚蒂形、有蒂形,表面性状也随息肉的生长而变化多样。仅从息肉的外形常难以确定其组织学类型,通常需靠内镜活检明确诊断。目前,息肉形态分类多按日本山田分型,即山田Ⅰ(丘状广基隆起,边缘缓平)、Ⅱ(半球状广基隆起,边缘较Ⅰ型陡峭)、Ⅲ(亚蒂)及Ⅳ(有蒂)型。此外,对隆起不明显,略突出于结肠黏膜的局部病变称扁平隆起型,直径一般不足 1cm,表面扁平为其特征(图 4-2-1~图 4-2-4)。

1. 幼年性息肉 幼年性息肉又称潴留性息肉,儿童及青少年多见,好发于直肠和乙状结肠,多为单发。内镜下,直径可从几毫米到 3cm,其中尤以直径 1~2cm 者多见,常呈球形,表面

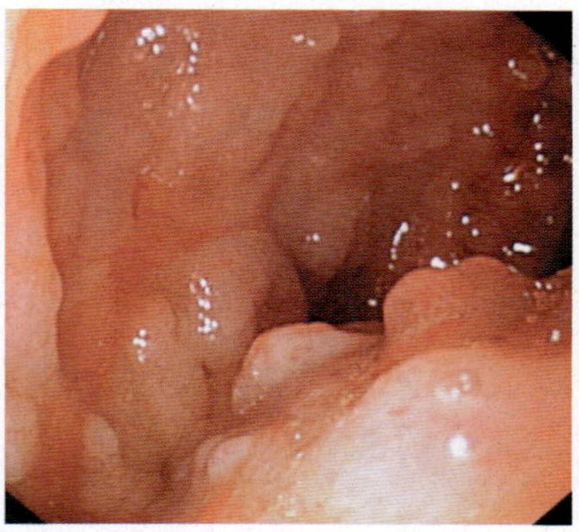

图 4-2-1 结肠幼年性息肉(山田Ⅰ型)

丘状广基隆起,边缘缓平,表面光滑,质软。

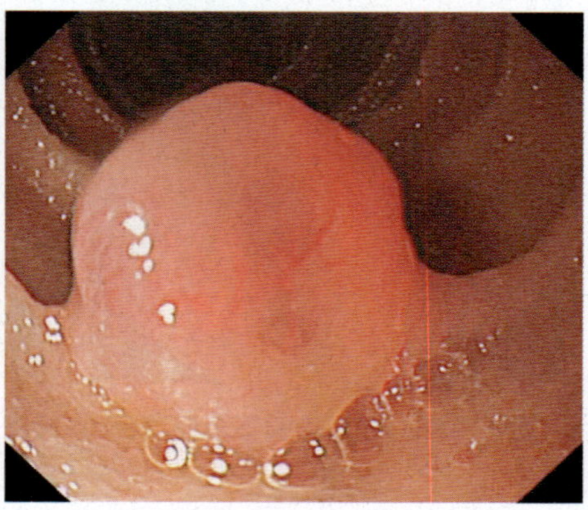

图 4-2-2 结肠幼年性息肉(山田Ⅱ型)

半球状广基隆起,表面光滑,充血糜烂,质软。

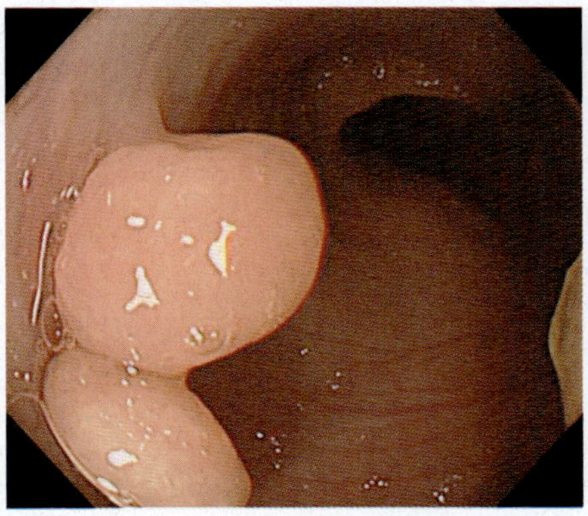

图 4-2-3 结肠幼年性息肉(山田Ⅲ型)
亚蒂,表面充血水肿、糜烂,质软。

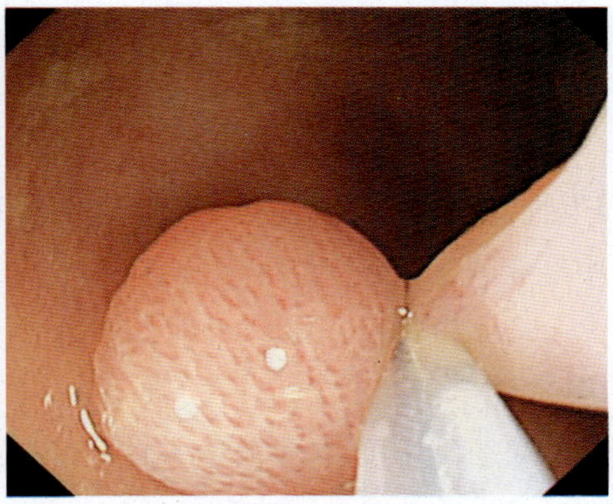

图 4-2-4 结肠幼年性息肉(山田Ⅳ型)
蒂细长,表面颗粒不平,质软。

光滑或呈结节状,部分可呈分叶状,息肉一般充血明显,有时伴有糜烂和浅溃疡。病变小时多无蒂,病变增大后多有蒂。组织学多为错构瘤,由炎症间质和囊状扩张的腺体构成。

2. 波伊茨-耶格(Peutz-Jeghers)息肉 属于错构瘤,由树枝状增生的黏膜肌和增生腺体两部分组成,该息肉的形态特点见下文"波伊茨-耶格综合征(Peutz-Jeghers syndrome)"。

3. 腺瘤 腺瘤是来源于结肠腺上皮的良性肿瘤,儿童少见。患病率随年龄的增长而增加,好发于直肠和乙状结肠。内镜下直径一般为 0.5~2.0cm,直径小于 0.5cm 的腺瘤被称为小腺瘤,多呈半球状,随着腺瘤的增大,可表现为有蒂或无蒂(图 4-2-5)。腺瘤较小时,其表面黏膜正常或轻微发红,随着腺瘤的增大,可呈分叶状。分叶状的有蒂息肉、有球形头部的有蒂息肉、有细长蒂且表面光滑平坦的息肉多为良性。而当息肉较大、基底宽、有蒂息肉的顶部有凹陷时,应警惕癌变发生。此外,扁平腺瘤与类似大小的其他息肉相比,癌变率较高。

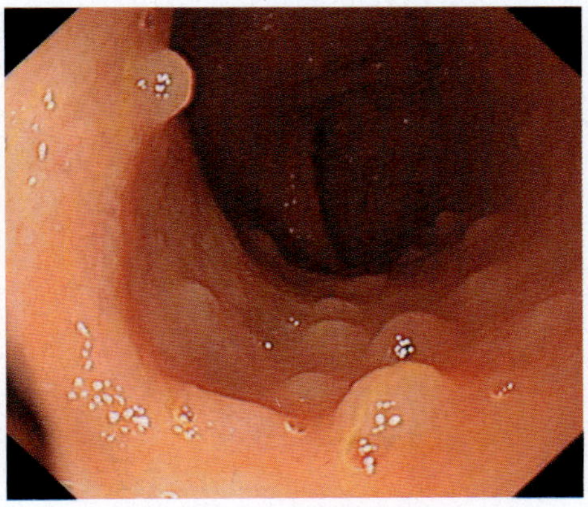

图 4-2-5 结肠腺瘤性息肉
半球形,无蒂,表面黏膜光滑。

结肠腺瘤组织学分为管状腺瘤、绒毛状腺瘤及混合性腺瘤 3 种亚型,腺上皮均有不典型增生,根据其严重程度可分为轻度(Ⅰ级)、中度(Ⅱ级)及重度(Ⅲ级)不典型增生。

(1) 管状腺瘤:该类腺瘤主要由腺管组成(>80%),最常见,占腺瘤的 80%。内镜下常表现为多发息肉,直径多不超过 2cm,少数可超过 3cm。常有蒂,呈球状或梨状,表面光滑,可有裂沟或分叶,色泽正常或发红,质软;小于 0.5cm 的小腺瘤一般无蒂,表面黏膜颜色多同周围黏膜,少部分表面黏膜发红。

(2) 绒毛状腺瘤:该类腺瘤主要由绒毛组成(>80%),较少见,占腺瘤的 10%。体积大,内镜下息肉长径一般超过 2cm,有时可达 10~20cm。多为无蒂或亚蒂,常呈绒球状、菜花状,表面有细长绒毛或结节状突起,颜色多苍白或发黄,常伴糜烂,表面覆有较多黏液。

(3) 混合性腺瘤:为管状腺瘤及绒毛状腺瘤的中间型,腺管成分与绒毛成分均超过 20%,腺瘤多为中等大小,蒂多较粗,表面呈绒毛或结节状,质软。

4. 炎性息肉 炎性息肉又称假息肉,常继发于结肠各种炎症性疾病。上皮再生修复,纤维组织增生形成,内镜下一般无蒂,形态多样,可为丘状或不规则形、多似绿豆、黄豆,有些呈树枝状、蠕虫样、高柱状或索条状，息肉充血，顶部多有糜烂或浅溃疡，表面可有渗出物覆盖，息肉一般较大，质地较脆。

5. 增生性息肉 增生性息肉又称化生性息肉，尤其多见于中老年人，好发于直肠(图 4-2-6)。

(游洁玉)

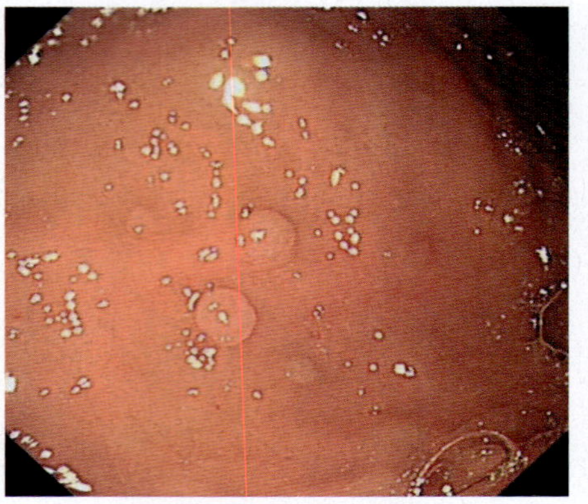

图 4-2-6 直肠增生性息肉

半球状或球状，无蒂，表面黏膜光滑。

(二) 息肉综合征

息肉综合征通常指息肉数量在 100 个以上；若息肉数量少于 100 个，但很多息肉密集存在，通常也称为息肉综合征。

1. 家族性腺瘤性息肉病 家族性腺瘤性息肉病为一常染色体显性遗传病，由抑癌基因 *APC* 的种系致病变异引起，该基因位于染色体 5q21-q22 上。有严重恶变倾向，比一般癌的发病年龄小。患者结肠内有百余个，甚至数千个腺瘤。多弥漫分布于全结肠，也有部分息肉局限于某一区域。息肉的形态多种多样，但同一病例的息肉形态多相似(图 4-2-7)。美国胃肠内窥镜学会的 2020 年版指南中建议 10~12 岁开始对患有或怀疑患有家族性腺瘤性息肉病的儿童进行肠镜检查。

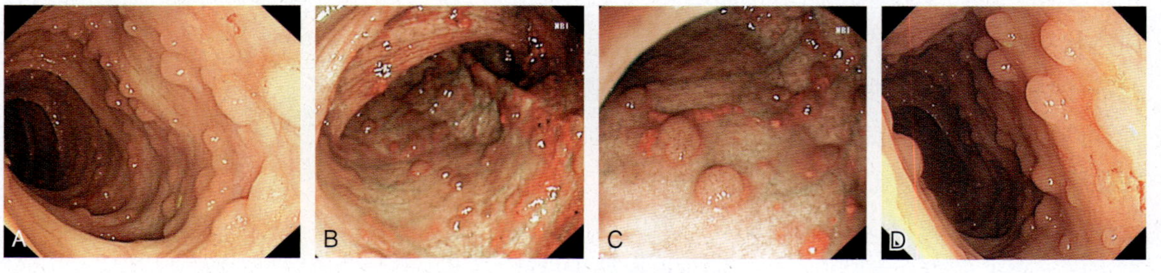

图 4-2-7 家族性腺瘤性息肉病

A~D. 多发密集息肉，大小不一，无蒂或短蒂，表面黏膜光滑。

2. 波伊茨-耶格综合征(Peutz-Jeghers syndrome) 该病为遗传性疾病，最常由 *STK11*(*LKB1*)基因的生殖系突变引起，特征为皮肤黏膜色素斑、胃肠道息肉(图 4-2-8)。息肉分布于全胃肠道，空肠最多见，其次为回肠和结肠，直肠少见。常多发，散在分布，数个至数十个不等。息肉大小差

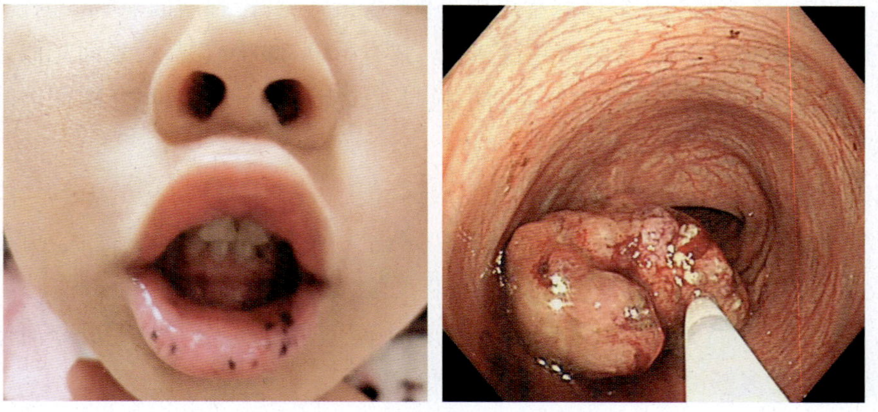

图 4-2-8 波伊茨-耶格综合征 1

口唇黑斑，息肉常多发。

异明显，数毫米至数厘米不等。小息肉多无蒂，增大后变为有蒂或亚蒂性，蒂较粗，息肉表面不光滑，有许多小叶状突起，小叶间有深凹的裂沟，色泽与周围黏膜相同，质地中等偏软（图 4-2-9）。组织学上属错构瘤，由树枝状增生的黏膜肌和腺体增生两部分组成，15%~30% 可见异型腺体。

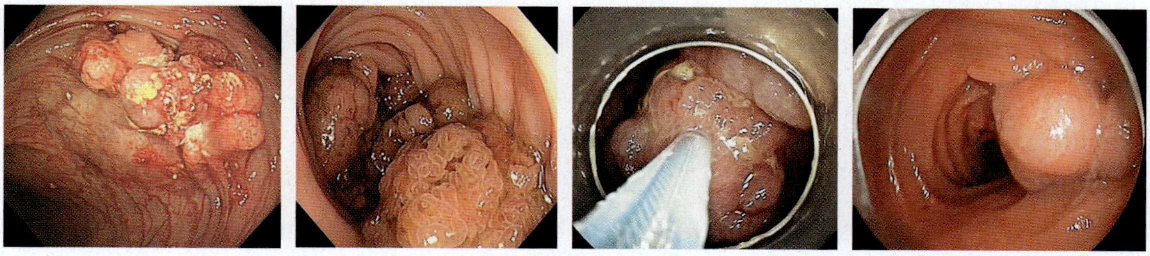

图 4-2-9　波伊茨-耶格综合征 2

巨大息肉多见，蒂较粗，表面不光滑，成分叶状，质地中等偏软。

3. 幼年性息肉病综合征　幼年性息肉病综合征是一种罕见的常染色体显性遗传的错构瘤性息肉病综合征，可发生于全消化道或局限于结肠。息肉密度较家族性腺瘤病低，数量在数十至数百个，部分息肉可有腺瘤成分或合并腺瘤。息肉形态类似于单发幼年性息肉，组织学与幼年性息肉相同（图 4-2-10）。

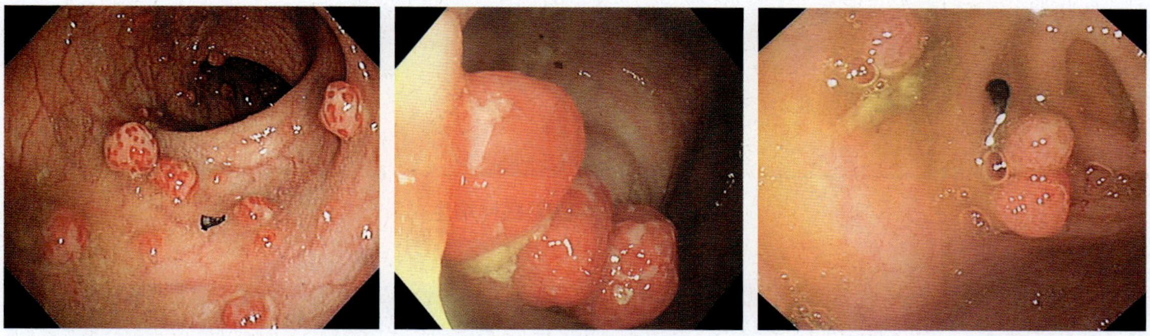

图 4-2-10　幼年性息肉病综合征

息肉常多发，球形，表面充血明显，伴有糜烂和浅溃疡。

（游洁玉）

二、感染性疾病

（一）肠结核

肠结核（intestinal tuberculosis，ITB）是结核分枝杆菌引起的肠道慢性特异性感染，主要由人型结核分枝杆菌引起，少数地区有因饮用未经消毒的带菌牛奶或乳制品而发生牛型结核分枝杆菌肠结核。其感染途径主要有三种：①肠道感染，食用被结核分枝杆菌污染的牛奶和食物（原发性肠结核）或开放性肺结核的患者吞入含有结核分枝杆菌的痰液（继发性肠结核）；②血行播散，肠外结核可经过血行播散引起肠结核；③邻近器官感染直接侵犯。肠结核最常发生的部位是回盲部（约占 85%），其次是空肠和结肠，十二指肠受累不到 3%。

儿童肠结核可表现为急性症状或者亚急性/慢性症状。急性表现有肠梗阻、肠穿孔和腹膜炎，慢性表现往往发病比较隐匿，可以数周、数月，甚至数年出现症状，最常见的症状为腹痛（51%~90% 的病例），其次有疲劳、发热、体重减轻、腹泻或便秘、恶心呕吐及吸收不良等，消化道出血比较罕见，体格检查有时可以触到腹部肿块。早期肠结核往往缺乏特异性症状，极易与其他消化系统疾病相混淆。在与克罗恩病的鉴别上，有对照研究显示慢性腹泻和便血更多出现在克罗恩病儿童中，而慢性肠梗阻和腹水往往更多见于肠结核儿童。

肠结核肠镜下可见病变黏膜充血、水肿、溃疡形成，因病变淋巴管沿肠管的短轴方向延伸，所以形成环状和带状溃疡(图 4-2-11)。溃疡周围混有瘢痕组织和大小不等的炎性息肉，甚至环形溃疡发生自然愈合，这些均可导致纤维性肠腔狭窄。组织活检可发现干酪样肉芽肿或抗酸杆菌。内镜下最主要是与克罗恩病相鉴别，根据荟萃分析结果，直肠乙状结肠受累、纵向溃疡、阿弗他溃疡、鹅卵石样外观、管腔狭窄、黏膜桥和跳跃病变倾向于克罗恩病，而瓣膜和盲肠受累及横向溃疡则支持肠结核的诊断。但如同临床特征，仅凭内镜特征来诊断和鉴别诊断两种疾病是不可能的，必须综合考虑。

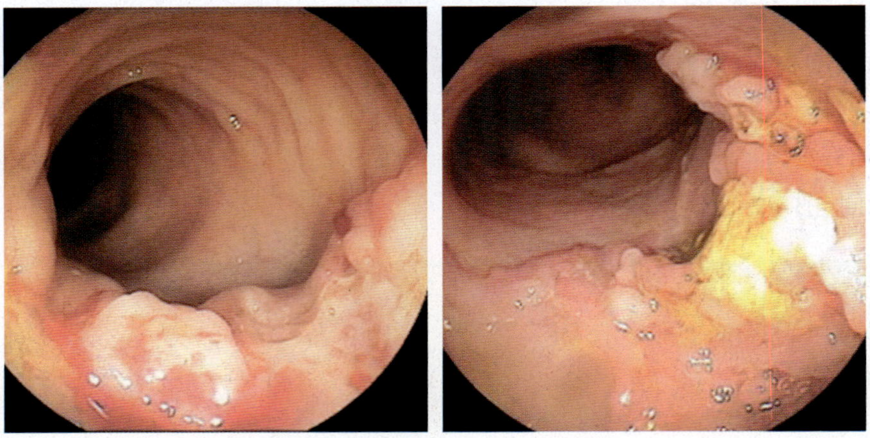

图 4-2-11　环状溃疡伴增生

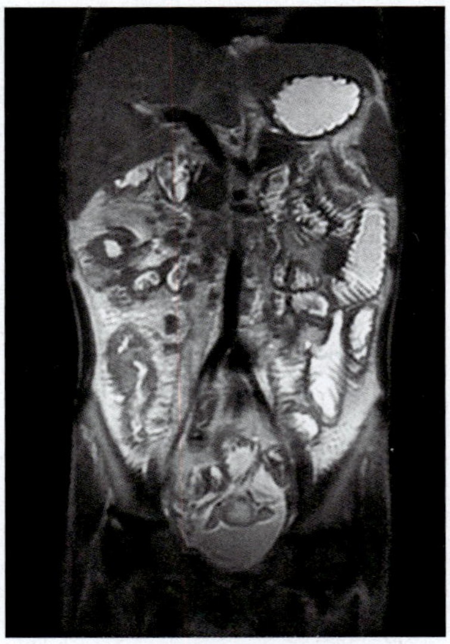

图 4-2-12　肠结核患儿的 MRI 表现

影像学检查中 X 线钡餐造影或钡剂灌肠检查对肠结核诊断具有重要意义。溃疡型肠结核钡剂在病变肠段呈激惹征象，充盈不佳，排空很快，而在病变上下肠段则充盈良好，即 X 线钡餐跳跃征象或 Stierlin 征。增殖型肠结核可见假性息肉形成、肠腔不规则狭窄及变形。末端回肠与盲肠同时受累是肠结核的特点，有重要的鉴别诊断价值。腹部 CT 或 MRI 可见肠壁增厚、局限性狭窄、肠管僵硬等，增强扫描时动脉期病变呈中度强化，常伴肠系膜淋巴结增大(图 4-2-12)。

肠结核确诊需要组织活检中发现干酪样肉芽肿和培养检出结核分枝杆菌。但活检组织培养检出结核分枝杆菌的阳性率只有 25%~38%，活检组织中肉芽肿的阳性率也仅 54%~62%。活检组织中培养出结核分枝杆菌仍是诊断的“金标准”，但很耗时，需要 4~6 周才能提供结论性结果，且有研究报告在肠结核患者中仅 1/3 黏膜活检培养阳性。此外，对活检组织行结核分枝杆菌聚合酶链式反应(polymerase chain reaction，PCR)检测，是比较快速可行的方法，且特异度高，其阳性预测值可高达 100%，但灵敏度低，尤其是肺外结核，故 PCR 可用于诊断，但不能除外肠结核。近年来结核感染 T 细胞斑点试验被应用于临床，其灵敏度和特异度分别为 92%~97%、98%~99%，但对于使用了免疫抑制剂的患儿或在婴幼儿中的反应性可能会欠佳。

（唐子斐　黄　瑛）

（二）伪膜性肠炎

伪膜性肠炎（pseudo membranous colitis，PMC）又称难辨梭状芽孢杆菌性肠炎、抗生素相关性肠炎。难辨梭状芽孢杆菌亦称艰难梭菌（*clostridium difficile*，CD），是革兰氏阳性产芽孢厌氧杆菌，为一种常见机会致病菌，具有难治性和易复发性。该菌感染的危险因素包括抗生素暴露、免疫力低下、长期住院、高龄等。研究显示，炎症性肠病是艰难梭菌感染的独立危险因素，特别是溃疡性结肠炎患者。

伪膜性肠炎患者的粪便通常有特殊的恶臭味，多为水样便，可有黏液脓血，甚至可见片状或管状假膜，同时患者可伴有腹痛、发热、食欲减退、电解质紊乱、低白蛋白血症、麻痹性肠梗阻、中毒性巨结肠、肠穿孔，甚至死亡。

诊断伪膜性肠炎须满足以下标准中的一条：①腹泻样粪便或者发生中毒性巨结肠，并且粪便中艰难梭菌毒素 A 和/或 B 检测阳性；②通过培养或其他方法（如 PCR）从粪便中检测出产毒性艰难梭菌；③消化内镜检查发现下消化道伪膜性肠炎；④从内镜检查、手术或尸检获取的结肠病理标本中发现有艰难梭菌感染（伴或不伴腹泻）的组织病理学证据。

内镜检查，轻者仅可见黏膜充血水肿，血管纹理不清，呈非特异性肠炎表现；稍重者可见黏膜散在浅表糜烂，2~5mm 点片状淡黄色斑块，周围充血；严重病例伪膜呈斑片状或地图状，伪膜不易脱落，部分脱落区可见溃疡形成（图 4-2-13、图 4-2-14）。

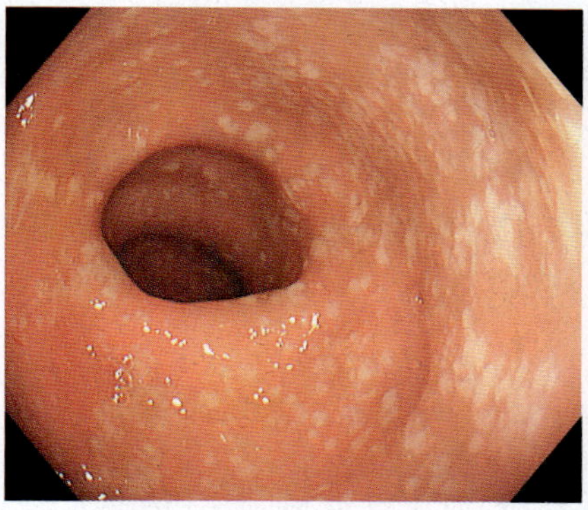

图 4-2-13　伪膜性肠炎

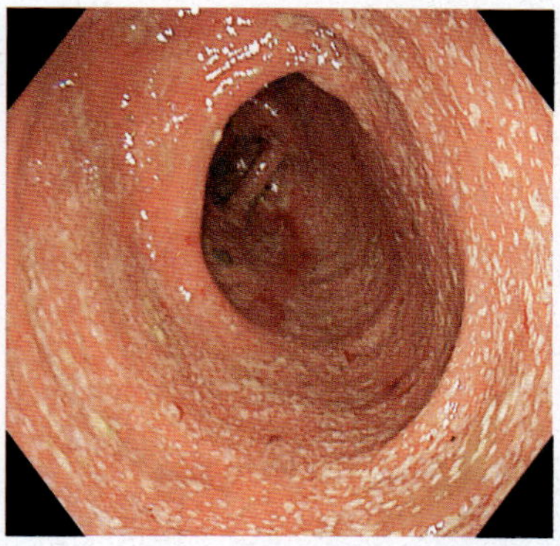

图 4-2-14　溃疡性结肠炎合并艰难梭菌感染

（梅天璐　于飞鸿）

（三）巨细胞病毒感染

人类巨细胞病毒（human cytomegalovirus，HCMV）又称人类疱疹病毒 5 型（human herpes virus 5，HHV-5），人群普遍易感，多数人感染后无症状，但新生儿、先天性免疫缺陷病等免疫功能低下人群感染后可发生危及生命的情况。

健康个体初次感染 CMV 时常无症状或仅为传染性单核细胞增多综合征样表现，之后病毒持续潜伏存在，当免疫功能不健全或缺陷时，潜伏病毒再激活，从而导致 CMV 感染性疾病。CMV 胃肠炎是免疫缺陷患者较常见的机会感染性疾病之一。临床上免疫功能正常的患者也可发生 CMV 感染，危险因素包括病情危重、妊娠、肾衰竭、糖尿病、未治疗的恶性肿瘤、输血、肠道黏膜缺损等。

CMV 胃肠炎可伴有腹痛、腹泻、便血，严重者可出现穿孔，同时 CMV 胃肠炎被认为与炎症性肠病急性发作、病情复发、药物抵抗和并发症的发生风险相关。

肠道CMV感染的病原学检查方法包括血清免疫学检查(血清抗原、抗体检查),病毒核酸检测(肠道组织活检标本、血液标本、粪便标本、尿液标本、骨髓标本)、病毒培养和病理检查(常规染色、免疫组化)。CMV结肠炎的诊断金标准是结肠黏膜组织HE染色阳性伴免疫组化染色阳性,和/或结肠黏膜组织CMV DNA qPCR阳性。

CMV肠炎内镜下表现多样,在非炎症性肠病患者中可表现为浅小溃疡或糜烂,溃疡边缘规则,病变严重者可伴有假膜形成(图4-2-15)。而在炎症性肠病患者中可表现为纵行溃疡、不规则溃疡、深凿溃疡、广泛黏膜剥脱、鹅卵石样改变等(图4-2-16)。因此在结肠溃疡的诊断中尤其需进行黏膜CMV包涵体的检查(图4-2-17)。

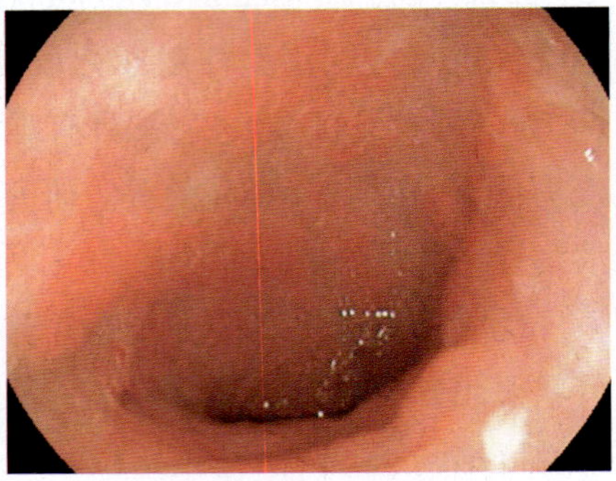

图4-2-15 CMV肠炎

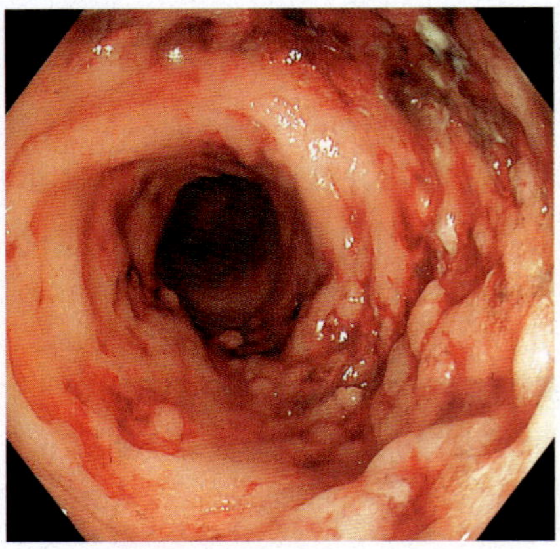

图4-2-16 炎症性肠病合并CMV感染

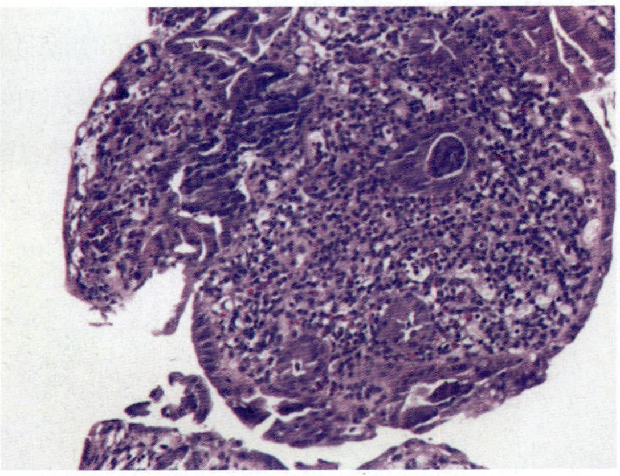

图4-2-17 肠黏膜病理可见巨细胞包涵体(HE染色,×200)

(房永利 于飞鸿)

(四) EB病毒感染

EB病毒(Epstein-Barr virus,EBV)为疱疹病毒科,属于γ亚科,是一种嗜人类淋巴细胞的疱疹病毒。EBV在人群中普遍易感,感染后可有较长潜伏期,免疫功能正常的人群通常无明显的临床表现,消化道EBV感染的患者可表现为腹痛、腹泻、体重下降、食欲减退等非特异性表现。

结合目前的文献报道,EBV感染性消化道疾病可分为:①EBV隐性感染;②急性EBV感染性肠炎;③慢性活动性EBV感染(伴有系统性症状)累及肠道;④肠道局限性EBV感染,不伴有系统性症状(多数为机会性感染);⑤肠道EBV感染伴噬血细胞综合征;⑥肠道EBV相关恶性肿瘤。

肠道EBV感染时,病变部位以小肠及结肠同时受累多见,少数患者仅累及小肠或仅累及结肠;内镜表现可有黏膜水肿、出血、溃疡,多为浅、小且不规则溃疡(图4-2-18),少

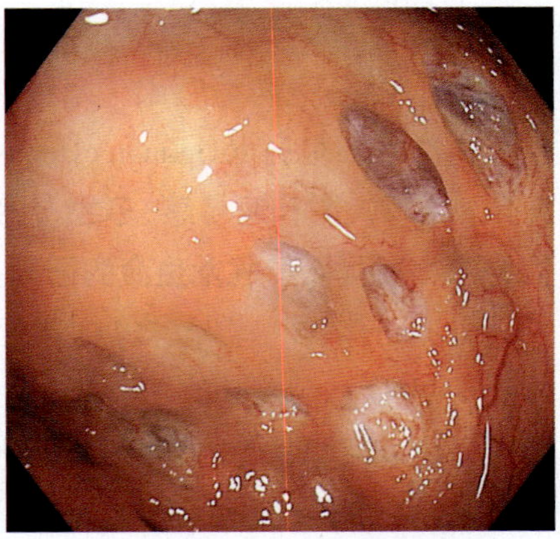

图4-2-18 EBV感染结肠镜表现

见纵行及“铺路石样”溃疡，尤其要注意与炎症性肠病的鉴别或共存可能，病理表现方面少见肉芽肿及黏膜肌层增厚，EBV 肠道免疫组化阳性（EBER 阳性）支持 EBV 感染。

在肠道 EBV 感染时，活检标本可检测到 EBV 编码的小 RNA（EBER）原位杂交阳性淋巴细胞，目前还不清楚每个高倍视野（HPF）下见到多少个阳性细胞可以定义为隐性感染。部分学者认为仅见到个别阳性细胞（1~2 个/HPF）可能为隐性感染，这与肠炎病变本身无关。对部分病例检测外周血中 EBV 抗体和 EB-DNA 可以辅助诊断。

（秦秀敏　于飞鸿）

（五）阿米巴病

阿米巴病（amebiasis）是指溶组织内阿米巴原虫（*Entamoeba histolytica*）感染的疾病，临床表现包括肠道内阿米巴和肠道外阿米巴。肠道内阿米巴又称阿米巴痢疾，病变主要在结肠。

阿米巴以两种形态存在（包囊和滋养体），主要通过粪口传播，包囊通过胃进入小肠，在小肠脱囊形成滋养体，滋养体可侵袭并穿入结肠的黏膜屏障，导致组织结构破坏及肠分泌增多，从而引起血性腹泻。阿米巴感染是导致无症状携带或是导致侵袭性疾病，取决于溶组织内阿米巴株和宿主因素（如遗传易感性、年龄及免疫状态）相作用。

临床阿米巴病常为亚急性起病，症状的严重程度不一，可表现为发热、腹痛、腹泻、血便，甚至出现暴发性阿米巴结肠炎。急性暴发性坏死性阿米巴结肠炎可表现为危及生命的下消化道出血而不伴腹泻。

诊断肠阿米巴病的检查包括粪便镜检、粪便抗原检测、粪便 PCR、血清学检查及结肠镜联合组织学检查。结肠镜检查一般不作为常规诊断方法，镜下表现可能与其他结肠疾病相似，盲肠和结肠为最常见的受累部位，散在多发病变，可表现为阿弗他溃疡、糜烂或不规则溃疡伴黄白色渗出物，病灶间黏膜可正常，可为典型的烧瓶状阿米巴溃疡，也可表现为非特异性黏膜炎症（图 4-2-19、图 4-2-20）。黏膜活检标本或镜检肠液标本中存在阿米巴滋养体可诊断阿米巴性结肠炎。

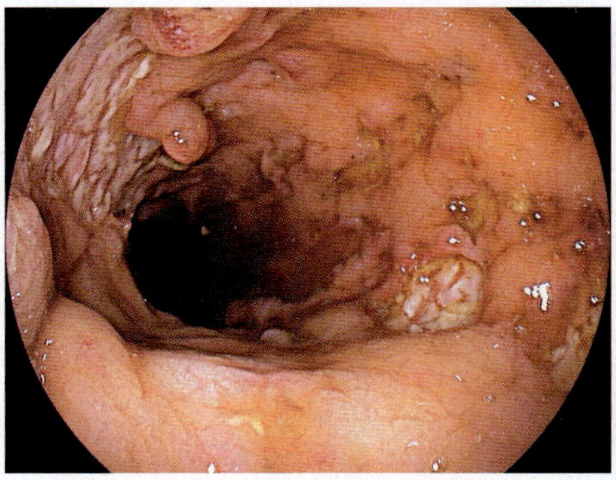

图 4-2-19　降结肠阿米巴溃疡

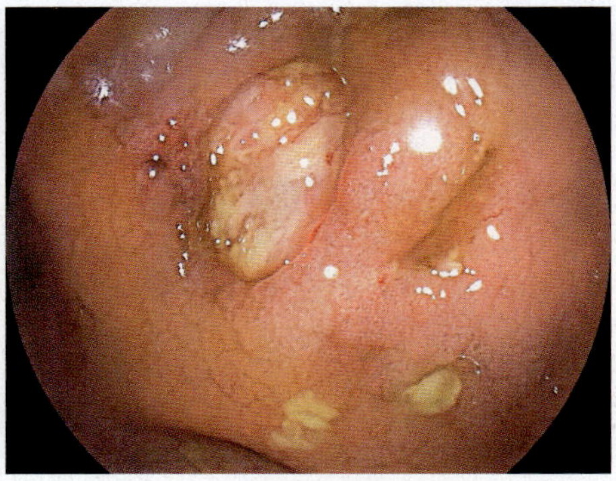

图 4-2-20　乙状结肠阿米巴溃疡

（房永利　吴　捷）

三、溃疡性结肠炎

儿童溃疡性结肠炎（ulcerative colitis，UC）是一种慢性非特异性结肠炎症，发病率在全世界范围内呈上升趋势。儿童 UC 临床上多以黏液血便为表现（50%~90%），可伴有腹痛、腹泻、发热、贫血及体重下降等全身表现，部分以肠外表现作为首发症状。儿童 UC 的诊断需要内镜检查，首次发作病例应包括全结肠和末端回肠，同时进行病理活检及粪便病原学检查，以除外感染性肠炎等。重型病例，如肠壁高度水肿、狭窄、深大溃疡、出血明显时，视具体情况酌情选择限制性结肠镜检查，不强求将内镜送达回盲部。

UC 病变主要累及结肠黏膜及黏膜下层，多数从直肠开始，向近端延伸，呈连续性、弥漫性病变，严重者可累及结肠全段。

活动期 UC 内镜下表现：①黏膜水肿，黏膜下血管网消失，黏膜表面粗糙，呈细颗粒状改变；②黏膜充血、糜烂、小溃疡，表面覆盖脓性黏液，黏膜脆，触之易出血；③溃疡融合可形成地图状溃疡及深溃疡，溃疡边缘可略隆起；④黏膜表面见出血点或出血痕迹，严重者可见广泛自发性出血；⑤病变多从直肠开始，呈连续性，中间无正常黏膜间隔；⑥正常与病变黏膜之间交界部位一般较清楚，有时正常组织与病变交织存在。

恢复期 UC 的内镜下表现：①恢复期从近端开始，黏膜下血管纹理逐渐恢复，轻症 UC 有时可恢复正常，重症 UC 血管网恢复后走行不规则，呈树枝状；②重症病例愈合恢复后可残留炎性息肉，偶可见黏膜桥及假性憩室形成。常见的 UC 内镜表现见图 4-2-21~图 4-2-27。

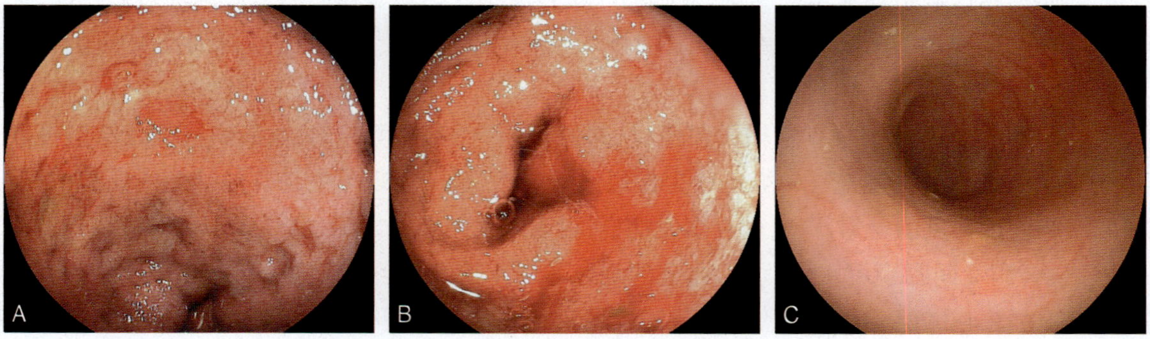

图 4-2-21　溃疡性结肠炎（重度，Mayo 内镜评分 3 分）

A. 结肠黏膜肿胀，血管纹理消失，可见多发溃疡形成，溃疡边缘隆起；B. 结肠黏膜肿胀，质脆，可见自发性出血；C. 治疗 5 个月后复查，黏膜溃疡消失，血管纹理模糊，呈枯树枝样。

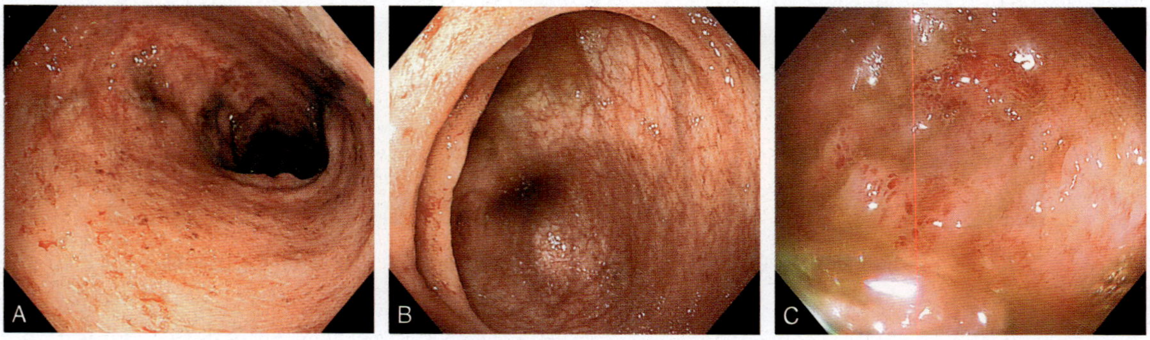

图 4-2-22　溃疡性结肠炎（重度，Mayo 内镜评分 3 分）

A. 升结肠黏膜充血水肿，见糜烂及溃疡；B. 回盲瓣黏膜细颗粒样隆起，黏膜脆，易出血，盲肠黏膜血管纹理减少，黏膜稍脆（全结肠炎）；C. 回肠末端黏膜充血水肿（倒灌性回肠炎）。

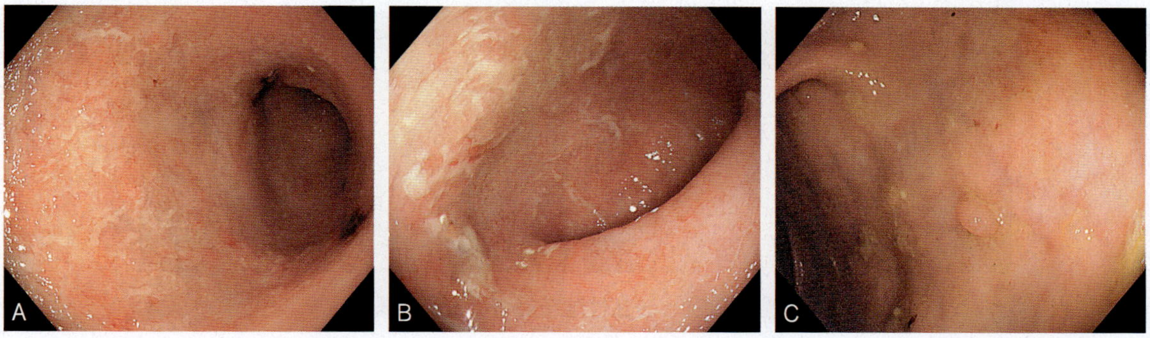

图 4-2-23　溃疡性结肠炎（中度，Mayo 内镜评分 2 分）

A. 结肠黏膜充血，血管纹理消失，表面覆盖白色黏液；B. 黏膜血管纹理消失，多发糜烂伴浅白色黏液附着；C. 结肠黏膜肿胀，见息肉样增生隆起。

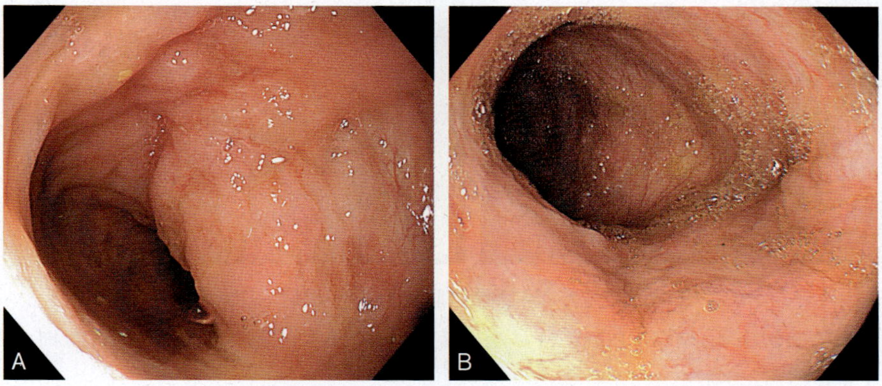

图 4-2-24　溃疡性结肠炎（中度，Mayo 内镜评分 2 分）

A. 乙状结肠黏膜肿胀，血管纹理部分消失；B. 降结肠黏膜稍水肿，血管纹理消失，与近端正常黏膜分界较清楚。

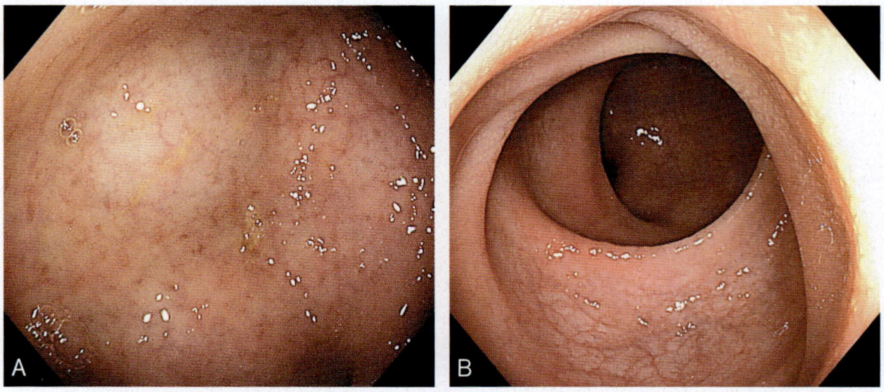

图 4-2-25　溃疡性结肠炎（轻度，Mayo 内镜评分 1 分）

A. 乙状结肠黏膜散在充血斑，血管纹理减少；B. 直肠黏膜片状充血斑，血管纹理模糊，远端直肠黏膜细颗粒改变，血管纹理消失。

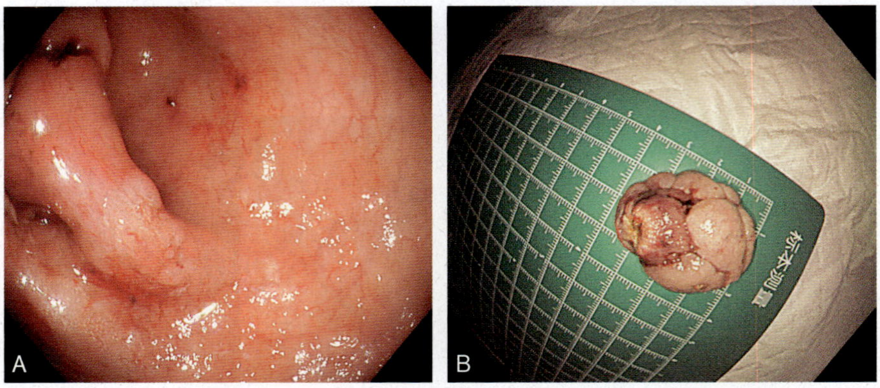

图 4-2-26 溃疡性结肠炎合并炎性息肉

A. 乙状结肠炎性息肉；B. 内镜下息肉切除，息肉大小 3.5cm×4.0cm。

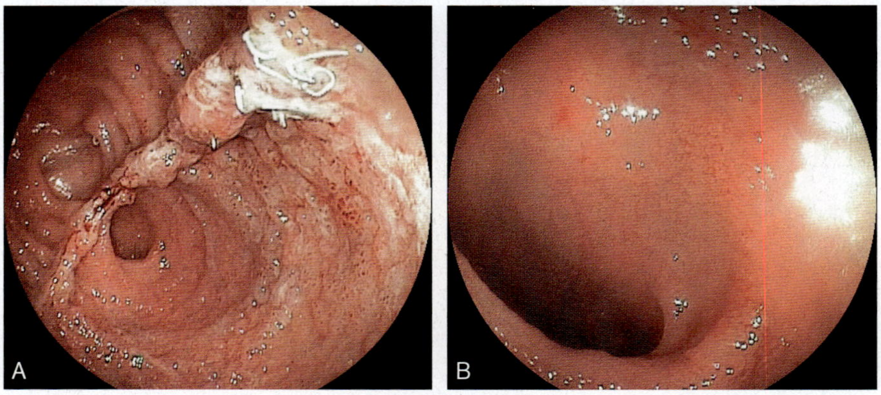

图 4-2-27 溃疡性结肠炎外科手术后

A. 结肠次全切除术+回肠 J POUCH 成型术后，储袋黏膜水肿糜烂，吻合口溃疡；B. 回肠末端黏膜充血水肿。

UC 特征性的组织学表现为隐窝结构改变和炎性浸润：①隐窝结构改变，包括隐窝的分支、扭曲、萎缩和黏膜表面不规则；②炎性浸润，即局灶性或弥散的基底部浆细胞增多（图 4-2-28、图 4-2-29）。

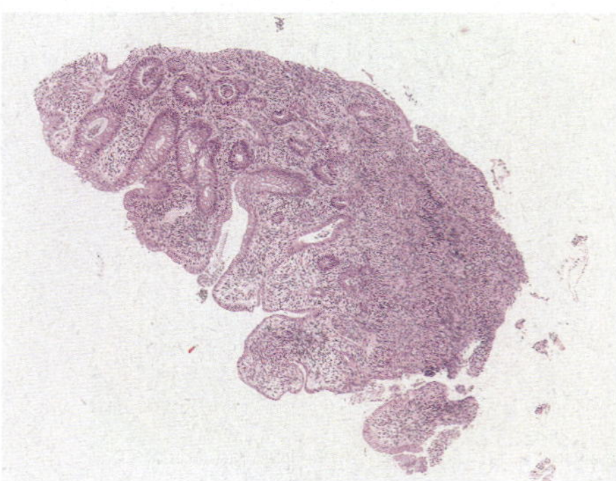

图 4-2-28 UC 大肠黏膜活检组织

隐窝扭曲、分支，表面隐窝绒毛状改变，黏膜层见大量淋巴浆细胞及少量中性粒细胞浸润（HE，×5）。

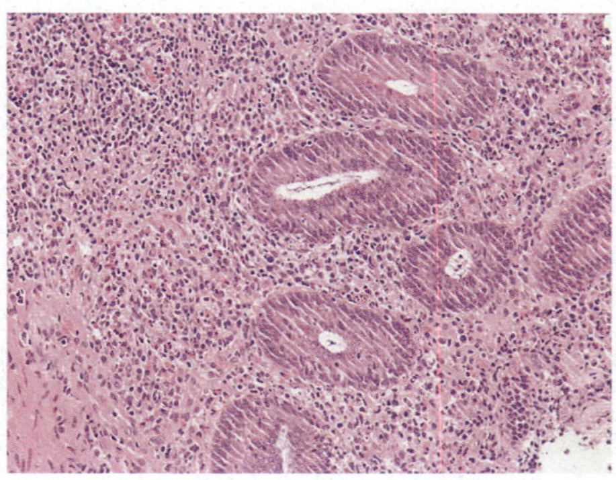

图 4-2-29 UC 大肠黏膜活检组织

隐窝基底部浆细胞增生聚集，使隐窝及黏膜肌层分离（HE，×20）。

儿童 UC 诊断后需要进行分型及病情评估。

1. 分型　主要有以下两方面。

(1) 临床分型：一般分为初发型和慢性复发型。

(2) 病变范围分型：多采用巴黎分类，可分为 E1（直肠）、E2（左半结肠至脾曲）、E3（广泛结肠至肝曲）、E4（全结肠）。

2. 严重程度分期、分度　依据儿童溃疡性结肠炎活动性评分（pediatric ulcerative colitis activity index，PUCAI）：PUCAI<10　为缓解期；PUCAI >10　为活动期，其中 10~34 为轻度活动期，35~64 为中度活动期，≥65 为重度活动期。

3. 内镜活动度评分　常用评分表为溃疡性结肠炎内镜严重程度指数（Ulcerative Colitis Endoscopic Index of Severity，UCEIS）（表 4-2-1）和 Mayo 内镜评分（Mayo endoscopic score，MES）（表 4-2-2）。

表 4-2-1　溃疡性结肠炎内镜严重程度评分

指标（描述最严重病变）		评分
血管纹理	正常（血管纹理清晰或模糊）	0
	斑片样消失	1
	完全消失	2
出血	无	0
	黏膜出血（黏膜上见出血点或凝固的出血痕迹，经冲洗后可消失）	1
	肠腔轻度出血（肠腔中有少量非凝固血液）	2
	中重度肠腔出血（肠腔内可见明显的血液，或见黏膜活动性出血）	3
糜烂和溃疡	无	0
	糜烂[黏膜微小（≤5mm）病变，表面白色或黄色，边缘平坦]	1
	浅表溃疡[黏膜大（>5mm）病变，有明显的苔，表浅]	2
	深溃疡（边缘轻度隆起）	3

注：总分为 3 个分数相加。0 分：正常；1~3 分：轻度活动；4~6 分：中度活动；7~8 分：重度活动。

表 4-2-2　Mayo 内镜评分

分级	内镜表现	评分
正常	正常或非活动性疾病	0
轻度	黏膜红斑、血管纹理减少	1
中度	显著红斑、血管纹理消失，质脆，糜烂	2
重度	自发性出血，溃疡	3

（楼金玕）

推荐阅读

[1] 中华医学会儿科学分会消化学组，中华医学会儿科学分会临床营养学组. 儿童炎症性肠病诊断和治疗专家共识. 中华儿科杂志，2019，57(7)：501-507.

[2] 中华医学会消化病学分会炎症性肠病学组. 炎症性肠病合并机会性感染专家共识意见. 中华消化杂志，2017，37(4)：217-226.

[3] CHANDNANI S，UDGIRKAR S，JAIN SS，et al. Massive lower gastrointestinal bleeding due to fulminant necrotizing

amebic colitis: a diagnostic and therapeutic challenge. J Assoc Physicians India, 2019, 67 (4): 97-99.

[4] COTTER JM, THOMAS J, BIRKHOLZ M, et al. Impact of multiplex testing on the identification of pediatric clostridiodes difficile. J Pediatr, 2020, 218: 157-163.

[5] IKEDA T, GION Y, NISHIMURA Y, et al. Epstein-Barr virus-positive mucocutaneous ulcer: a unique and curious disease entity. Int J Mol Sci, 2021, 22 (3): 1053.

[6] VLAD R M, SMĂDEANU E R, BECHEANU G, et al. The diagnostic challenges in a child with intestinal tuberculosis. Rom J Morphol Embryol, 2021, 62 (4): 1057-1061.

[7] YANG J, GURUDU S R, KOPTIUCH C, et al. American society for gastrointestinal endoscopy guideline on the role of endoscopy in familial adenomatous polyposis syndromes. Gastrointest Endosc, 2020, 91 (5): 963-982.

第五章　累及全消化道的疾病

第一节　结节样淋巴增生

胃肠道的结节样淋巴增生(lymphonodular hyperplasia,LNH),通常也被称为淋巴滤泡增生。LNH 可以存在于胃、小肠、结肠和直肠的任一部分,在内镜直视下,表现为一段黏膜上许多突出于消化道黏膜表面的圆形隆起性病变,直径大部分在 2~6mm 左右,反映出黏膜下淋巴结的数量和/或大小明显的增加。

在小肠,不同解剖部位其淋巴滤泡的数量、大小多变,通常回肠多于空肠。曾有学者在正常标本中做过相应统计,空肠中每计数 269 个小肠绒毛即存在一处淋巴滤泡,而回肠每 28 个小肠绒毛存在一处淋巴滤泡。结直肠中,每平方厘米中淋巴滤泡的数目为 1.1~2.7 个。Krauss 等用高分辨内镜对成人位于末端回肠和回盲部的淋巴滤泡进行了计数,认为每内镜视野下可见 1~8 个淋巴滤泡都属于正常。因此,值得注意的是,对于婴幼儿来说,肠道黏膜可以存在轻度的淋巴滤泡增生,这些生理情况下存在的淋巴滤泡通常直径不超过 2mm,或者数量通常在 10 个以内,其周边黏膜无充血、水肿、糜烂、溃疡等表现,小肠绒毛外观正常,结肠黏膜下血管纹理清晰(图 5-1-1)。

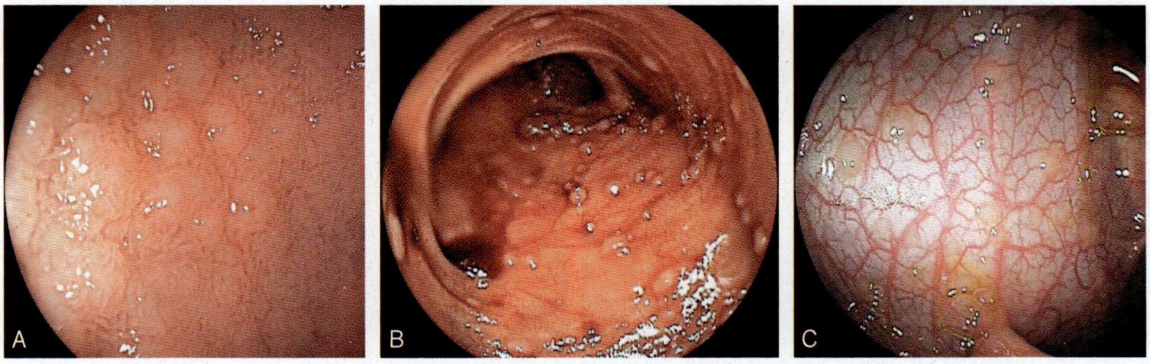

图 5-1-1　生理情况下的黏膜下淋巴滤泡

A. 十二指肠淋巴滤泡,周围黏膜正常,小肠绒毛形态正常;B. 回肠末端淋巴滤泡,直径较小,周围黏膜正常;C. 结肠淋巴滤泡,周围黏膜下血管纹理清晰。

目前,LNH 还没有统一的定义标准。在部分教科书中,LNH 的定义为当消化道黏膜淋巴滤泡直径超过 2~3mm,每内镜视野内淋巴滤泡成簇分布,每簇的增大的淋巴滤泡数量最小为 10 个(图 5-1-2)。

末端回肠由于存在派尔集合淋巴结(Peyer's patch),使得该处的淋巴结不仅数量多,而且常常高出黏膜表面(图 5-1-3),故在此部位诊断 LNH 更依赖于主观判断。目前倾向于此处若单一内镜视野下存在 50 个以上的增生淋巴滤泡,才认为属于病理性变化(图 5-1-4)。

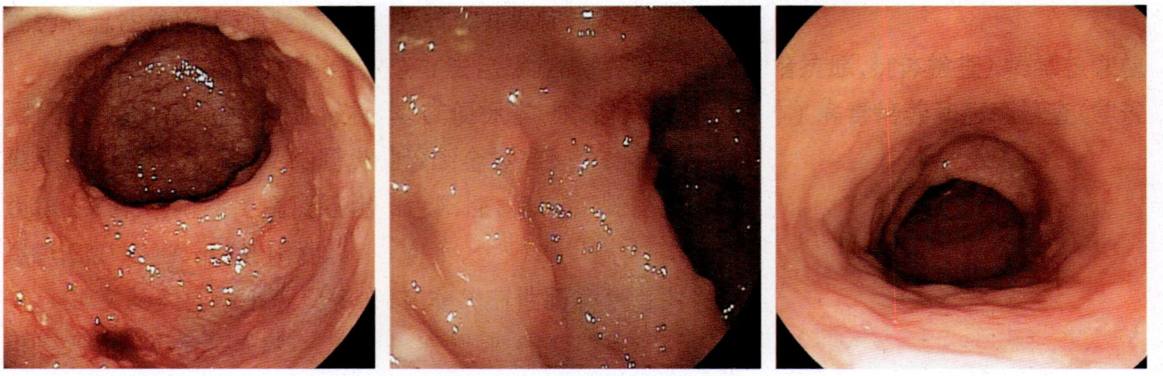

图 5-1-2 结肠结节样淋巴增生

结肠淋巴滤泡明显增生，数量多，直径 3~4mm，顶端黏膜充血、糜烂，周边黏膜充血、黏膜下血管纹理消失，均提示为病理性 LNH。

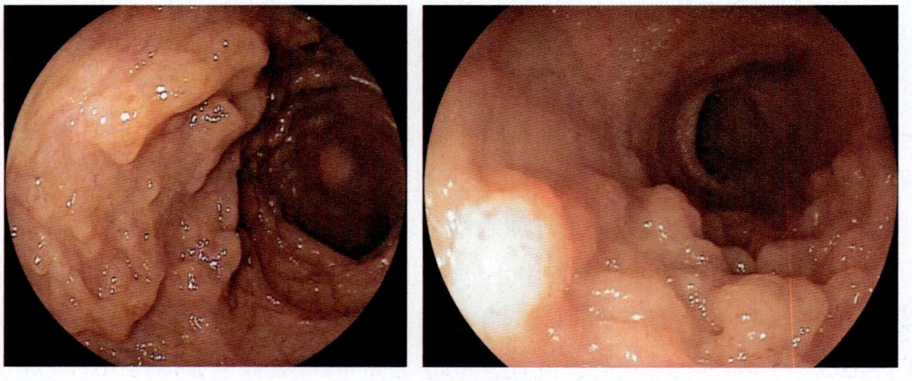

图 5-1-3 正常末端回肠的淋巴滤泡

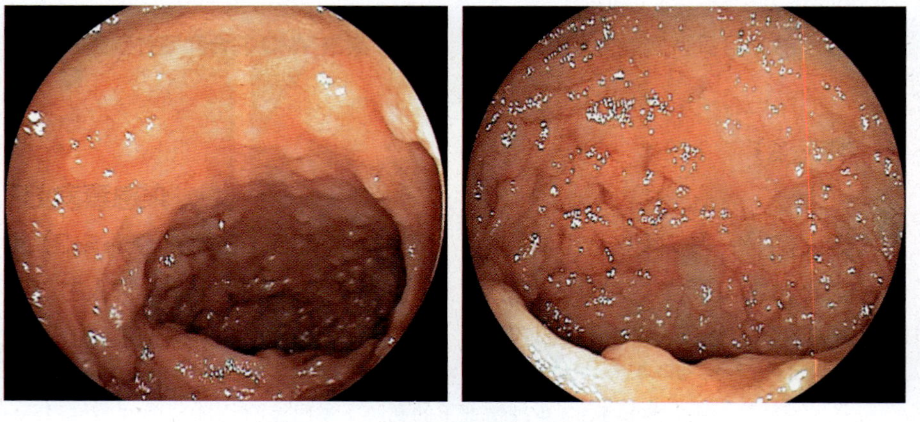

图 5-1-4 末端回肠结节样淋巴增生

LNH 是儿童肠镜中最常见的一种变化，成人少见。由于正常孩子几乎不会接受结肠镜检查，因此其在健康无症状儿童中的存在的真实比例很难得知。据部分研究报道，16%~19% 的儿童存在十二指肠 LNH，50% 的儿童存在回肠 LNH，30%~46% 儿童存在结-直肠 LNH。在疾病状态下，多种原因均可以引起 LNH（表 5-1-1），其中最常见的是非 IgE 介导的食物过敏。和 LNH 相关的消化道症状也是多种多样，间断的便中带血为结肠 LNH 常见的表现，其他还有慢性腹痛、腹泻、便秘、贫血、恶心/呕吐、生长缓慢、消瘦。需要注意的是，一些症状并非 LNH 本身引起，而是其背后的疾病引起。

表 5-1-1　不同解剖部位发现 LNH 的相关病因

累及消化道部位	相关疾病
直肠	食物蛋白诱导的直肠结肠炎
	炎症性肠病
结肠	衣原体感染
	食物蛋白诱导的直肠结肠炎
	炎症性肠病
	免疫缺陷(CVID、选择性 IgA 缺乏、APDS)、HIV 感染
	感染性肠炎
	赫氏朋病(先天性巨结肠)
	便秘(与食物过敏相关)
	肠易激综合征
回肠	炎症性肠病
	非 IgE 介导的食物过敏
	感染(沙门氏菌、耶尔森菌、腺病毒)
十二指肠	非 IgE 介导的食物过敏
	免疫缺陷(CVID、选择性 IgA 缺乏、APDS)、HIV 感染
	炎症性肠病
	幼年型特发性关节炎
	蓝氏贾第鞭毛虫病
胃	幽门螺杆菌感染

LNH 可以累及任意胃肠道黏膜，根据 LNH 累及的不同部位，通常可以帮助鉴别一些疾病(表 5-1-1)。与感染、动力性疾病相关的 LNH 一般部位局限，只累及病变部分肠段，而与食物过敏相关的 LNH 则是多灶性的，可分布于多个节段，与免疫缺陷相关的 LNH 通常则是弥漫性的。尽管如此，绝大多数情况下，无法仅凭内镜所观察到的 LNH 表现来诊断某种疾病，一定要结合患儿相关的病史、合并症状以及其他内镜表现和实验室检查才能诊断。

在多个国家的研究中，在婴幼儿中发现的 LNH 与食物过敏关系最为密切，牛奶蛋白是最常见的过敏原。大多数病例可在十二指肠、回-结肠发现 LNH。在回避过敏食物后，内镜下可以发现 LNH 也能够缓解(图 5-1-5)。不过，像牛奶蛋白过敏这类，大部分就是自限性的，因此也很难分辨 LNH 的消退是饮食回避的结果还是自然缓解。

原发性免疫缺陷，尤其是与抗体相关的免疫缺陷，可出现小肠至结肠弥漫性的 LNH，例如普

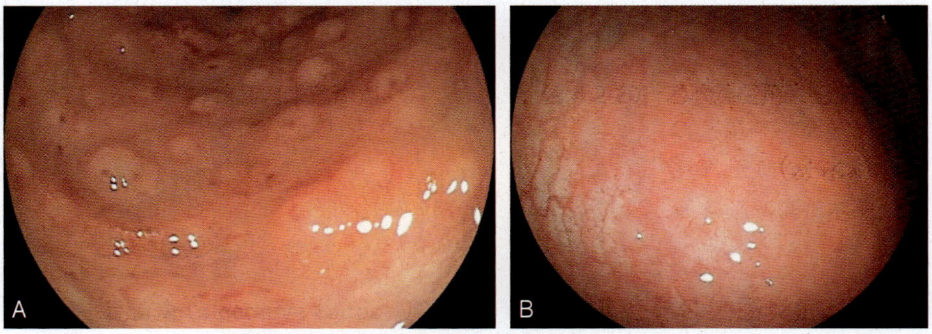

图 5-1-5　牛奶蛋白相关性结肠直肠炎

A. 乙状结肠 LNH，周围可见红晕；B. 回避牛奶半年，LNH 明显消退。

通变异型免疫缺陷病(common variable immunodificiency,CVID)、选择性 IgA 缺乏,以及 PIK3CDδ 过度活化综合征(activated PI3Kδ Syndrome,APDS)(图 5-1-6)

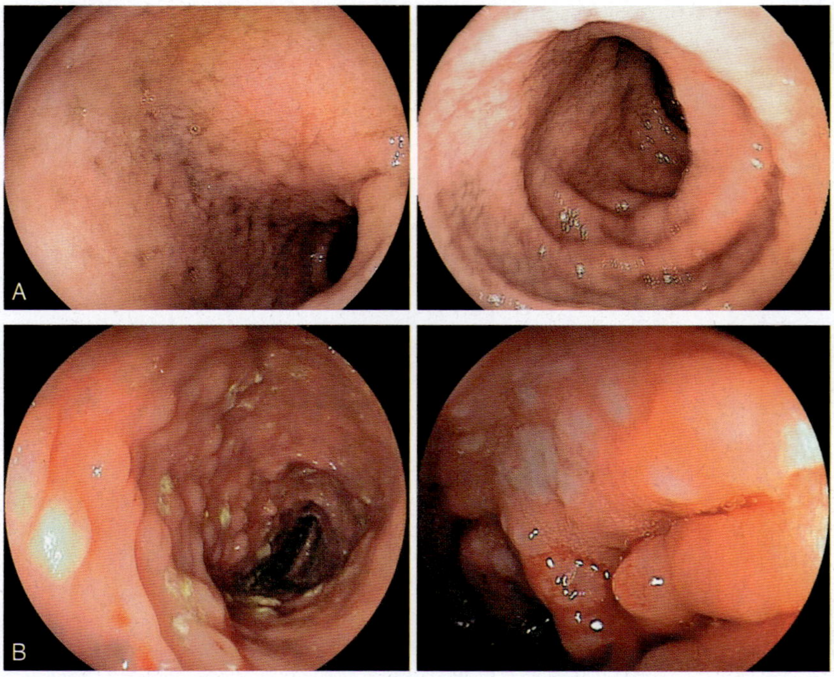

图 5-1-6 原发性免疫缺陷相关的 LNH

A. 普通变异型免疫缺陷病患儿,十二指肠 LNH,同时可见绒毛短、平;B. PIK3CDδ 过度活化综合征患儿,全结肠 LNH,伴直肠浅溃疡。

炎症性肠病(inflammatory bowel disease,IBD)在早期也可以出现 LNH 表现,尤其是极早发型炎症性肠病(very early-onset IBD,VEO-IBD)患儿。VEO-IBD 患儿早期可有全结肠分布的 LNH,在隆起的 LNH 上可见糜烂和阿弗他溃疡,后期可以出现结肠深大溃疡合并 LNH(图 5-1-7)。

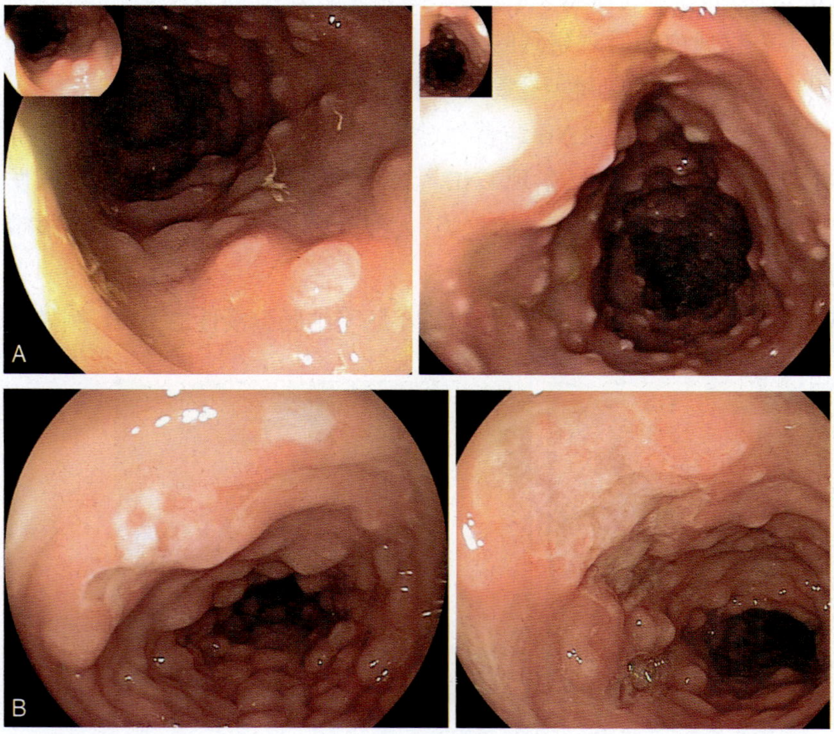

图 5-1-7 极早发型炎症性肠病相关 LNH

A. 早期全结肠 LNH,隆起淋巴滤泡顶部可见浅溃疡;B. 3 个月后结肠出现深大溃疡。

(肖 园 余 熠)

推荐阅读

[1] CAKIR M, SAG E, SAYGIN I, et al. Ileocolonic lymphonodular hyperplasia in children; related with variety of etiologies ranging from food hypersensitivity to familial Mediterranean fever. Med Princ Pract, 2020, 29(5): 473-479.
[2] GUANDALINI S, DHAWAN A. Textbook of pediatric gastroenterology, hepatology and nutrition. 2nd ed. Cham: Springer, 2022.

第二节　过敏性紫癜

过敏性紫癜(Henoch-Schönleinpurpura, HSP)常见于3~10岁儿童，是免疫反应介导的全身小血管炎，受损器官包括皮肤、胃肠道、关节及肾脏等。于1802年由Heberden首次提出，1837年Schönlein发现该病并发关节炎，1874年和1899年Henoch发现该病可并发消化道症状及肾小球肾炎表现，故命名为"Henoch-Schönlein purpura"。研究显示，IgA介导的免疫复合物沉积在HSP的发病中起核心作用，因此2012年教堂山共识会议上将过敏性紫癜更名为IgA相关血管炎(IgA vasculitis, IgAV)。因"过敏性紫癜"在国内使用更为普遍，被广大基层医生熟知，故本书依然使用过敏性紫癜一词。

根据临床表现，HSP分为单纯型、关节型、肾型、腹型、混合型。仅以皮肤出现压之不褪色的皮疹者为单纯型HSP；皮疹伴关节肿痛症状为关节型HSP；皮疹改变合并肾脏损害为肾型HSP；若以消化道症状为主要表现，可伴或不伴有皮疹改变，则称为腹型HSP。关于腹型HSP患者的消化道表现，轻症者以腹部持续性疼痛为主，严重者可出现阵发性剧烈腹痛、呕吐、消化道出血等，甚至有肠道穿孔、肠套叠、肠梗阻等急腹症，症状通常在进食后反复或加重。若有3种以上表型，为混合型HSP。

腹型HSP胃肠道症状突出，是临床常见的类型，十二指肠、回肠末端最常受累。影像学检查，如CT和腹部彩色超声，可见肠壁水肿增厚；内镜检查及胶囊内镜下可见黏膜充血发红，黏膜下出血性病变，如红斑、瘀斑瘀点，甚至血肿，表面可出现糜烂、溃疡等改变；十二指肠及空肠病变多于环形皱襞处呈环形、横行分布(图5-2-1~图5-2-3)。

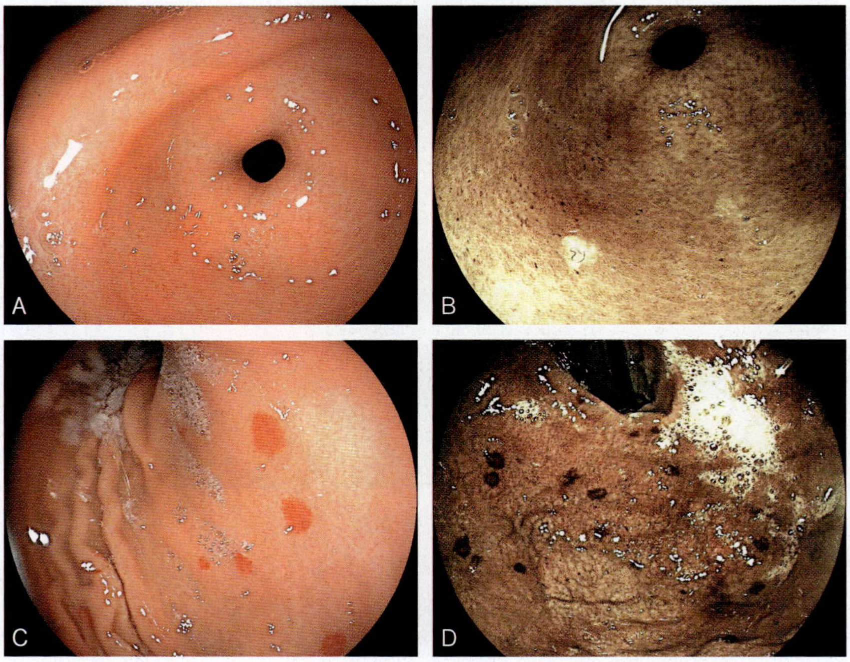

图5-2-1　过敏性紫癜胃镜下胃内黏膜改变

A. 胃镜下胃窦黏膜稍水肿，伴少许黏膜下出血点；B. 为图A黏膜下充血点蓝激光成像技术(BLI)表现；C. 胃体黏膜下圆片状出血斑；D. 胃底黏膜下出血斑BLI表现。

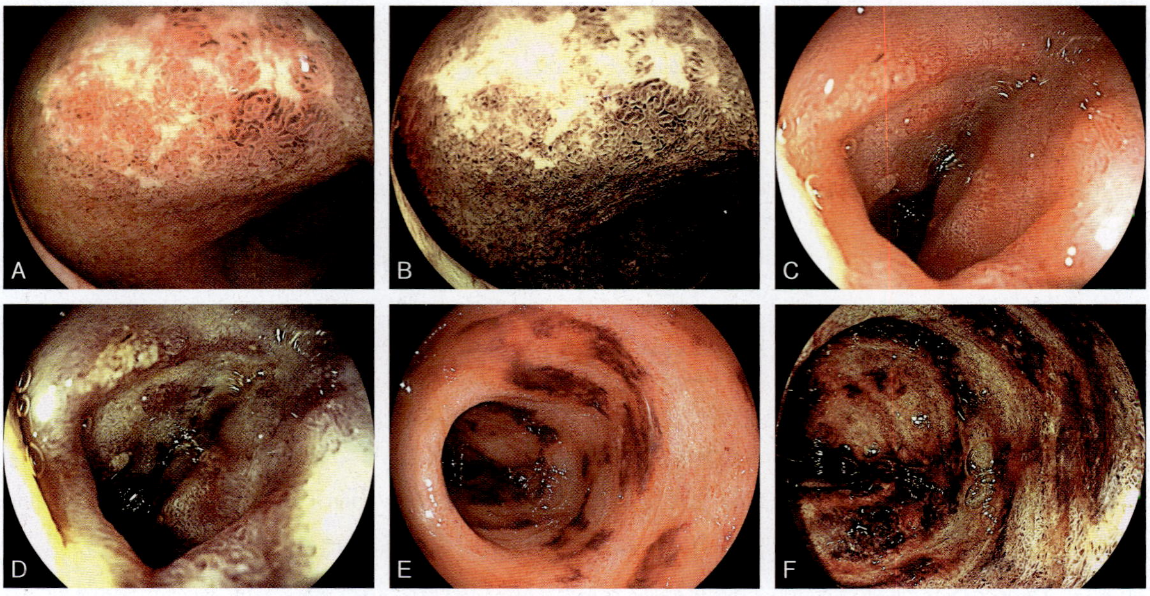

图 5-2-2 过敏性紫癜胃镜下十二指肠黏膜改变

A. 十二指肠球部黏膜充血水肿，黏膜下血管影可见，部分血管充血发红，黏膜可见少许白色分泌物附着；B. 图 A 的 BLI 可见黏膜改变显示更为清晰；C. 十二指肠黏膜充血水肿，环形皱襞上可见黏膜充血发红及糜烂灶；D. 图 C 为 BLI 表现；E. 十二指肠黏膜下多发片状出血斑；F. 图 E 为 BLI 表现。

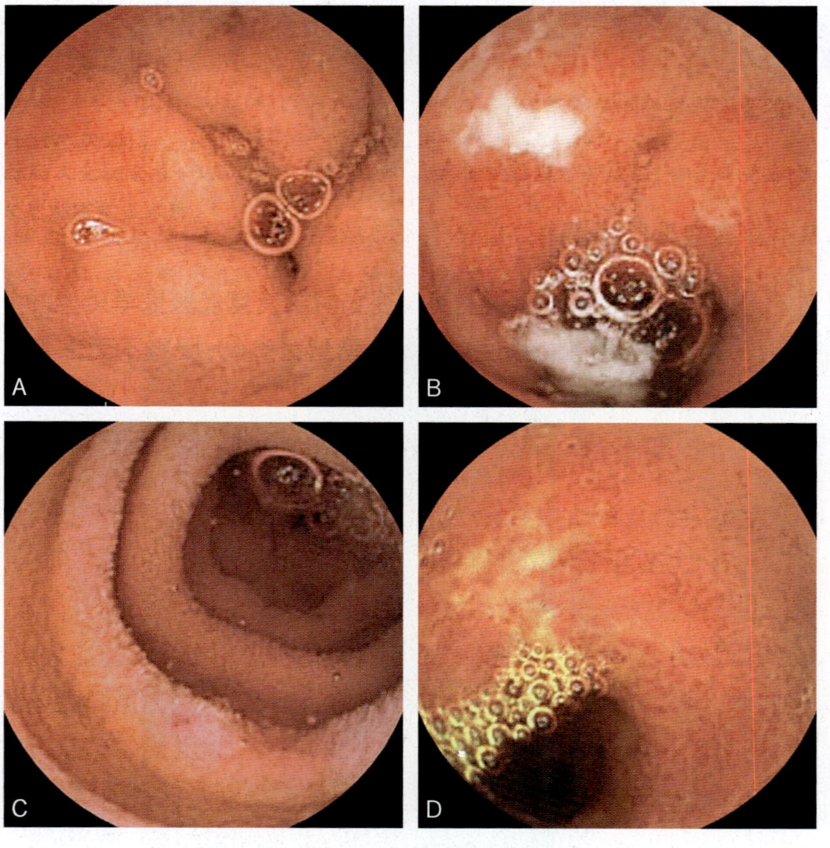

图 5-2-3 胶囊内镜下过敏性紫癜黏膜改变

A. 胃窦黏膜充血发红；B. 十二指肠球部浅溃疡面，可见表面覆盖白苔；C. 十二指肠降段环形皱襞黏膜点状充血发红；D. 空肠黏膜浅溃疡面，周围黏膜充血水肿。

在皮肤表现不典型时，内镜检查见镜下典型改变，可确诊腹型 HSP，提高诊断准确率。胃肠道活检可表现为急性炎症伴或不伴慢性改变、缺血性改变，继发于固有层可出现出血和纤维蛋白沉积，部分可见局灶性白细胞破裂性血管炎。

（谢晓丽　商丽红　熊励晶）

推荐阅读

[1] 胡亚美，江载芳. 诸福棠实用儿科学.9 版. 北京：人民卫生出版社，2022.

[2] 刘雅婷，卢思广. IgA 血管炎免疫学发病机制的研究进展. 中国当代儿科杂志，2017，19(7)：837-840.

第三节　克 罗 恩 病

克罗恩病（Crohn disease）是一种可累及全消化道的慢性肉芽肿性炎症病变，好发于末段回肠及升结肠，病变可贯穿肠壁各层，呈节段性、非对称性分布。其病因目前尚不明确，可能与感染、遗传、环境、免疫因素有关。临床以腹痛、腹泻、体重下降为主要表现，也可有肛周病变及结节性红斑、外周关节炎、虹膜睫状体炎、原发性硬化性胆管炎等肠外表现，甚至以肠外表现为首发症状。儿童克罗恩病最常发生于学龄期及青春期，发病高峰年龄为 9~17 岁。临床表现多样，包括慢性起病、反复发作的右下腹或脐周疼痛伴明显体重下降、生长发育迟缓，可有腹泻、腹部肿块、肠瘘、肛周病变以及发热、贫血等全身性表现。

儿童克罗恩病最常累及回肠末端和升结肠，因此结肠镜检查是克罗恩病诊断的首选检查，镜检应到达回肠末端。结肠镜下典型表现为病变呈节段性、非对称性、跳跃性分布，可见阿弗他溃疡、裂隙样溃疡、纵行溃疡、铺路石样改变、肠腔狭窄、肠壁僵硬等（图 5-3-1~图 5-3-11）。

克罗恩病可累及上消化道，据文献报道发生率为 0.5%~16.0%。儿童克罗恩病口腔表现多样，以嘴唇、牙龈、舌等多见，表现为肿胀疼痛、糜烂、溃疡等（图 5-3-12、图 5-3-13）。儿童克罗恩病食管病变罕见，通常表现为黏膜充血、糜烂、溃疡等（图 5-3-14）。克罗恩病胃十二指肠病变主要表现为黏膜充血、糜烂、溃疡、结节样增生、鹅卵石样增生、竹节样改变等，其中竹节样改变被认为是胃十二指肠克罗恩病的特征性改变。图 5-3-15~图 5-3-20 为克罗恩病患儿胃十二指肠黏膜表现。

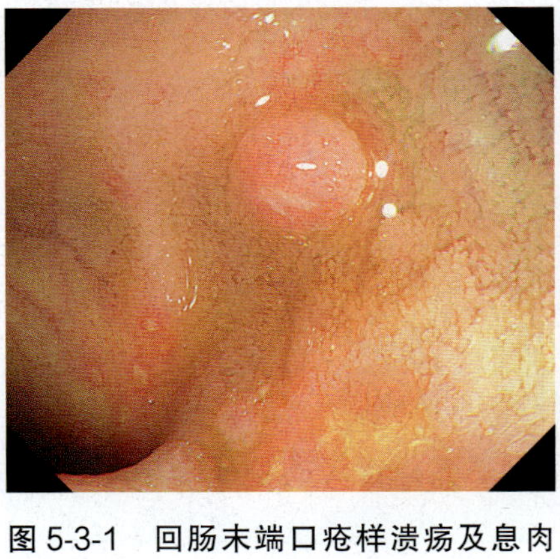

图 5-3-1　回肠末端口疮样溃疡及息肉样增生

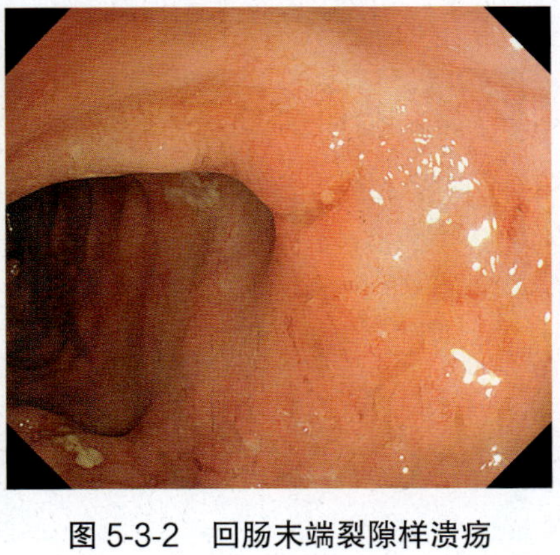

图 5-3-2　回肠末端裂隙样溃疡

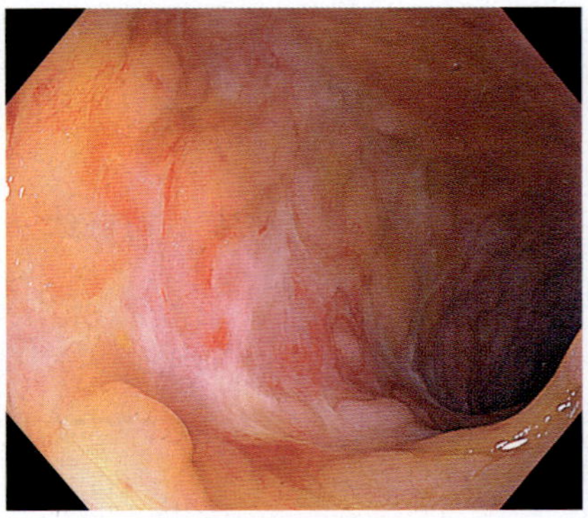

图 5-3-3　升结肠纵行片状溃疡

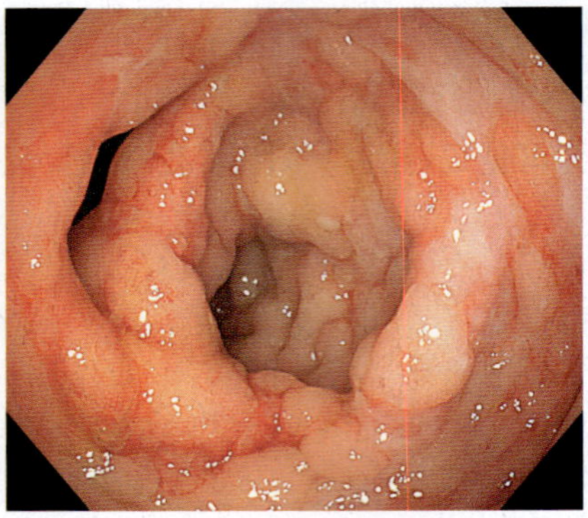

图 5-3-4　回盲部黏膜水肿易出血，呈铺路石样改变

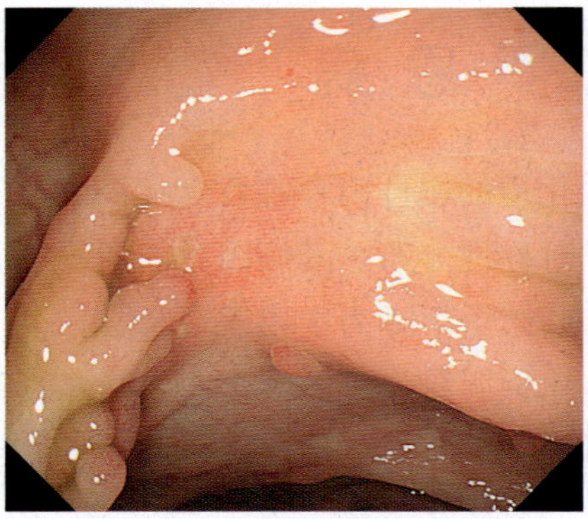

图 5-3-5　结肠肝曲息肉样增生及浅溃疡

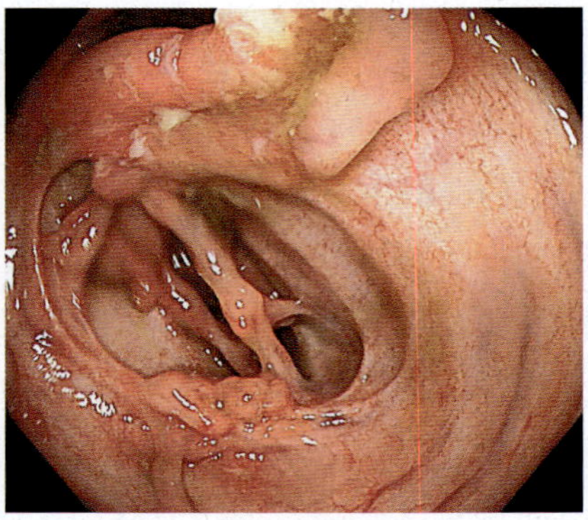

图 5-3-6　回盲部息肉样增生，伴黏膜桥形成

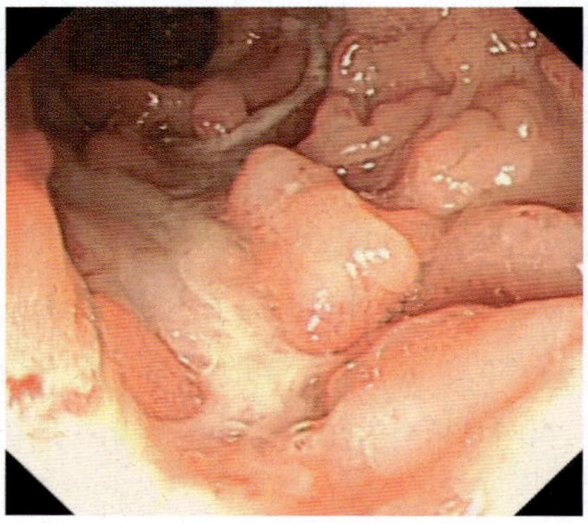

图 5-3-7　升结肠纵行溃疡，溃疡底附污苔

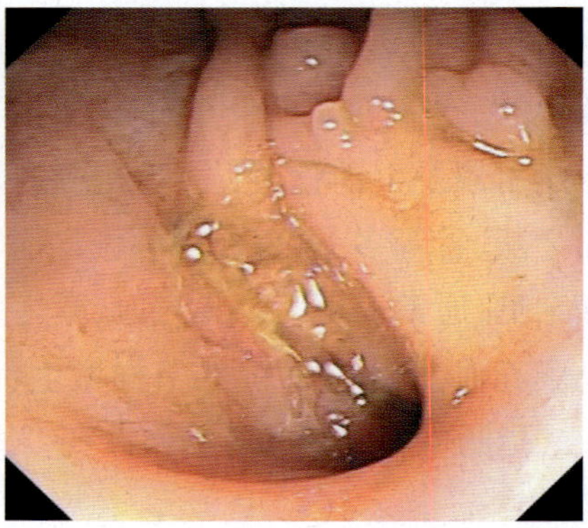

图 5-3-8　升结肠息肉样增生伴狭窄

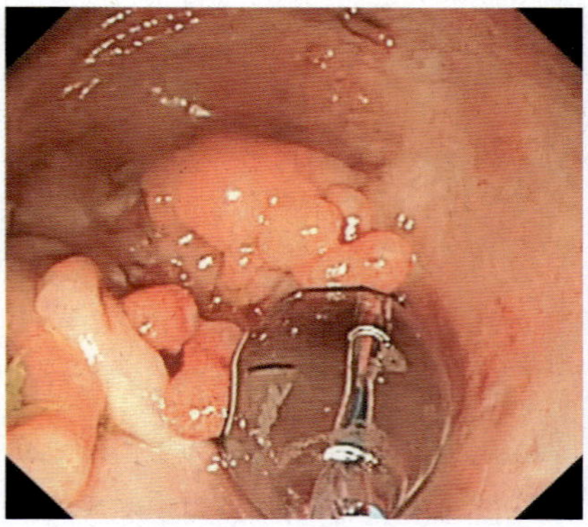

图 5-3-9　升结肠狭窄球囊扩张

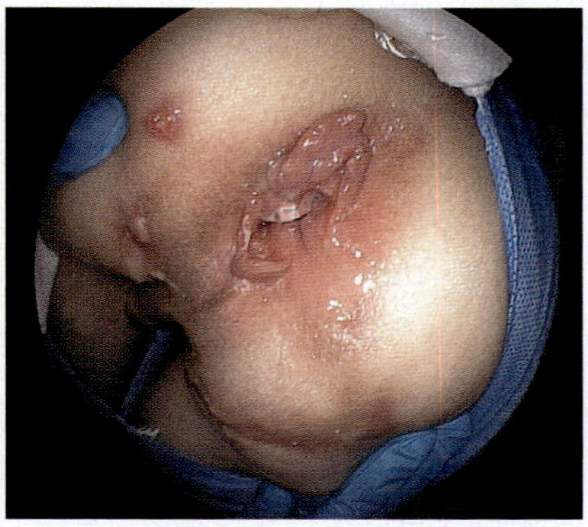

图 5-3-10　肛周多发脓肿及肛周皮赘

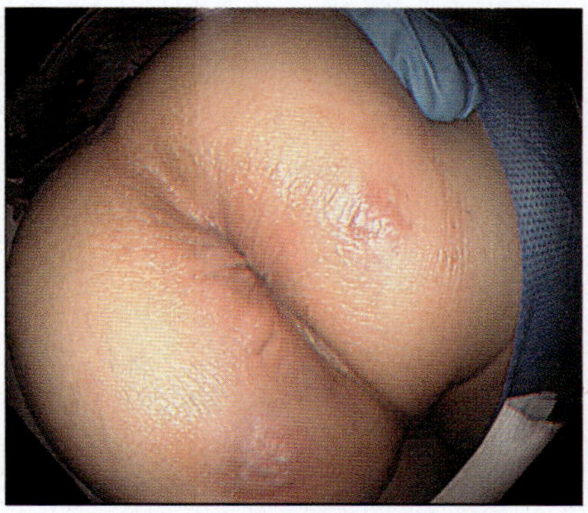

图 5-3-11 肛周多发脓肿(已愈合)

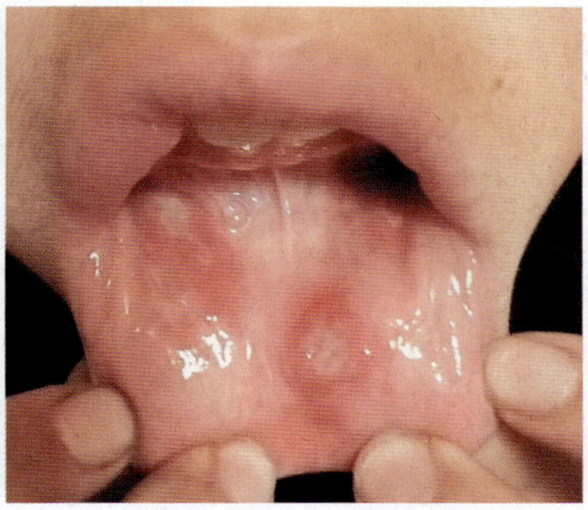

图 5-3-12 下唇多发溃疡

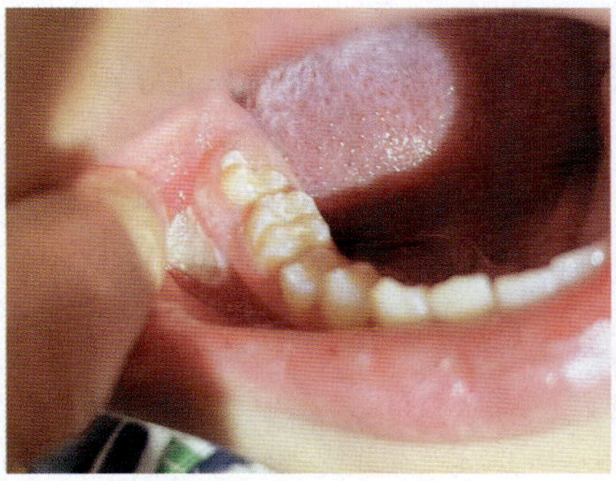

图 5-3-13 牙龈溃疡

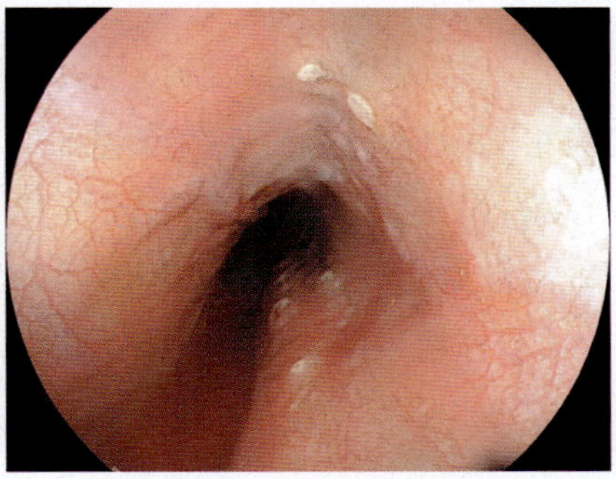

图 5-3-14 食管多发浅溃疡

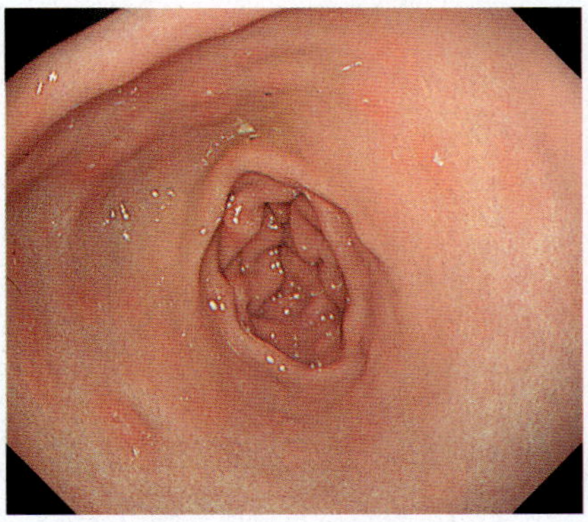

图 5-3-15 胃窦多发浅溃疡

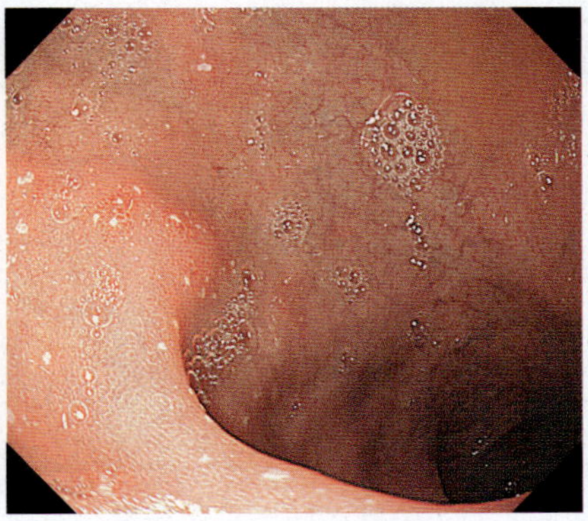

图 5-3-16 十二指肠球部多发浅溃疡，周围黏膜肿胀

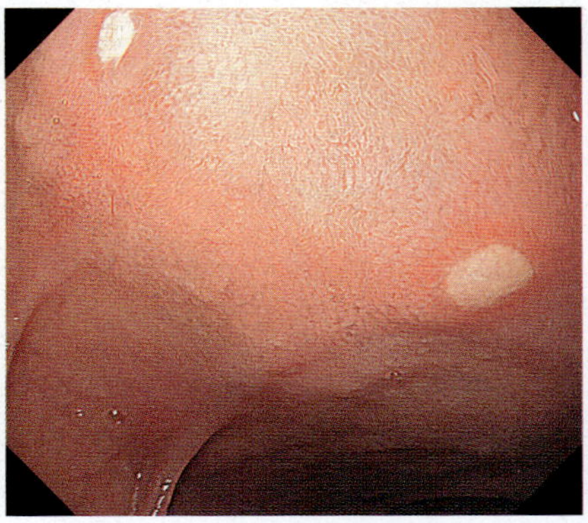

图 5-3-17 十二指肠降部溃疡，直径 0.3~0.5cm，表面覆盖白苔

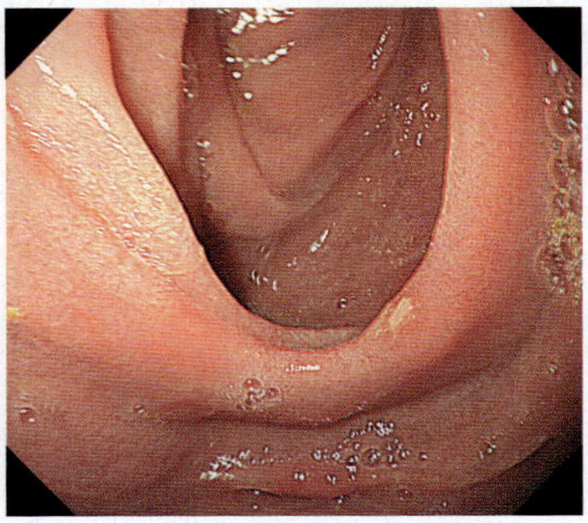

图 5-3-18 十二指肠水平部小溃疡，直径 0.2~0.3cm

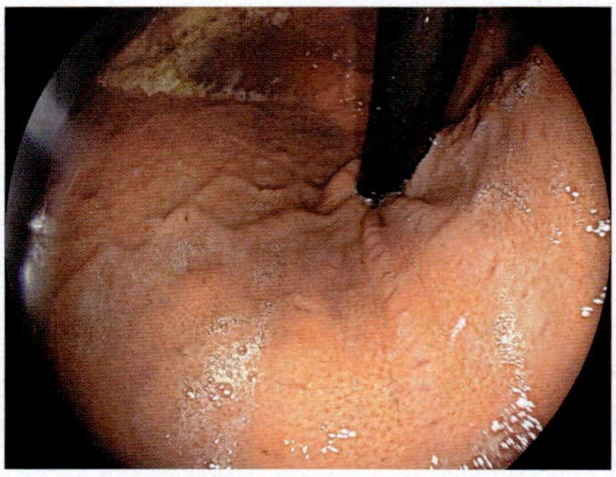

图 5-3-19 胃底黏膜纵向肿胀伴裂隙（“竹节样”外观）

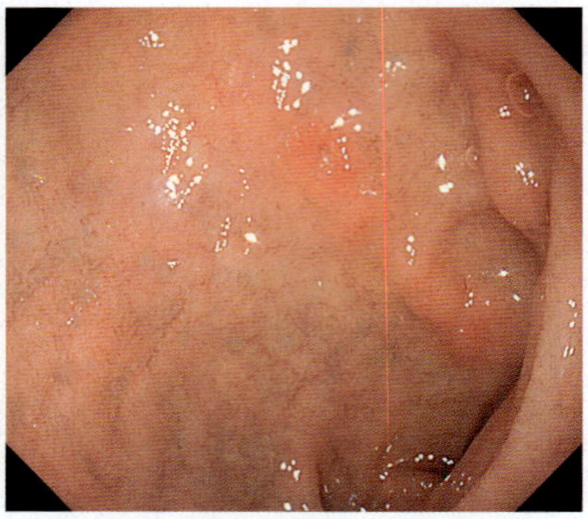

图 5-3-20 十二指肠黏膜纵向肿胀糜烂（“竹节样”外观）

克罗恩病患儿需常规进行小肠镜检查，常用的检查手段为胶囊小肠镜及气囊辅助式小肠镜。其中胶囊小肠镜检查是首选，气囊辅助式小肠镜只在特殊情况下考虑，如经胃镜、结肠镜检查联合组织活检，以及胶囊小肠镜检查后仍不能确定者，需考虑气囊辅助式小肠镜进行组织活检进一步明确。常见的克罗恩病患儿小肠病变表现为黏膜充血肿胀、阿弗他溃疡、裂隙样、纵行或环形溃疡，结节样增生、炎性息肉及节段性狭窄等。图 5-3-21~图 5-3-27 为胶囊小肠镜表现，图 5-3-28~图 5-3-31 为双气囊小肠镜表现。

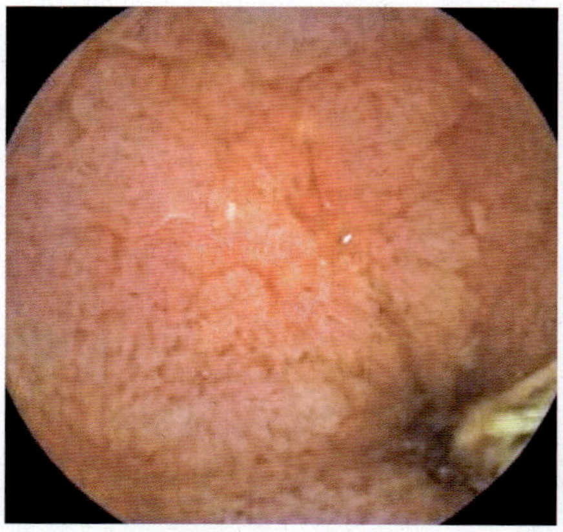

图 5-3-21 胶囊小肠镜见回肠黏膜充血肿胀

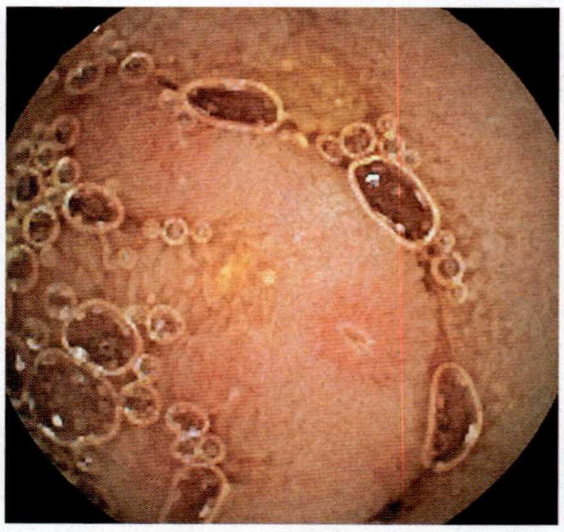

图 5-3-22 胶囊小肠镜见空肠口疮样溃疡

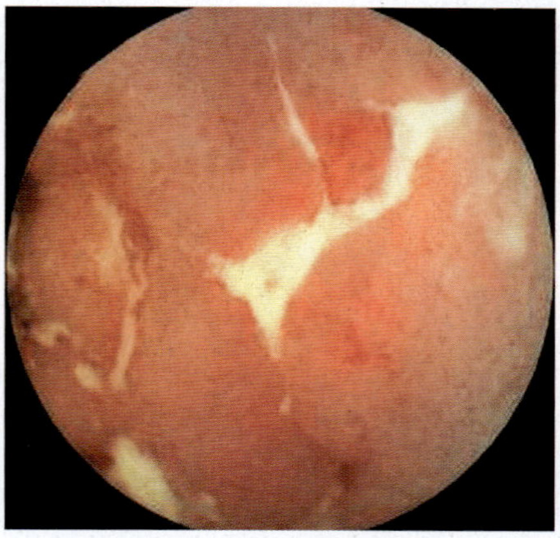

图 5-3-23 胶囊小肠镜见回肠纵行溃疡，表面覆盖白苔

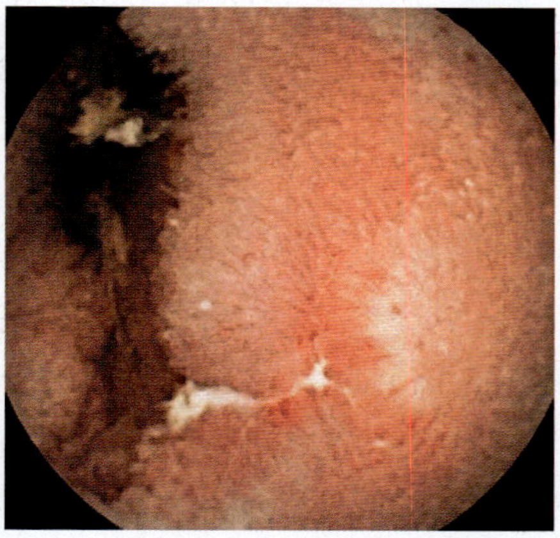

图 5-3-24 胶囊小肠镜见回肠裂隙样溃疡伴白苔，溃疡周围黏膜充血

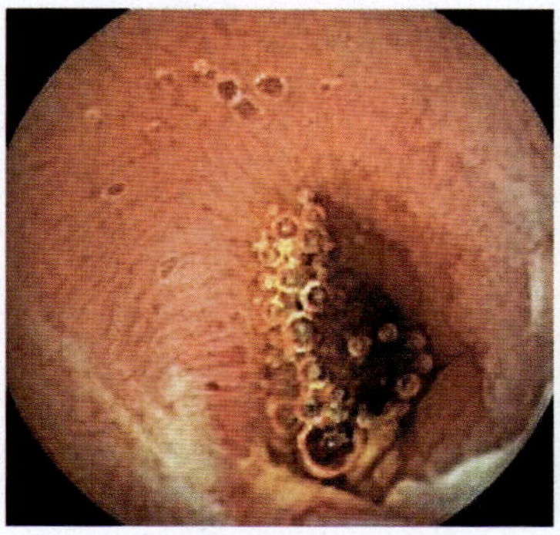

图 5-3-25　胶囊小肠镜见空肠环半周溃疡，表面覆盖白苔，肠腔狭窄

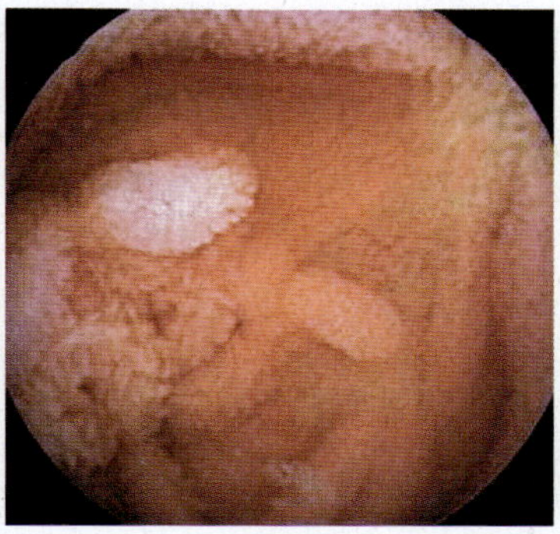

图 5-3-26　胶囊小肠镜见空肠多发小息肉样增生

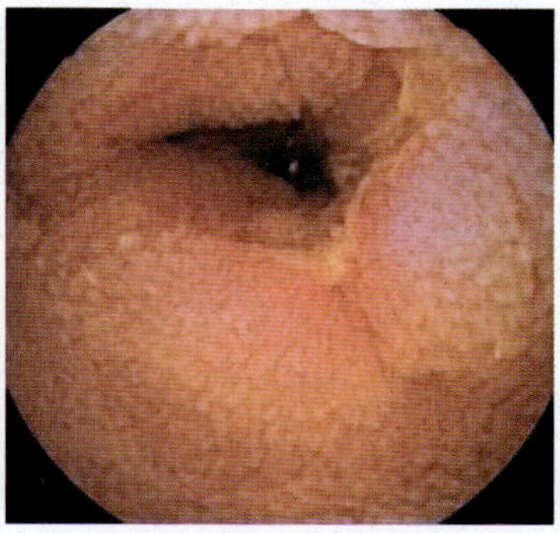

图 5-3-27　胶囊小肠镜见回肠溃疡伴肠腔狭窄

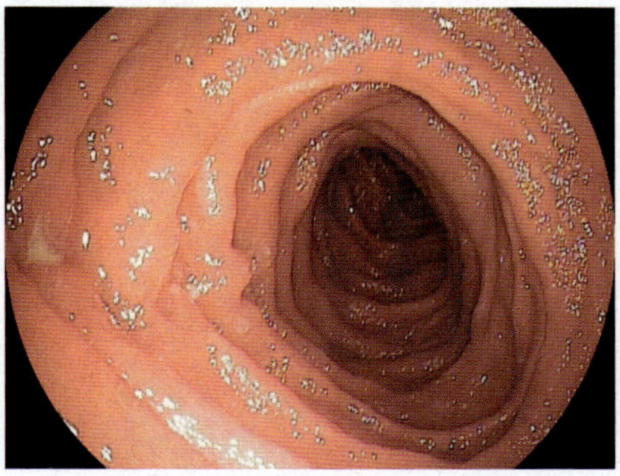

图 5-3-28　双气囊小肠镜见空肠多发溃疡

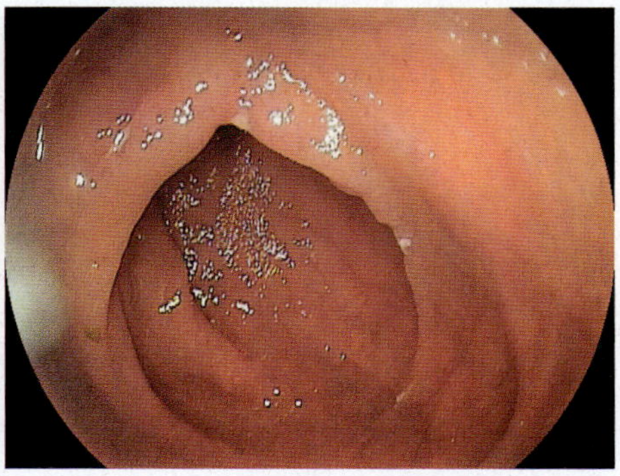

图 5-3-29　双气囊小肠镜见空肠溃疡

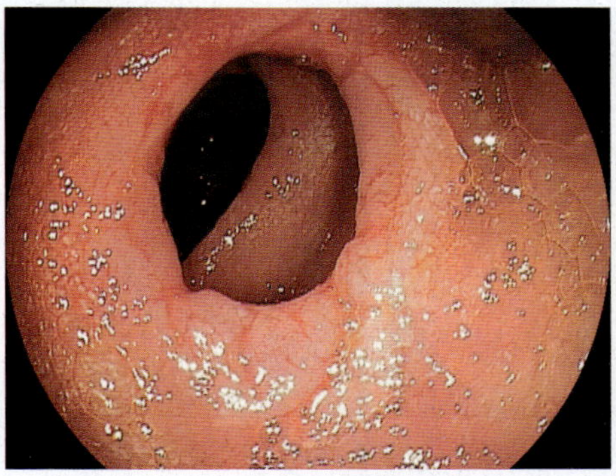

图 5-3-30　双气囊小肠镜见空肠环形溃疡伴肠腔狭窄

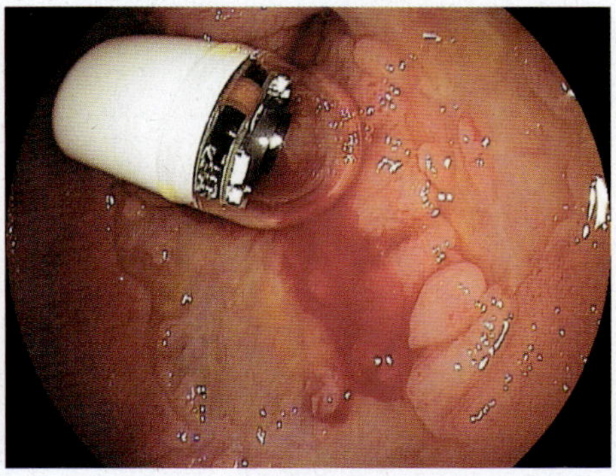

图 5-3-31　双气囊小肠镜见空肠溃疡合并狭窄，近端肠管扩张，胶囊小肠镜滞留

极早发型炎症性肠病（VEO-IBD）是指发病年龄<6 岁的 IBD，占儿童 IBD 的 15%。VEO-IBD 因其发病年龄较小，阳性家族史较多，遗传因素可能在其发病机制中起到较为重要的作用。有文献报道单基因突变占 VEO-IBD 的 19%~20%。目前儿童 IBD 中已发现 70 余种基因、260 多个位点的单基因突变，常见的有 *IL-10RA*、*IL-10RB*、*LRAB*、*FOXP3*、*CD40LG*、*WAS*、*CYBB*、*WAS*、*SLC37A4*、*TTC37*、*TTC7A* 等。图 5-3-32~图 5-3-37 为常见单基因突变 VEO-IBD 的内镜表现。

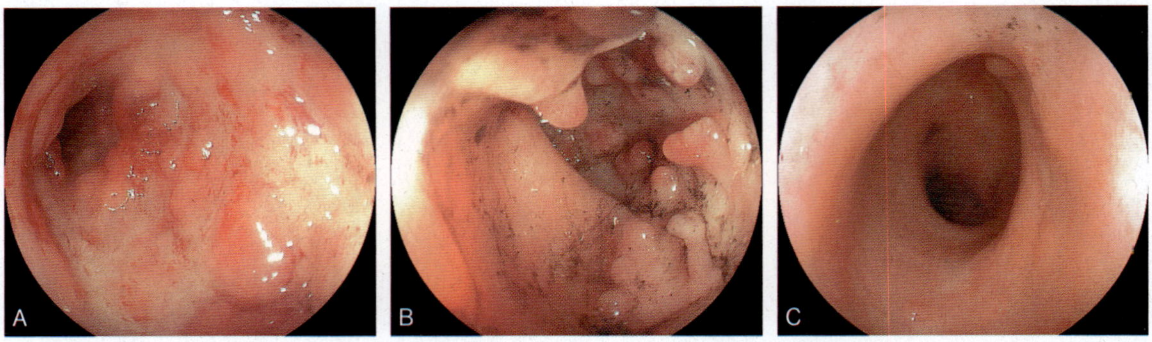

图 5-3-32 患儿，女，3 岁 1 月龄，*IL-10RA* 基因复合杂合突变

A. 降结肠黏膜肿胀，铺路石样改变，肠腔狭窄；B. 乙状结肠多发息肉样增生；C. 直肠黏膜充血水肿，散在隆起增生。

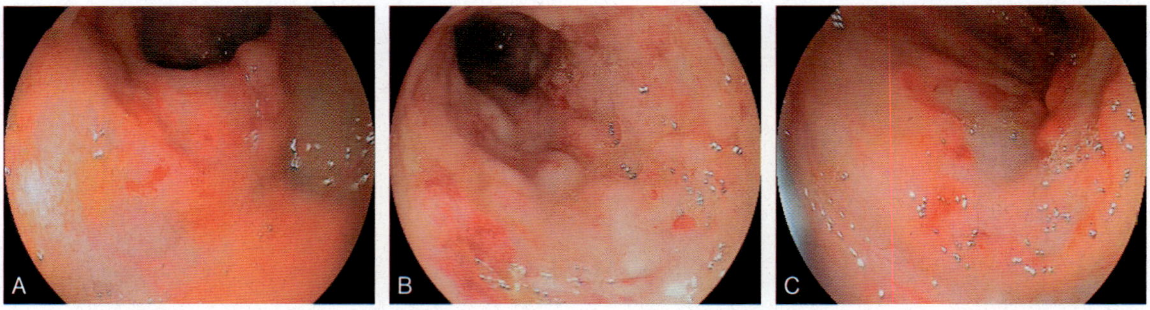

图 5-3-33 患儿，男，4 岁，*IL-10RA* 基因复合杂合突变

A. 回肠末端纵向溃疡，周围黏膜肿胀；B. 横结肠黏膜充血肿胀，呈铺路石样改变；C. 乙状结肠纵向溃疡，上覆薄苔，周围黏膜充血肿胀。

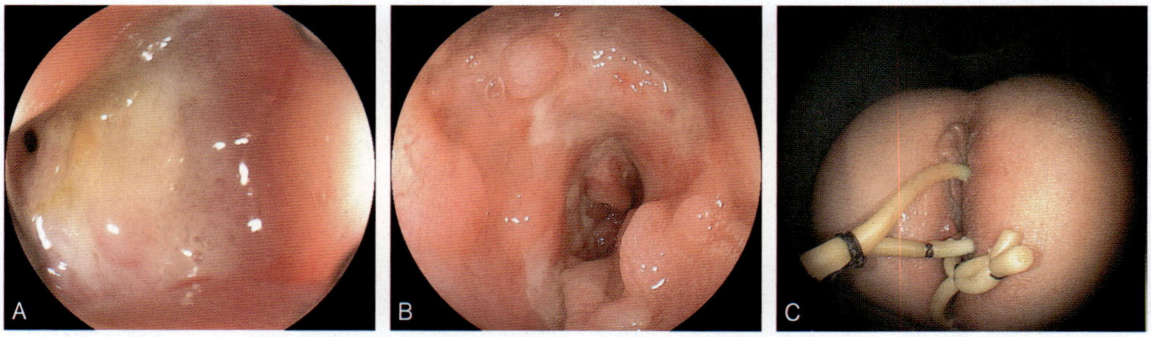

图 5-3-34 患儿，男，2 岁 5 月龄，*IL-10RB* 基因纯合突变

A. 横结肠黏膜肿胀，大片状溃疡，表面覆盖黄白苔，肠腔狭窄，内镜无法通过；B. 降结肠大片状溃疡，伴息肉样增生；C. 肛周皮赘，肛瘘，行挂线术。

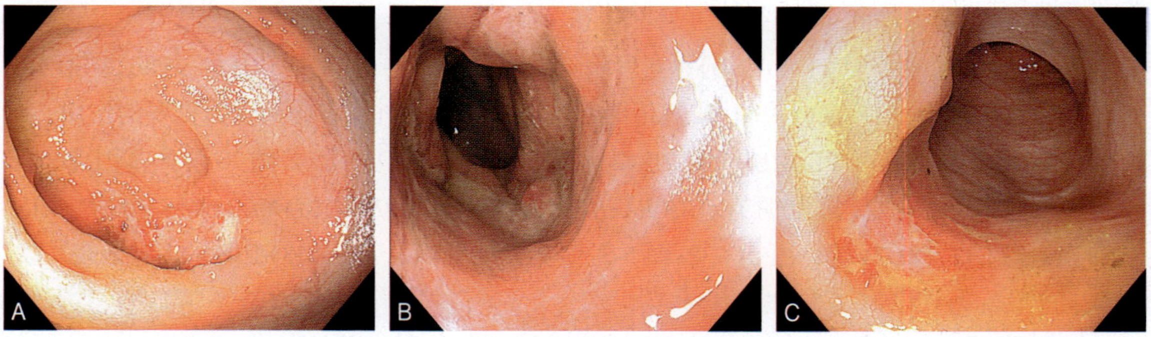

图 5-3-35 患儿，男，5 岁 1 月龄，*CD40LG* 半合子突变，合并马尔尼菲菌感染

A. 回盲部黏膜肿胀，多发不规则形溃疡，表面覆盖白苔，边界清晰；B. 降结肠环周充血糜烂，多发浅溃疡，表面覆盖白苔；C. 乙状结肠片状黏膜充血糜烂，边界清晰，部分黏膜缺失，表面覆盖白苔。

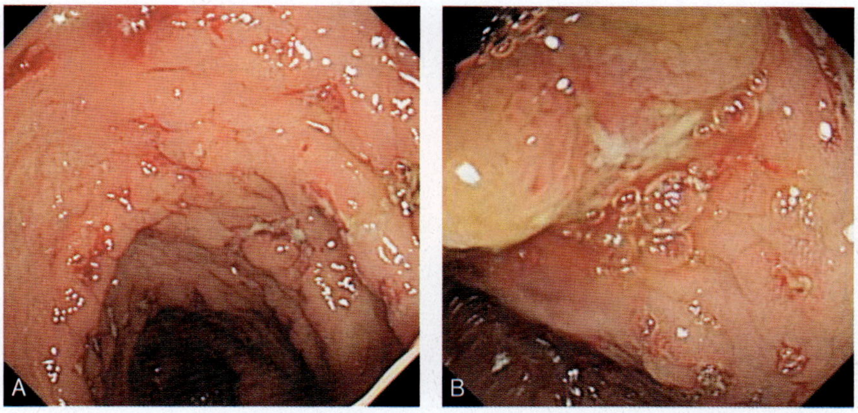

图 5-3-36　患儿，男，8 岁，*XIAP* 基因半合子突变

A. 回盲部黏膜充血肿胀，见不规则性溃疡，表面覆盖白苔；B. 横结肠黏膜肿胀，密集息肉样增生，夹杂多发不规则溃疡。

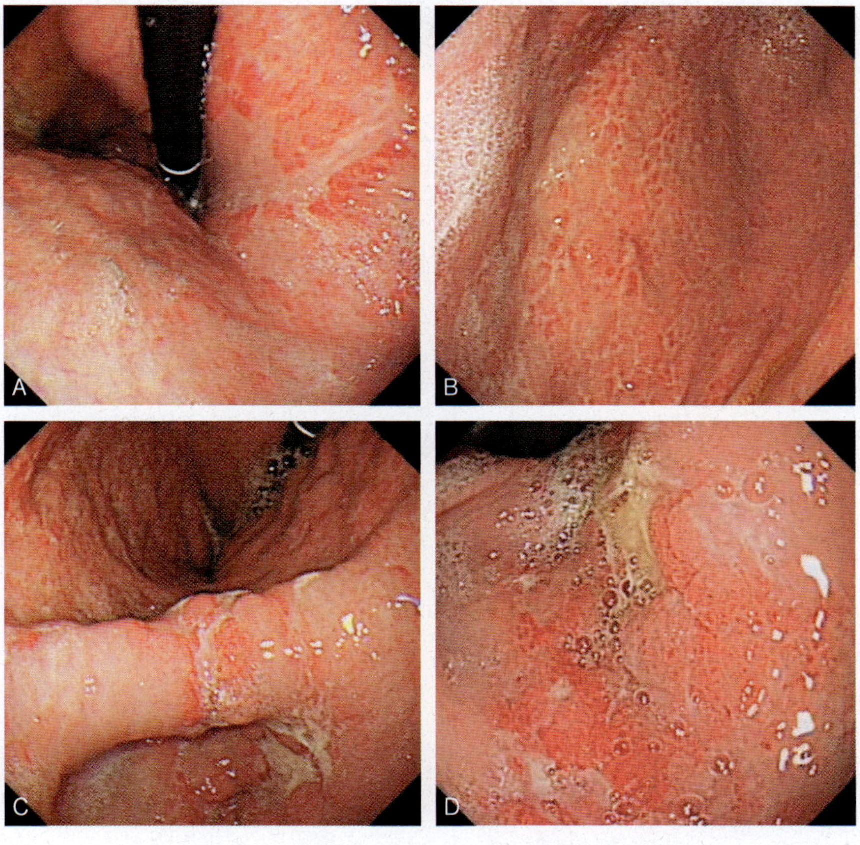

图 5-3-37　患儿，男，14 岁，*FOXP3* 基因半合子突变

A. 胃底黏膜弥漫性充血伴浅溃疡；B. 胃体黏膜僵硬，胃襞皱褶消失，表面呈蛇皮样改变；C. 胃角纵向深溃疡；D. 胃窦黏膜高度肿胀，伴多发溃疡，上覆较多黄白苔，未见幽门孔。

首次内镜检查的同时需要进行多部位（包括非病变部位）、多点黏膜活检进行病理学检查。欧洲克罗恩病和结肠炎组织指南推荐至少对结肠 4 个部位（盲肠、横结肠、乙状结肠、直肠）和回肠末端进行多点活检，每个部位至少获取 2 块黏膜组织。波尔图标准建议所有 IBD 患儿需进行食管、胃和十二指肠的多点活检。克罗恩病组织病理学特点为全层肠壁淋巴细胞增生、非干酪样肉芽肿、局灶性隐窝结构异常、局灶性固有膜深部的淋巴细胞和浆细胞增多、裂隙样溃疡、阿弗他溃疡、黏膜下神经纤维增生和神经节炎等（图 5-3-38~图 5-3-43）。

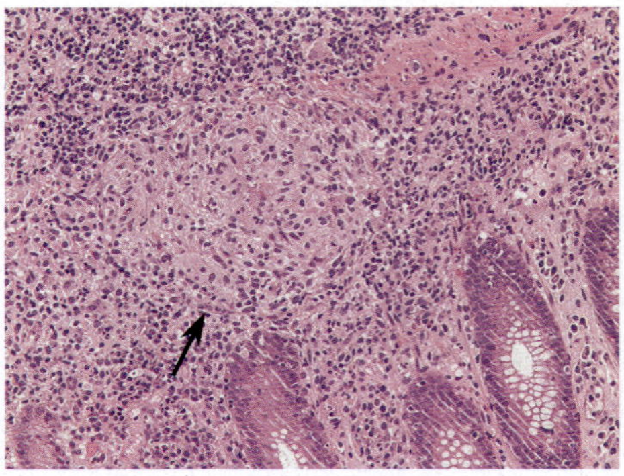

图 5-3-38 克罗恩病结肠黏膜活检组织

黏膜下层见非干酪样肉芽肿（箭头）（HE，×20）。

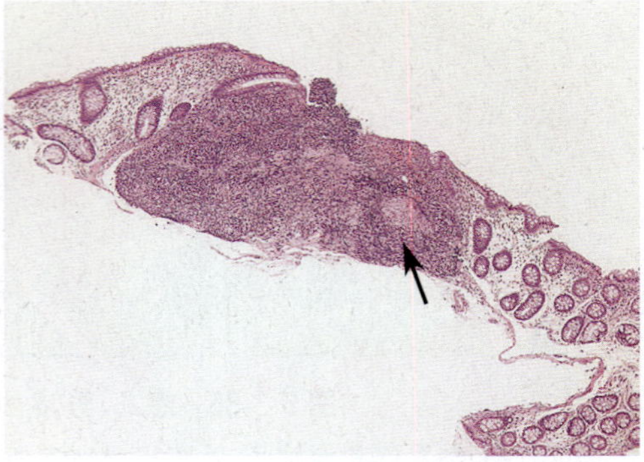

图 5-3-39 克罗恩病结肠黏膜活检组织

可见阿弗他样溃疡（箭头），上皮中性粒细胞浸润糜烂，其下方可见淋巴细胞聚集，局灶见肉芽肿（箭头）（HE，×5）。

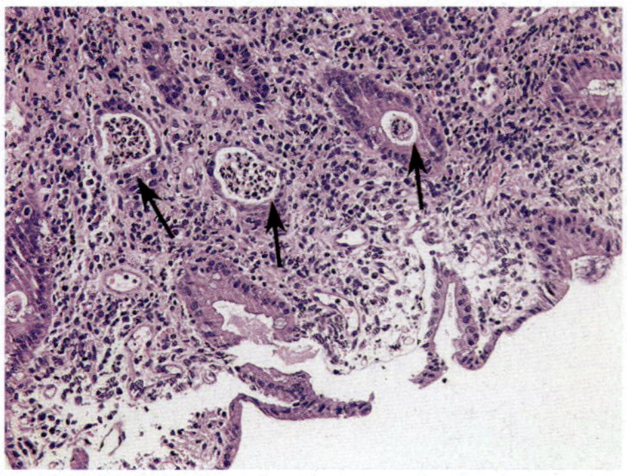

图 5-3-40 克罗恩病结肠黏膜活检组织

克罗恩病中度活动性炎症，见隐窝脓肿（箭头）（HE，×20）。

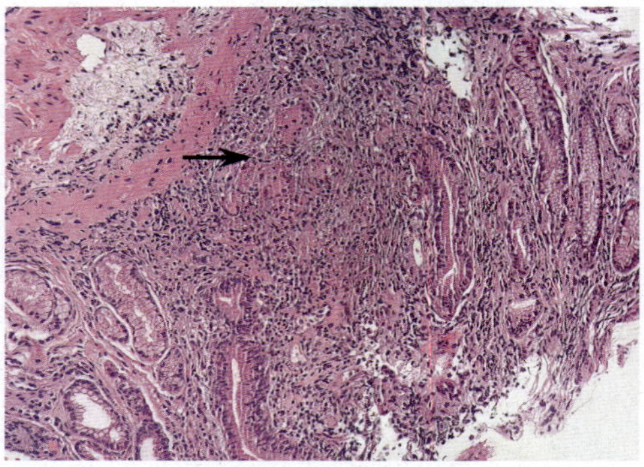

图 5-3-41 克罗恩病胃窦部黏膜层活检组织

见非干酪样肉芽肿及多核巨细胞（箭头）（HE，×10）。

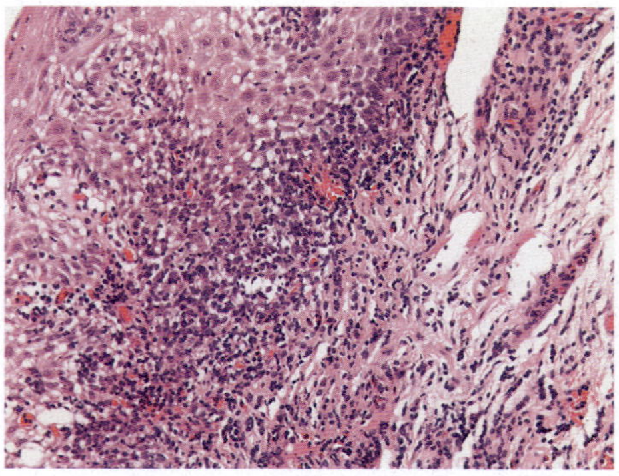

图 5-3-1-42 克罗恩病食管黏膜活检组织

表面鳞状上皮内见较多淋巴细胞浸润（HE，×20）。

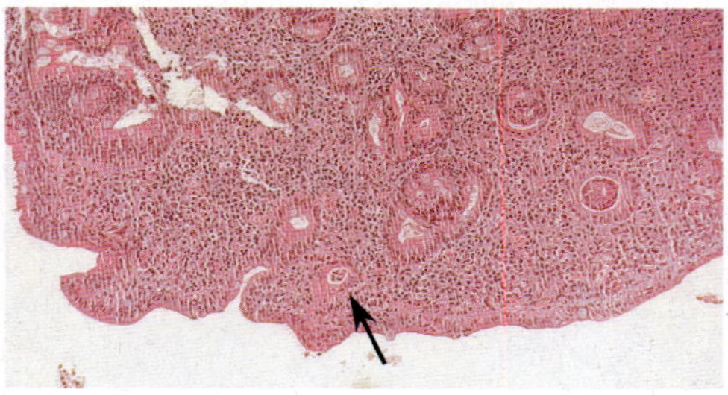

图 5-3-43 克罗恩病空肠黏膜活检组织

局灶见个别隐窝脓肿（箭头）（HE，×10）。

内镜检查可以评估克罗恩病消化道累及范围及并发症，有助于儿童克罗恩病的分型诊断。目前儿童克罗恩病的分型采取巴黎分型（表 5-3-1）。常用的克罗恩病内镜评分有克罗恩病内镜严重程度指数（Crohn disease endoscopic index of severity，CDEIS）（表 5-3-2）、克罗恩病简化内镜评分（simple endoscopic score for Crohn disease，SES-CD）（表 5-3-3）及 Rutgeerts 术后内镜评分（Rutgeerts postoperative endoscopic index）（表 5-3-4）。CDEIS 是克罗恩病评分的"金标准"，可重复性好，但是操作复杂。SES-CD 是 CDEIS 的简化版，评估简单，与 CDEIS 相关性好。Rutgeerts 术后内镜评分可用于克罗恩病术后复发的预测。克罗恩病的结肠镜检查需常规进行内镜下评分，有助于评估患儿病情程度及疗效。

表 5-3-1 儿童克罗恩病的巴黎分型

项目	分类	说明
年龄	A1a	0~<10 岁
	A1b	10~<17 岁
	A2	17~18 岁
疾病累及部位	L1	累及末端 1/3 回肠伴或不伴盲肠累及
	L2	累及结肠
	L3	累及小肠结肠
	L4a	累及屈氏韧带近端的消化道
	L4b	累及屈氏韧带至端的接近末端 1/3 回肠的消化道
并发症	B1	无狭窄无穿孔
	B2	狭窄
	B3	穿孔
	B2B3	在不同或同一时期的狭窄及穿孔
	p	肛周疾病（瘘、溃疡、脓肿）
生长发育	G0	无生长迟缓证据
	G1	生长迟缓

表 5-3-2 克罗恩病内镜严重程度指数（CDEIS）

评分标准	直肠	乙状结肠+降结肠	横结肠	右半结肠	回肠	总分
深溃疡（有:1;无:0）						A
浅溃疡（有:1;无:0）						B
各肠段疾病累及表面积（以 0~10 计）						C
各肠段溃疡累及表面积（以 0~10 计）						D
被检肠段数						E
非溃疡性狭窄（若所检整个肠腔有狭窄:1,无:0）						F
溃疡性狭窄（若所检整个肠腔有狭窄:1,无:0）						G

注：总分=(12×A+6×B+C+D)/E+3×F+3×G。

轻度：<5 分；中度：5~15 分；重度：>15 分。

表 5-3-3 克罗恩病简化内镜评分(SES-CD)

指标	0分	1分	2分	3分
溃疡的形态	无	阿弗他溃疡(直径0.1~0.5cm)	大溃疡(直径 0.5~2.0cm)	超大溃疡(直径>2cm)
溃疡累及表面积	无	<10%	10%~30%	>30%
病变累及表面积	无病变肠段	<50%	50%~75%	>75%
狭窄	无	单处,镜身能通过	多处,镜身能通过	镜身不能通过

注:分 5 个肠段(回肠、升结肠、横结肠、降结肠及乙状结肠、直肠)分别评分,分数相加为总分。缓解:0~2 分;轻度活动:3~6 分;中度活动:7~16 分;重度活动:>16 分。

表 5-3-4 Rutgeerts 术后内镜评分

内镜表现	评分与标准
内镜缓解	i_0:剩余回肠无病变
	i_1:≤5 个阿弗他溃疡
内镜复发	i_2:>5 个阿弗他溃疡,溃疡间黏膜正常;或节段性大病变;或病变局限于回肠、结肠吻合口处(<1cm)
	i_3:弥漫阿弗他回肠炎伴弥漫黏膜炎症
	i_4:弥漫性黏膜炎症合并大溃疡、息肉样增生,和/或狭窄

(楼金玕)

推荐阅读

[1] 中华医学会儿科学分会消化学组,中华医学会儿科学分会临床营养学组. 儿童炎症性肠病诊断和治疗专家共识. 中华儿科杂志,2019,57(7):501-507.

[2] OLIVA S,THOMSON M,DE RIDDER L,et al. Endoscopy in pediatric inflammatory bowel disease:a position paper on Behalf of the Porto IBD Group of the European Society for Pediatric Gastroenterology,Hepatology and Nutrition. J Pediatr Gastroenterol Nutr,2018,67(3):414-430.

第四节 白 塞 病

白塞综合征(Behçet syndrome,BS)又称白塞病(Behcet disease,BD),是一种以血管炎为基本病理改变的慢性系统性血管炎症性疾病,以反复发作的口腔和生殖器溃疡、眼部病变及皮肤损害为主要临床特征,并可累及关节、血管、消化道、神经系统等全身多系统。其中,白塞病累及消化道,称为肠白塞病,分为 2 种亚型,Ⅰ型为系统性白塞病合并典型肠道溃疡等肠道表现;Ⅱ型存在典型肠道溃疡和其他肠道表现,但无系统性白塞病。

白塞病的发病率受地域影响,地中海至东亚丝绸之路的沿线国家发病率较高,北美及北欧国家发病率较低,我国白塞病的发病率约为 14/10 万,最常见于 10~45 岁,平均发病年龄 34 岁,男女比例相似。5%~10% 的白塞病患者诊断出肠白塞病。儿童白塞病发病率尚不清楚,中发病位年龄是 8 岁,特点是具有高度家族聚集性,男童病情更重,更常累及眼部和血管,而女童生殖器受累更多。目前,关于白塞病的诊断依赖于临床症状,既往曾广泛使用 1990 年白塞病国际研究组(International Study Group,ISG)制定的诊断及分类标准,但对于症状不典型者容易漏诊,目前多数采用2014年国际研究小组修订后提出的白塞病评分系统，包括：①口腔溃疡、生殖器溃疡（2分）；②眼部病变（前葡萄膜炎、后葡萄膜炎或视网膜血管炎）（2分）；③皮肤病变（结节性红斑、假性毛囊炎、皮肤溃疡）（1分）；④中枢神经系统受累和血管病变（动脉血栓形成、大静脉血栓、静脉炎或浅静脉炎）（1分）；⑤针刺试验阳性（1分）。根据总分分为可能（≥4分）、极有可能（≥5分）及几乎肯定（≥6分）；2021年国内相关指南总分≥4分可作出诊断。2022年国内相关指南中，肠白塞病的诊断标准为：在白塞病诊断基础上同时合并白塞病相关典型肠道溃疡；或者参考韩国肠白塞病协作组提出的根据内镜下回盲部肠道溃疡特点和肠外表现制定的肠白塞病诊断标准。由于儿童白塞病诊断和鉴别诊断较为复杂，2021年法国白塞病指南提出了适合于儿童的分类标准，包括复发性口腔溃疡、生殖器溃疡、皮肤损伤、眼部损伤、神经损伤和血管损伤，每项均为1分，若总分≥3分则可考虑诊断。

腹痛是肠白塞病患者最常见的消化道症状，其次为腹泻、腹胀，可合并白塞病的全身表现，如发热、复发性口腔溃疡、生殖器溃疡等。肠白塞病可累及消化道的任何部位及任何脏器，以末端回肠、回盲部受累最为常见，其次为结肠、食管等，胃部受累少见。食管受累的发病率2%~11%，常见的临床表现为胸骨后胸痛、吞咽困难、呕血、便血。内镜检查通常可发现单个或多个溃疡，溃疡多集中在食管的中下段1/3，严重者可并发食管狭窄或穿孔，部分病例可能出现食管静脉曲张。

肠白塞病典型肠道表现为圆形或椭圆形的深大溃疡（>1cm）、火山口样溃疡，病灶边缘规则，呈单发或多发，局灶性分布，直肠受累罕见。最典型的内镜表现为位于回盲部或回肠末端的孤立、边缘清晰的深大溃疡，呈圆形或类圆形，底部相对平坦且洁净（图5-4-1）。部分病例可表现为结肠多发溃疡，一般数量≤5个且相互不融合（图5-4-2），少数病例可出现阿弗他溃疡、地图样溃

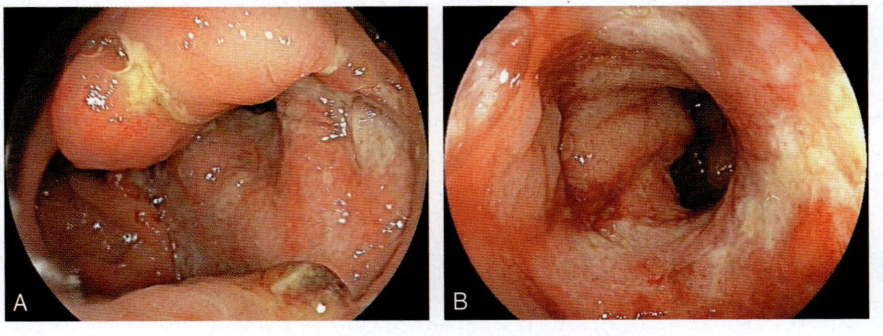

图5-4-1　肠白塞病回盲部单个巨大溃疡

A. 肠白塞病回盲部单个巨大溃疡；B. 肠白塞病回盲部单个巨大溃疡。

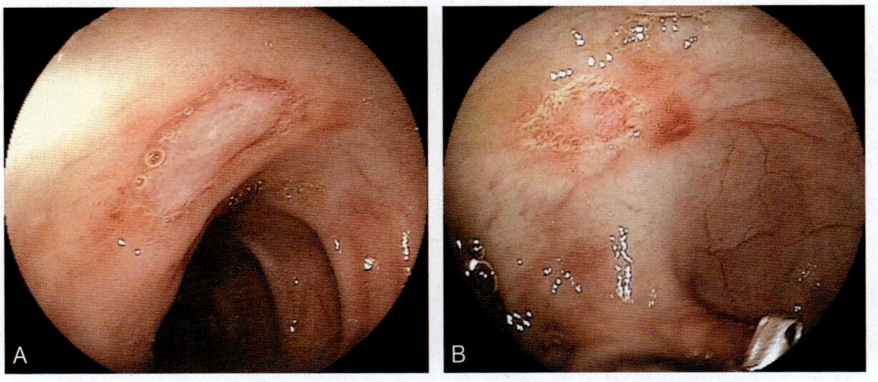

图5-4-2　肠白塞病结肠多发边界清楚、类圆形溃疡

A. 升结肠类圆形溃疡；B. 回盲部多发溃疡。

疡和星状溃疡。

此外，肠白塞病还可累及其他消化道实质脏器，如胰脏受累可引起急性胰腺炎，肝脏受累可引起血栓形成、门静脉高压、布-加综合征，临床表现为右上腹疼痛、肝脾肿大、腹水，严重者可出现肝衰竭。

肠白塞病病理检查主要表现为血管炎，病变以静脉为主，动脉可无明显受累，镜下改变主要为血管炎、血管壁增厚、纤维素样坏死及血栓形成，血管壁及血管周围炎性细胞浸润（中性粒细胞和单核细胞），免疫荧光显微镜下可见免疫球蛋白和补体沉积。

肠白塞病与克罗恩病有很多相似之处，胃肠道症状无特异性，类似的肠外表现及并发症，均有慢性病程、反复发作的特点，病变均好发于回肠末端及回盲部，因此，二者鉴别诊断相对困难。但肠白塞病更倾向于合并多系统全身损害，溃疡多为圆形或椭圆形的深大溃疡、边缘规则、局灶性分布，病理提示为非特异性血管炎，而克罗恩病眼部受累更多见，更易合并肛周病变，多为不规则、纵行溃疡，呈鹅卵石样改变、节段性分布，病理提示为非干酪性肉芽肿，此外，二者常见的血清学标志物也有一定程度的提示意义（表 5-4-1）。

表 5-4-1 克罗恩病与肠白塞病的鉴别诊断

鉴别项	克罗恩病	肠白塞病
肠外表现	虹膜炎，巩膜炎多见	口腔及生殖器溃疡多见，皮肤损害（如结节性红斑、丘疹性脓疱）、血管损害（动静脉炎）、神经损害
肛周病变	多见	少见
常见血清学标志	抗酒酿酵母菌抗体	抗 α 烯醇化酶抗体
内镜特征	不规则、纵行溃疡，鹅卵石样改变，节段性分布	圆形或椭圆形多见，深大溃疡（直径>1cm），边缘规则，局灶性分布（<5 个溃疡）
病理	非干酪性肉芽肿	非特异性中性粒细胞或淋巴细胞性静脉炎，伴或不伴动脉炎

治疗方面，白塞病停药易复发，治疗目的以控制现有症状、防治重要脏器损害、延缓疾病进展为主。

1. 氨基水杨酸制剂 用于控制轻型患者的活动性，也可用于缓解期或手术后的维持治疗用药。

2. 激素 是控制病情活动性最有效的药物，适用于中、重度患者或氨基水杨酸制剂无效的轻型患者，但容易影响儿童的骨代谢、生长发育。

3. 免疫抑制剂 如环磷酰胺、硫唑嘌呤适用于对糖皮质激素治疗效果不佳或对激素依赖者，免疫抑制剂联合糖皮质激素可改善后者疗效不佳及逐渐减少激素依赖患者糖皮质激素的用量。

肠白塞病治疗的重点在于抑制炎症和预防复发，在临床症状缓解和炎症指标恢复正常后，黏膜愈合通常预后较好。轻中度肠白塞病患者可使用氨基水杨酸制剂，中重度活动期患者建议使用糖皮质激素联合免疫抑制剂或生物制剂，如抗肿瘤坏死因子-α 单克隆抗体、白介素拮抗剂。缓解期维持治疗可应用氨基水杨酸制剂、硫唑嘌呤和生物制剂。手术治疗应慎重考虑，除急诊手术外，患者应首先接受积极的系统药物治疗。手术治疗适用于内科治疗无效或并发肠梗阻、肠瘘、急性穿孔或不控制的大量出血等情况。

（董文欣 李在玲）

推荐阅读

[1] 郑文洁,张娜,朱小春,等. 白塞综合征诊疗规范. 中华内科杂志,2021,60(10):860-867.

[2] 中华医学会消化病学分会炎症性肠病学组,杨红,何瑶,等. 肠型贝赫切特综合征(肠白塞病)诊断和治疗共识意见. 中华消化杂志,2022,42(10):649-658.

[3] LI C,LI L,WU X,et al. Clinical manifestations of Behçet's disease in a large cohort of Chinese patients:gender- and age-related differences. Clinical Rheumatology,2020,39(11):3449-3454.

[4] CHEON J H. Advances in management of intestinal Behçet's disease:A Perspective From Gastroenterologists. J Rheum Dis,2021,28(1):4-16.

[5] KONE-PAUT I,BARETE S,BODAGHI B,et al. French recommendations for the management of Behçet's disease. Orphanet J Rare Dis,2021,16(Suppl 1):352.

[6] AKBABA T H,EKICI M,ÇOLPAK A İ,et al. Behçet's syndrome:recent advances to aid diagnosis. Clinical and Experimental Medicine,2023,23(8):4079-4090.

[7] NGUYEN A,UPADHYAY S,JAVAID M A,et al. Behcet's disease:an in-depth review about pathogenesis, gastrointestinal manifestations,and management. Inflamm Intest Dis,2021,6(4):175-185.

[8] HE K,YAN X,WU D. Intestinal Behcet's disease:a review of the immune mechanism and present and potential biological agents. Int J Mol Sci,2023,24(9):8176.

第五节 嗜酸性粒细胞胃肠道疾病

嗜酸性粒细胞在胃肠道浸润是许多胃肠道疾病的共同特征,包括经典的 IgE 介导的食物过敏、嗜酸性粒细胞胃肠炎、过敏性结肠炎、炎症性肠病、胃食管反流、乳糜泻等。其中,嗜酸性粒细胞胃肠炎是一种罕见的、病因不明的原发性胃肠道嗜酸性粒细胞炎症疾病,定义为在除外已知的嗜酸性粒细胞增多原因(如药物、寄生虫感染、嗜酸性粒细胞增多症、炎症性肠病等)的情况下,选择性地影响胃肠道并伴有嗜酸性粒细胞增多的慢性炎症性疾病,可伴外周血中嗜酸性粒细胞水平升高。

2022 年的国际共识建议将胃肠道嗜酸性粒细胞炎症疾病总称为“嗜酸性粒细胞胃肠道疾病(eosinophilic gastrointestinal diseases,EGID)”,仅食管受累则称为嗜酸性粒细胞食管炎(eosinophilic esophagitis,EoE),其他部位受累应称为“non-EoE-EGID”,包括嗜酸性粒细胞胃炎(eosinophilic gastritis,EG)、嗜酸性粒细胞肠炎(包括嗜酸性粒细胞十二指肠炎、嗜酸性粒细胞空肠炎、嗜酸性粒细胞回肠炎)和嗜酸性粒细胞结肠炎(eosinophilic colitis,EC),若累及多个部位,如同时累及胃和小肠,可称为嗜酸性粒细胞胃肠炎(eosinophilic gastroenteritis,EGE),若同时累及小肠和结肠,可称为嗜酸性粒细胞小肠结肠炎。

1937 年,Kaijser 首次报道了 EGE,所有种族、所有年龄段(从新生儿到成人)均可发病,以往认为 20~60 岁为高发年龄,但近几年发现 5 岁以下儿童更为常见。美国一项流行病学研究显示,儿童 EGE 的发病率为 5.3/10 万,Yoon 等报告亚洲 EGE 的患病率为 0.6/10 万,且呈现逐渐增高的趋势,其中 52% 的儿童,41.8% 的成人有过敏史,以男性发病为多,男女比例为 3∶2。

Klein 等根据肠壁不同层嗜酸性粒细胞浸润的解剖位置将 EGE 分为三种亚型:黏膜型、肌型和浆膜型。EGE 的诊断依赖于临床表现结合镜下组织学特征。临床表现取决于受累的胃肠道部位,以及嗜酸性粒细胞的浸润深度。

1. 黏膜型 最常见(57% 以上),可表现为恶心、呕吐、早饱、腹痛、腹泻、便血、吸收不良伴发育迟缓或体重减轻。

2. 肌层型 较为少见,占 30%~40%,可导致肠壁增厚、僵硬,引起幽门或肠道狭窄和梗阻,临床表现为恶心、呕吐和腹胀,甚至可能导致肠穿孔。

3. 浆膜型 更为少见,占 4.5%~13.0%,可致浆膜增厚并可累及肠系膜淋巴结,可出现渗出性腹水及腹膜炎,腹水中含有大量的嗜酸性粒细胞。

以上三型可单独或混合出现。

嗜酸性粒细胞存在于除食管之外的整个胃肠道,儿童消化道黏膜中嗜酸性粒细胞的正常密度因胃肠道不同部位黏膜而异,2024 年的 ESPGHAN/NASPGHAN 指南对除嗜酸细胞性食管炎之外的嗜酸性粒细胞胃肠道疾病的组织病理学诊断标准进行了界定(见表 5-5-1)目前多数文献认同的诊断原则是:有消化道症状;消化道病理证实 6 处以上嗜酸性粒细胞浸润;排除其他原因导致嗜酸性粒细胞增多的因素。

表 5-5-1 建议用于诊断非 EoE-EGIDs 的嗜酸性粒细胞阈值

部位	嗜酸性粒细胞阈值/0.27mm^{3}HPF	嗜酸性粒细胞阈值/mm^3
胃	≥30	≥110
十二指肠	≥50	≥185
回肠末端	≥60	≥220
盲肠,升结肠	≥100	≥370
横结肠和降结肠	≥80	≥300
乙状结肠和直肠	≥60	≥220

嗜酸性粒细胞胃炎的特征是胃壁有致密的嗜酸性粒细胞浸润(图 5-5-1)。它是仅次于嗜酸性粒细胞食管炎的第二种最常见的嗜酸性粒细胞胃肠道疾病形式。临床表现为上腹痛、恶心、呕吐和早饱,可伴外周血嗜酸性粒细胞增多、贫血和低白蛋白血症。内镜检查可见胃黏膜结节、红斑、溃疡或糜烂,有时胃黏膜可看似正常。诊断嗜酸性粒细胞胃炎的组织学标准包括胃黏膜存在致密的嗜酸性粒细胞,可伴有嗜酸性粒细胞隐窝炎、嗜酸性粒细胞脓肿或嗜酸性粒细胞浸润黏膜下层和黏膜肌层。

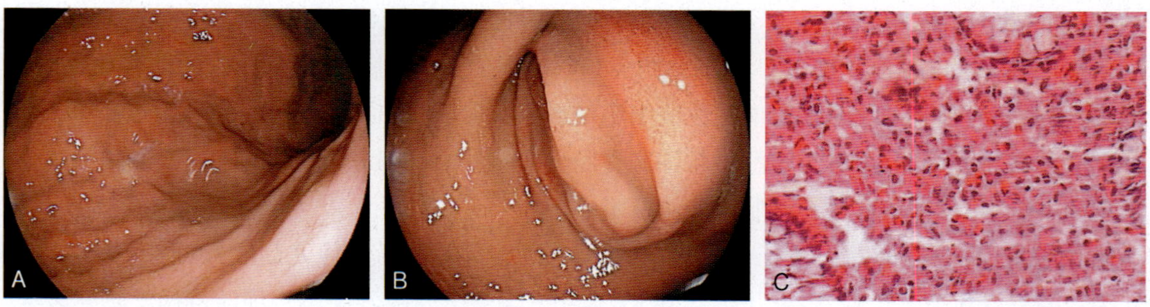

图 5-5-1 嗜酸性粒细胞胃炎(×10)

A. 胃体部糜烂;B. 胃窦后壁糜烂;C. 组织学示黏膜层大量嗜酸性粒细胞浸润。

嗜酸性粒细胞胃肠炎的特征是胃和小肠同时出现致密的嗜酸性粒细胞浸润。而嗜酸性粒细胞单独浸润小肠的嗜酸性粒细胞肠炎很少见。嗜酸性粒细胞胃肠炎临床可表现为腹痛、腹胀、恶心、呕吐、腹泻、体重减轻,有时会出现肠梗阻和穿孔等严重并发症,弥漫性小肠受累患者可能会出现腹泻、吸收不良、缺铁性贫血和蛋白丢失性肠病。多数患儿可有过敏性疾病史。内镜可见非特异性黏膜病变，如小肠绒毛变平、水肿、红斑、黏膜脆性增加，以及溃疡或糜烂(图 5-5-2)，也可表现为完全正常的黏膜，因此推荐随机进行至少 5~6 次活检。组织病理常见隐窝嗜酸性粒细胞浸润、嗜酸性粒细胞脱颗粒现象。

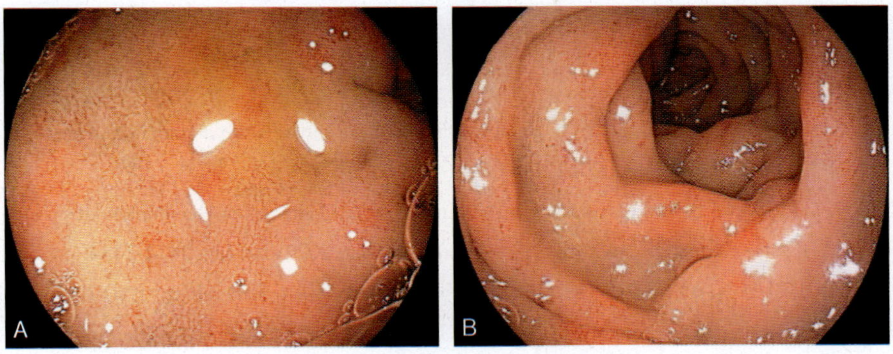

图 5-5-2 嗜酸性粒细胞胃肠炎

A. 十二指肠球部糜烂；B. 十二指肠降部糜烂。

正常的结肠黏膜分布着不同密度的嗜酸性粒细胞，以右半结肠中最为丰富。如结肠活检显示相应结肠部位嗜酸性粒细胞密度大于正常阈值，需考虑结肠炎的可能。嗜酸细胞性结肠炎临床主要表现为腹泻和腹痛，内镜可见结肠黏膜红斑、糜烂、水肿、黏膜颗粒和浅溃疡(图 5-5-3)。组织病理可出现嗜酸性粒细胞隐窝炎或隐窝脓肿、隐窝结构异常、上皮内嗜酸性粒细胞增加，以及黏膜肌层和黏膜下层的嗜酸性粒细胞浸润。需要注意的是，儿童炎症性肠病尤其是溃疡性结肠炎、寄生虫感染，以及非 IgE 介导的食物蛋白诱导的直肠结肠炎，也可出现结肠大量嗜酸性粒细胞浸润，在诊断时需注意鉴别。

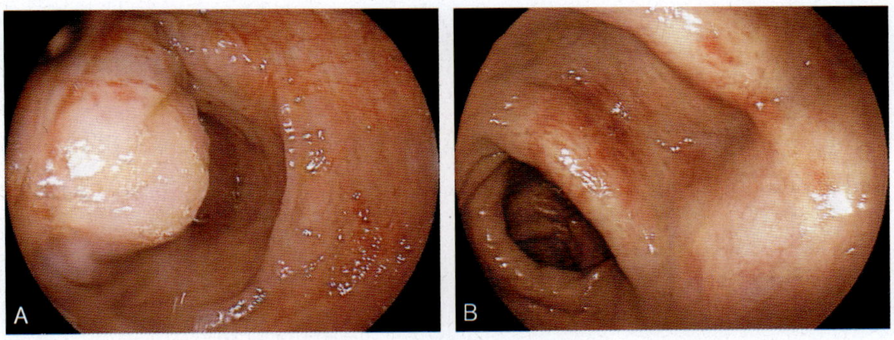

图 5-5-3 嗜酸细胞性结肠炎

A. 升结肠糜烂；B. 乙状结肠糜烂。

治疗方面，质子泵抑制剂和局部类固醇治疗可有效诱导嗜酸细胞性食管炎患儿的组织学和临床缓解。而多数嗜酸细胞性胃肠炎患儿在应用全身糖皮质激素 1~2 周后病情可缓解，复发时再次使用仍有效。其他治疗药物包括白三烯受体拮抗剂(孟鲁司特)、肥大细胞稳定剂(色甘酸钠、酮替芬)，以及抗组胺药物等。生物制剂治疗嗜酸细胞性胃肠疾病的疗效尚不明确。度普利尤单抗最初被批准用于治疗中重度特应性皮炎或者中重度哮喘的附加治疗，于 2022 年作为首个治疗嗜酸细胞性食管炎的生物制剂被美国食品药品监督管理局批准用于治疗体重至少 40kg 的 12 岁及以上儿童及成人嗜酸细胞性食管炎。其他生物制剂，如抗 Siglec-8 抗体目前正处于临床试验阶段。除药物治疗外，回避饮食以及要素饮食的营养替代在儿童嗜酸细胞性胃肠疾病的治疗中也起到重要作用。对于一些局限性浸润及有肠道狭窄等并发症的患儿，可以考虑手术治疗。

（李心悦　王佳佳　李在玲）

推荐阅读

[1] CAMPORA M, MASTRACCI L, CARLIN L, et al. Pathologist's approach to paediatric and neonatal eosinophilic gastrointestinal disorders. Pathologica, 2022, 114(1): 79-88.

[2] DELLON E S, GONSALVES N, ABONIA J P, et al. International Consensus Recommendations for Eosinophilic Gastrointestinal Disease Nomenclature. Clin Gastroenterol Hepatol, 2022, 20(11): 2474-2484.

[3] DHAR A, HABOUBI H N, ATTWOO S E, et al. British Society of Gastroenterology (BSG) and British Society of Paediatric Gastroenterology, Hepatology and Nutrition (BSPGHAN) joint consensus guidelines on the diagnosis and management of eosinophilic oesophagitis in children and adults. Gut, 2022, 71(8): 1459-1487.

[4] PESEK R D, GREUTER T, LOPEZ-NUNEZ O, et al. Clinicopathologic correlations in eosinophilic gastrointestinal disorders. J Allergy Clin Immunol Pract, 2021, 9(9): 3258-3266.

[5] REED C C, GENTA R M, YOUNGBLOOD B A, et al. Mast cell and eosinophil counts in gastric and duodenal biopsy specimens from patients with and without eosinophilic gastroenteritis. Clin Gastroenterol Hepatol, 2021, 19(10): 2102-2111.

[6] ROSSI C M, LENTI M V, MERLI S, et al. Primary eosinophilic gastrointestinal disorders and allergy: clinical and therapeutic implications. Clin Transl Allergy, 2022, 12(5): e12146.

[7] WRIGHT B L, SCHWARTZ J T, RUFFNER M A, et al. Eosinophilic gastrointestinal diseases make a name for themselves: a new consensus statement with updated nomenclature. J Allergy Clin Immunol, 2022, 150(2): 291-293.

第六节　淋　巴　瘤

淋巴瘤是起源于淋巴结或结外淋巴组织的恶性肿瘤，包括非霍奇金淋巴瘤（non-Hodgkin lymphoma，NHL）和霍奇金淋巴瘤（Hodgkin lymphoma，HL）。胃肠道是结外 NHL 的主要发生部位。

原发性胃肠道淋巴瘤是指累及口咽至直肠任一节段的胃肠道淋巴瘤，可累及消化道单一部位，也可累及多个部位，还可累及局部和远处淋巴结。根据目前胃肠道淋巴瘤的报道，受累部位分布为胃（68%~75%）、小肠（包括十二指肠，9%）、回盲部（7%）、直肠（2%）、弥漫性结肠受累（1%）、累及多个胃肠道部位（6%~13%）。本节将食管、胃、小肠、结直肠淋巴瘤的顺序进行阐述。

1. 食管淋巴瘤　原发性食管淋巴瘤罕见，多数为纵隔或胃淋巴瘤蔓延至食管，临床症状可有吞咽困难或吞咽痛，多数通过内镜活检确诊。

2. 胃淋巴瘤　胃淋巴瘤是最常见的结外淋巴瘤，儿童好发年龄为 6~10 岁。临床表现多为非特异症状，可有上腹不适、厌食、体重减轻、恶心和/或呕吐、隐性消化道出血、早饱等；也可出现发热、盗汗、体重减轻、腹痛等症状。疾病进展期可触及肿块或肿大淋巴结。可通过内镜检查结合活检确诊，内镜下可表现为黏膜充血水肿、结节或息肉样病变、溃疡、增厚的脑回状胃皱襞等（图 5-6-1），内镜活检应在病灶处多点取材。病理表现为黏膜相关淋巴组织的结外边缘区 B

细胞淋巴瘤及弥漫性大 B 细胞淋巴瘤。

3. 小肠淋巴瘤 小肠淋巴瘤组织学类型不同则临床表现不同，可表现为腹痛、慢性腹泻、吸收不良、体重显著减轻、消化道出血、梗阻或穿孔等。可通过小肠镜结合黏膜组织活检进行诊断，但儿童小肠镜检查技术难度较大。对于病变位于远端回肠者，可行结肠镜了解回盲部情况并进行黏膜活检帮助诊断。

4. 结直肠淋巴瘤 结直肠淋巴瘤可表现为腹痛、显性或隐性出血、腹泻、肠套叠，偶见肠梗阻。内镜下多表现为弥漫性黏膜结节和/或溃疡（图 5-6-2），应对病灶进行多点活检。

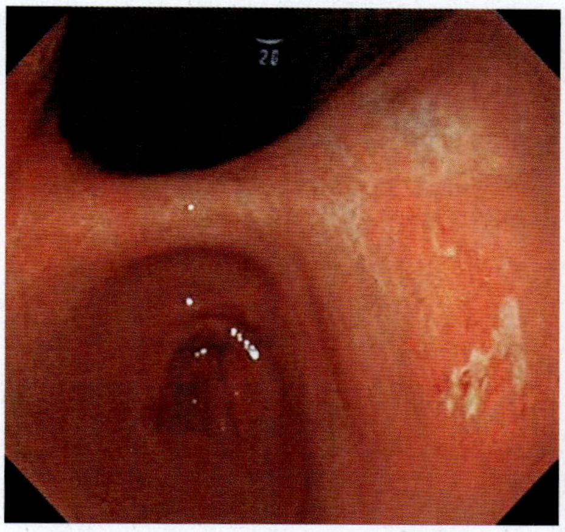

图 5-6-1 胃淋巴瘤内镜检查
胃窦后壁散在片状不规则形溃疡，结合病理诊断为弥漫大 B 细胞淋巴瘤。

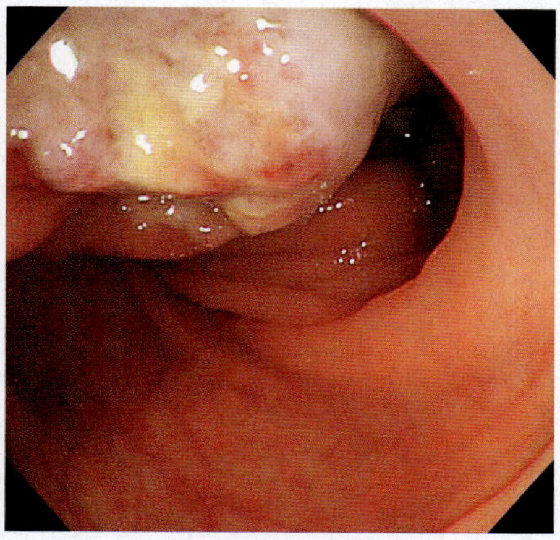

图 5-6-2 结直肠淋巴瘤内镜检查
回盲部变形，结节样隆起，可见大片状不规则形溃疡，表面覆盖黄白苔，局部肿胀狭窄，结合病理诊断为非霍奇金淋巴瘤（成熟 B 细胞型）。

（秦秀敏 于飞鸿）

推荐阅读

[1] CORDING S, LHERMITTE L, MALAMUT G, et al. Oncogenetic landscape of lymphomagenesis in coeliac disease. Gut. 2022 Mar; 71(3): 497-508.

[2] WANG T, GUI W, SHEN Q. Primary gastrointestinal non-Hodgkin's lymphoma: clinicopathological and prognostic analysis. Med Oncol, 2010, 27(3): 661-666.

[3] 赵玲莹，顾于蓓，邹多武. 肠道淋巴瘤的分类和内镜特点. 中华消化杂志，2023，43(8): 572-576.

[4] MEARIN ML, CATASSI C, BROUSSE N, et al. European multi-centre study on coeliac disease and non-Hodgkin lymphoma. Eur J Gastroenterol Hepatol. 2006, 18(2): 187-94.

第七节 血管畸形

血管畸形（vascular malformation，VM）有多种命名，包括血管扩张（vascular ectasias）、动静脉畸形（arterio-venous malformation，AVM）、毛细血管扩张（telangiectasias）、血管瘤（hemangioma）、血管发育不良（angiodysplasia，AD）等，因血管畸形可描述各种病变而被常用。血管畸形的发生

主要与血管的生成与发育缺陷有关，尤其在胚胎期，中胚层来源的内皮前体细胞（血管母细胞）在形成初级毛细血管丛的过程中，基因突变或遗传因素参与而导致血管生成异常，如 *PIK3CA* 通路、*RAS-MARK* 通路、G 蛋白偶联受体信号转导通路可能参与其致病机制，涉及的基因包括 *PIK3CA*、*AKT1*、*RASA1*、*PTEN*、*ALK-1/Endoglin*、*TEK*（*TIE2*）、*GNA11*、*IDH1/IDH2* 等。血管畸形可以影响动脉、静脉、毛细血管，甚至淋巴管，病变可呈单一性也可为混合病变，甚至是综合征的一部分（表 5-7-1）。

表 5-7-1　血管畸形的分类

畸形类型	血流速度	血管组成	临床/相关疾病	
单纯血管畸形	慢血流	毛细血管畸形（CM）	皮肤黏膜 CM（葡萄酒斑）	遗传性毛细血管扩张症（HHT）
			CM 伴软组织/骨过度生长	先天性毛细血管扩张性大理石样皮肤（CMTC）
			CM 伴中枢神经系统/眼异常（韦伯综合征）	单纯型血管痣
			CM+AVM	—
	慢血流	淋巴管畸形（LM）	普通囊性 LM	广泛性淋巴异常（GLA）
			大囊型 LM	原发性淋巴水肿
			微囊型 LM	Gorham stout 综合征伴 LM
			混合囊型 LM	中央导管淋巴管异常（CCLA）
	慢血流	静脉畸形（VM）	普通 VM	蓝色橡皮疱痣综合征（BRBNS）
			肾小球 VM（GVM）	皮肤黏膜 VM（VMCM）
	快血流	动静脉畸形（AVM）	散发性 AVM	HHT 伴 AVM
	快血流	动静脉瘘（AVF）	散发性 AVF	HHT 伴 AVF
联合血管畸形	慢血流	CM+VM	毛细血管-静脉畸形	
	慢血流	CM+LM	毛细血管-淋巴畸形	
	快血流	CM+AVM	毛细血管-动-静脉畸形	
	慢血流	LM+VM	淋巴-静脉畸形	
	慢血流	CM+LM+VM	毛细血管-淋巴-静脉畸形	
	快血流	CM+LM+AVM	毛细血管-淋巴-动-静脉畸形	
	快血流	CM+VM+AVM	毛细血管-静脉-动-静脉畸形	
	快血流	CM+LM+VM+AVM	毛细血管-淋巴-静脉-动-静脉畸形	
伴其他异常的血管畸形	慢血流	CM+VM±LM	伴肢体过度生长（Klippel-Trénaunay syndrome）	
	快血流	CM+AVF	伴肢体过度生长（Parkes-Weber syndrome）	
	慢血流	limb VM	伴骨头发育不全（Servelle-Martorell syndrome）	
	慢血流	limb CM	伴先天性肢体肥大	
	慢血流	VM	伴或不伴梭形细胞血管瘤和内生软骨瘤（Mafucci syndrome）	
	慢+快血流	LM+VM+CM±AVM	伴脂肪瘤过度生长（CLOVES syndrome）	
	慢血流	CM+VM±LM	伴不对称躯体过度生长（proteus syndrome）	
	快血流	AVM+VM	伴巨头脂肪瘤过度生长（Bannayan-Riley-Ruvalcaba syndrome）	

胃肠道血管畸形（gastrointestinal vascular malformation，GIVM）是一种可累及全胃肠道的出血性疾病，可以与遗传因素相关，如遗传性毛细血管扩张症（hereditary haemorrhagic telangiectasia，HHT)，也可以是获得性病变，如血管发育不良(angiodysplasia，AD)、胃窦血管扩张(gastric antral vascular ectasia，GAVE)、黏膜下恒径动脉破裂出血(曾称“杜氏病”)。部分消化道出血患者的皮肤血管畸形也可作为怀疑 GIVM 的佐证。

90% 的 GIVM 病变发生在小肠，是隐性消化道出血的主要原因，20% 的患者表现为缺铁性贫血或间歇粪便隐血阳性，12%~27% 可表现为消化道大出血，50% 的患者需要频繁住院或输血治疗。其临床特征可表现为：①病程长短不一，多数较长，长者可达几十年；②出血方式多样，可为急性大量出血、反复间断出血和慢性少量出血；③出血多为自限性或经止血药物、输血等可暂时停止，血红蛋白也可恢复正常；④未出血时几乎无阳性症状和体征。

电子胃镜、胶囊内镜、小肠镜、结肠镜等内镜检查已成为诊断 GIVM 的首选方法，上消化道血管畸形通常可经胃镜检查发现(图 5-7-1)；小肠胶囊内镜检查对小肠血管畸形诊断的阳性率可达 90% 以上，可作为疑诊中消化道血管畸形的首选无创检查，但血管畸形靠近浆膜侧有时在腹腔镜下观察更明显(图 5-7-2)。而下消化道(结肠)血管畸形则基本可通过结肠镜检查明确(图 5-7-3)。部分病变可经 CT 血管造影或选择性血管造影辅助诊断。

直肠血管畸形(rectal vascular malformation，RVM)占 GIVM 的 0.9%~2.9%，主要症状为无痛性血便和贫血，少数可无症状，但需要排除是否为门静脉高压、门静脉血栓和结缔组织疾病所引起。超声或 CT 可发现直肠壁内海绵状的增厚，增强 CT 可发现门静脉时相局部增强；直肠上动脉造影可发现充血的血管团；结肠镜可发现蓝紫色凹凸不平的扩张的血管影(图 5-7-4)，区域边缘可见与正常黏膜的模糊分界。血管畸形在内镜下可分为以下几类。

局限性型(Ⅰ型)：呈局限性血管扩张，与周围正常黏膜分界清楚，包括区域内的血管扩张(Ⅰa)和蜘蛛痣样血管扩张(Ⅰb)。

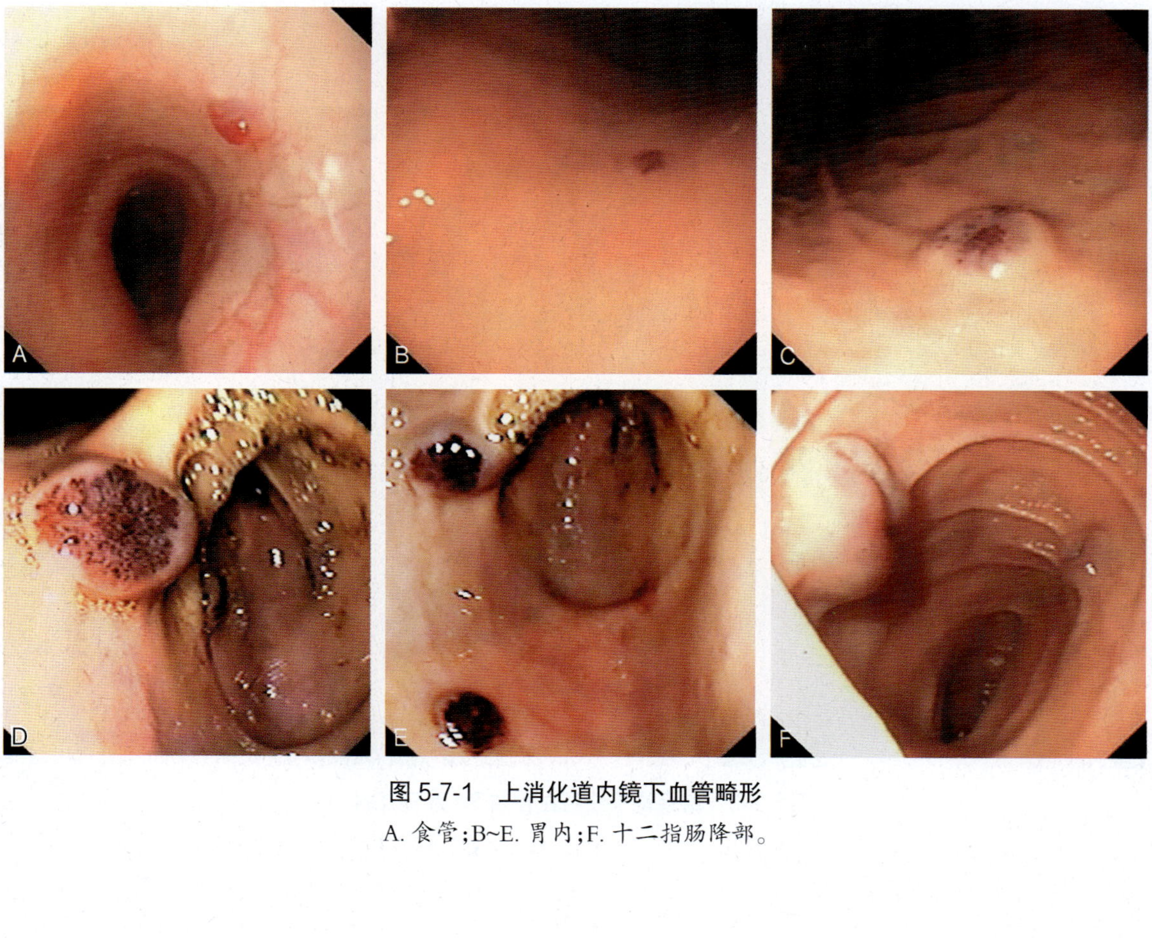

图 5-7-1　上消化道内镜下血管畸形

A. 食管；B~E. 胃内；F. 十二指肠降部。

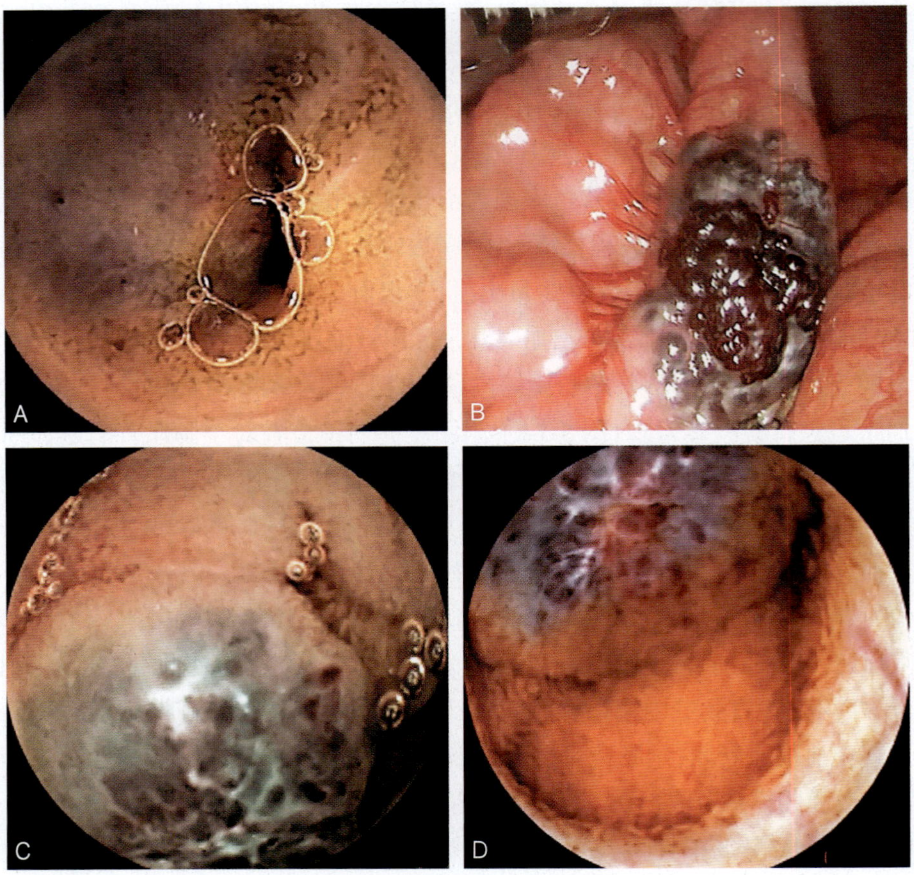

图 5-7-2　小肠胶囊内镜下血管畸形

A. 胶囊内镜提示回肠血管畸形；B. 腹腔镜下证实图 A 诊断；C. 胶囊内镜示空肠蓝色橡皮疱痣综合征（BRBNS）；D. 胶囊内镜示回肠 BRBNS。

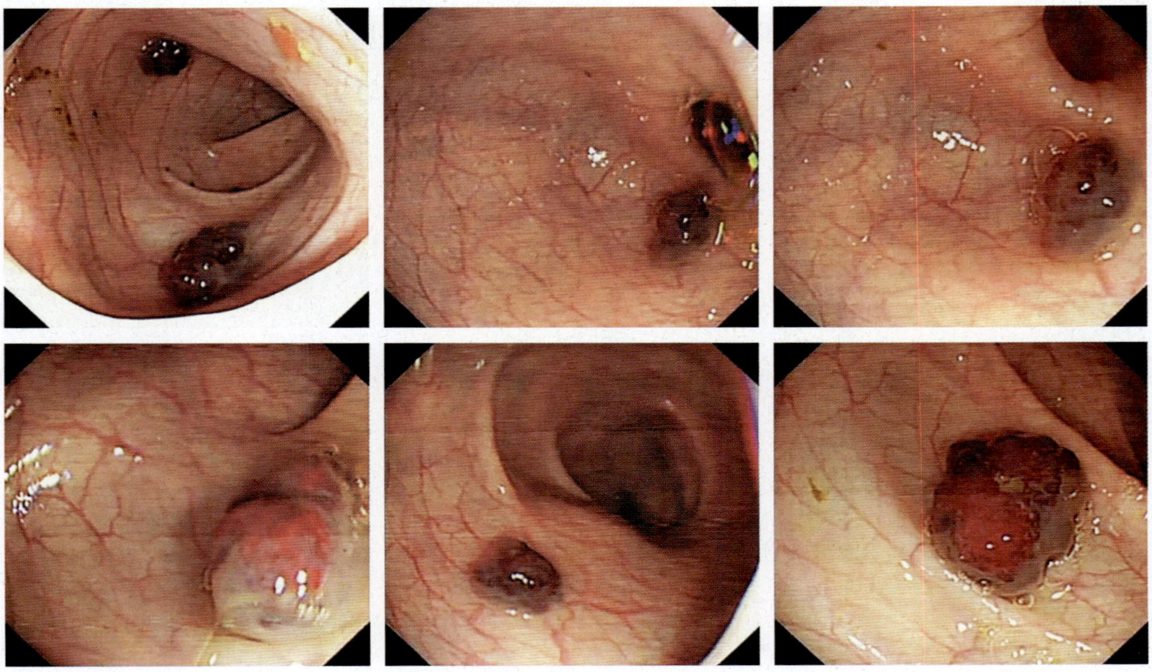

图 5-7-3　结肠镜下结肠血管畸形（为 BRBNS）

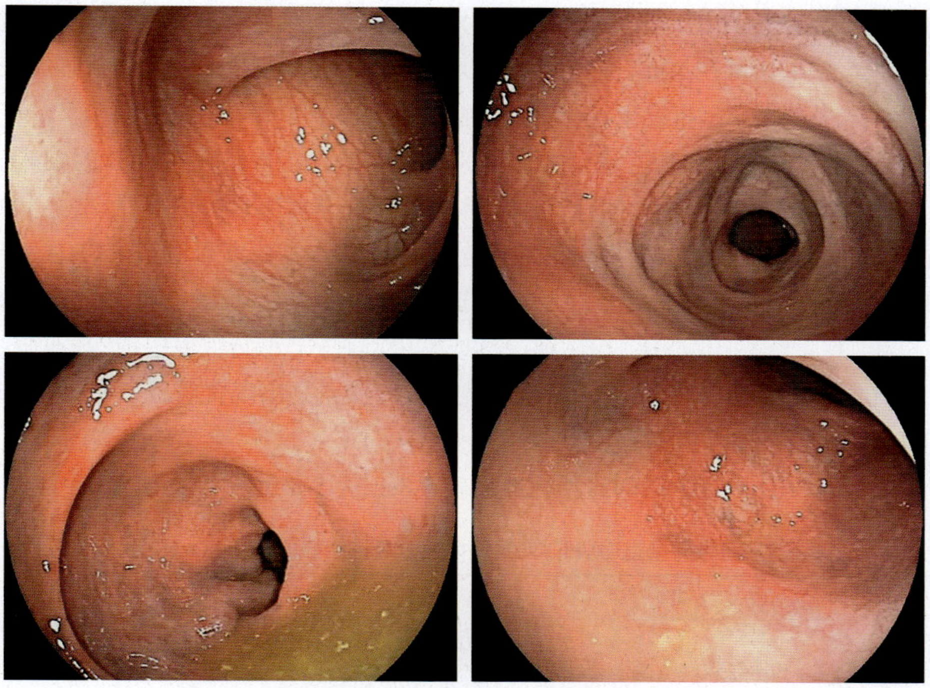

图 5-7-4 结肠镜下直肠血管畸形

上图均可见局部弥漫性充盈血管网，部分蓝紫色粟粒状突起，黏膜糜烂。

弥漫型（Ⅱ型）：血管扩张呈弥漫性，范围广，色鲜红，与正常黏膜分界较模糊。

血管瘤样型（Ⅲ型）：呈紫红色或灰蓝色团块，稍隆起于黏膜面，与周围正常黏膜分界清楚。

GIVM 的治疗主要为局部内镜下治疗（如注射疗法、钛夹技术、氩等离子体凝固术等）、血管栓塞术或手术切除。

主要的药物治疗包括：①治疗血管瘤无选择性和选择性 β 受体阻滞剂，如普萘洛尔、阿替洛尔；②治疗蓝色橡皮疱痣综合征（BRBNS）、皮肤血管瘤病和血小板减少症（也称多灶性淋巴管内皮瘤病伴血小板减少症）的西罗莫司（哺乳动物西罗莫司靶蛋白的抑制剂）；③治疗血管扩张的沙利度胺和生长抑素类似物（奥曲肽）等。

（李中跃）

推荐阅读

[1] CARQUEJA I M, SOUSA J, MANSILHA A. Vascular malformations: classification, diagnosis and treatment. Int Angiol, 2018, 37(2): 127-142.

[2] HOEGER P H. Genes and phenotypes in vascular malformations. Clin Exp Dermatol, 2021, 46(3): 495-502.

[3] MARTINEZ-LOPEZ A, SALVADOR-RODRIGUEZ L, MONTERO-VILCHEZ T, et al. Vascular malformations syndromes: an update. Curr Opin Pediatr, 2019, 31(6): 747-753.

第八节 移植物抗宿主病相关消化道病变

移植物抗宿主病（graft versus host disease, GVHD）是同种异基因造血干细胞移植患者的常见发病和死亡原因。急性 GVHD 被定义为发生在异基因造血干细胞移植的前 100 日内的 GVHD，但现在普遍认为 GVHD 可在 100 日后发病，所以目前对急性 GVHD 的定义强调临床表现，而不是发生时间。慢性 GVHD 是指发生在异基因造血干细胞移植 100 日后的 GVHD。

GVHD 主要影响皮肤，胃肠道是第二常见的受影响器官。胃肠道 GVHD 的临床症状通常包括腹泻、恶心、呕吐、腹痛、厌食、呕血、便血、体重减轻和营养不良。但是，这些症状并无特异性，因为它们也可由药物毒性或胃肠道感染引起。内镜检查在诊断胃肠道 GVHD 中起着重要作用，且必须进行胃肠道活检确诊。急性胃肠道 GVHD 内镜表现：①黏膜正常；②黏膜水肿；③黏膜红斑；④黏膜糜烂；⑤溃疡；⑥黏膜脱落或黏膜剥脱；⑦小肠绒毛短钝；⑧小肠绒毛缺失（图 5-8-1、图 5-8-2）。慢性胃肠道 GVHD 的特异性内镜特点是出现食管蹼、食管狭窄或食管环（图 5-8-3）。

急性胃肠道 GVHD 内镜分级的诊断标准见表 5-8-1、表 5-8-2。

表 5-8-1 急性胃肠道 GVHD 弗莱堡内镜分级诊断标准（Freiburg Criteria）

内镜分级	黏膜表现
1 级	无明确标准，无 GHVD>2 级证据
2 级	红斑，初始病变
3 级	棘皮样（克罗恩样病变）或局灶侵蚀糜烂
4 级	合并缺损、溃疡、黏膜完全剥脱

注：GVHD. 移植物抗宿主病。

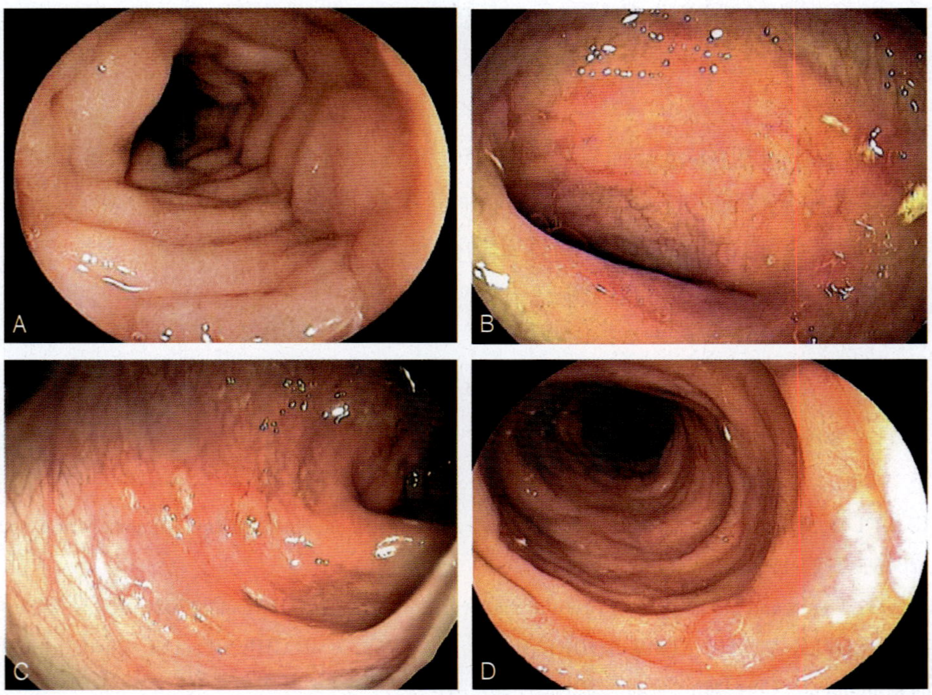

图 5-8-1 急性肠道 GVHD 内镜表现

患儿，4 岁，β 地中海贫血。异基因造血干细胞移植后 1 月余，出现腹泻，大便稀水样。内镜下表现为结肠黏膜水肿，血管网纹理消失（A）；结肠黏膜充血明显，大片糜烂灶（B）；结肠黏膜浅溃疡（C）；结肠黏膜深溃疡（D）；结肠黏膜脱落（E）。

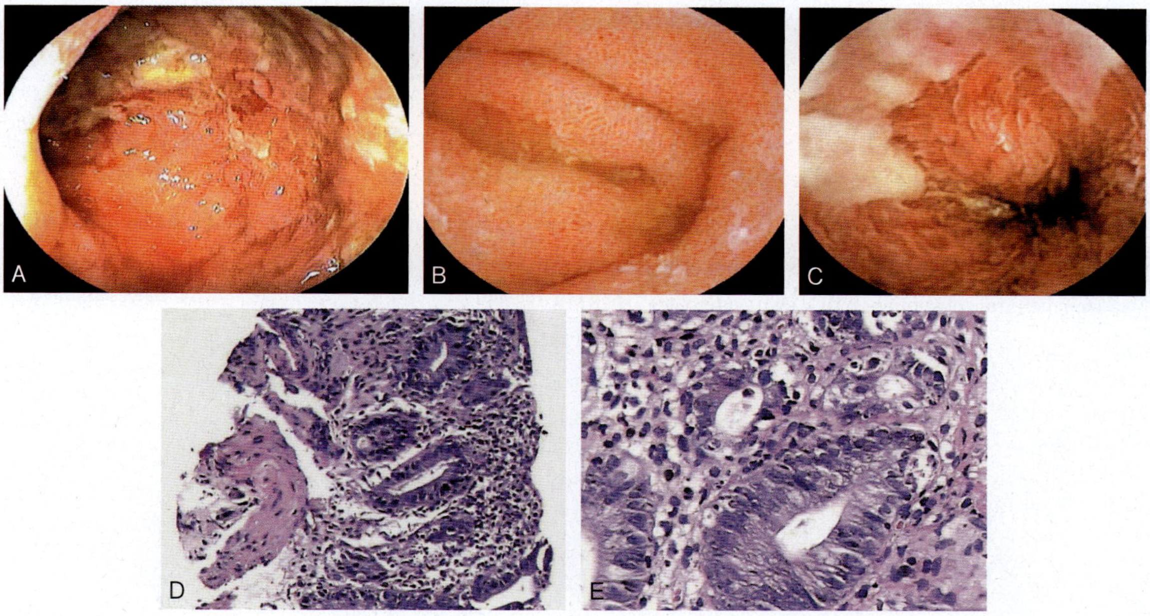

图 5-8-2 急性肠道 GVHD 内镜表现及病理表现

患儿，4 岁黏多糖贮积症（Ⅱ型）。异基因造血干细胞移植后 1 月余，出现腹泻，大便稀水样。胶囊内镜表现为回肠绒毛扁平（A）；回肠绒毛短钝、缺失（B）。结肠黏膜病理见肠隐窝部分坏死，HE 染色，×10（C）；腺上皮凋亡小体，HE 染色，×40（D）。

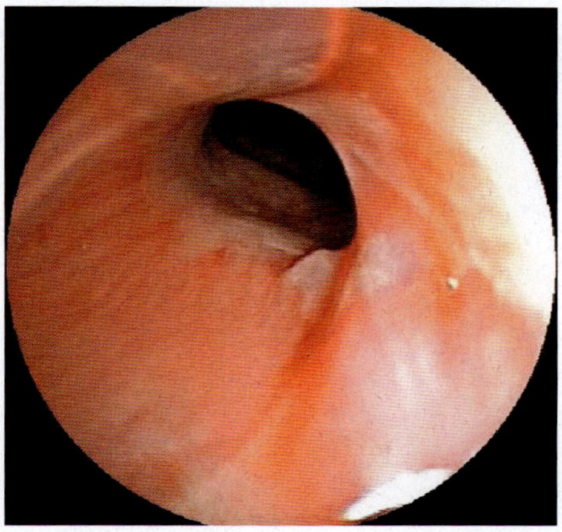

图 5-8-3 慢性食道 GVHD 内镜表现

患儿，7 岁 10 月龄，再生障碍性贫血。异基因造血干细胞移植后 6 个月，排黑便及稀水样便半个月入院。内镜下距门齿 12cm 食管入口处见食管狭窄。

表 5-8-2 急性胃肠道 GVHD 胶囊内镜分级评分标准（Brand Criteria）

内镜分级	黏膜表现	内镜分级	黏膜表现
0 级	正常黏膜	3 级	水肿、糜烂和/或出血
1 级	血管标记消失和/或轻度局部红	4 级	溃疡、渗出和出血
2 级	中度水肿和/或红斑		

注：GVHD. 移植物抗宿主病。

（耿岚岚 吴佩群）

推荐阅读

[1] HIEJIMA E, NAKASE H, MATSUURA M, et al. Diagnostic accuracy of endoscopic features of pediatric acute gastrointestinal graft-versus-host disease. Digestive Endoscopy, 2016, 28(5): 548-555.

[2] JAGASIA M H, GREINIX H T, ARORA M, et al. National Institutes of Health Consensus Development Project on Criteria for Clinical Trials in Chronic Graft-versus-Host Disease: I. The 2014 Diagnosis and Staging Working Group Report. Biology of Blood and Marrow Transplantation, 2015, 21(3): 389-401.

[3] PEREZ-CUADRADO-ROBLES E, CASTILLA-LLORENTE C, QUENEHERVE L, et al. Short article. Eur J Gastroenterol Hepatol, 2017, 29(4): 423-427.

[4] SUGIHARA Y, HIRAOKA S, FUJII N, et al. Villous atrophy in the terminal ileum is a specific endoscopic finding correlated with histological evidence and poor prognosis in acute graft-versus-host disease after allo-hematopoietic stem cell transplantation. BMC Gastroenterology, 2018, 18(1): 111.

03

第三篇

儿童常用消化内镜治疗技术

随着消化内镜技术的快速发展和广泛应用，其在儿科消化道疾病诊疗中的价值日益凸显。近年来，得益于儿科专用消化内镜设备的研发创新和操作技术的持续进步，儿科消化内镜微创治疗水平取得了显著提升。目前临床常用的术式包括：内镜下消化道息肉摘除术、内镜黏膜切除术（EMR）、内镜黏膜下剥离术（ESD）、经皮内镜下胃造瘘术、消化道异物取出术、支架置入或球囊扩张术、十二指肠镜下乳头括约肌切开术（EST），以及内镜逆行阑尾炎治疗术（ERAT）等。特别值得关注的是，以经口内镜食管下括约肌切开术（POEM）为代表的内镜隧道技术也逐渐在儿科领域开展应用。这些微创技术的推广应用，使更多患儿得以避免传统外科手术的创伤及相关并发症风险。尽管国内外学者在儿童消化内镜微创治疗领域已开展了大量研究并积累了丰富经验，但现有文献仍缺乏对相关技术规范、适应证选择及并发症防治等关键问题的系统性总结。因此，本篇章旨在对儿科消化内镜微创治疗进行全面梳理，为临床实践提供参考依据。

（刘海峰）

第六章　胃肠疾病的治疗

第一节　内镜下消化道异物取出术

消化道异物（foreign body ingestion）通常指被误吞的难以消化且未及时排出而滞留于消化道的各种有形物体，也包括误服的危险化学物质。需内镜干预取出者通常为吞入的有形物体或食物。70%~80% 的消化道异物发生在儿童，多为误服所致，6 月龄~6 岁为好发年龄。

症状依患儿年龄、异物种类和大小、异物滞留部位和时间以及是否存在并发症等而异。大部分患儿误吞异物后并无明显临床症状。食管异物嵌顿可表现为流涎、呕吐、反复哭闹、拒食、咽痛、吞咽困难、吞咽疼痛、哽噎、胸痛。

异物位于食管中上段压迫气管时，可出现咳嗽、喘息或呼吸困难。胃、十二指肠及下消化道异物多无明显临床表现，少数也可引起腹痛、腹胀、呕吐等症状。

异物滞留或嵌顿时间过长，异物机械损伤或化学物质渗漏均可引起消化道黏膜糜烂、溃疡及出血。也可能造成严重并发症，如消化道梗阻或穿孔、腹膜炎、败血症，甚至发生大血管破裂而导致死亡。

一、消化道异物的诊断

消化道异物的诊断需结合详细的病史、临床表现及恰当的辅助检查，进行全面的综合评估，尤其需关注异物的种类、滞留时间及有无或可能导致周围组织的损伤，以利于更好地选择进一步处理方案（表 6-1-1）。

二、消化道异物的内镜治疗

80%~90% 消化道异物能自行排出体外且无并发症发生，仅 10%~20% 的患儿需接受消化内镜干预，1% 需外科手术干预。需内镜干预者应先进行风险评估，掌握其适应证及禁忌证，合理拟定内镜处理方案。

1. 适应证　凡无法自然排出的消化道异物，均可尝试内镜下干预治疗。

2. 绝对禁忌证　①心、肺、脑功能障碍不能耐受内镜诊疗；②异物为袋装成瘾性药物；③异物巨大，无法粉碎，通过贲门困难；④异物致消化道大出血，或者滞留过长致全身严重感染，或者在消化管内严重嵌顿。

3. 相对禁忌证　①瘘管形成；②局部脓肿、积气；③可疑或明确穿孔；④内镜下取出异物后可能导致器官损伤、大出血等严重并发症。对于相对禁忌证患儿，可多学科会诊，制定合理的治疗方案，不宜内镜干预者，行外科干预；可尝试内镜干预者，应在外科医师协助下，在手术室试取异物，如失败即转外科干预。

表 6-1-1 消化道异物诊断

相关项目	主要内容	目的与意义
临床病史	患儿年龄、异物种类、形状和大小、有无实物参照、误吞时间及相关症状、进食情况(时间及食物种类、量)、有无增加并发症风险的基础疾病、家长适当安慰等	初评异物特征 可能滞留部位 有无并发症 进一步处置
体格检查	一般情况、生命体征、消化道出血相关、压迫气道相关、消化道穿孔相关、感染相关体征	有无并发症 进一步处置
辅助检查	X 线检查:适用于明确金属或高密度异物者,胸、腹部正侧位片可了解异物数量、大小、形态及位置,评估是否有并发症等。X 线无法发现且无食管完全梗阻的患儿,可考虑应用水溶性造影剂 超声检查:辅助寻找 X 线不能发现的异物。判断异物的形状及与消化管壁及周围脏器的关系 CT:适合临床高度怀疑消化道异物而 X 线检查阴性时;异物滞留时间长,需进一步评估异物(尖锐异物、磁性异物、纽扣电池等)造成的周围组织损伤的度及可能存在的并发症 消化内镜检查:对于常规 X 线检查阴性,而临床高度怀疑上消化道异物时,可行胃镜探查并评估是否适宜胃镜诊疗	选择恰当检查 确定异物诊断 了解异物性状 异物滞留部位 附近组织结构 并发症情况 进一步处置

4. 内镜处理时机及相关工具 内镜处理通常分为紧急内镜(2~6 小时)、急诊内镜(≤24 小时)、择期内镜(>24 小时)。应根据患儿年龄、临床表现、异物种类、形状和大小、滞留部位和时间及有无并发症等情况决定处理时机及选用合适的工具(表 6-1-2、图 6-1-1)。

表 6-1-2 儿童常见的异物分类及处理

<table>
<tr><th colspan="3">常见异物分类</th><th rowspan="2">滞留部位</th><th rowspan="2">处理时机</th><th rowspan="2">常用工具</th></tr>
<tr><th>种类</th><th colspan="2">举例</th></tr>
<tr><td rowspan="8">钝性异物</td><td rowspan="2">钝性
(≤2.0cm)</td><td rowspan="8">硬币、游戏币、纽扣、弹珠、围棋子、果核、玩具、水养球、电池、磁铁/珠等</td><td>食管</td><td>急诊</td><td rowspan="8">各种抓取钳(W 钳、三爪钳、五爪钳、鼠齿钳、鳄嘴钳、活检钳等);圈套器;各种网篮;异物网兜等</td></tr>
<tr><td>胃/小肠</td><td>择期</td></tr>
<tr><td rowspan="2">钝性
(>2.0)</td><td>食管</td><td>急诊</td></tr>
<tr><td>胃/小肠</td><td>择期</td></tr>
<tr><td rowspan="2">纽扣电池</td><td>食管</td><td>紧急</td></tr>
<tr><td>胃/小肠</td><td>急诊</td></tr>
<tr><td rowspan="2">磁性异物</td><td>食管</td><td>急诊</td></tr>
<tr><td>胃/小肠</td><td>急诊</td></tr>
<tr><td rowspan="2">尖锐异物</td><td colspan="2" rowspan="2">针、牙签、骨头、枣核、别针
牙科针、玻璃碎片、假牙、刀片等</td><td>食管</td><td>紧急</td><td rowspan="2">器材同钝性异物;另加透明帽、乳胶或橡胶罩</td></tr>
<tr><td>胃/小肠</td><td>急诊</td></tr>
<tr><td rowspan="2">长条异物</td><td colspan="2" rowspan="2">线、绳、手串;棉签、棒棒糖棍、勺子、发夹、圆柱电池、牙刷、刀具、螺丝刀、笔等</td><td>食管</td><td>急诊</td><td rowspan="2">圈套器、各种网篮</td></tr>
<tr><td>胃/小肠</td><td>急诊</td></tr>
<tr><td rowspan="2">食物团块</td><td colspan="2" rowspan="2">食物(含或不含骨头)、果脯、柿石症、发石症等</td><td>食管</td><td>紧急/急诊</td><td rowspan="2">器材同钝性异物</td></tr>
<tr><td>胃/小肠</td><td>择期</td></tr>
<tr><td>其他</td><td colspan="2">袋装毒品(儿童少见)</td><td colspan="3">常为内镜处理禁忌;无法排出时应及时外科干预</td></tr>
</table>

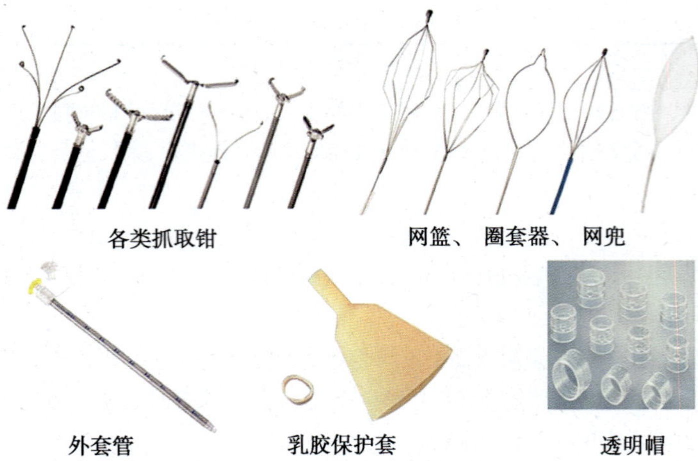

图 6-1-1 消化道异物内镜下取出的常见工具

三、常见消化道异物的处理

1. 钝性异物 胃内钝性异物或食管异物短期内造成黏膜损伤可能性小，但食管异物长时间的压迫也会造成食管黏膜糜烂、出血、溃疡等。如果异物在食管嵌顿而造成完全梗阻，则患儿通常不能耐受分泌而症状明显，此时常需紧急内镜以解除食管梗阻，常见的钝性异物内镜下处理及流程见图 6-1-2、图 6-1-3。

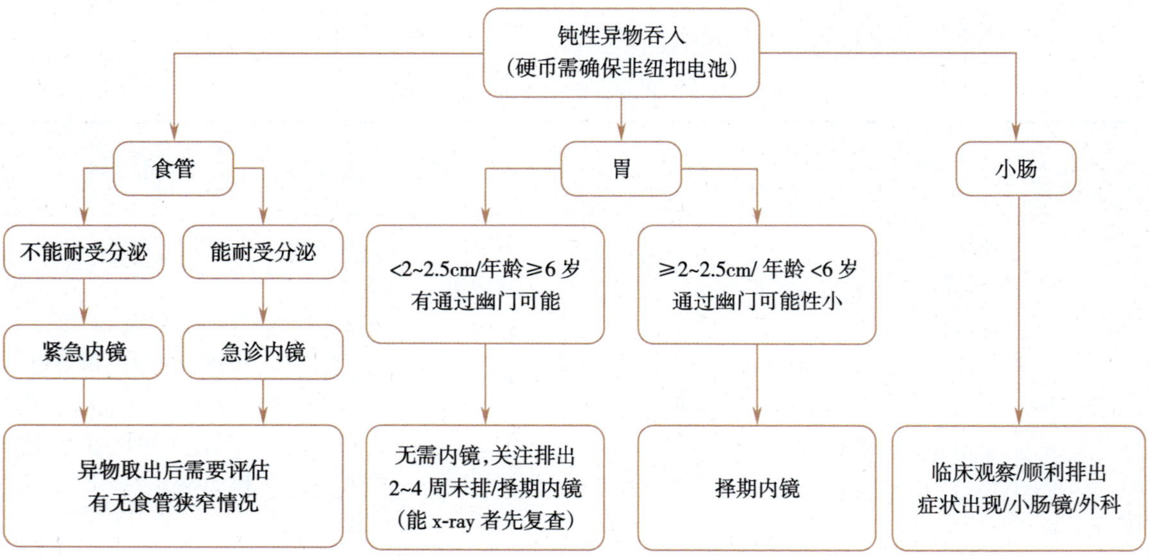

图 6-1-2 钝性异物内镜下处理流程

（1）纽扣电池：纽扣电池嵌顿需紧急行内镜处理，食管纽扣电池嵌顿常造成严重的并发症。局部压迫性坏死、电池内容物的渗漏、重金属的毒性、电损伤是其造成黏膜损伤的主要机制，尤其是电解作用所导致的损害更大，会造成负极处大量的 OH^- 堆积，使局部 pH 上升而引起碱烧伤，而且损伤可以不断蔓延累及周边组织，食管纽扣电池滞留 2 小时即可造成严重损伤，而且取出后损伤可以持续 2~3 周，造成食管溃疡、穿孔、大出血、瘘的形成，甚至危及生命。滞留在消化道其他部位也会有类似损伤，如果纽扣电池直径≥20mm，患儿年龄<6 岁则引起的损伤更大。因此纽扣电池的滞留常需紧急行内镜处理（图 6-1-4、图 6-1-5），同时需注意术前、术后的相关处置。

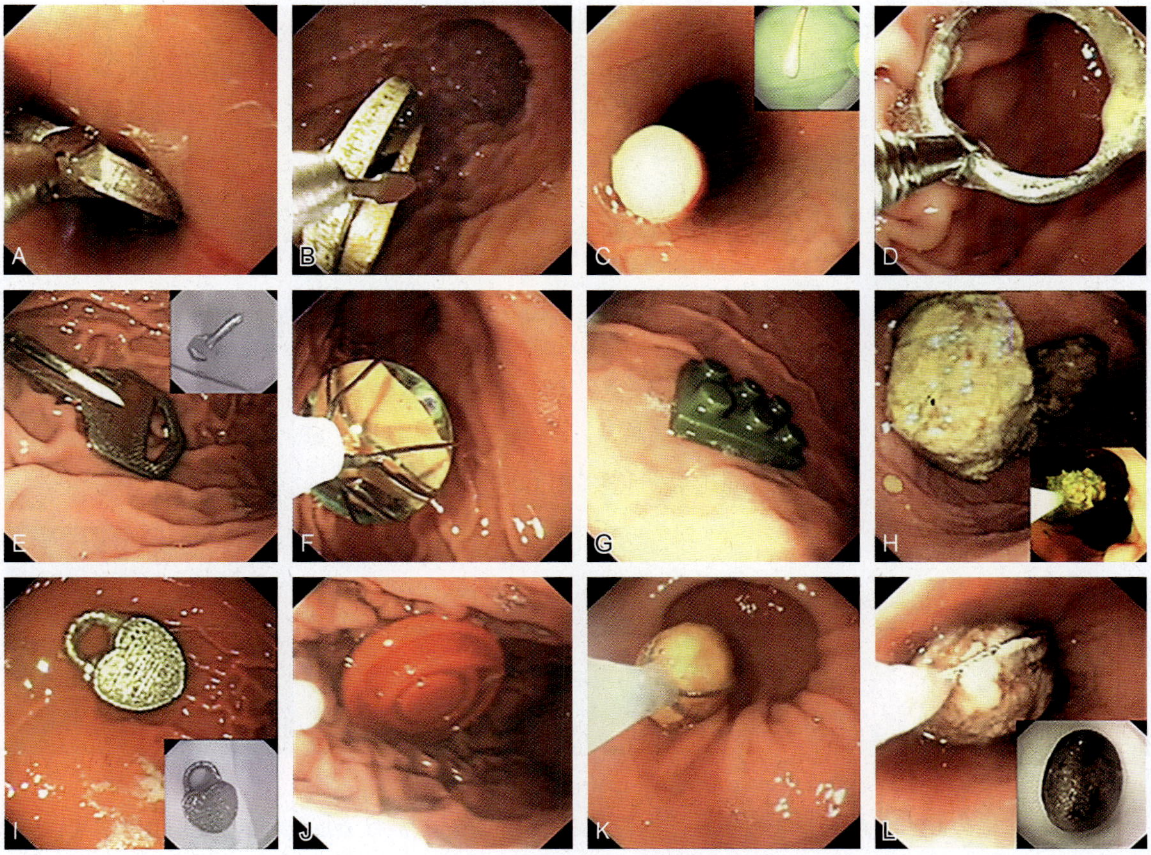

图 6-1-3　不同钝性异物内镜下取出

A. 食管硬币；B. 胃内硬币（2 枚）；C. 食管棉签；D. 胃内戒指；E. 胃内钥匙；F. 胃内玻璃球；G. 胃内玩具；H. 胃内柿石症；I. 胃内金锁；J. 胃内玩具；K. 胃内果核；L. 食管果核。

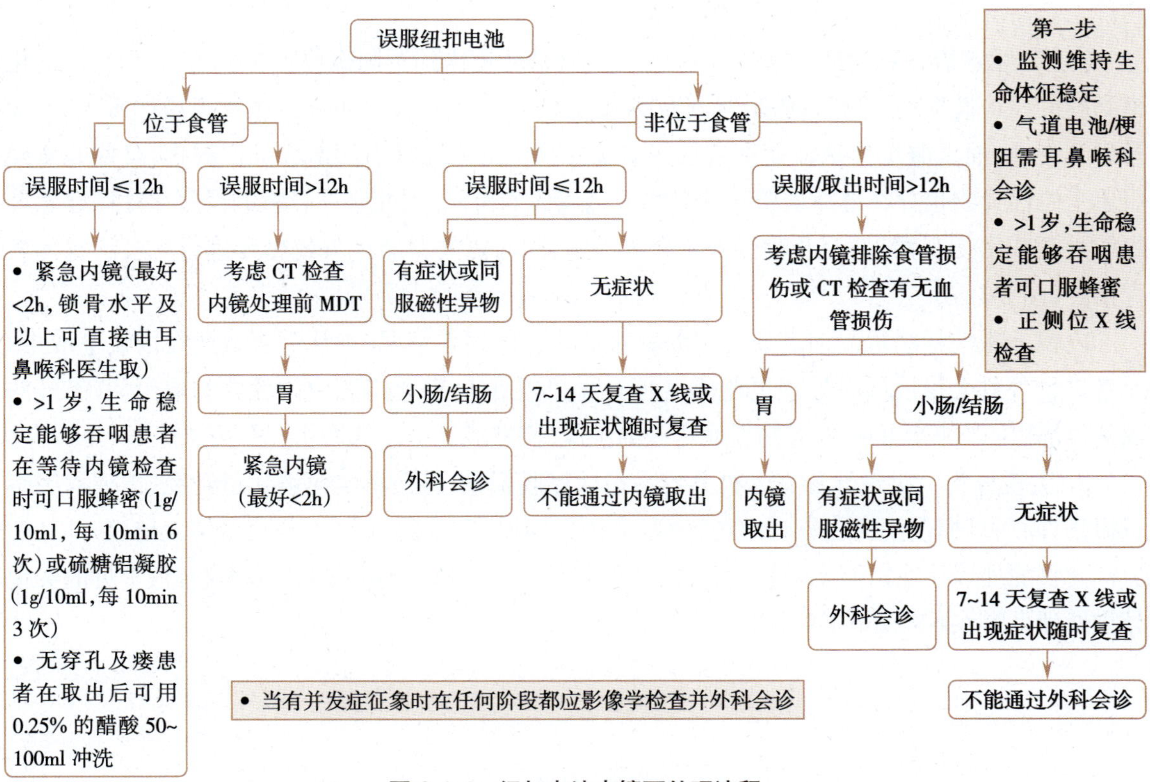

图 6-1-4　纽扣电池内镜下处理流程

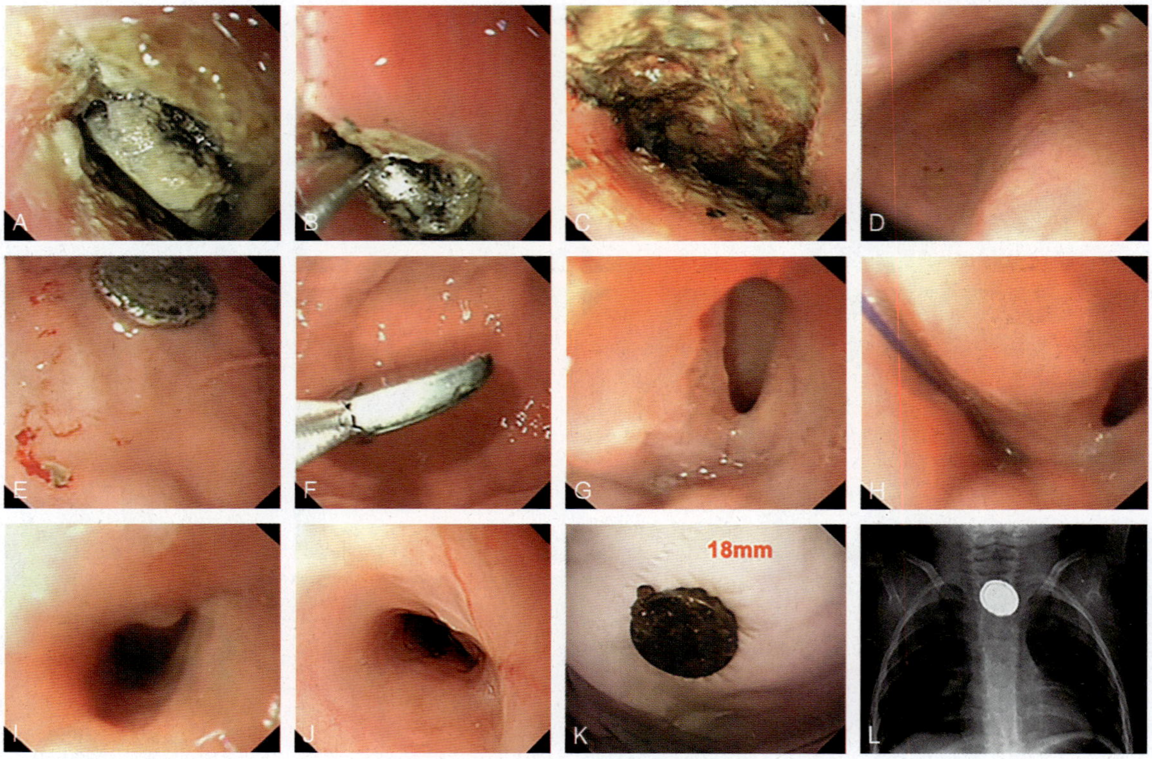

图 6-1-5 纽扣电池内镜下处理

A. 食管上段纽扣电池嵌顿;B. 纽扣电池钳取;C. 纽扣电池取出后食管损伤;D. 纽扣电池取出后留置鼻胃管;E. 胃内纽扣电池损伤;F. 胃内纽扣电池钳取;G. 纽扣电池取出术后 1 个月食管气管瘘;H. 食管气管瘘内镜下鼻胃管营养治疗;I. 食管气管瘘愈合;J. 食管气管瘘愈合后瘢痕形成;K. 取出纽扣电池;L. 纽扣电池与硬币区别(晕轮环)。

(2) 磁性异物:多个磁性异物的吞入往往可在消化道内的不同部位互相吸住,进而造成消化道黏膜的压迫性损伤、糜烂、溃疡、坏死及穿孔或窦道形成,严重者可导致腹膜炎或严重感染,危及患儿生命,而误服单个磁性异物或某些金属异物也可相互吸引而造成类似损伤,某些儿童误服单个磁性异物也存在继续误服磁性异物或金属体的可能,因此磁性异物的误服往往需要急诊内镜处理或密切观察,甚至及时行外科介入治疗,同时需要对监护人或患儿进行积极的宣传教育指导(图 6-1-6)。

内镜下磁性异物取出前需要先判断其对消化道的损伤情况,确认是否适合在内镜下取出,或者进行外科会诊后同时处理更能使患儿受益,因为有时消化道腔内磁性异物取出后,腔外的或其他部位原本吸住的磁性异物反而会脱离至他处,造成进一步的损伤(图 6-1-7)。

2. 尖锐异物 尖锐异物吞入极其容易造成黏膜损伤,甚至游走出消化道管腔,造成周围组织损伤,而一旦损伤到大血管(如食管中段尖锐异物损伤主动脉),可出现致命性大出血。因此,尖锐异物的处理往往需要多学科的合作,才能降低医疗风险,使患儿获取最大利益,常见的尖锐异物处理见图 6-1-8、图 6-1-9。

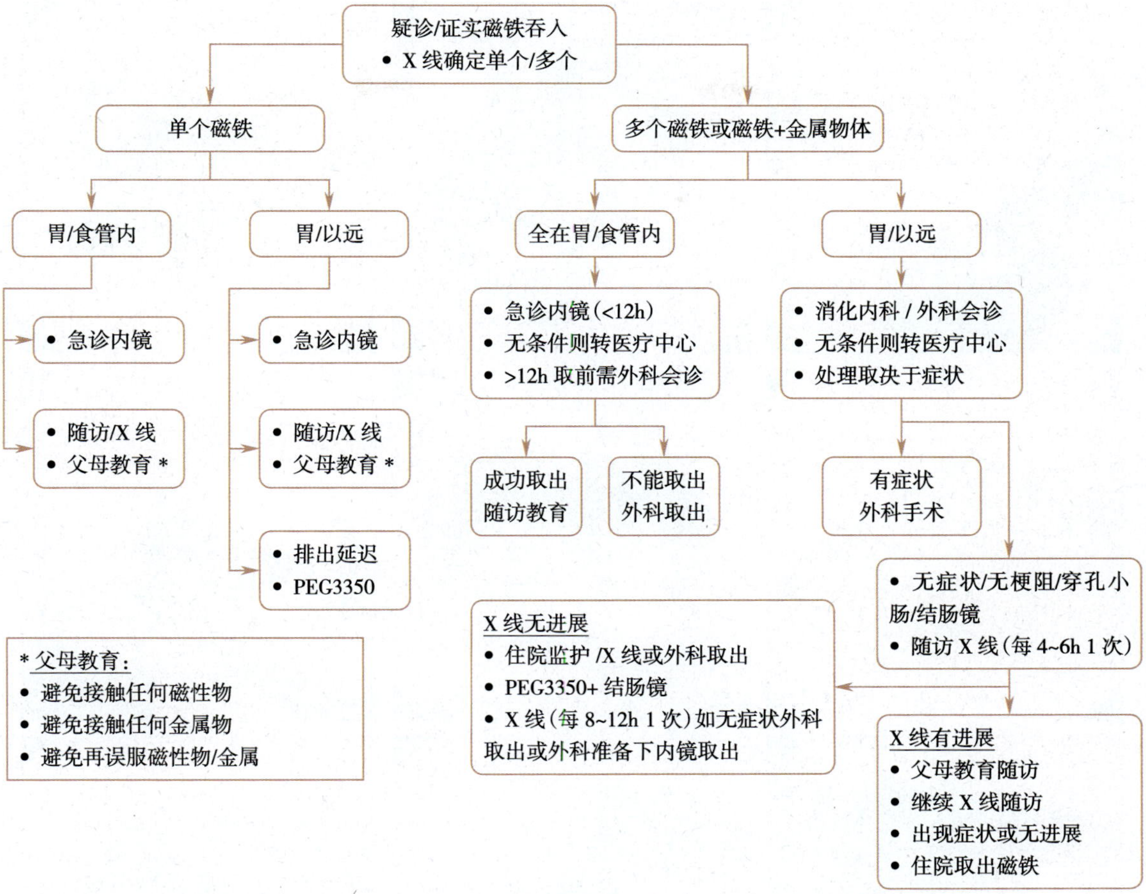

图 6-1-6　磁性异物内镜下处理流程

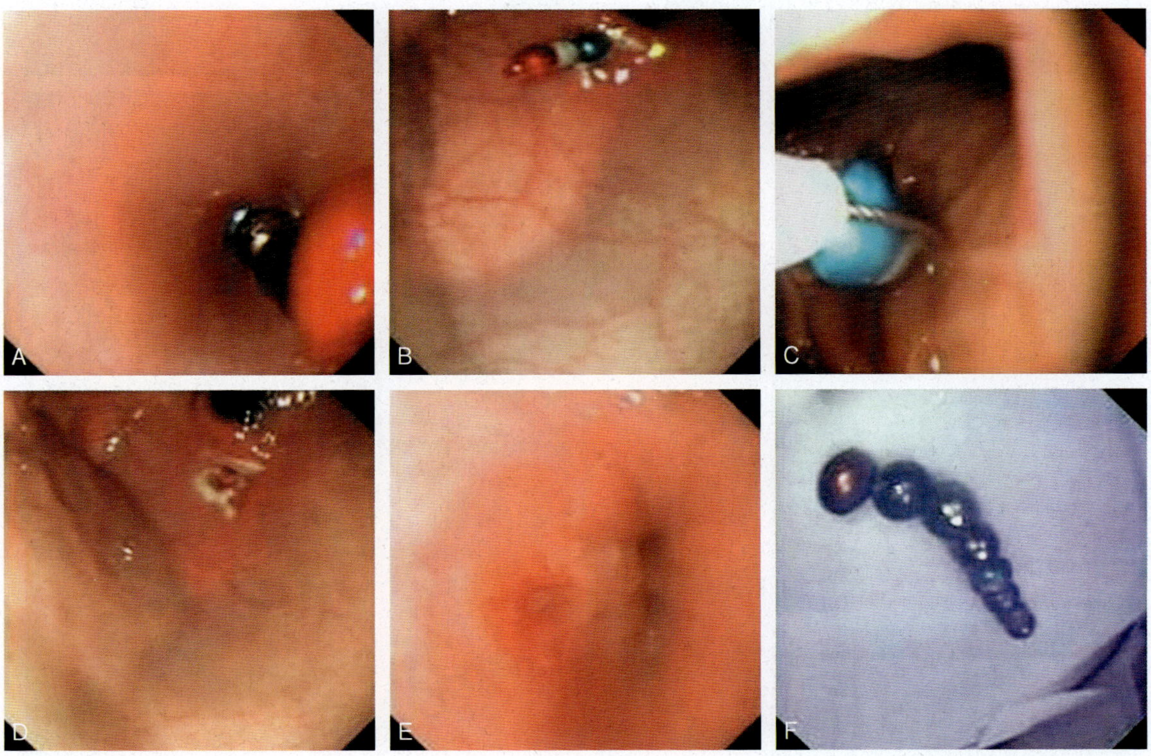

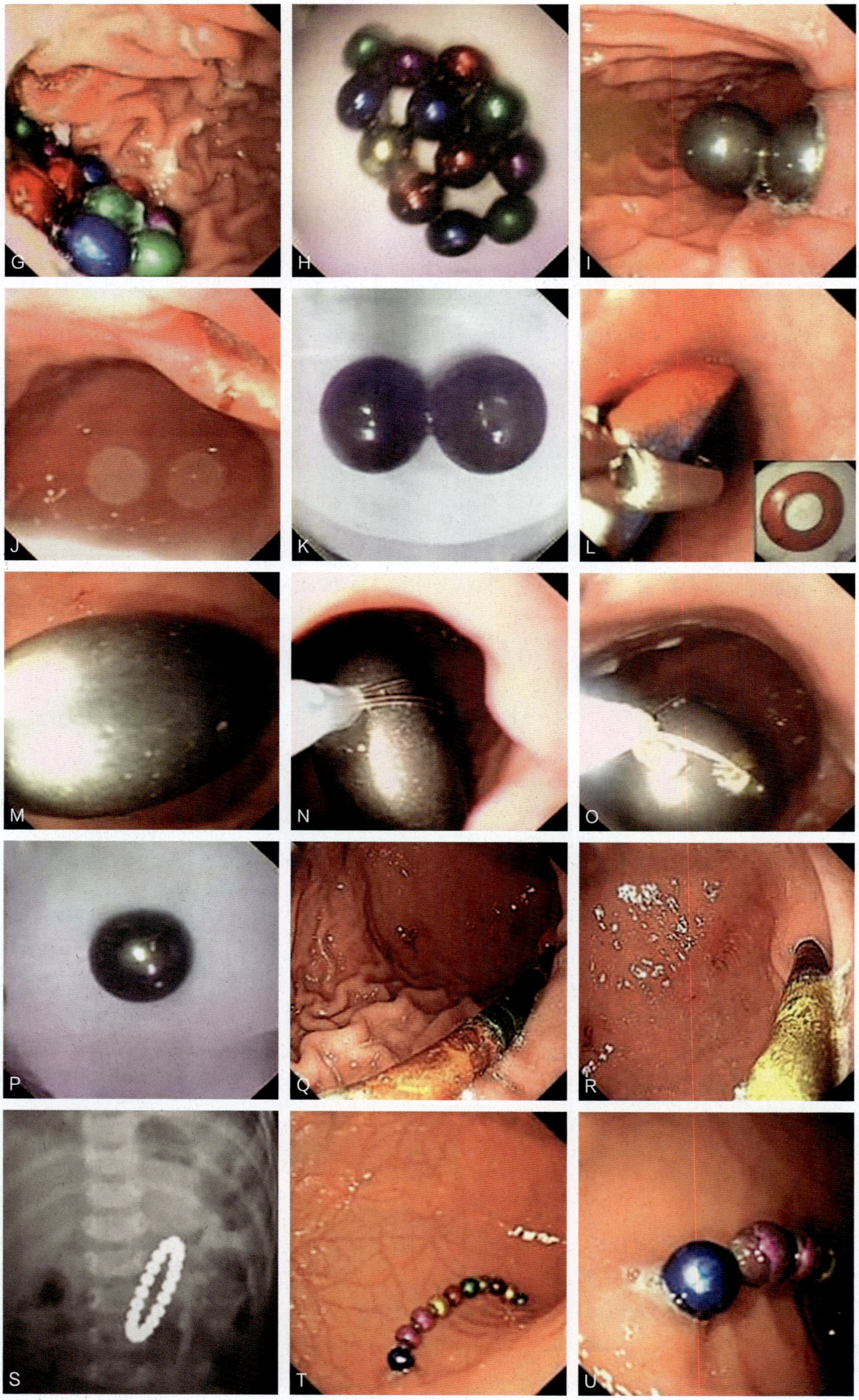
G
H
I
J
K
L
M
N
O
P
Q
R
S
T
U

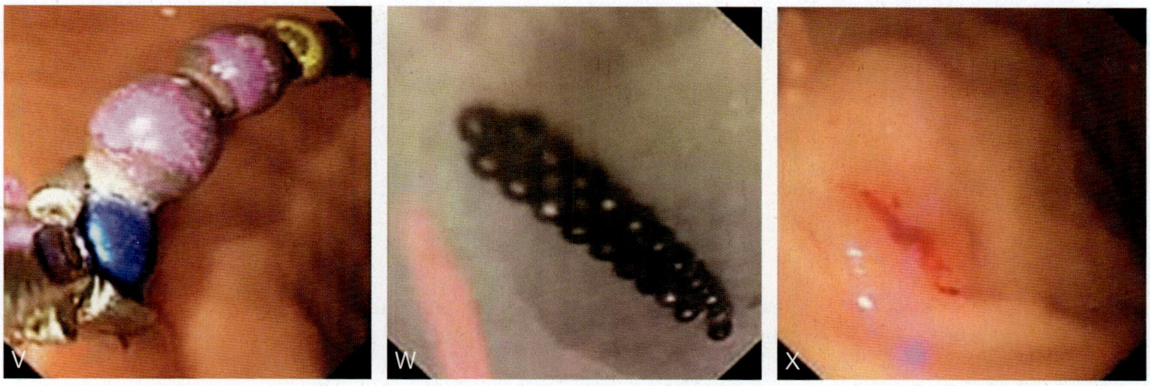

图 6-1-7　磁性异物内镜下处理

A~F. 食管 5 枚磁珠+胃底 3 枚磁珠吸住，取出后黏膜浅表溃疡；G~H. 胃内 12 枚磁珠取出；I~K. 胃内 2 枚磁珠取出，胃小弯侧溃疡；L. 食管内环形磁铁取出；M~P. 胃内单枚磁铁；Q~R. 胃内磁带穿孔；S~X. 21 枚磁珠穿孔取出，胃内可见损伤。

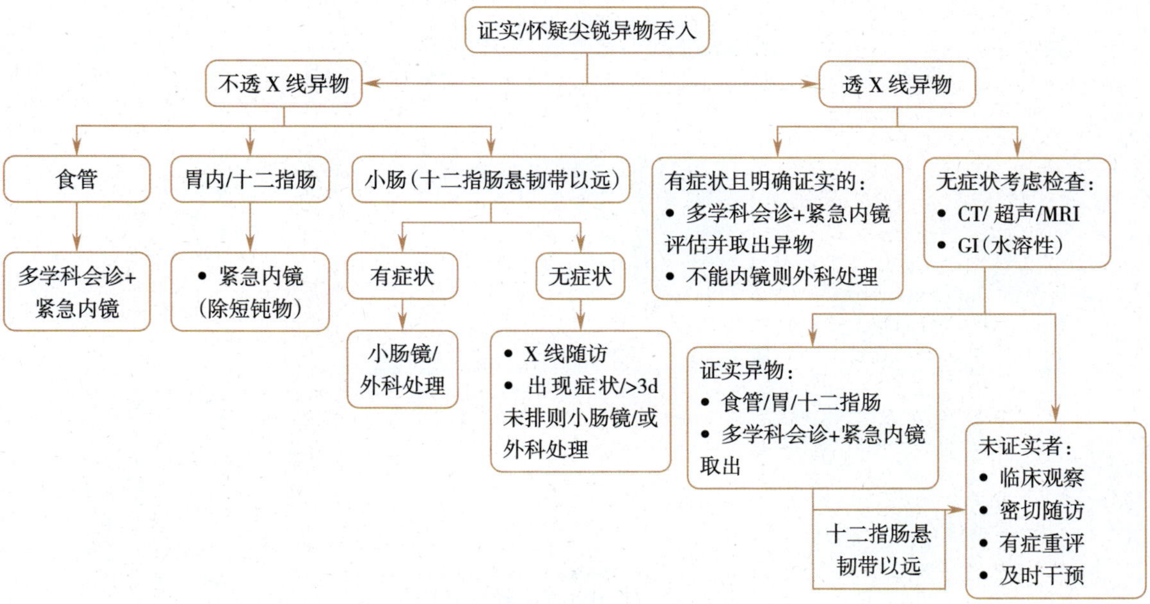

图 6-1-8　尖锐异物内镜下处理流程

四、消化道异物取出后并发症处理

1. 消化道黏膜损伤　轻微黏膜损伤通常不需要特别处理，或者在抑酸和黏膜保护剂治疗后即可好转，严重食管黏膜损伤可选择鼻胃管或鼻空肠管肠内营养以促进黏膜修复。

2. 消化道出血　多数为黏膜糜烂渗血，可局部喷洒盐酸肾上腺素等药物；也可用电凝止血或金属钛夹止血。术后可应用质子泵抑制剂治疗。

3. 食管穿孔　对于急性穿孔，可行金属钛夹夹闭；若周围组织水肿或炎性渗出明显，需全身抗感染，局部胃管引流，同时置鼻胃营养管以旷置创面，早期肠内营养支持，多数患儿经保守治疗可治愈。食管穿孔可导致食管胸膜瘘，可根据患儿年龄、穿孔部位及大小，选择定制全覆膜金属食管支架治疗。穿孔后形成食管瘘不能修复者，行外科治疗。

4. 消化道管腔狭窄　多数选择球囊扩张，也可内镜下行放射状切开术。

5. 颈部、纵隔或胸腔积脓　外科治疗。

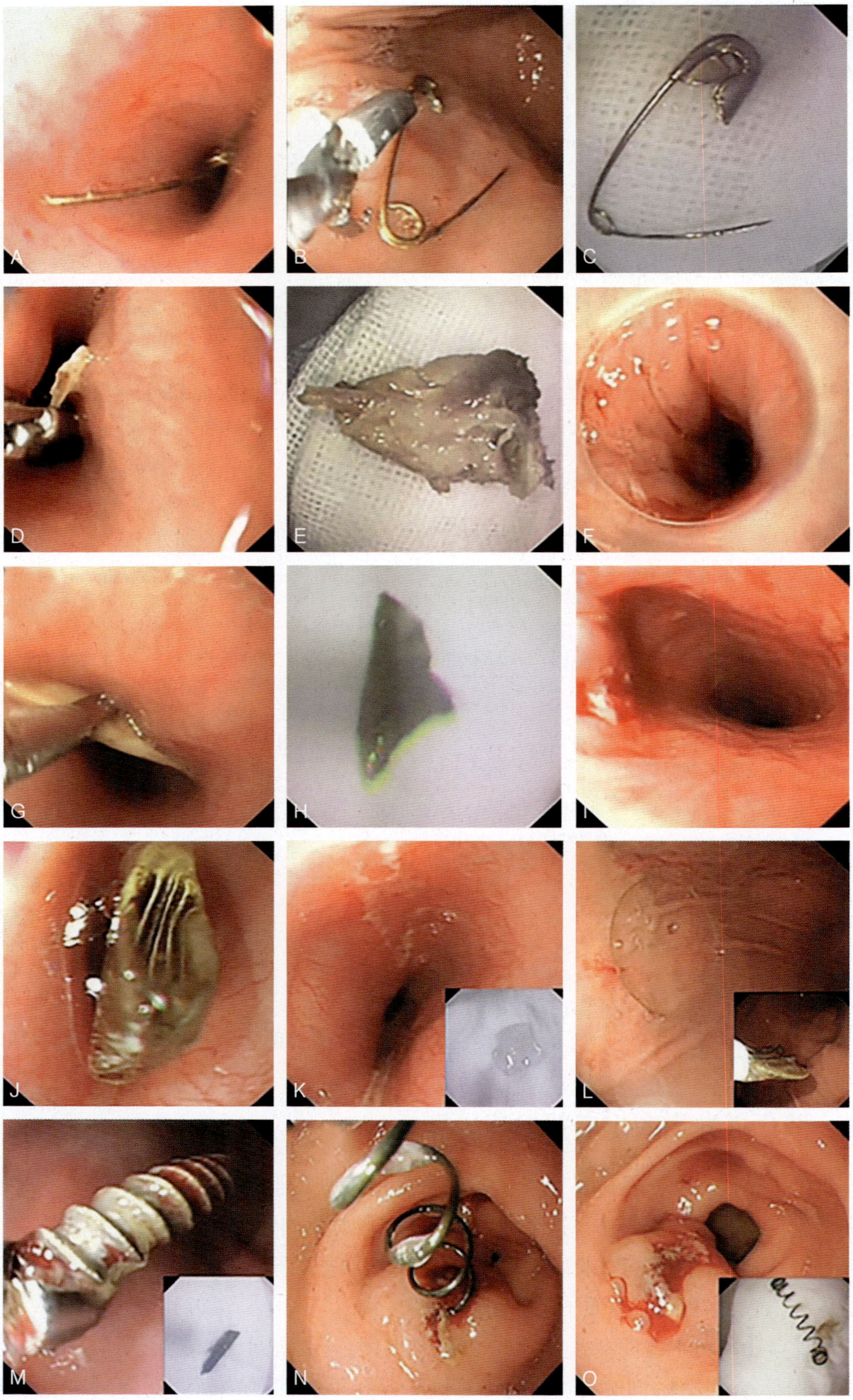

图 6-1-9 尖锐异物内镜下处理

A~C. 食管张开别针，推入胃内再取出；D~I. 食管内骨片取出，以及食管黏膜损伤；J~L. 食管及胃内玻璃片取出；M~O. 胃内钉子及弹簧刺入取出，以及黏膜损伤。

（李中跃）

推荐阅读

[1] 中华医学会儿科学分会消化学组,中华儿科杂志编辑委员会. 中国儿童消化道异物诊断、管理和内镜处理专家共识. 中华儿科杂志,2022,60(5):401-407.

[2] KRAMER R E,LERNER D G,LIN T,et al. Management of ingested foreign bodies in children:a clinical report of the NASPGHAN Endoscopy Committee. J Pediatr Gastroenterol Nutr,2015,60(4):562-574.

[3] OLIVA S,ROMANO C,DE ANGELIS P,et al. Foreign body and caustic ingestions in children:A clinical practice guideline. Dig Liver Dis,2020,52(11):1266-1281.

第二节 上消化道狭窄内镜扩张术

上消化道狭窄是多种原因引起的狭窄,可发生于食管、贲门、幽门、十二指肠等部位,患儿可出现吞咽困难、胸痛、腹胀、腹痛、呕吐以及消化道梗阻等症状,儿童中以良性狭窄为主,如先天性发育异常、外科手术后吻合口狭窄、炎症、腐蚀性狭窄及动力异常等。

一、食管狭窄内镜探条扩张术

儿童食管狭窄多为非肿瘤性的良性狭窄,由多种原因导致,包括先天性食管狭窄、食管手术后吻合口狭窄、腐蚀性食管炎、嗜酸细胞性食管炎等,主要表现为吞咽困难,进食后反复呕吐,反流误吸会导致肺部感染,重度食管狭窄的患儿甚至进食流质也会呕吐,长期营养摄入不足会导致患儿出现严重营养不良、身材矮小,严重影响患儿的生长发育、身心健康及生活质量。上消化道造影及内镜可明确诊断。

食管机械扩张是目前治疗良性食管狭窄的首选方法,该技术成熟,成功率高,并发症少。其原理为正常食管黏膜在超出 280mmHg 的压力下可发生撕裂。因此,使用器械进行扩张,对食管壁产生 1 500~3 000mmHg 的压力,使食管黏膜及肌层裂开,达到扩大食管内径的目的,以改善患儿进食,保障患儿所需营养,改善预后。但是,当施加的压力超出食管本身的张力上限时,就会出现食管全程撕裂或穿孔。介入治疗中必须把握好压力,避免并发症发生。

(一) 扩张探条的种类

1674 年,英国医师 Willis 用鲸骨制成探条扩张狭窄的食管,使患儿症状缓解。之后出现了各种形式的扩张探条,如不带导丝的 Hurst 探条、Maloney 探条,带导丝的 Eder-Puestow 扩张器、Savary-alliard 扩张探条等。随着内镜技术的发展,内镜探条扩张术已成为治疗儿童食管狭窄的重要方法之一。

临床多使用多聚乙烯沙氏扩张探条,直径分别为 0.5cm、0.7cm、0.9cm、1.1cm、1.3cm(图 6-2-1),带有导丝。

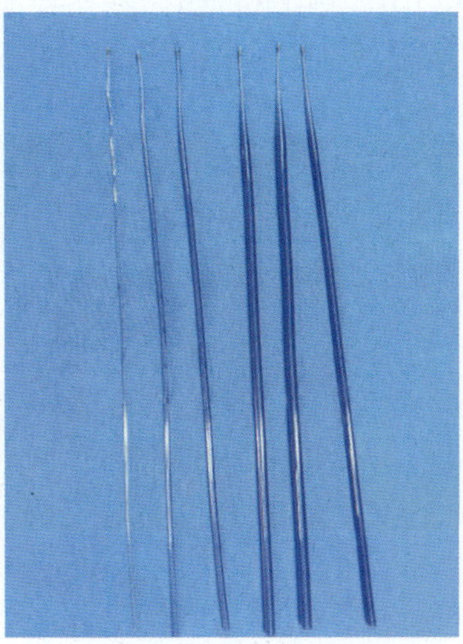

图 6-2-1 沙氏扩张探条

(二) 探条扩张术前准备

1. 术前评估

(1) 食管狭窄程度的评估:无论是消化道哪个部位的狭窄,拟行内镜扩张前均需明确具体病变的性质、狭窄段长度,术前初步拟定需要扩张的探条尺寸。因此,在扩张前可进行上消化道造影，了解狭窄程度。根据进食困难和食管内径，可将食管狭窄分为四级：①Ⅰ级，可以进食固体食物（9~12mm）；②Ⅱ级，仅能进食半流质（6~8mm）；③Ⅲ级，仅能进食流质（<6mm）；④Ⅳ级，完全无法吞咽进食（<1mm）。Ⅲ级和Ⅳ级为重度食管狭窄。

（2）适应证：多种原因导致的儿童食管良性狭窄均可以考虑使用探条进行扩张治疗，包括食管术后吻合口狭窄、食管瘢痕性狭窄、食管环/蹼、贲门失弛缓症、弥漫性食管痉挛等。

（3）禁忌证：合并生命体征不稳定，或合并其他严重的疾病（如严重凝血功能障碍等）不能耐受手术；食管穿孔伴有感染；食管狭窄段导丝无法通过。

2. 术前准备

（1）医患充分沟通，说明手术的必要性和风险，签署知情同意书。

（2）术前禁食、禁饮 6~8 小时。

（三）手术操作流程与方法

1. 体位与麻醉方式

（1）体位：可以选择仰卧或左侧卧位。

（2）麻醉：采用气管插管复合麻醉。

（3）检查设备：检查内镜设备与探条是否完好。

2. 操作步骤（图 6-2-2）

（1）将内镜插至狭窄口处，查看内镜的长度刻度，计算狭窄口至切牙的距离。

（2）经活检孔插入导丝，在直视下将导丝的前端插入狭窄口的肛侧约 10cm，嘱助手缓缓退出内镜，术者同步将导丝插入，直至完全退出内镜。

（3）将中空的探条扩张器套入导丝，缓缓将扩张器送入，由于扩张探条前端圆锥部分长度为 10cm，而其上方的圆柱体才是扩张工作段，因此，应确保插入深度为圆柱体部分通过狭窄口下端。

（4）停留 3~5 分钟后退出扩张器，退镜时须保持导丝的位置固定不变。

（5）依次增加扩张探条的直径进行重复扩张，直至应用到预设直径的探条为止。

（6）扩张完毕，扩张器连同导丝一起退出，再插入内镜至狭窄部远侧，仔细观察局部病变，观察因扩张引起的组织损伤程度及局部出血情况，出血较多或不能自行停止时，需要及时内镜下止血。

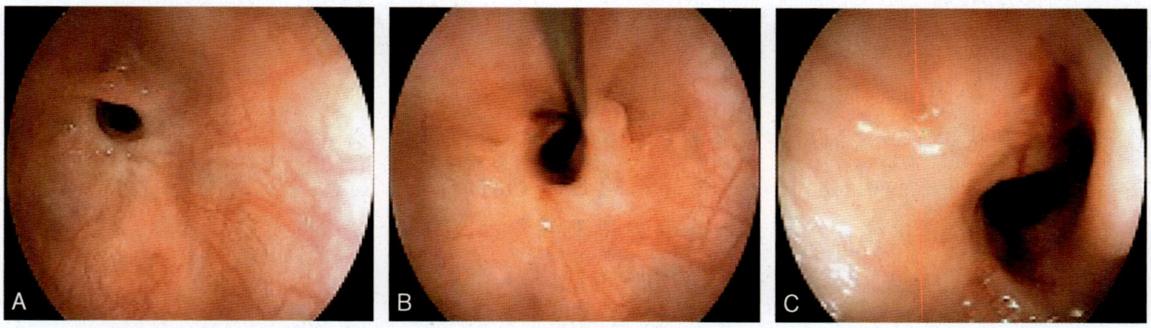

图 6-2-2　食管狭窄的探条扩张

A. 扩张前；B. 扩张中；C. 扩张后。

（四）术后处理

1. 术后护理

（1）无并发症患儿流质饮食 1 日，再逐渐过渡到正常饮食。

(2) 有并发症患儿按照下述原则处理。

(3) 有并发症患儿在保守治疗时，应严密观察病情变化，勿错失最佳手术时机。

2. 并发症及处理

(1) 出血：消化道狭窄段经过扩张后，黏膜一般有不同程度撕裂导致的出血，少量渗血多可自行停止，无须处理，出血较多或不能自行止血者，则立即行内镜下止血（喷洒肾上腺素或巴曲酶等，必要时使用钛夹止血），很少需要外科手术止血。

(2) 穿孔：发生率不高，多在过度扩张、狭窄严重或局部存在溃疡等情况下发生，穿孔较小者可使用金属夹封闭，应适当禁食、放置胃肠减压引流管并应用抗生素，密切观察病情变化，保守治疗往往可以成功，如果穿孔较大，或局部污染较严重（如结肠穿孔），及时行外科手术治疗。

(3) 感染：发生率低，术后如有发热，可使用抗生素 1 周左右。

(4) 再狭窄：有一定发生概率，尤其是贲门失弛缓症患儿扩张后容易发生再狭窄，评估后可再次扩张治疗。

(5) 胃食管反流：常见于经过多次扩张的患儿，可适当应用质子泵抑制剂、黏膜保护剂或加用消化道动力药。

（谢晓丽　杨 静　邓孝智）

二、上消化道狭窄内镜球囊扩张术

内镜下球囊扩张术（endoscopic balloon dilatation，EBD）在 1986 年被首次描述报道，该方法扩张原理为在胃镜直视引导将球囊插入狭窄口，使球囊位于狭窄部中央，然后向球囊内缓慢注气或注入生理盐水等，持续扩张狭窄部位，使该部位发生机械性撕裂以扩大狭窄处直径，从而达到治疗目的。儿童中可使用球囊扩张治疗的上消化道疾病主要包括食管良性狭窄，幽门狭窄以及十二指肠狭窄等。

（一）食管狭窄球囊扩张治疗

内镜直视下球囊扩张术目前被认为是治疗食管狭窄的首选方法，有报道称超过 80%~90% 的食管狭窄患儿可通过内镜下的球囊扩张获得临床缓解。球囊扩张的原理是强力均匀扩张狭窄环周的病变组织，引起狭窄部一处或几处的撕裂，从而缓解狭窄症状（图 6-2-3）。

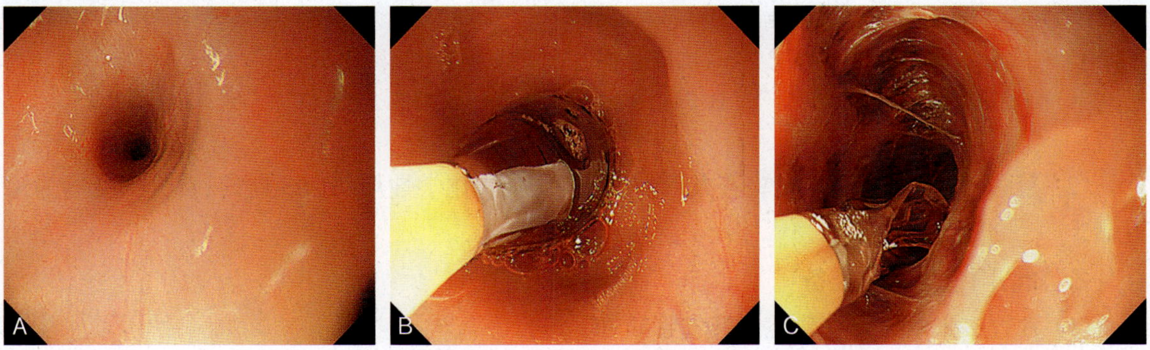

图 6-2-3　食管狭窄球囊扩张

A. 初始狭窄；B. 球囊扩张狭窄部；C. 扩张完成后见狭窄处黏膜撕裂，直径扩大。

1. 适应证与禁忌证

(1) 适应证：先天性食管狭窄（如食管环、食管蹼），食管炎性狭窄，食管术后吻合口狭窄；功能性食管狭窄（贲门失弛缓症）；非急性期的腐蚀性食管狭窄及瘢痕性食管狭窄等（图 6-2-4、

图 6-2-5)。

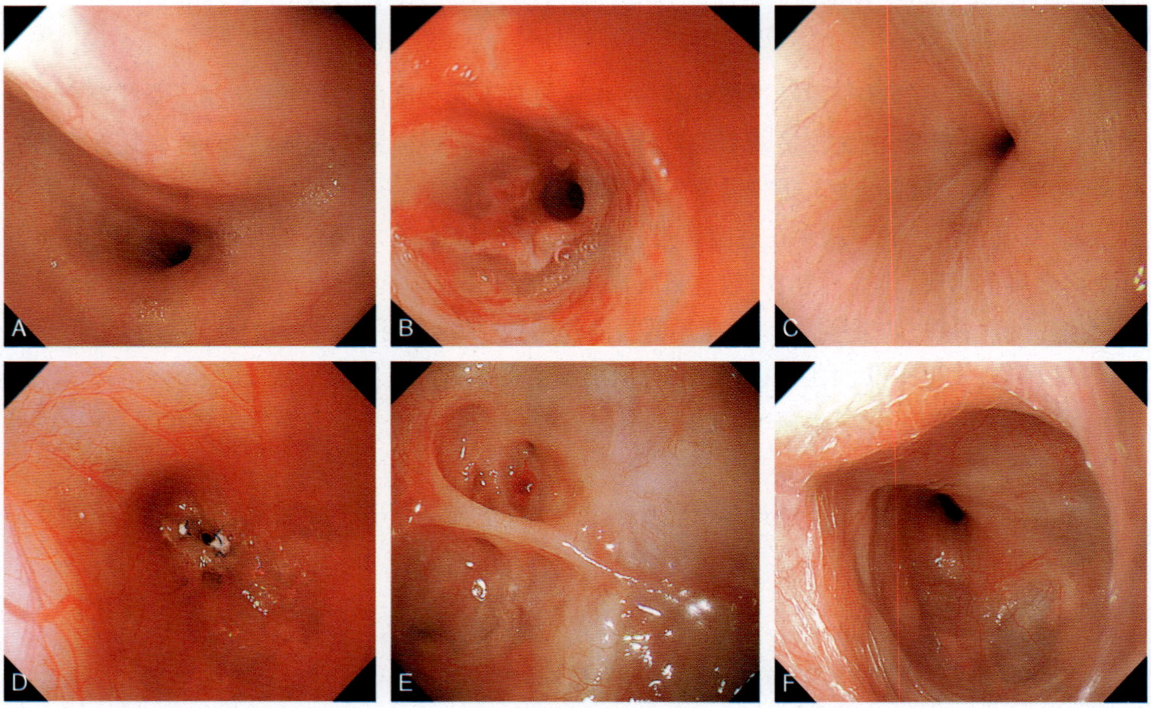

图 6-2-4 临床上常见的食管狭窄

A. 先天性食管狭窄;B. 腐蚀性食管狭窄;C 贲门失弛缓;D-F. 外科术后吻合口狭窄。

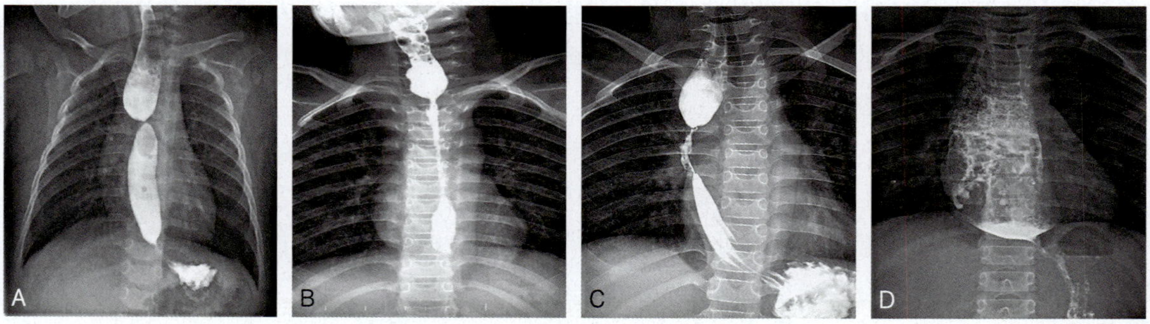

图 6-2-5 临床上常见的食管狭窄消化道造影

A. 短段型食管狭窄;B. 长段型食管狭窄;C. 吻合口狭窄(一例空肠代食道);D. 贲门失弛缓(鸟嘴征)。

(2) 禁忌证:上消化道内镜检查及麻醉禁忌者;食管化学性灼伤后 3 周内;食管病变疑为穿孔者。

2. 知情同意与术前准备

(1) 食管扩张术通常在住院全麻气管插管下进行。

(2) 术前应仔细评估患儿狭窄情况,确定患儿狭窄类型,如 GI、内镜、CT 等(图 6-2-3)。

(3) 告知患儿家长狭窄在症状解决之前可能需要多次治疗。

(4) 告知患儿家属治疗扩张的益处和风险,以及穿孔发生时内镜或手术干预的潜在需要,签署知情同意书。

(5) 患儿术前禁食 4~6 小时以确保手术时食道和胃排空,贲门失弛缓症(AC)患儿可能需要更长时间或治疗前食道灌洗。

(6) 告知患儿家长手术注意事项如饮食指导,复查时间等(图 6-2-6)。

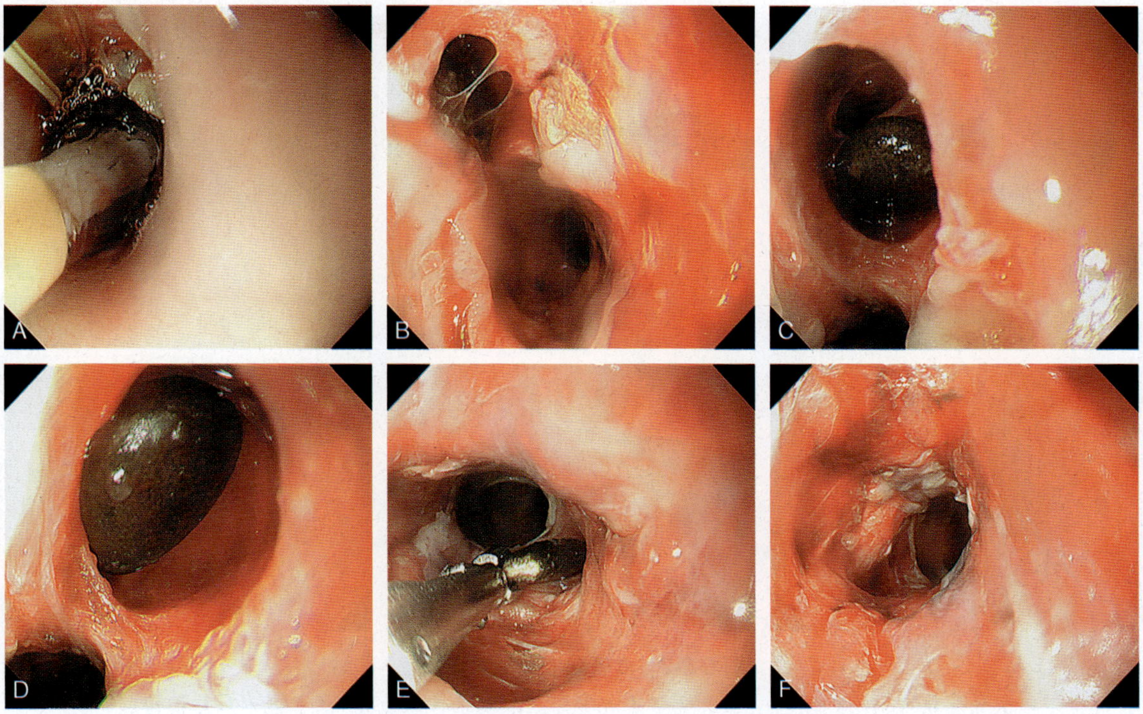

图 6-2-6　一例腐蚀性食管狭窄患儿内镜诊治风险(患儿家长在治疗前 3 天曾给患儿进食西瓜,术前未告知)

A. 胃管留置,按正常流程放置球囊进行扩张治疗;B. 扩张完成后进镜探查发现食管中段左上方异物嵌顿;C~D. 嵌顿至食管中的瓜子异物,食管破损;E. 异物表面光滑,多次尝试后最终将异物取出,未见食管穿孔及活动性出血;F. 扩张完成取出嵌顿异物后的食管,治疗完成后胃镜监视下留置胃管。

3. 器械准备　内镜系统:普通胃镜;超细胃镜;大小规格不一的扩张球囊。斑马导丝:一般为前段较柔软的有弹性的钢丝。内镜用注射针:主要用于瘢痕性食管狭窄局部注射药物,活检钳等其他内镜操作所需工具。

4. 球囊扩张步骤

(1) 术前准确评估患儿狭窄类型,选择适宜大小的球囊,食管狭窄患儿首次治疗时宜先充气手动扩张,再注水扩张,由小到大分级扩张。

(2) 使用斑马导丝探查,确认狭窄的开口方向,然后经胃镜活检通道置入球囊使其中间球囊位于狭窄部中央,导丝应放置在狭窄最低点以下至少 20~30cm 处(胃内)从而降低球囊食管内偏位造成的穿孔风险。

(3) 球囊放置完成后,缓慢注入生理盐水,加压至球囊完全张开,持续扩张狭窄部位,每次持续约 3min 后减压,间隔 5~8min,再加压扩张球囊,如此可重复 2~3 次。

(4) 扩张时注意观察狭窄口是否出血,有效的狭窄扩张后有少量渗血,球囊按压后多数好转,如出血量稍多可予肾上腺素、凝血酶喷洒等对症,大量出血则需协同外科共同处理。

(5) 扩张完成后留置胃管,其一起到胃肠减压作用,其二可经胃管进行营养支持,其三支撑作用,防止瘢痕挛缩将食管变得更"狭窄"(图 6-2-7)。

5. 球囊扩张的原则　儿童食管狭窄治疗的总体目标是食管功能的恢复并兼顾食管管径的恢复。扩张目标直径多以"拇指原则"为标准,即扩张最终直径达到患儿拇指粗细即可,每次扩张不宜超过 3 个直径型号,过于激进的扩张治疗会导致瘢痕组织的强烈增生。

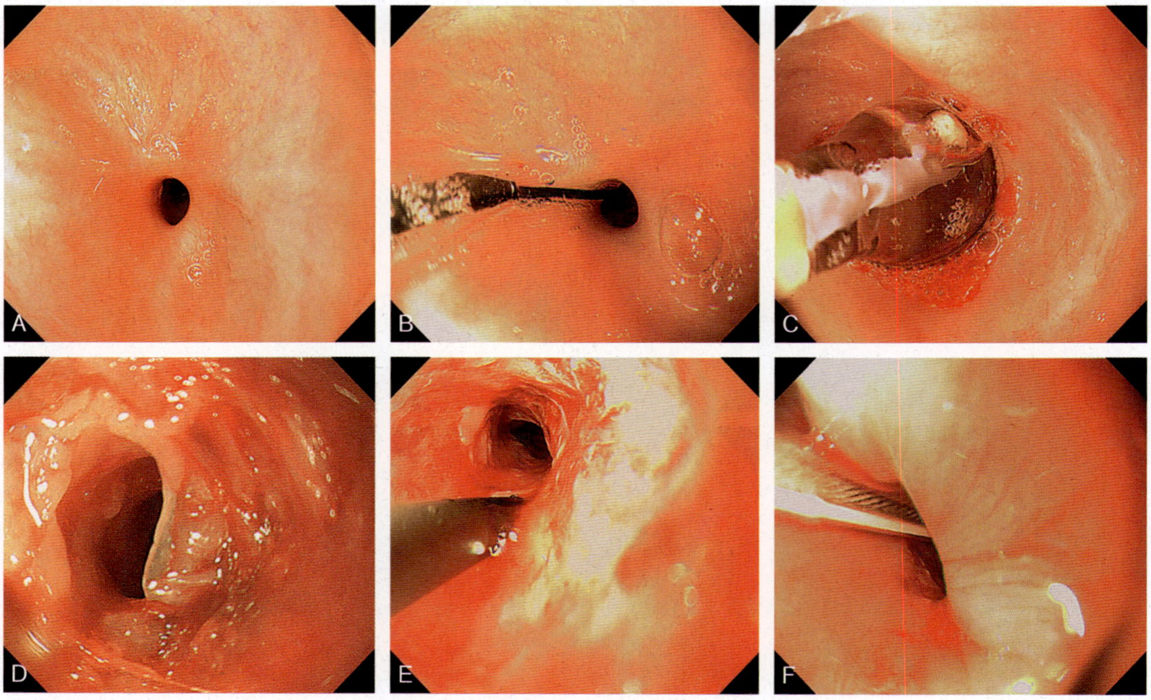

图 6-2-7 食管狭窄球囊扩张流程

A. 内镜下确认食管狭窄,评估直径;B. 通过狭窄看放置导丝以及扩张球囊;C. 球囊注水加压缓慢扩张;D. 扩张完成后见狭窄处黏膜撕裂,伴少量渗血,无活动性出血;E. 球囊扩张完成后配合药物注射治疗;F. 留置胃管。

6. 术后护理与随访

(1) 术后当天复查胸片排除穿孔,监测体温及血常规,必要时应用抗生素。

(2) 禁食补液,使用 PPI 制剂减少胃酸反流、保护消化道黏膜等治疗。

(3) 饮食管理:术后禁食 2~3 天后可经口进食流质饮食,后可从流质饮食逐渐过渡到软食等,其间可根据患儿具体情况进行调整。

(4) 术后定期复查随访,2 周~1 个月时可根据患儿狭窄缓解情况再行球囊扩张治疗。

7. 并发症及处理

(1) 胸痛:食管狭窄扩张后胸痛是较为常见的,多数程度轻微可耐受,可使用 PPI 制剂减轻胃酸反流,对于疼痛感较重的患儿在排除穿孔等异常后可酌情使用布洛芬等药物止痛。

(2) 出血:少量出血可进行观察,如扩张后若反复大量呕吐鲜血,应考虑活动性出血,可重新行内镜检查及镜下止血,并全身用药。

(3) 穿孔:穿孔为食管狭窄扩张治疗最严重的胃肠道急症之一,据报道其病死率为 10%~46%。食管穿孔位置可分为颈段、胸段和腹段,穿孔一旦发生,可有出血、皮下气肿、剧烈胸痛、心动过速及呼吸衰竭等,继发纵隔及胸腔感染,随着炎症的进展可迅速发展为败血症及休克,临床风险极高。治疗穿孔时如有皮下气肿发生时需紧急头皮针穿刺将气体引出,保守治疗包括禁食、补液、胃肠减压,抗感染。手术治疗包括纵隔-胸腔闭式引流、食管支架封堵、心胸外科手术等。

(4) 狭窄复发及再狭窄:食管狭窄扩张后部分患儿会近期复发,多数狭窄程度较上次治疗减轻,可再行扩张治疗、球囊扩张+内镜下药物注射或者全覆膜金属支架治疗等治疗。另外,对于多次连续球囊扩张治疗狭窄仍无缓解的先天性狭窄患儿,需仔细检查查找狭窄病因,是否合并其他发育畸形,如气管软骨等(图 6-2-8、图 6-2-9)。

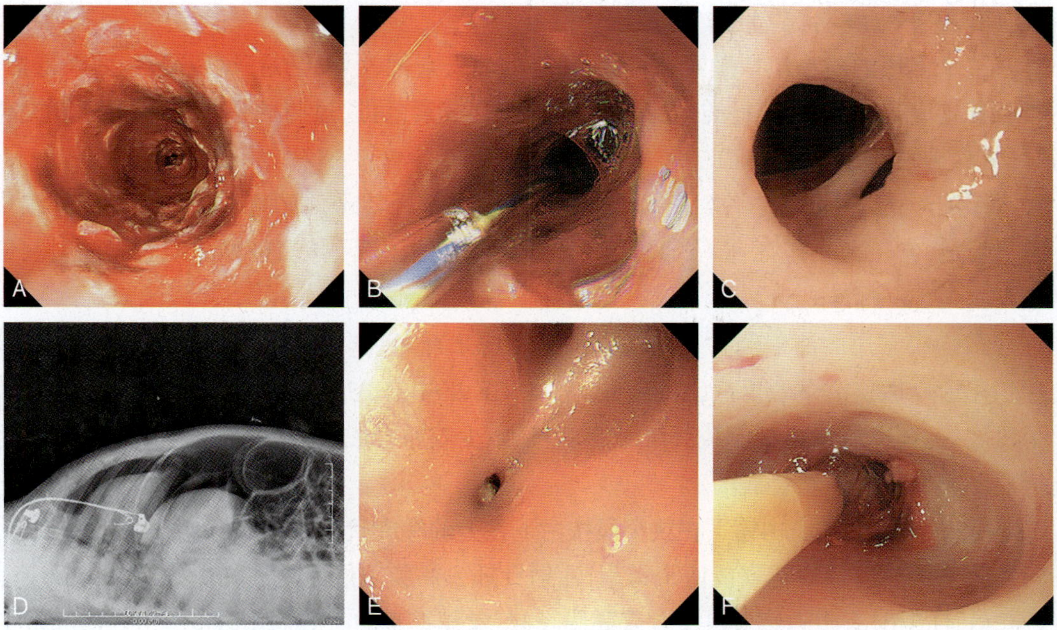

图 6-2-8 食管狭窄扩张并发症

A. 一例长段型食管狭窄球囊扩张后，可见渗血，量少，观察为主；B. 腐蚀性食管狭窄扩张后，出血量较多，后转为继发性穿孔，出现气腹见图 D，联合外科胃造瘘等治疗后好转；C. 外科手术后吻合口扭曲狭窄球囊扩张后食管穿孔，胸腔闭式引流及保守治疗后好转；D. 食管穿孔后气腹；E. 一例强碱腐蚀性食管狭窄患儿（瘢痕体质）多次治疗（≥5 次）后食管上端仍可见直径大小如 10Fr 胃管的狭窄；F. 腐蚀性食管狭窄多次内镜治疗后的瘢痕及狭窄环。

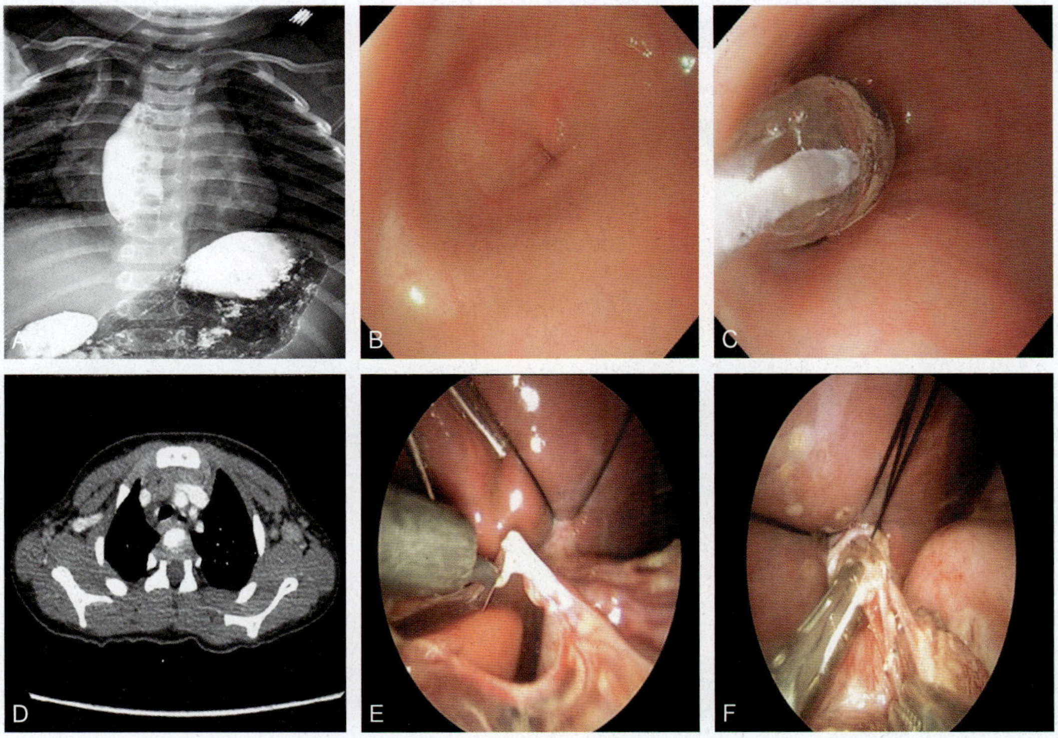

图 6-2-9 一例贲门失弛缓患儿内镜下治疗

A. 术前造影显示贲门上段食管管腔扩张，贲门口狭窄，造影剂通过欠通畅；B. 胃镜显示贲门口狭窄；C. 球囊扩张治疗，但 3 次扩张治疗后基本无效；D. 胸部增强 CT 检查，食管管壁增厚，近贲门处见稍高密度影；E~F. 外科干预，腹腔镜下 Heller+Nissen 手术，术中发现贲门上段有硬质软骨组织，镜下予剪刀彻底切开。

（二）球囊扩张联合药物注射治疗食管狭窄

食管狭窄常用的药物包括激素和化疗药物，如曲安奈德、甲泼尼龙、丝裂霉素、博来霉素等。目前被临床应用较多的主要是类固醇激素以及丝裂霉素，可通过与内镜下扩张联合来提高疗效，并可减少扩张次数及并发症。

1. 常用药物及作用机制　类固醇可抑制基质蛋白基因转录，减少胶原合成，减轻纤维化和慢性瘢痕形成，常用药物包括：曲安奈德、甲泼尼龙、地塞米松等，但目前糖皮质激素注射剂量及治疗频率尚无统一标准。

化疗药物中常用的注射药物包括丝裂霉素和博来霉素，作为博来霉素的类似物，丝裂霉素在治疗消化道良性狭窄中的价值已得到证实。ESGE /ESPGHAN 已将丝裂霉素列为潜在有效的治疗手段之一，博来霉素可抑制成纤维细胞生长，减少胶原合成及瘢痕形成，有报道称博来霉素在抗瘢痕形成方面优于丝裂霉素。

2. 内镜下注射方式　内镜下在狭窄段按由下往上的螺旋状顺序（或于狭窄段的四分象限内）分别向黏膜下层注射丝裂霉素或博来霉素，注射针插入黏膜下层后先回抽以确定针未到小血管中再行注射，注射时有阻力感并可见食管黏膜隆起（丝裂霉素的有效剂量浓度是 0.1~0.4mg/ml，以 0.4mg/ml 最为常用）（博来霉素每支 1.5 万 U 予生理盐水配成 15ml，每点注射 0.1 万 U）。需密切注意，注射治疗时严格控制注射深度和方向，避免药物误注入体循环系统（图 6-2-10、图 6-2-11）。

（三）幽门狭窄或十二指肠狭窄球囊扩张治疗

消化性溃疡是临床最常见的疾病之一，早期溃疡的损害是暂时的、可逆的，表现为炎性水肿病理改变，经正规抗溃疡或抗 Hp 治疗多能痊愈。但如若治疗不及时或不规范，溃疡反复发作和侵蚀，局部增生大量纤维组织形成瘢痕，则可能发生幽门或十二指肠狭窄，引起相应的梗阻症状，有报道称其发生率为 2%~4%。传统治疗溃疡性幽门或十二指肠狭窄的方法是外科手术，但

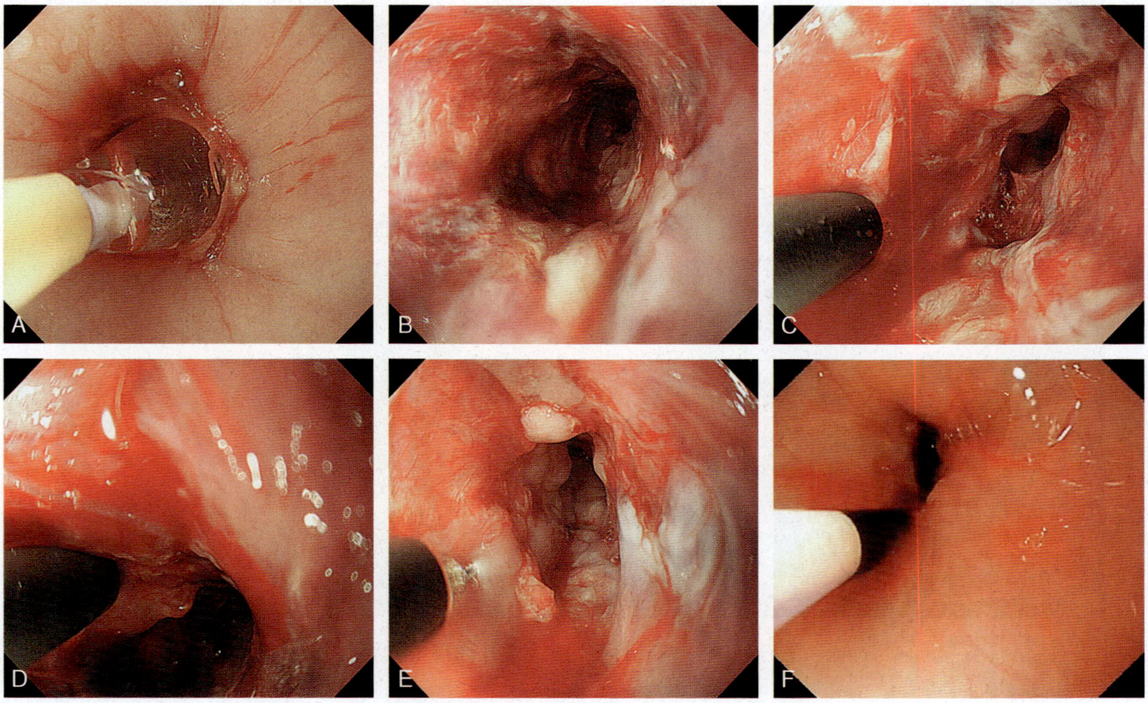

图 6-2-10　一例食管吻合口狭窄球囊扩张后博来霉素注射治疗

A. 球囊扩张治疗；B~F. 呈螺旋状多点分次注射稀释的博来霉素，每点注射 0.1 万 U。

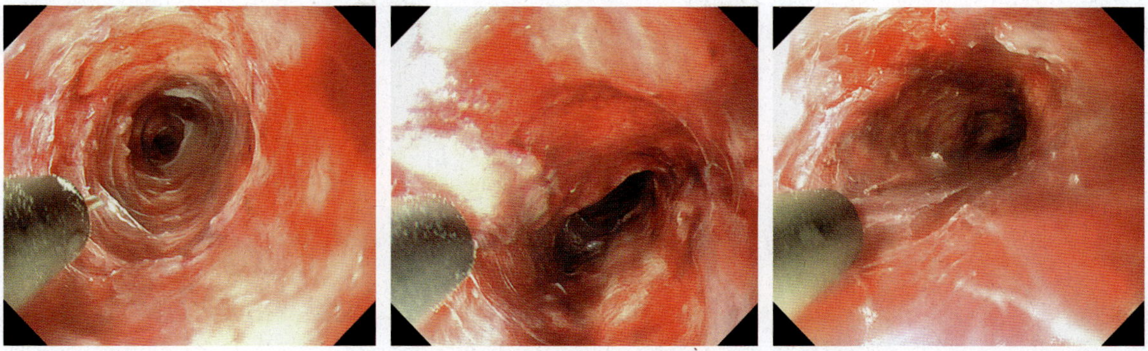

图 6-2-11　一例腐蚀性食管狭窄球囊扩张后曲安奈德注射治疗

多点分次注射治疗，注射针与管腔纵轴呈 30°，回抽无血后注入稀释的曲安奈德，每点注射 5mg。

存在创伤大，并发症多的缺点，内镜下球囊扩张为疾病的治疗提供了安全、微创、有效的途径。

1. 适应证与禁忌证

适应证：①瘢痕性幽门梗阻和球部狭窄；②良性梗阻及狭窄；③临床呕吐等症状明显、顽固，内科治疗无效的狭窄。

禁忌证：①心肺等严重脏器疾病，不能耐受内镜治疗者；②恶性幽门梗阻及球部狭窄；③由于溃疡处于活动期而致的内科性幽门或十二指肠梗阻。

2. 球囊扩张操作步骤

（1）根据患儿幽门或十二指肠狭窄口直径选择适宜大小的球囊，儿童一般可选择直径大小为 12、14、16mm 的球囊，首次治疗时宜先充气手动扩张，再注水扩张，由小到大分级扩张。

（2）先将内镜置入胃腔后，抽取胃底潴留液，清洗胃腔，使用导丝探查见狭窄的幽门或十二指肠，经活检孔插入球囊扩张管，直视下将球囊插入狭窄部中间，球囊的前端插入狭窄的远端，然后注气或注水缓慢扩张，每次持续约 2min 后减压，间隔约 5min，再加压扩张球囊，如此可重复 2~3 次。

（3）扩张时注意观察狭窄口是否有渗血，必要时可予凝血酶或 0.05‰ 肾上腺素喷洒，扩张完成后使用胃镜探查看能否通过狭窄口，如不能则可使用超细内镜探查。

（4）扩张完成后视情况可留置十二指肠空肠管，除了营养支持外，还起到防止瘢痕挛缩的作用（图 6-2-12、图 6-2-13）。

3. 术后护理与随访

（1）术后当天复查腹片排除穿孔，监测体温及血常规，应用抗生素预防感染。

（2）禁食补液，静脉使用奥美拉唑减少胃酸反流、使用消化道黏膜保护剂等。

（3）饮食管理：术后禁食 24 小时后可进食流质或半流质，后可过渡到软食或普通饮食，其间可根据患儿具体情况进行调整。

（4）术后定期复查随访，出院后继续口服奥美拉唑，1~3 个月时可根据患儿狭窄缓解情况再行球囊扩张治疗。

4. 并发症及处理

（1）出血：球囊扩张常见并发症为消化道出血，由于狭窄部位的黏膜以及黏膜下层甚至肌层在扩张过程中被强行撕裂出现血管断裂所致，多数为小血管断裂，可自行止血或经止血药物治疗得到控制，如呕血加重可选择再次内镜下诊治。

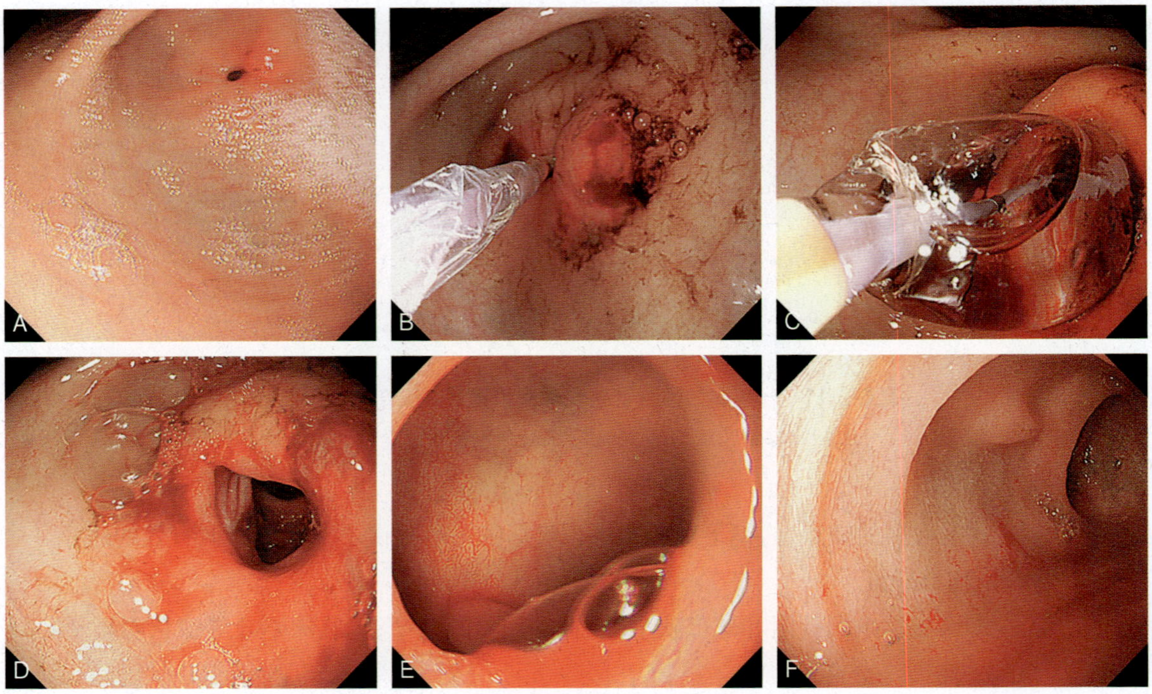

图 6-2-12 一例幽门狭窄患儿内镜下球囊扩张治疗

A. 胃镜探查，可见幽门口狭窄，普通胃镜无法顺利通过；B. 放置导丝及扩张球囊；C. 球囊扩张治疗；D. 球囊扩张后狭窄口明显扩大，胃镜可顺利通过；E. 十二指肠球部；F. 十二指肠降部。

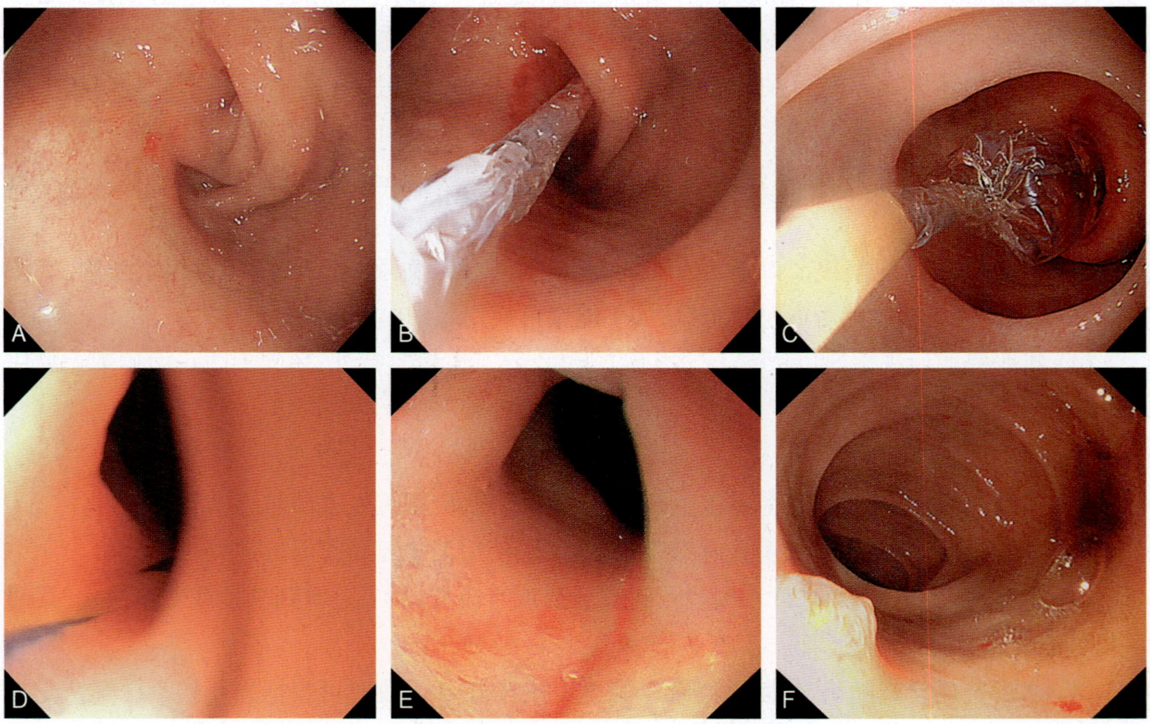

图 6-2-13 一例十二指肠狭窄患儿内镜下球囊扩张治疗

A. 胃镜探查，可见十二指肠球部狭窄，普通胃镜无法通过；B. 放置导丝及扩张球囊；C. 球囊扩张治疗，前后进行3次；D. 球囊扩张后狭窄口明显扩大，超细胃镜可顺利通过；E. 患儿前后共经历4次球囊扩张治疗后狭窄好转（时间间隔2~3个月），普通胃镜可顺利通过；F. 十二指肠降部。

(2) 穿孔:极少数情况下会出现十二指肠穿孔,患儿出现剧烈的上腹部疼痛,需进行紧急处理,胃肠减压,应用抑酸剂,抗生素控制感染,保守治疗无效时需外科手术干预治疗。

(3) 扩张后再狭窄:这是由于球囊扩张后狭窄局部黏膜及肌层撕裂,愈合过程中可能形成新的瘢痕,可再次行球囊扩张治疗,有报道称术后应用糖皮质激素可一定程度上减少瘢痕形成。

(汪 星 刘海峰)

推荐阅读

[1] 中华医学会儿科学分会消化学组,中华儿科杂志编辑委员会. 中国儿童食管狭窄诊治专家共识. 中华儿科杂志,2023,61(7):588-593.

[2] SAMI S S,HABOUBI H N,ANG Y,et al. UK guidelines on oesophageal dilatation in clinical practice. Gut,2018:gutjnl-2017-315414.

[3] ALESSIA G,BARBARA B,DANIELA F,et al. Endoscopic dilation in pediatric esophageal strictures:a literature review. Acta Bio Medica:Atenei Parmensis,2018,89(Suppl 8).

[4] LEY D,BRIDENNE M,GOTTRAND F,et al. Efficacy and safety of the local application of mitomycin C to recurrent oesophageal strictures in children. Journal of Pediatric Gastroenterology and Nutrition,2019:1.

第三节 消化内镜下狭窄切开术

一、瘢痕性狭窄内镜下切开术

儿童瘢痕性消化道狭窄多由先天性畸形、术后吻合口狭窄、腐蚀性物质摄入或慢性炎症(如嗜酸性食管炎、克罗恩病)等引起,可导致吞咽困难、呕吐、营养吸收障碍等临床症状。传统治疗方式包括外科手术或反复内镜下扩张,但对于顽固性纤维化狭窄,内镜下切开术(endoscopic stricturotomy,ES)已成为有效的微创治疗选择之一。

1. 适应证与禁忌证

(1) 适应证:短段型(<1cm)纤维化狭窄,球囊扩张效果不佳;术后吻合口狭窄伴明显瘢痕形成;反复扩张后仍复发的顽固性狭窄。

(2) 禁忌证:狭窄段过长(通常>2cm),广泛纤维化狭窄;靠近咽喉部的高位狭窄;气管食管瘘;导丝无法通过的完全闭塞性狭窄。

2. 手术方式

(1) 电切术(electrocautery incision):使用针状刀或 IT 刀沿狭窄环放射状切开,深度达黏膜下层或部分肌层。

(2) 激光切开术:适用于特殊部位(如幽门、十二指肠)狭窄,但需注意热损伤风险。

(3) 改良 ESD 技术:对于较厚瘢痕组织,可采用黏膜下剥离技术逐步松解狭窄环。

3. 操作步骤(以食管狭窄电切术为例)

(1) 患儿均行静脉麻醉,胃镜下观察食管狭窄位置、直径,并反复冲洗食管腔。

(2) 胃镜直视下予 HOOK 刀或 IT 刀推进式沿食管纵轴放射状切开狭窄处瘢痕至浅肌层。

(3) 创面可予氩离子凝固术(APC)或止血钳预防性止血,先浅后深,逐步推进,将治疗胃镜进镜至狭窄处。

(4) 观察评估后，取 Hook 刀或 IT 刀在狭窄部位根据情况选择瘢痕明显的 1~3 个部位行放射状切开，切开深度以切口底端达到口侧及肛侧正常食管黏膜连线构成的虚线水平或达固有肌层表层为佳，使内镜前端可顺利通过狭窄段(图 6-3-1)。

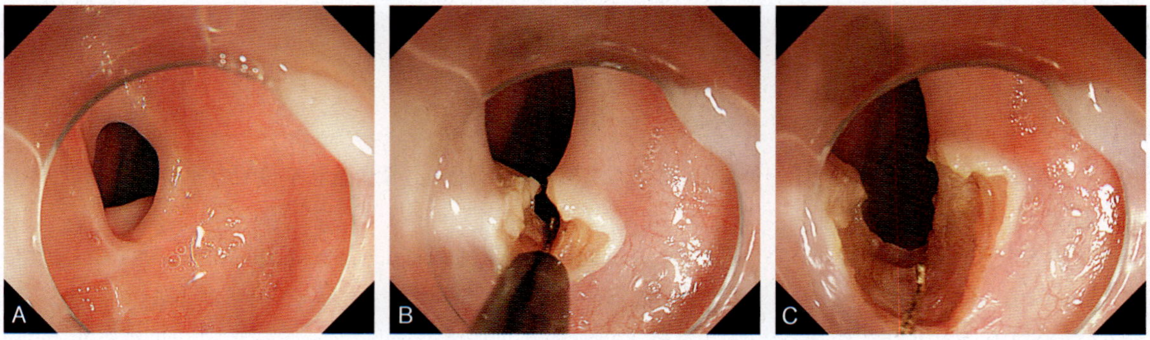

图 6-3-1 一例短段型食管瘢痕狭窄的切开治疗

A. 内镜下可见管腔狭窄伴瘢痕明显增生，内镜无法通过；B. 使用针状刀沿狭窄环切开瘢痕；C. 电刀逐层切开狭窄处瘢痕至浅肌层。

幽门瘢痕性狭窄的切开与以上步骤类似，见图 6-3-2。

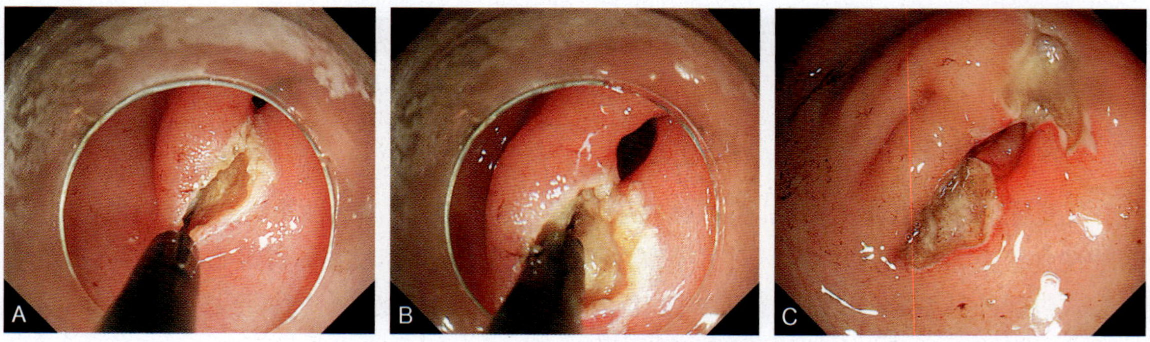

图 6-3-2 一例幽门管瘢痕狭窄的切开治疗

A. 内镜下使用针状刀沿狭窄一侧切开瘢痕；B. 逐层切开瘢痕至浅肌层；C. 沿对角放射状切开狭窄瘢痕(2 处)。

4. 围手术期管理

(1) 术前评估：结合超声内镜(EUS)或 CT 评估狭窄深度及周围结构。

(2) 术后处理：短期禁食、抑酸治疗，必要时放置支架预防再狭窄。

二、内镜十二指肠隔膜切开术

先天性十二指肠膜式狭窄是婴幼儿时期十二指肠梗阻的重要原因之一，发病率为 1/(5 000~10 000)。可在新生儿、婴幼儿及儿童期出现症状，症状出现早晚与隔膜孔大小有关。隔膜可位于十二指肠的任何部位，但以胆总管、胰管、十二指肠壶腹附近最多见，仅 20% 位于球部，隔膜中央或边缘有一小孔，食物通过困难，隔膜的孔越大，出现的症状越晚；且由于膜式狭窄为不完全性梗阻，随时间延长，其梗阻近端会出现肠管肥厚，进而引起继发的十二指肠腔扩张。

(一) 隔膜分型

隔膜多由少量肌纤维或二层黏膜构成，国内有学者将十二指肠隔膜依据隔膜形状分四种类型：无孔型（见于新生儿）、有孔型（小孔位于中央或偏向一侧）（图 6-3-3）、风袋型（因胃和十二指肠强力蠕动使隔膜与肠壁附着处松弛延长，向远端脱垂，日久形成风袋状盲袋）（图 6-3-4），以及多发型（同时存在 2 处或 3 处隔膜）。隔膜型闭锁占十二指肠闭锁或狭窄的 85%~90%，特点为肠腔中有未穿破的隔膜，肠管外形可保持连续，可引起不同程度的十二指肠梗阻。

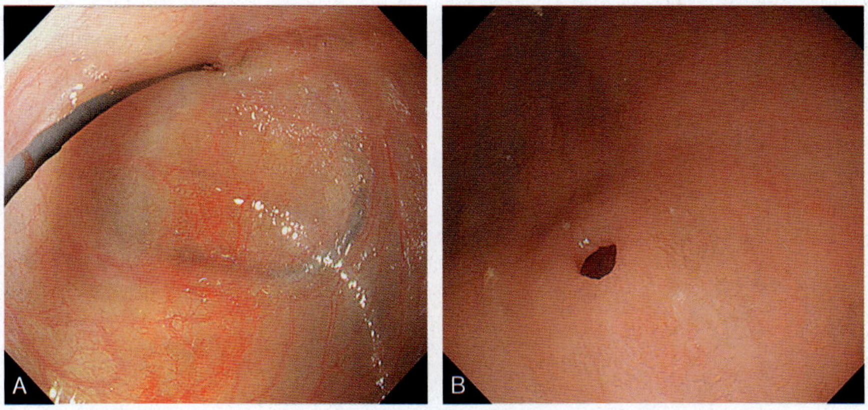

图 6-3-3 十二指肠隔膜

A. 有孔隔膜，11 点钟方向可见大小约 2mm 的隔膜开口；B. 有孔隔膜，小孔位于中央，开口大小约 5mm。

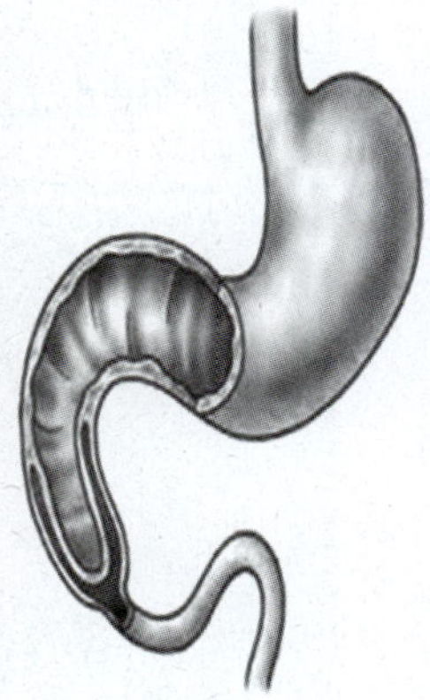

图 6-3-4 风袋型隔膜示意图

手术是治疗该疾病唯一有效的方法，传统的治疗为外科干预，如隔膜切除和十二指肠纵切横缝术。

内镜十二指肠隔膜切开术是近年来治疗十二指肠隔膜的最新方法，该方法通过人体自然腔道进入，直达病变部位进行治疗，具有安全有效、微创及恢复快的特点。

（二）术前准备

1. 内镜十二指肠隔膜切开术适用于有孔型的治疗，术前患儿行上消化道血管造影了解梗阻位置，可通过超声、CT 或 MRI 排除胰腺环状、肠旋转不良等疾病。

2. 选择适宜大小的球囊进行扩张，整体来讲，对于 3 月龄以下的患儿，应采用 8mm 小球囊，以避免对十二指肠的过度扩张，3~12 月龄患儿可采用 10mm 球囊，12 月龄以上可采用 12mm 或 14mm 球囊，球囊选择应根据患儿具体情况而定。

3. 告知患儿家长手术风险，且必要时需中途转外科治疗，签署知情同意书，术前禁食 12 小时。

（三）治疗设备

奥林巴斯内镜系统、小儿普通胃镜、超细内镜、斑马导丝、活检钳、内镜用扩张球囊及扩张加压设备、内镜用组织剪、圈套器、热活检钳、电刀、鼻空肠管等（图 6-3-5）。

（四）手术操作流程与方法

手术均在全身麻醉下经口气管插管进行，主要分为以下几个步骤。

1. 探查 探查隔膜，大概确定隔膜厚度，通过胃镜孔道置入斑马导丝或活检钳探查，明确隔膜与十二指肠乳头相对位置，隔膜特别是对于十二指肠乳头不在隔膜以上者，需采用球囊扩张后使用胃镜或超细内镜探查，腹部按压有助于明确十二指肠乳头开口位置（图 6-3-6）。

2. 操作方法

（1）对于十二指肠乳头在隔膜以上者，在保护乳头的基础上，直接进行治疗。

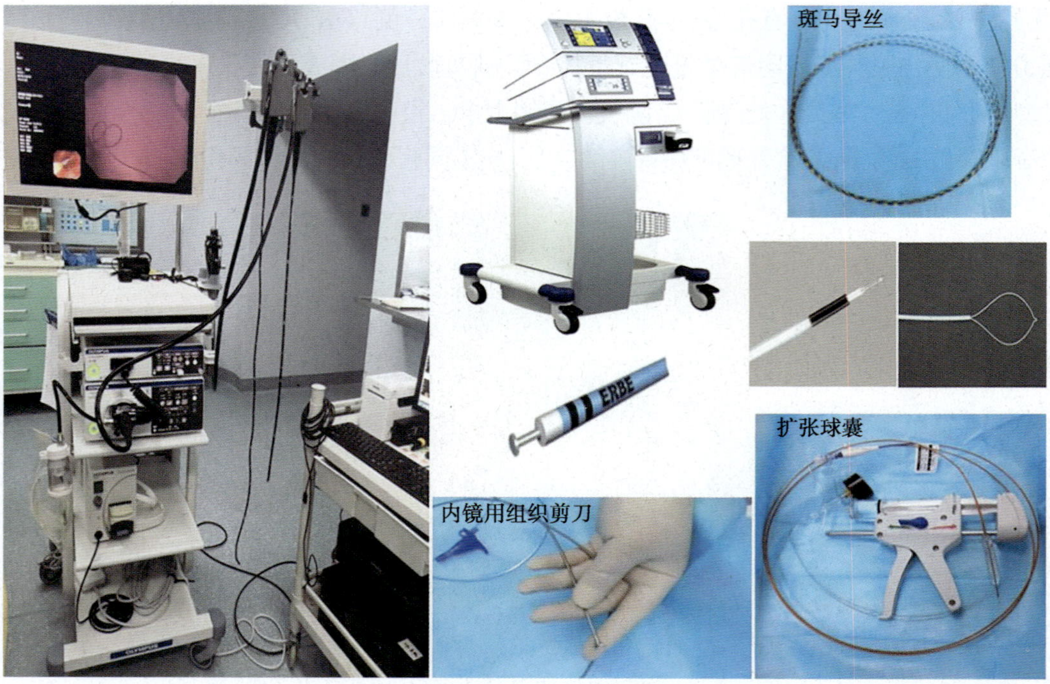

图 6-3-5　手术治疗设备

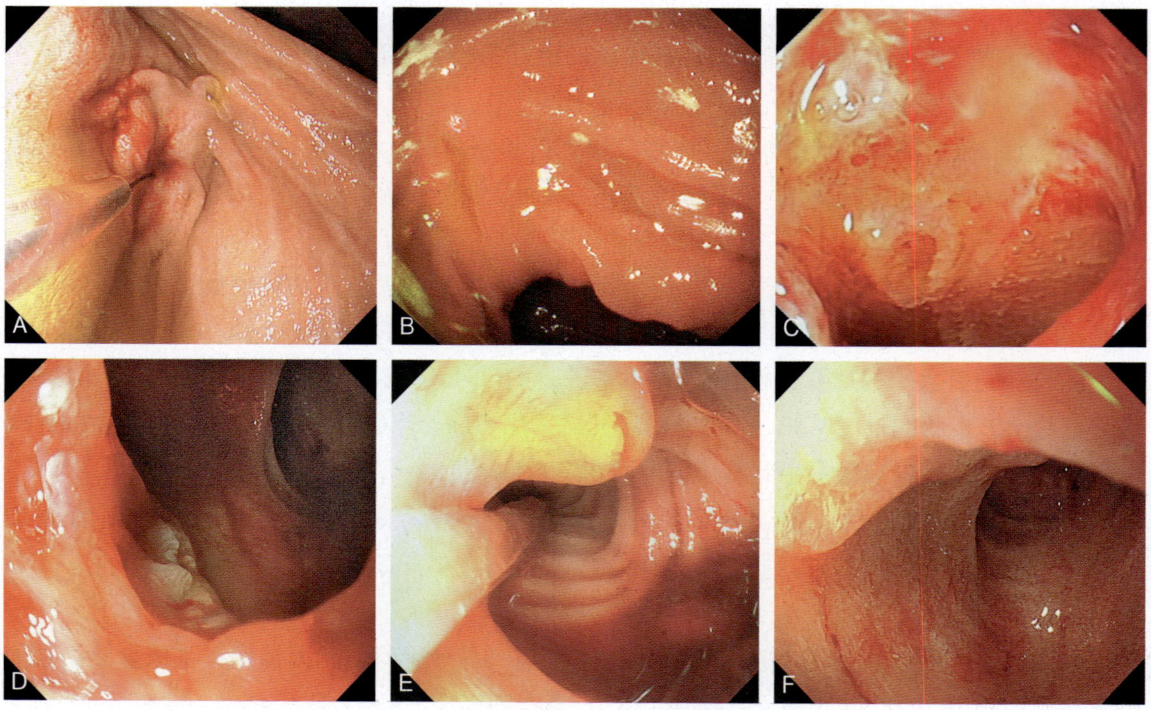

图 6-3-6　十二指肠乳头与隔膜的关系

A、B. 十二指肠乳头在隔膜以上；C、D. 十二指肠乳头在隔膜中或紧贴隔膜；E、F. 十二指肠乳头在隔膜以下。（图 C~F 均于球囊扩张后使用普通胃镜或超细内镜探查所见）

（2）十二指肠乳头在隔膜以下者，在球囊扩张及胃镜或超细内镜探查明确后，再行隔膜切除治疗。

（3）十二指肠乳头在隔膜中者，治疗时需谨慎，可使用内镜剪刀放射状钝性分离（尽量避免 8~11 点钟方向），球囊扩张后可根据情况分别采用活检钳（圈套器）夹除（图 6-3-7A、图 6-3-7B），

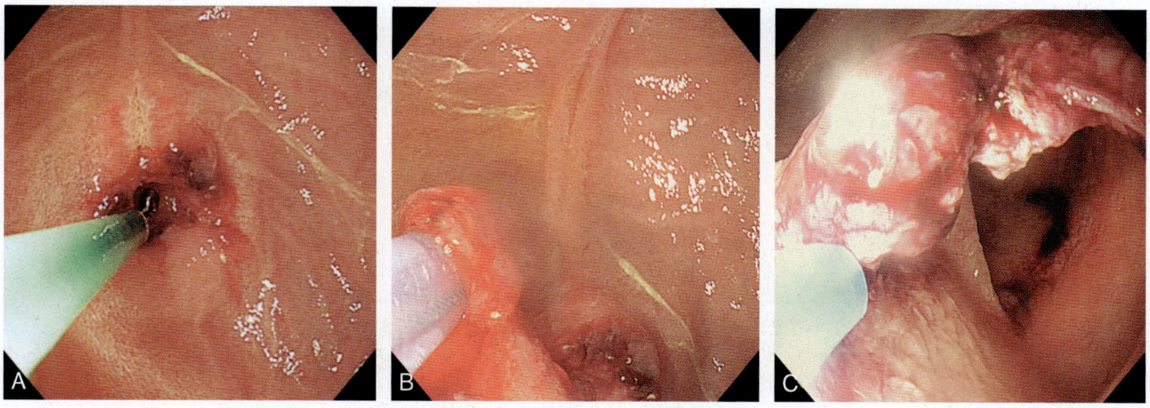

图 6-3-7　内镜下隔膜的切除

A. 活检钳夹除；B. 分离后圈套器切除；C. 电刀切除。

或者使用电刀黏膜注射后切除（图 6-3-7C）。采用电刀切除时需注意：因为患儿十二指肠肠壁薄，操作空间有限，盲目的电刀切除可能造成十二指肠乳头误损伤的严重后果，建议采用内镜黏膜下剥离术（ESD）切除，即黏膜下注射肾上腺素（1∶10 000），充分抬举隔膜黏膜，通过“T”形电刀环形切开隔膜，再采用圈套器及热活检钳切除残余隔膜组织。

3. 切除隔膜送病理检查，术后放置十二指肠空肠管，加强术后营养支持。

十二指肠乳头位于隔膜上方和隔膜中的内镜下治疗见图 6-3-8、图 6-3-9。

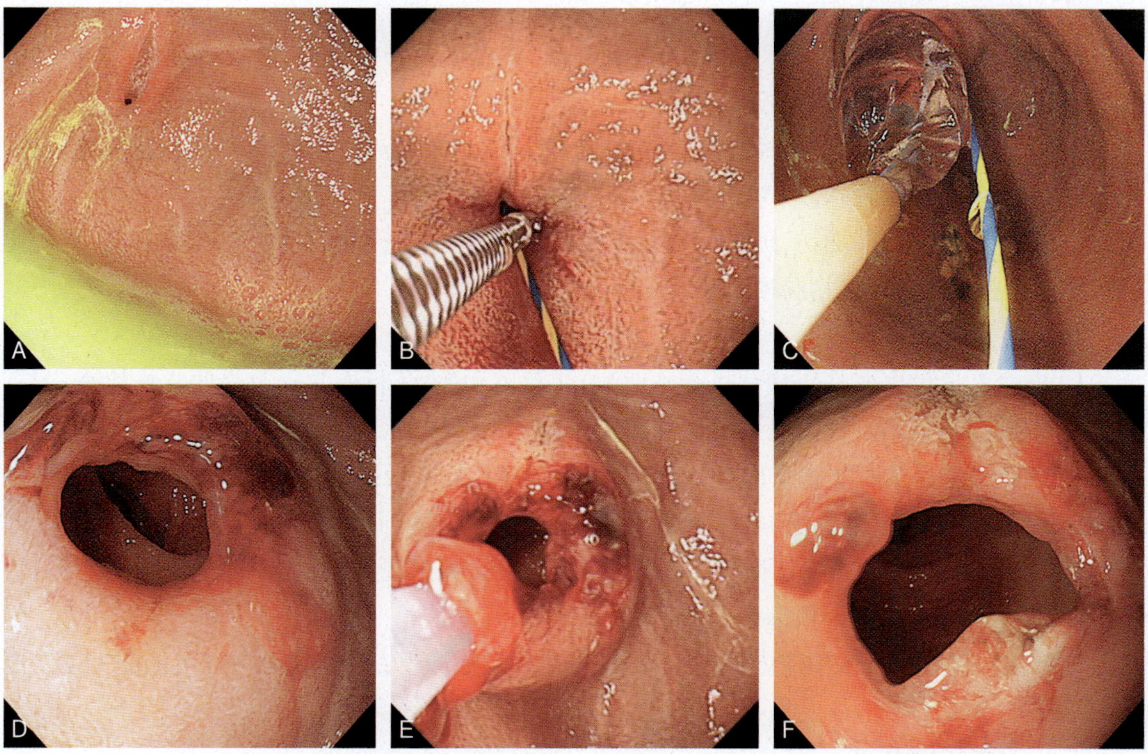

图 6-3-8　患儿，9 月龄，十二指肠乳头位于隔膜上方。球囊扩张+圈套器切除隔膜

A. 十二指肠球部扩张伴胆汁潴留，11 点钟方向有一个直径约 2mm 的偏心开口；B. 使用内镜剪刀对膜进行放射状切口（避免 8~12 点钟方向）；C. 采用 12mm 球囊扩张器扩张狭窄，每次扩张持续 1 分钟，重复 2~3 次；D. 球囊扩张后狭窄明显扩大，但仍可见残余隔膜组织；E. 用活检钳切除部分隔膜后，用圈套切除残余隔膜组织；F. 治疗后开口扩大至 1.2cm，普通胃镜可无阻力通过。

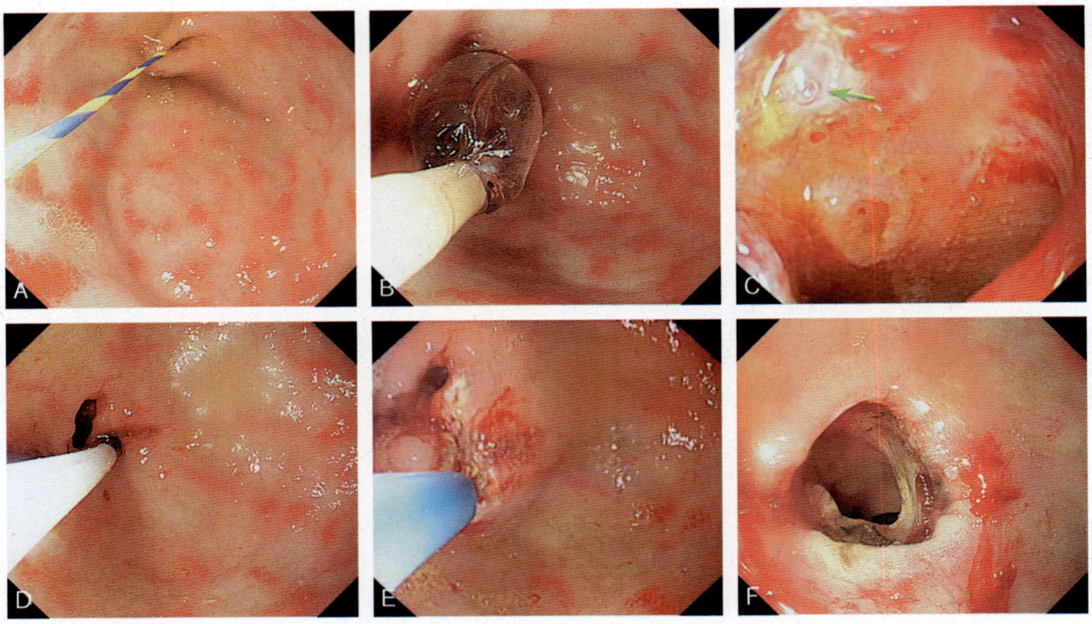

图 6-3-9 患儿，14 月龄，十二指肠乳头位于隔膜中。球囊扩张+隔膜 ESD 切除隔膜

A. 导丝探查十二指肠隔膜，可见直径约 3mm 的开口；B. 使用球囊扩张狭窄口；C. 球囊扩张后确认十二指肠乳头的位置（箭头），按压右上腹时可见气泡逸出；D. 黏膜下注射稀释的肾上腺素；E. 用“T”形电刀进行隔膜切除；F. 治疗完成后隔膜开口明显扩大，普通胃镜可无阻力通过。

（五）术后处理与随访

1. 术后处理 监测生命体征，给予禁食补液、抗感染及抑酸等处理，检查胰酶、淀粉酶指标，行腹部立位 X 线检查排除穿孔等异常。

2. 饮食管理 术后 12 小时尝试饮水，48 小时后逐渐改为流质饮食，3 日后半流饮食，观察有无呕血、黑便及黄疸症状。

3. 术后随访 定期随访，随访时记录患儿饮食结构、体重变化及有无呕吐反复，行上消化道造影检查查看患儿十二指肠梗阻及通畅情况变化。

（六）并发症及处理

1. 出血 少量出血临床症状可能不明显，注意监测血压，行血常规及粪便常规检查，若有呕吐或黑便，应考虑活动性出血，可重新行内镜检查及镜下止血，同时全身用药等。

2. 穿孔 术后及时复查腹部 X 线片，十二指肠穿孔是术后严重并发症，起病急、病情重、变化快，需要紧急处理，需行胃肠减压，抗生素控制感染，外科急会诊，必要时行修补治疗。

3. 黄疸 一般术后第 2 日行检查胰酶、淀粉酶指标，如出现黄疸症状，则表面十二指肠乳头被损伤，需配合外科手术干预治疗。

十二指肠隔膜切开术中应谨慎操作，尽量避免并发症产生，否则，微创治疗可能变为创伤更大的治疗。

（七）手术操作要点

1. 探查时放置斑马导丝，十二指肠隔膜往往有一个开口，放置导丝除了可协助探查辨别开口为隔膜开口还是十二指肠乳头开口外，还可在内镜下剪开隔膜过程中起到支撑作用；剪刀剪开位置往往选择 1~5 点钟十二指肠乳头对侧位置的方向。

2. 剪刀剪开后，放置带导丝的适宜大小的球囊扩张管扩张狭窄处，先注气后注水扩张，前后共扩张 2~3 次，使狭窄孔撕裂、扩大，并初步判断隔膜范围以便于随后的切除治疗。

3. 十二指肠乳头的位置定位十分关键，特别是对于乳头未在隔膜以上的类型，在球囊扩张完成后，若普通内镜无法通过，可予超细内镜探查，配合腹部按压通常可确定十二指肠乳头开口位置，对于乳头位于隔膜上的内镜黏膜下剥离术（ESD）需注意保护十二指肠乳头。

4. 术中要求有经验的术者精细操作，避免盲目切割和切割范围过大。另外，还需警惕存在 2 处及多处隔膜的可能，对此类患儿可采用内镜或外科手术治疗。

（八）诊治流程

先天性十二指肠梗阻的诊疗流程见图 6-3-10。

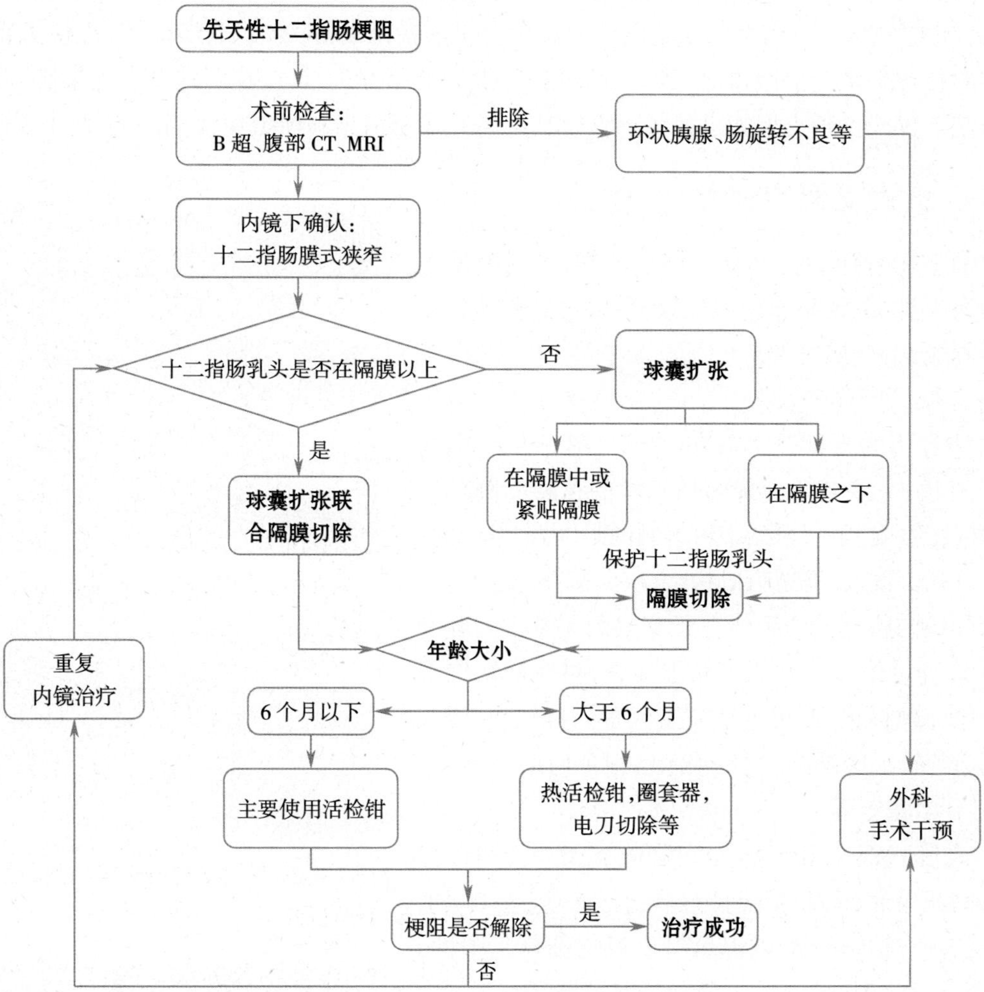

图 6-3-10 先天性十二指肠梗阻诊治流程

（汪 星 刘海峰）

推荐阅读

[1] 汪星，刘海峰，叶国刚，等. 内镜黏膜下剥离术在儿童十二指肠膜式狭窄治疗中的应用研究. 中华小儿外科杂志，2021，42（11）：980-984.

[2] GFROERER S，THEILEN T M，FIEGEL H C，et al. Laparoscopic versus open surgery for the repair of congenital duodenal obstructions in infants and children. Surg Endosc，2018，32（9）：3909-3917.

[3] WANG X，LIU H，YE G，LV Z，HU Z. Successful management of membranous duodenal stenosis by endoscopic

balloon dilation and membrane resection with an insulated-tip knife. Endoscopy, 2022, 54(6): E256-E258.

第四节 内镜下儿童食管狭窄支架治疗

儿童食管狭窄严重影响患儿生长发育，目前仍是困扰患儿、家属及临床医师的一大难题，内镜下球囊扩张术是目前应用较多的治疗方法，多数患儿可通过该方法获得临床缓解。然而临床上仍有部分食管狭窄患儿，通过多种内镜下的扩张手段反复治疗后，吞咽困难症状仍得不到持续缓解，具有很高的复发率且难治，支架治疗为其提供了一种新的安全有效方式。1983 年，Frimbergert 首先报道采用金属支架治疗成人食管狭窄获得成功，为食管狭窄治疗提供了新思路。随着支架技术和工艺的改进，作为一种微创、有效的治疗方法，越来越多的食管支架被应用于临床。内镜下置入食管支架能迅速缓解食管狭窄患儿吞咽困难和梗阻症状，解决经口进食问题。

一、食管支架的种类

目前临床应用的食管支架多种多样，按材料的不同分为两大类：①硬质非金属支架，主要由硬质塑料或树胶管制成；②金属支架。

（一）聚酯塑料支架

国外常用的支架为 Polyflex 支架（图 6-4-1），国内使用报道较少，该支架由聚丙烯细丝的自膨的圆柱体覆盖硅树脂组成，采用聚酯塑料编制网眼，内覆硅酮膜。支架上口开口较大，呈喇叭口状，可减少移位，支架中段及远端开口内径相同。钡线置于支架两端及中间有利于 X 线检查定位。为方便内镜下检查，对应钡线位置支架采用蓝色标记，此类食管支架因置入器较粗，置入时患儿痛苦较大等缺陷，近年临床已很少使用。

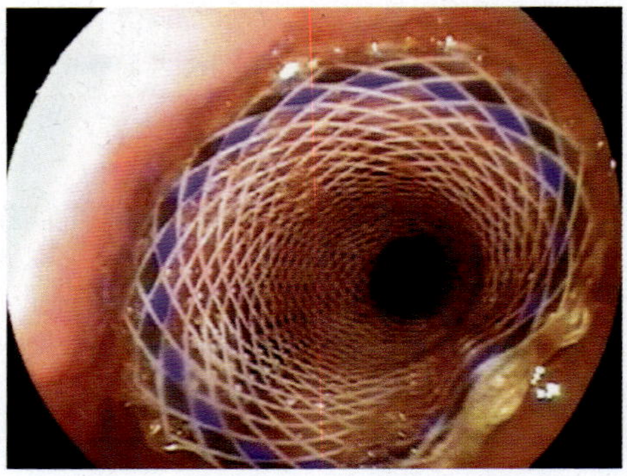

图 6-4-1 置入食管的聚酯塑料支架

（二）金属支架

1. 自膨式镍-钛记忆合金可回收支架 由镍钛记忆金属网状编制而成，支架具有热记忆效应，在 0~4℃ 可随意变形，遇冷收缩，随温度升高可逐渐恢复弹性，约需 24 小时达到最大直径，可持久发挥扩张作用。支架包被硅胶覆膜，具有耐腐蚀性，与组织生物相容性好，异物感较轻（图 6-4-2）。

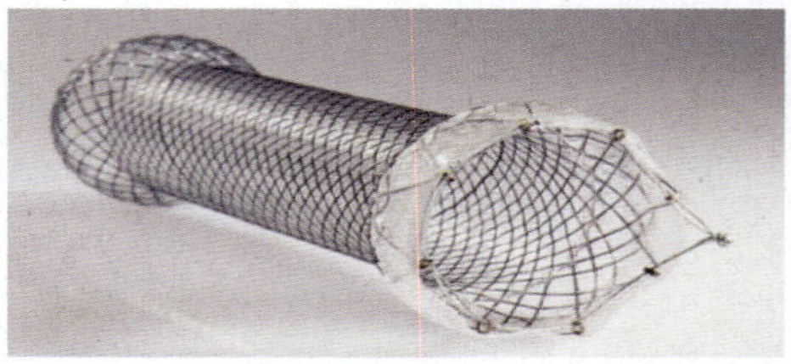

图 6-4-2 镍钛记忆合金网格编织型的全覆膜食管支架

2. "Z"形支架 支架由三个部分组成，近端、主体和远端。主体部分是圆柱形，近端和远端呈喇叭形，支架的不锈钢丝呈"Z"形排列，支撑力较强，其骨架间采用软连接，具有良好的纵向顺应性及稳定性，放置时间的长短无严格限制，但由于其扩张是适时、直接的，组织相容性稍差，容易减少食管黏膜层血流量，导致食管组织出现明显的炎症反应和纤维化（图 6-4-3）。

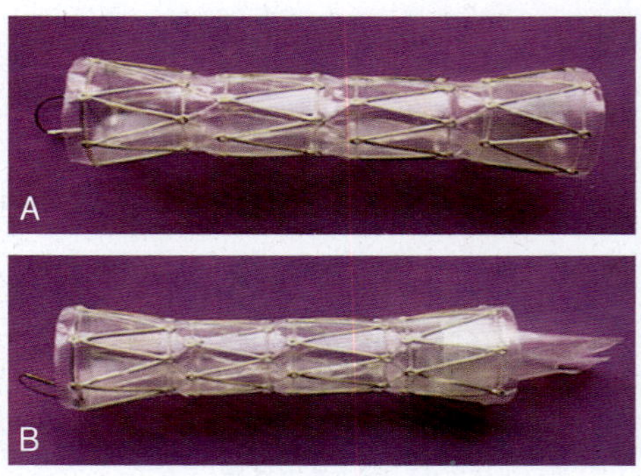

图 6-4-3 西格玛"Z"形支架

A. 支架下端不带防反流膜；B. 支架下端带防反流膜。

近年来，临床最常使用的是金属支架，故以下以自膨式镍-钛记忆合金可回收食管支架的应用予以详述。

二、适应证和禁忌证

（一）适应证

对于绝大多数的儿童食管狭窄，内镜下球囊扩张仍是一线治疗选择，食管支架更适用于采用球囊扩张和药物治疗无效的食管狭窄，综合相关文献资料，儿童采用食管支架治疗的适应证如下。

1. 食管中下段的中短段型狭窄，多次球囊扩张（≥3次）无效或者效果欠佳，短期内狭窄反复。
2. 食管狭窄前期有扩张基础，球囊扩张后狭窄直径应≥5mm。
3. 贲门失弛缓症，但支架下端需设计防反流瓣膜以减少胃食管反流。
4. 食管穿孔、食管瘘。

（二）禁忌证

1. 合并有严重的其他疾病，不能够耐受手术。
2. 食管穿孔后纵隔感染严重，生命体征不稳定。
3. 高位吻合口狭窄，由于颈部食管蠕动相对较快，易出现支架移位、脱落、胸骨后疼痛、异物不适感等。
4. 主动脉弓处吻合口狭窄，此处狭窄放置食管支架后并发症多、风险大，易发生心血管意外。
5. 狭窄段导丝无法通过，对于过长的长段型狭窄及导丝无法通过者，无法放置支架或即使支架放置仍有无法成功打开可能。

三、术前准备

（一）术前评估

1. 症状、体征评估 吞咽困难程度采用奥格尔维 & 阿特金森（Ogilvie & Atkinson）分级法（表 6-4-1），应用支架治疗患儿的吞咽困难等级介于 3~4 级。

表 6-4-1 吞咽困难程度奥格尔维 & 阿特金森（Ogilvie & Atkinson）分级法

分级	分级依据	分级	分级依据
0级	无吞咽困难，可正常饮食	Ⅲ级	仅能进流质饮食
Ⅰ级	偶尔发生，能够进食一些固体食物	Ⅳ级	完全的吞咽困难
Ⅱ级	能进半流质饮食		

2. 影像学检查评估 术前均常规行上消化道造影或 CT 检查评估食管狭窄的部位、长度及严重程度（图 6-4-4、图 6-4-5），长段型狭窄或狭窄段导丝无法通过者不宜放置支架，根据狭窄段具体情况定制食管支架。

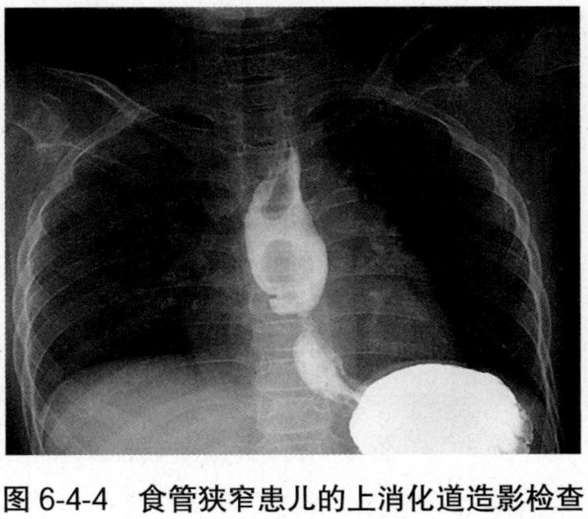

图 6-4-4 食管狭窄患儿的上消化道造影检查

（二）全覆膜食管支架的定制

不同于成人，由于儿童食管较细，生长发育尚未完善，因此儿童食管支架治疗有其特殊性，目前临床上尚无统一应用于食管狭窄患儿的支架，儿童食管支架必须依据狭窄的位置、长度、狭窄程度专门定制。

1. 支架材料选择　镍钛记忆合金(具有遇冷收缩、遇热膨胀特性);硅胶覆膜(强度高,组织生物相容性好,异物感轻);回收线(耐腐蚀,黏膜刺激性小)。

2. 支架外形设计　网状编织金属丝结构,不锈钢丝直径 0.18~0.20mm;支架两端附有 2~5mm 长的硅胶膜软裙边,可避免压迫及损伤;支架上下端呈喇叭口设计,利于食管内固定,防止移位;支架上端设置回收线,方便支架取出及意外情况的处理及调整。

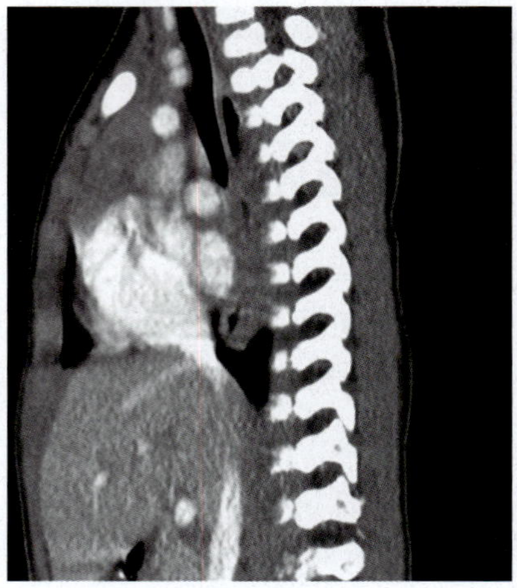

图 6-4-5　食管狭窄患儿的 CT 检查

3. 支架支撑参数　支架置入是否成功与支架的径向支撑力密切相关;支架的径向支撑力主要取决于支架的头数、丝径和导程。儿童食管支架结构参数为:头数 22 或 24,丝径 0.18~0.20mm,导程 60~70mm。

4. 支架大小设计(图 6-4-6)　根据狭窄段长度设计支架的长度,长度以上端大于狭窄口 2cm,下端大于狭窄口 1cm 为宜;根据狭窄局部内径的大小确定支架直径,根据狭窄段的不同情况,支架内径常选择 12mm、14mm、16mm;对年龄偏大、食管穿孔的患儿,支架内径选择时应稍大;支架上下端喇叭口杯口内径设计一般大于支架内径 6.00mm±0.25mm,但仍需根据狭窄的具体情况进行设计。对于第 2 食管狭窄附近的狭窄,支架上杯口直径的设计不宜偏大,以降低心血管意外发生的风险。

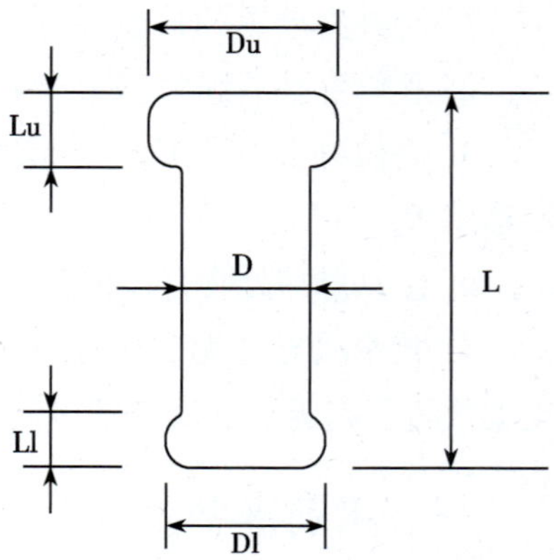

图 6-4-6　儿童全覆膜镍钛合金食管支架的设计示意图

Du/Lu 分别代表上杯口的直径和长度,Dl/Ll 分别代表下杯口的直径和长度,D 代表支架直径;L 代表支架总长度。

(三) 术前知情同意与禁食准备

1. 患儿家长知情并签署手术同意书。
2. 术前禁食、禁饮 12 小时以上。

四、手术操作流程与方法

(一) 体位与麻醉方式

1. 体位　可以选择仰卧位或者左侧卧位。

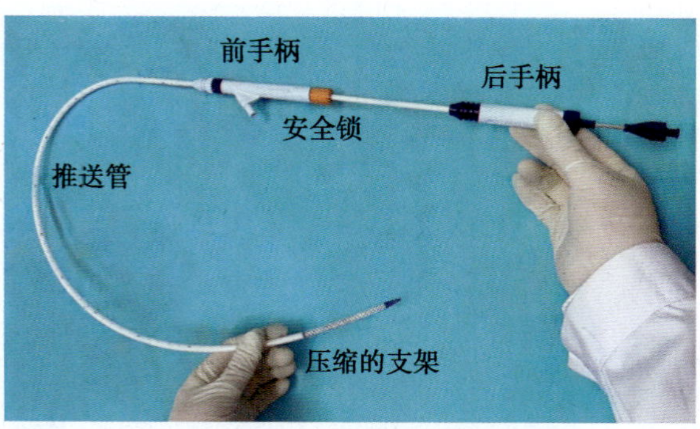

图 6-4-7　支架输送装置

支架置入时可在内镜监视下将支架管输送至狭窄部位。

2. 麻醉　采用气管插管复合麻醉。

3. 检查设备　检查内镜设备与支架输送装置是否完好(图 6-4-7)。

(二) 操作步骤

1. 麻醉成功后,安放牙垫,在胃镜引导下插入导丝,导丝头端到达胃内后(图 6-4-8A),保留导丝位置,同时退出胃镜。

2. 在导丝引导下输送支架输送器,将食管支架缓慢送入至食管狭窄段(图 6-4-8B),支架近端高于预定的释放位置 10~20mm。

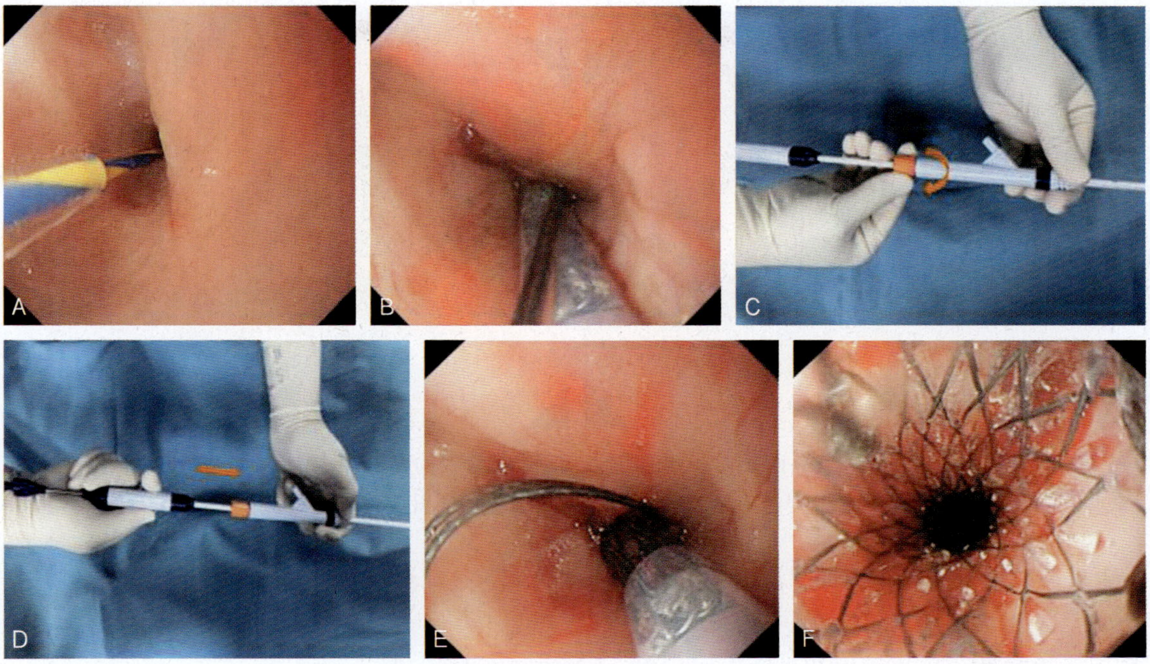

图 6-4-8　食管支架置入过程

A. 内镜下见食管狭窄，留置斑马导丝到达胃内；B. 导丝引导下，支架通过支架输送装置输送至狭窄部位；C. 右旋打开支架输送器安全锁；D. 固定前手柄，缓慢向前推后手柄，准备释放支架；E. 支架远端头部缓慢释放后，轻轻回拉释放器，再将支架其余部分全部释放；F. 支架放置完成后，支架管将狭窄处均匀缓慢撑开。

3. 确认位置无误后，打开安全锁(图 6-4-8C)，一只手固定后手柄，另一只手握住并后拉前手柄(图 6-4-8D)，先缓慢释放支架远端头部，轻轻回拉释放器，使远端球头紧贴食管壁，再将支架其余部分缓慢全部释放(图 6-4-8E、图 6-4-8F)，待支架扩张位置满意后退出支架输送器。

4. 将支架牵引线通过鼻腔引出固定悬挂于耳郭。再次插入胃镜了解支架膨胀情况。必要时留置胃管或十二指肠管空肠管。

5. 手术床边放射拍片，确定支架位置是否妥当、固定是否完好。

(三) 支架置入注意事项

1. 对食管狭窄程度进行准确评估，设计大小合适的食管支架，不宜过大或过小；支架两端增加 2~5mm 的硅胶膜软裙边，以减轻支架两端对食管管壁的压力；位于贲门处的狭窄应设计防反流膜。

2. 术中因食管的蠕动作用，放置时未释放的支架近端需高于预定的释放位置 10~20mm；置入操作需轻柔，避免对食管黏膜的二次伤害；留置十二指肠空肠管可加强术后肠内营养支持。

五、术后处理

区别于球囊扩张的急性撕裂，全覆膜食管支架的膨胀是一种缓慢而持久的过程，其间对食管壁狭窄的撕裂也是缓慢而持续进行的，置入的支架随体温升高靠自身弹性缓慢扩张，不仅有效解除了食管梗阻，而且避免了反复食管扩张，且食管支架的置入可以防止瘢痕组织愈合过程中的收缩，防止组织粘连，使食管管腔的狭窄获得持续缓解和改善(图 6-4-9)。

(一) 术后护理与随访

1. 术后禁食 3 日后可通过胃管给予流质饮食，应用抑酸剂、黏膜保护剂以缓解反流症状；

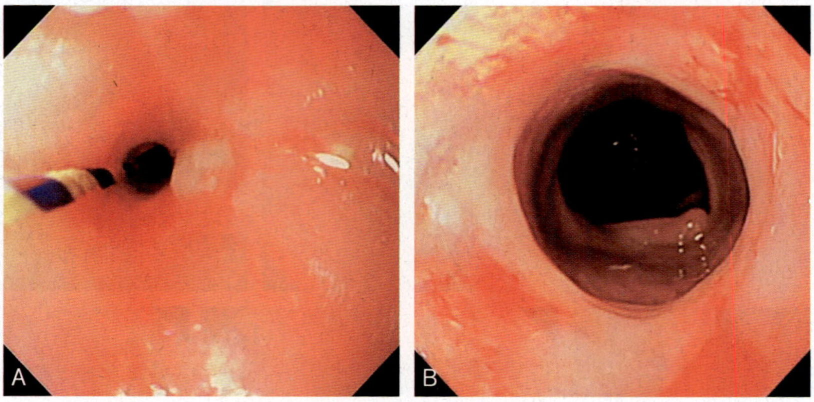

图 6-4-9 支架置入前后食管管径的变化

A. 食管狭窄支架治疗前；B. 第 3 次食管支架治疗并取出后，可见管腔明显扩大。

5 日后可从流质饮食逐渐过渡到软食，避免进食粗糙、刺激性或黏性食物，绝对禁食冰冷食物。

2. 术后第 2~3 日查患儿炎症指标，必要时应用抗生素。

3. 加强宣教及术后护理，减少牵引线对鼻腔黏膜的刺激，避免剧烈运动。

4. 术后定期复查随访，麻醉苏醒后 6 小时行胸部 X 线检查了解支架位置是否固定、支架撑开情况。术后随访至少每月 1 次，行胸部 X 线检查或胃镜检查了解支架的位置，对已发生移位的支架可采用内镜下调整或移除重置入新支架。

（二）支架放置时间

1. 支架放置时间过短不利于狭窄段塑形，放置时间过长可有导致炎性息肉增生的风险，使支架难以取出，欧洲胃肠内镜协会的食管良性狭窄支架置入相关指南建议自膨式金属支架和塑料支架最少放置 6 周，但是不宜超过 3 个月。

2. 支架使用说明书指出自膨式金属支架和塑料支架置入时间最好为 4~6 周。Best 等认为对于儿童，建议将支架放置 14 日以上，但是不宜超过 4 周为佳。Zhang 等认为食管支架放置 4 周对于儿童来说是远远不够的，放置时间应该根据食管狭窄的改善程度来决定。通过文献中使用全覆膜支架治疗食管狭窄患儿的经验来看，此类型的支架留置 6~8 周既能达到良好的治疗效果，又可减少并发症的发生。

（三）并发症及处理

支架置入后并发症的管理是临床诊治中的重要环节之一，近期并发症包括呕吐、胸痛、出血、穿孔，远期并发症包括支架移位、组织增生、取出后再狭窄等。

1. 呕吐、疼痛、异物感 多见于高位支架、支架直径过大时，可使用奥美拉唑抑酸治疗，大多数患儿的疼痛一般 1 周内可自行缓解，无需使用止痛药，但需密切观察病情，排除出血、气胸及穿孔等并发症。

2. 术后大出血 多出现呕血等，此时应紧急处理，包括输血、静脉使用止血药物，以及内镜下止血、喷洒药物或外科干预治疗。

3. 支架贴壁不良或移位（图 6-4-10~图 6-4-12） 对于儿童，术前应对食管狭窄程度进行准确评估，设计和放置适宜大小的支架。其次为术后的饮食管理。如支架已经发生了移位，则可在内镜下使用异物钳等调整或及时取出。

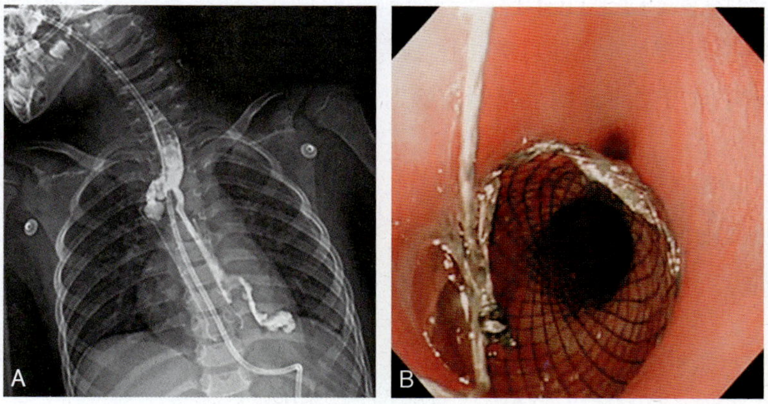

图 6-4-10 支架贴壁不良

食管穿孔放入首枚全覆膜食管支架封堵，但食管支架上杯口偏小，上消化道造影显示造影剂沿支架上杯口外侧进入食管侧壁空隙，右图为内镜下观察。

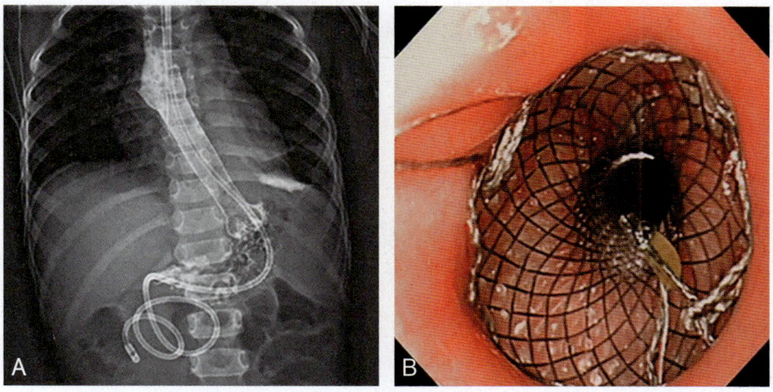

图 6-4-11 重新定制支架放置（与图 6-4-10 同一患儿）

重新定制新支架，加大了上杯口设计，3 日后更换放置新支架，上消化道造影示未见造影剂外渗，瘘口得到较好封闭，右图为内镜下观察。

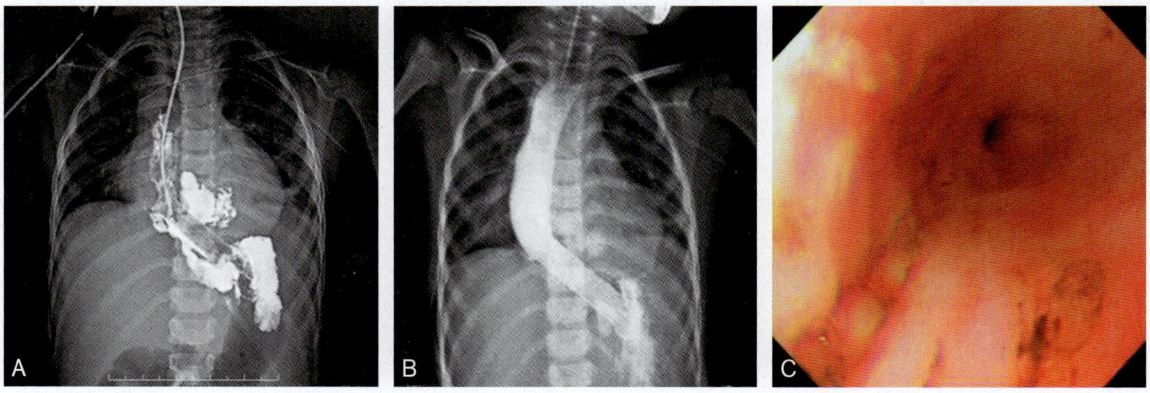

图 6-4-12 支架移位

1 名 7 岁贲门失弛缓症患儿 POEM 术后食管穿孔行支架置入封堵治疗。A. 支架置入术后 7 日出现移位，上消化道造影提示支架移位伴造影剂外渗；B. 内镜下通过异物钳调整支架位置后，上消化道造影未见造影剂外溢；C. 1.5 个月后取出支架，瘘口关闭。

4. 组织增生(图 6-4-13、图 6-4-14) 支架放置时间过长时,支架两端刺激可能会导致炎性息肉增生引发再狭窄,增大的炎性息肉往往不需要特殊处理,支架刺激解除后,炎性息肉往往可自行消失,支架治疗时可使用抑酸剂减轻胃酸对黏膜的刺激作用。

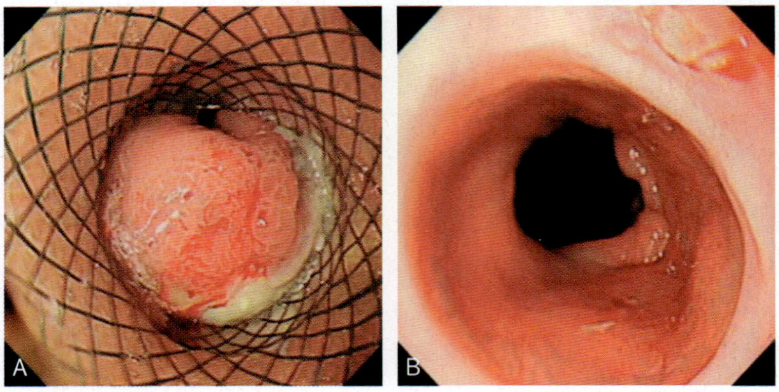

图 6-4-13 组织增生
白血病化疗后食管狭窄患儿,支架放置 3 个月余,见食管支架下段炎性息肉增生,考虑支架对食管黏膜异物刺激所致,未特殊处理,右图示术后 2 个月胃镜复查,可见食管管腔扩大,其下端未见明显增生的炎性肉芽组织。

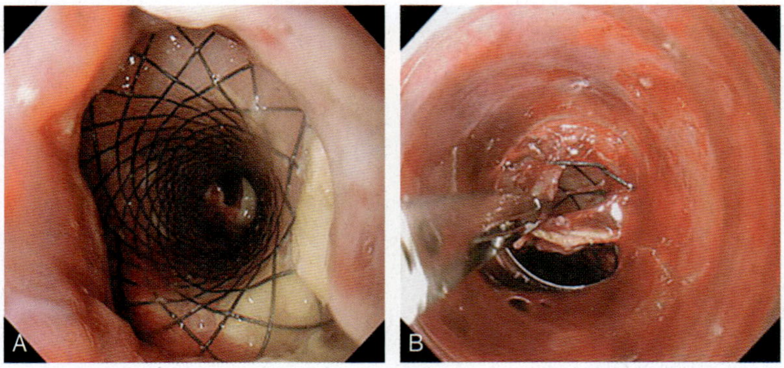

图 6-4-14 组织增生致支架包埋
强碱腐蚀的长段型食管狭窄患儿,支架放置近 3 个月,内镜下见支架被两端增生的食管黏膜包裹(B),将部分组织在内镜下切除及在异物钳的辅助下,支架最终被成功取出。

5. 支架取出后再狭窄(图 6-4-15) 与患儿体质及狭窄程度有关,对于支架取出后的再狭窄,可再次置入支架治疗,联合球囊扩张、药物注射等治疗,必要时外科手术治疗。

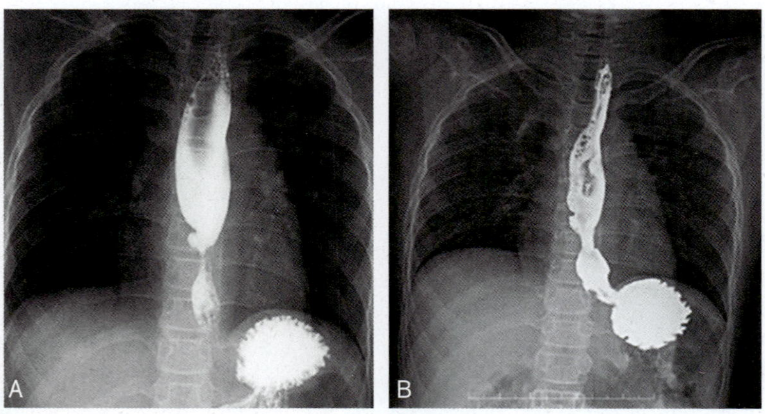

图 6-4-15 支架取出后再狭窄
食管狭窄患儿,术前 GI 造影显示中下段食管狭窄,第 3 次支架治疗后 1 个月复查 GI,发现食管出现再次狭窄,但狭窄程度较前减轻。

(汪 星 刘海峰)

推荐阅读

[1] 汪星,刘海峰,程伟伟,等. 应用全覆膜镍钛合金支架治疗儿童难治性食管狭窄的临床探讨. 中华小儿外科杂志,2018,39(4):250-254.

[2] 汪星,刘海峰,王玲,等. 儿童难治性食管狭窄应用全覆膜支架治疗的并发症及处理对策. 中国内镜杂志,2017,23(7):91-95.

[3] WANG X,LIU H,HU Z,et al. Individually designed fully covered self-expandable metal stents for pediatric refractory benign esophageal strictures. Sci Rep,2021,11(1):22575.

第五节 内镜下消化道息肉切除术

一、概述

消化道息肉是指起源于消化道黏膜上皮细胞并突入消化道内的隆起性病变,是消化科常见疾病之一。根据形态学、组织学、病理学、病理生理学以及病变性质的不同,消化道息肉分型方法多样且较为复杂。消化道息肉内镜下是否可以顺利切除,主要取决于息肉的大小和形态。对于消化道息肉的大小,通常分类为微小息肉(息肉直径≤5mm)、小息肉(直径≤10mm)和大息肉(直径≥2.0cm)。

通常来说,微小息肉、小息肉一般可以通过内镜微创顺利切除,而大息肉内镜下切除则存在一些问题,包括操作风险高和息肉切除不充分的可能性。虽然儿童息肉癌变的可能性较成人小,但切除不充分仍然会给患儿造成一定风险。随着消化内镜技术的不断提高,以及手术器械的快速发展,目前大部分消化道息肉都能通过内镜微创技术得到有效治疗。但是,对于较多、较大、无蒂或宽基底的息肉,进行内镜下切除耗时较长,风险较大,必要时,仍需进行外科手术治疗。

随着消化内镜技术的不断进步,内镜下息肉切除术的方式也不断增多,包括冷切除技术、圈套器切除技术、内镜黏膜切除术、内镜黏膜剥离术、氩等离子体凝固术等。临床上通常根据息肉的大小和形态来确定手术的方式,大部分儿童消化道息肉都可以通过内镜微创技术切除。

二、术前准备与手术操作流程

(一) 术前准备

1. 患儿准备 术前肠道准备与常规结肠镜检查相同,包括调整饮食和服用肠道准备剂。息肉切除术是一项有出血风险的操作,因此使用抗凝药或抗血小板药的患儿可能需停药。不推荐针对内镜下消化道息肉切除术预防性使用抗生素。术前常规的实验室检查包括血常规、凝血常规、感染标志物、心电图等。

2. 设备 除常规内镜设备外,息肉切除术用到的设备包括息肉切除圈套器、热活检钳/活检钳(用于息肉切除)、高频电切电凝仪、注射针及注射液(生理盐水等)、止血夹、氩气刀;备选设备包括息肉收集网、尼龙环、冲洗泵、二氧化碳气泵、透明帽附件、色素内镜染料(如亚甲蓝或靛胭脂)等。

(二) 内镜下消化道息肉冷切除术

临床上,小息肉多见,小息肉内镜下切除术后并发症的发生率较大息肉少,同时多数消化道息肉内镜下切除术的并发症与电凝有关，因此近些年的指南多建议采用内镜下冷切除术。冷切除术是指内镜下通过冷活检钳或冷圈套器对息肉进行机械切除（不用电流），可替代高频电流热凝的圈套器切除方式，而且更加安全。临床上通常使用的方法有冷活检钳除法（cold forceps polypectomy，CFP）、冷圈套切除法（cold snare polypectomy，CSP）。

1. 适应证

（1）CFP 适用于直径在 1~3mm 的微小息肉。采用该方法不会使术后并发症的发生率升高（图 6-5-1、图 6-5-2）。

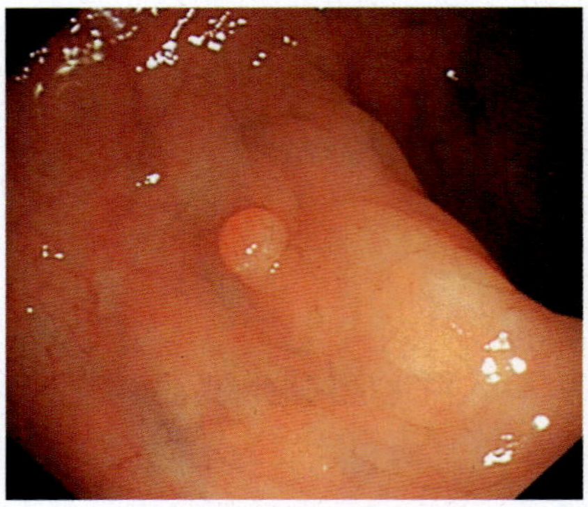

图 6-5-1　结肠微小息肉

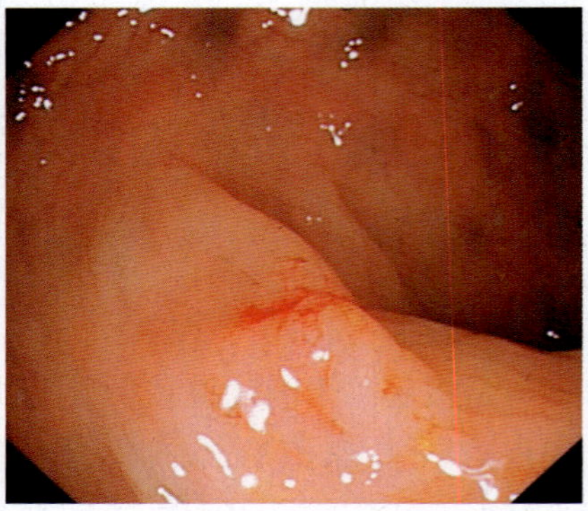

图 6-5-2　冷活检钳钳除后

（2）CSP 适用于直径在 6~9mm 的扁平或亚蒂息肉。由于这类息肉直径较大，若采用热活检钳钳除法，易产生钳除不彻底的问题，同时钳除息肉时会因为出血导致视野不清，使残余的息肉边界模糊，因此对于此类息肉，推荐选用 CSP。尤其是扁平息肉，通过该方法可先进行黏膜下注射，让病变隆起，使息肉边界显示得更清楚，更易于切除。

2. 禁忌证

（1）有凝血功能障碍或服用抗凝药物者。

（2）无法耐受内镜检查，如心肺功能障碍者。

（3）息肉较大，通常认为>10mm 者。

3. 操作步骤　一般来讲，在息肉切除的有效性及完整性方面，CSP 更优于 CFP。进行 CSP 操作时，张开的圈套器“V”位置应置于术者想要圈套收紧的位置，通常是息肉与邻近组织连接处，同时在切除前要确认肠壁未被收入圈套器内，无须将息肉抬起或拉离肠壁，从而避免拉伸，有利于保持切除的息肉在内镜视野内（图 6-5-3）。在选择圈套器时，可根据息肉大小进行选择，通常较小的圈套和较细的刀丝，更易于术者套取息肉，助手切割速度也更快。

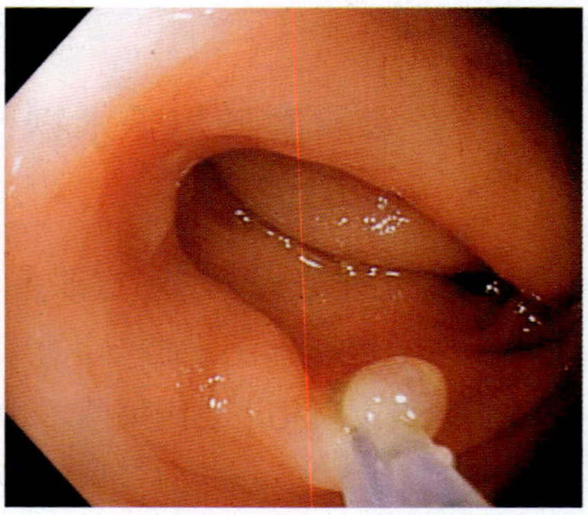

图 6-5-3　冷圈套器固定结肠小息肉

CSP 的主要风险是出血，但多能及时在内镜下得到控制，很少引起迟发出血或穿孔等不良事件，所以，该技术越来越受到内镜医师的青睐。近些年也有医师尝试采用 CSP 切除无蒂大息肉，即采用在病变处行黏膜下注射的冷圈套器黏膜分块切除，但切除术后并发症的发生率还有待进一步大样本研究。

（三）内镜下消化道息肉圈套器切除术

1. 适应证

直径≥10mm 有蒂、亚蒂息肉。

2. 禁忌证

（1）有凝血功能障碍或服用抗凝药物者。

（2）无法耐受内镜检查，如心肺功能障碍者。

（3）基底较宽大的息肉。

3. 操作步骤

（1）设备准备：高频电切电凝仪，圈套器大小、形状（如卵圆形、六边形、新月形）（图 6-5-4）、构造（如单丝或编织）、硬度均不同。具体选择取决于个人偏好及息肉的形态。

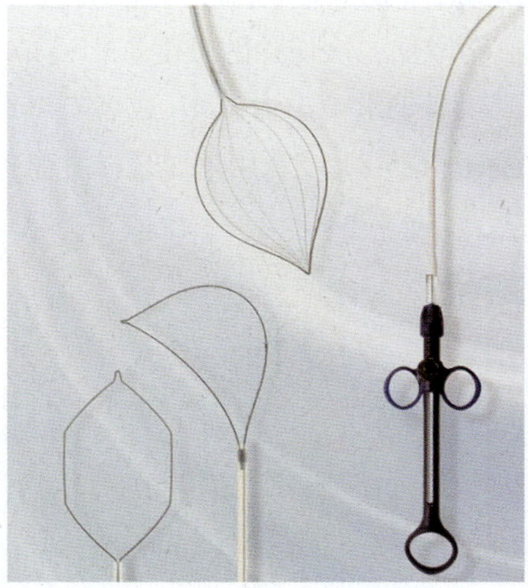

图 6-5-4　圈套器常见形状

（2）确定息肉边缘：在切除息肉前确定息肉的形态及边缘至关重要。带高清显示器的高分辨率内镜可以清楚显示息肉与蒂的边缘（图 6-5-5）。色素内镜、窄带成像（图 6-5-6）或将染料（如亚甲蓝）喷洒于息肉表面及息肉周边均有助于确定息肉边缘。

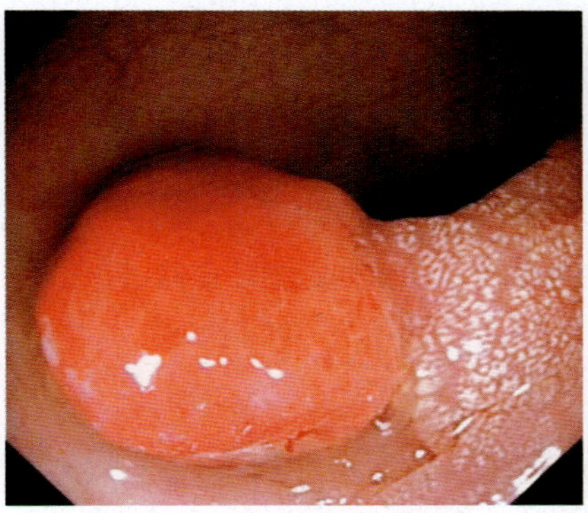

图 6-5-5　白光下息肉表现

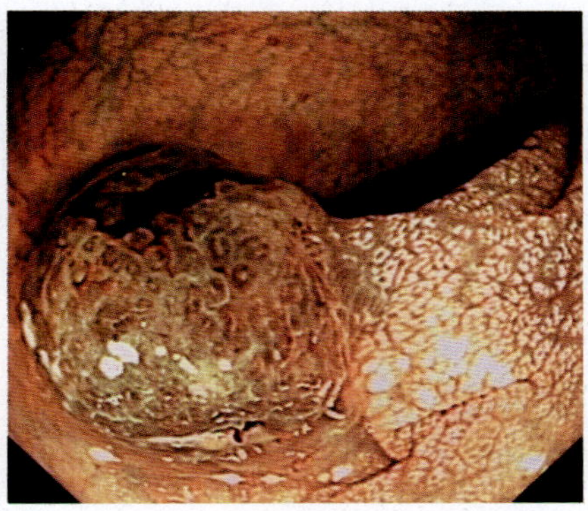

图 6-5-6　窄带成像下息肉表现

（3）切除步骤：首选将息肉尽量置于内镜视野的 6 点钟方向，与内镜操作通道的方向一致。然后用圈套器套取息肉。如果无蒂息肉覆盖了结肠皱襞，则必须保证皱襞两端的病变均被完全切除。采用翻转内镜等操作可能有助于显示息肉近端。硬质单丝圈套器可有助于展开结肠皱襞。将圈套器顶端置于皱襞后（皱襞近端）并打开，轻推黏膜并铺平皱襞，从而暴露并固定息肉（图 6-5-7），然后缓慢收紧圈套器，同时前移导管以维持圈套器顶端在恰当位置。务必使圈套器与结肠表面平行，以防切割过深。

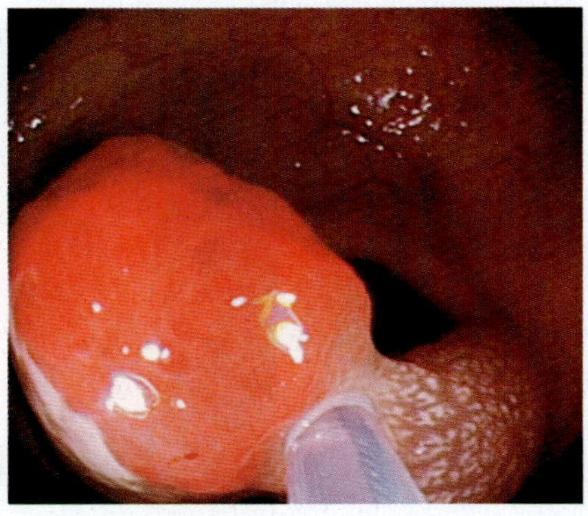

图 6-5-7　圈套器固定息肉

在肠腔可视的情况下，先抽吸空气再收紧圈套器，这样会降低肠壁张力，有利于充分套取组织；但应避免在收紧圈套器的过程中抽气，以免意外套取到固有肌层。

切除组织的电流常设定为电凝和电切的混合电流，并通过间断踩放踏板来控制电流输出。在施加电流前，应将圈套的每个部分均抬离肠壁，以防电凝过深（与穿孔风险增加有关）。

切除息肉后，应确保切除部位的创面“干净”。如果是腺瘤性息肉，切除后需用高清白光内镜或窄带成像仔细观察创面周边，避免残留腺瘤组织。一次性完全切除息肉十分关键，因为瘢痕会增加二次切除的难度。

对于术中出血较多，或者有继续出血可能的创面，可以用止血夹夹闭息肉切除后的黏膜创面（图 6-5-8），或者用尼龙环结扎息肉残端（图 6-5-9）。

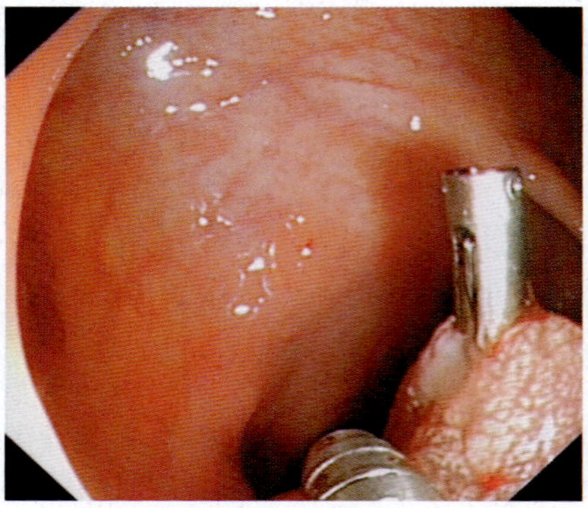

图 6-5-8 止血夹夹闭创面

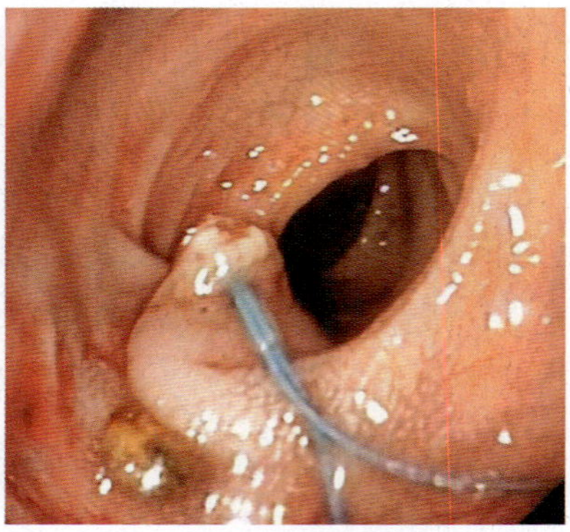

图 6-5-9 尼龙绳夹闭息肉残端

4. 操作注意事项 必须注意避免套住结肠皱襞。有蒂或无蒂大息肉最初可能会遮挡解剖结构，因此需要看清被圈套的部分为息肉才可进行切除，避免套取息肉周边正常的黏膜。在切割的过程中，术者应该将圈套器尽量上提远离肠壁，避免在切割的过程中热灼伤波及肠壁更深层，降低迟发性穿孔的风险。同时在切割的过程中，助手应及时收紧圈套器，同时配合术者的切割速度，避免创面的热烧伤导致迟发性穿孔。

（四）内镜黏膜切除术（EMR）

EMR 是指在进行内镜下息肉切除时，先用注射针在黏膜下层注射生理盐水或其他溶液以形成液体垫来抬高息肉，再用圈套器切除法切除息肉，又称注射辅助 EMR。切除前将黏膜层“抬起”，不仅便于将息肉内镜下切除（图 6-5-10），还可能减少圈套切除过程中的穿孔和热灼伤风险。

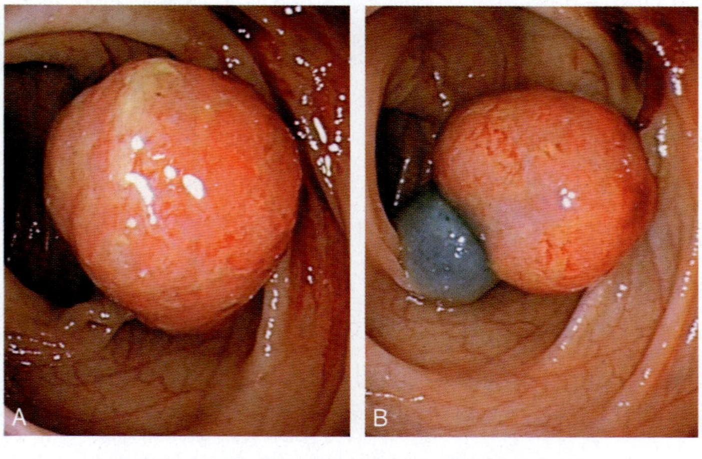

图 6-5-10 黏膜下注射前（A）和注射后（B）对比

1. 适应证　>2cm 的无蒂或粗蒂息肉。

2. 禁忌证

(1) 有凝血功能障碍或服用抗凝药物者。

(2) 无法耐受内镜检查，如心肺功能障碍者。

(3) 抬举征阴性息肉。

3. 操作步骤

(1) 黏膜下注射：目前常用的黏膜下注射液体为生理盐水，但是生理盐水被吸收的速度较快，若操作时间过长，则会失去黏膜下注射的抬举作用。因此，目前在对某些吸收速度较慢的替代物进行开发，如肾上腺素或去甲肾上腺素、玻璃酸钠、果糖等。

黏膜下注射须从息肉口侧端开始，因为一旦息肉肛侧端抬起，将难以进行口侧注射。EMR 前黏膜下注射也存在一些缺点，如注入的液体可能会增加黏膜下组织张力，从而增加圈套器抓取难度，即圈套器在收紧过程中滑脱出黏膜下平面；或者注入的液体可能沿黏膜下平面扩散，将息肉和附近正常黏膜一并抬起，可能使息肉变得与周围组织等高或凹陷；某些情况下，注射可能将有肿瘤形成的组织推至更难探及的部位（如皱襞后）或缩窄肠腔，使器械更难到达病灶；甚至注射针头穿过腺瘤性息肉时，可能沿进针通道将肿瘤细胞播散至更深层肠壁。

(2) 电切：切除过程与圈套器电凝切除过程相同（图 6-5-11）。对于腺瘤样息肉，需要注意的是应避免对其进行大面积电凝，因为电凝后的瘢痕会妨碍日后进行套圈器黏膜切除术。

(3) 预防出血：对于有蒂息肉，尤其是蒂部直径>1cm 的息肉，通常蒂内存在大血管，发生出血的风险会增高。预防措施包括在切除前向蒂内注射 1∶10 000 稀释的肾上腺素，或用尼龙环或止血夹夹闭息肉蒂（图 6-5-12）。

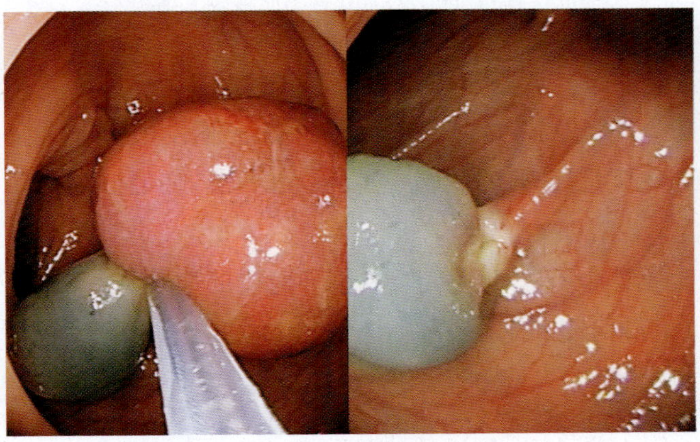

图 6-5-11　圈套器电凝电切

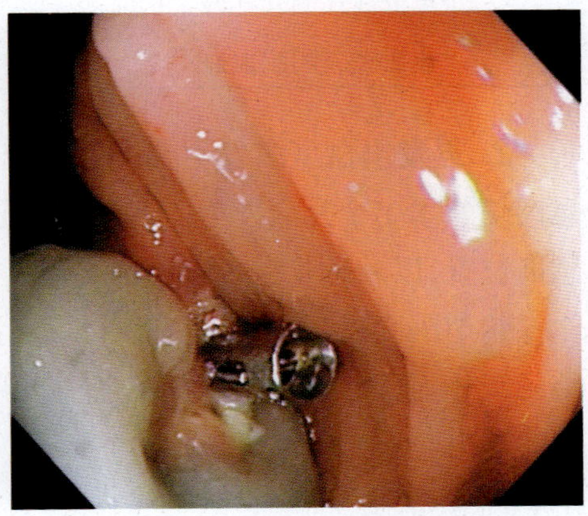

图 6-5-12　止血夹夹闭息肉蒂

对于无蒂息肉，可在黏膜下注射液中添加 1∶10 000 稀释的肾上腺素，和/或在切除息肉后，应用止血夹夹闭息肉切除后的创面。

（五）样本收集和组织学评估

对于切下的组织块相对较小者，可在吸引管道与内镜连接处放置多层纱布，通过内镜的抽吸通道吸出，收集在收集器内。分块切除的组织可用收集网取出。收集网可反复开合，直至所有息肉碎片全部收集在内，然后随内镜一起撤出。

三、并发症及处理

出血和穿孔是内镜下息肉切除术后常见的并发症，尤其对于儿童来说，其肠壁较成人更薄，脂肪组织少，且年龄越小越明显，因此切除后出血和穿孔的风险更大，这就限制了普通圈套器电凝电切技术的开展。据报道，结肠息肉 EMR 后的出血发生率为 2%~11%。并发症的发生与息肉大小、手术方式等有关。

（一）出血

出血是内镜下息肉切除术最常见的并发症，包括即刻出血和迟发出血。

1. 即刻出血 通常指手术过程中或患儿离开内镜室前开始便血或息肉切除后出血持续 1 分钟以上。在所有内镜下息肉切除术中，即刻出血的发生率为 1%~3%。如果用冷圈套技术切除直径<1cm 的息肉，不太可能发生术后出血。大多数息肉切除后即刻发生并持续超过 1 分钟的出血都可以由内镜医师控制。控制出血的技术选择取决于出血严重程度、息肉类型和内镜医师的偏好。此外，也可能需要联合应用多种技术（如注射稀释的肾上腺素和放置止血夹）。即刻出血处理方法推荐见表 6-5-1。对于在门诊行息肉切除的患儿，如果在整个出血过程中和术后观察期间保持血流动力学稳定，则可在止血后允许患儿离院。

表 6-5-1 即刻出血的处理方法

方法	注释
用圈套器套住息肉蒂部	圈套数分钟，勿将残余蒂部截断
蒂部注射稀释的肾上腺素	通过收缩血管、压塞以达到治疗效果
双极电凝止血	高温使蛋白质结痂，压塞、封闭出血血管
可分离式圈套扎残余蒂部	此法操作难度大，尤其对出血量较大情况
止血夹夹闭出血血管	是处理术后出血有效方法

2. 迟发出血 多发生在电凝电流切除息肉，患儿已经离开内镜诊室后。迟发出血亦可在息肉切除术 1 个月后发生。迟发出血的可能原因有创面的焦痂脱落、创面的热灼伤、息肉大小、息肉位置，以及患儿是否应用抗凝药物等。

约 70% 迟发出血患儿可以自发止血。而出血量较大，尤其合并循环障碍的患儿，须行急诊结肠镜止血，由于息肉切除部位已知，所以可进行简单术前肠道清洁。出血的内镜下处理方法同即刻出血的处理方法。

（二）穿孔

穿孔是内镜下息肉切除术最严重的并发症，但谨慎操作通常可预防其产生。EMR 穿孔率仅为 0~1%。对于息肉切除术后 24 小时内发生小的穿孔时，内镜下应用止血夹可快速有效地闭合创口。大多数穿孔患儿无须外科处理，及时采用禁食、抗炎等保守治疗，密切观察 1 周，多可自愈。

（三）息肉切除后综合征

息肉切除后综合征又称为透壁热损伤综合征，与电凝时透壁灼烧相关，但没有穿孔，患儿表现为腹痛、发热，常伴有触痛、反跳痛，白细胞计数升高、腹部影像学提示肠壁间气体，但腹腔无游离气体。故不视为穿孔。处理上需要禁食、禁水、抗炎对症治疗，进一步发展为穿孔的概率极低。

（王丽波 刘羽飞）

四、内镜黏膜下剥离术

内镜黏膜下剥离术(endoscopic submucosal dissection,ESD)是在EMR基础上发展而来的一项治疗技术,是指在黏膜下注射后,利用电刀对病变进行黏膜下剥离,以实现对较大病变的整块完整切除的内镜微创技术。1994年日本学者Takekoshi发明了顶端带有绝缘陶瓷圆球的电刀(insualatsd-tipknife,IT刀),首先切除了直径>2cm的结肠病变。1999年,日本Gotoda等对直径>2cm的消化道早期癌进行了剥离。近年来ESD技术已广泛开展,并成为消化道早期癌及癌前病变的首选治疗方法。随着儿童消化内镜技术的发展,ESD技术也被运用到儿童直径>2cm平坦型息肉的切除和黏膜下病变的切除。

(一)适应证和禁忌证

1. 适应证

(1) >2cm的平坦型息肉。

(2) 有消化道症状的黏膜下病变(间质瘤、异位胰腺等)。

(3) 消化道早期癌及癌前病变。

2. 禁忌证

(1) 有严重的心肺疾病、凝血功能障碍以及服用抗凝剂。

(2) 病变侵犯固有肌层。

(3) 明确淋巴结转移的早期癌。

(4) 抬举征阴性。

(二)术前准备

1. 术前评估

(1) 症状、体征及实验室检查:术前均评估是否有消化道症状,综合评估病变的切除是否能缓解临床症状或解除病变恶变风险。术前常规查凝血功能、血常规及心电图等。

(2) 影像学检查评估:术前均行腹部彩色超声、腹部CT检查明确诊断,除外外压性病变或已生长至腔外的病变。

(3) 超声内镜评估:术前均常规行超声内镜检查,对病变起源进行准确定位,并清晰显示病变的大小、形状、回声表现等,确定病变内镜下的可切除性。

2. 知情同意与饮食准备

(1) 患儿家长知情并签署手术同意书。

(2) 术前禁食6~8小时、禁水2小时。

(3) 肠道准备:≤2岁使用生理盐水灌肠,>2岁分次使用高剂量聚乙二醇电解质散。

3. 物品准备

(1) 器械准备

1) 高频电工作站、送水泵,二氧化碳气泵。

2) 手术器械:透明帽、注射针、切开刀(针状刀、Hook刀、IT刀、Flex刀、Dual刀、Fluash刀、海博刀等)、止血钳、金属夹、尼龙绳、OTSC吻合夹系统等。

(2) 药物准备

1) 去泡去黏液剂:二甲硅油/西甲硅油、链蛋白酶等。

2) 染色剂:靛胭脂或亚甲蓝注射液。

3）黏膜下注射药：0.9% 氯化钠注射液、葡萄糖注射液、果糖氯化钠注射液、透明质酸溶液、肾上腺素生理盐水或亚甲蓝注射液等。

4）局部止血药：去甲肾上腺素、凝血酶和矛头蝮蛇血凝酶等。

（三）手术操作流程与方法

1. 体位与麻醉方式

（1）体位：可以选择仰卧位或者左侧卧位。

（2）麻醉：采用气管插管复合麻醉。

（3）检查设备：检查内镜设备与高频电工作站设备是否完好。

2. 操作步骤

（1）确定病变：首先行常规内镜检查，了解病灶部位、大小、形态（图 6-5-13），结合染色、超声或放大内镜检查，确定病灶范围、性质、浸润深度（图 6-5-14）。

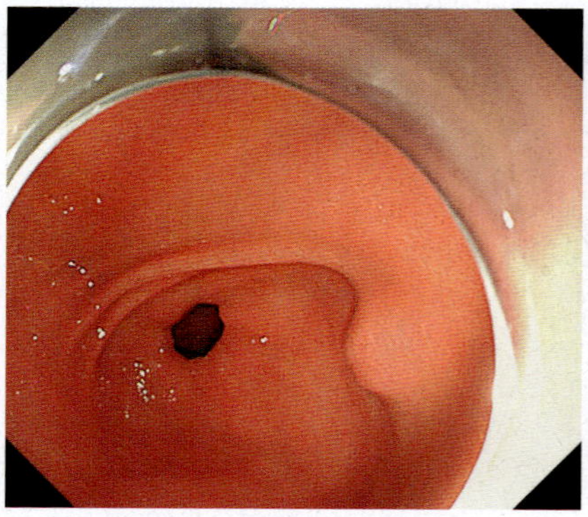

图 6-5-13　普通胃镜白光下病灶表现

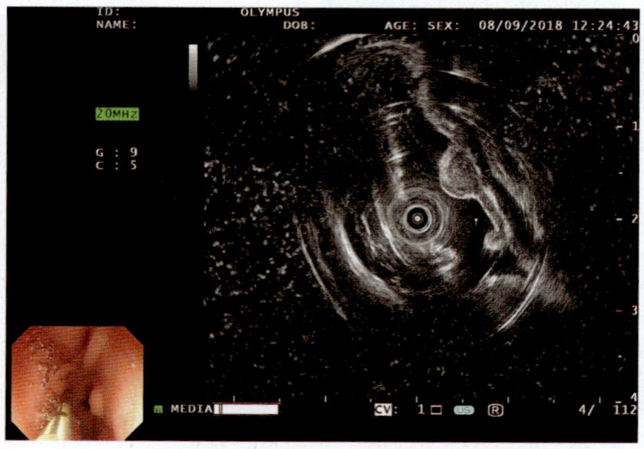

图 6-5-14　超声胃镜下病灶表现

（2）标记：确定病变范围后，距病灶边缘 3~5mm 处进行电凝标记，两个标记点间隔约 2mm（图 6-5-15）。

（3）黏膜下注射：按先远侧后近侧的顺序，于病变周围分多点行黏膜下注射，使黏膜层与固有肌层分离，病变充分抬举（图 6-5-16）。

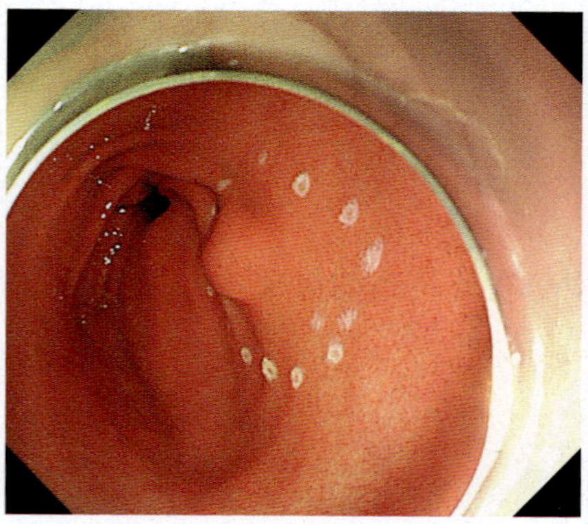

图 6-5-15　电凝环周标记

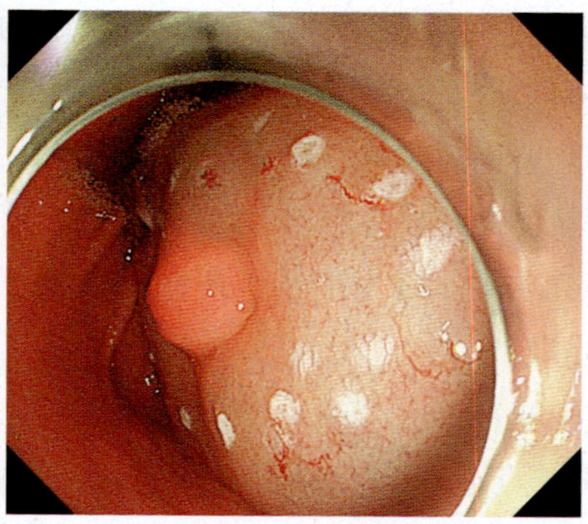

图 6-5-16　黏膜下注射后病灶被抬举

（4）环形切开：病变充分抬举后，使用切开刀沿标记点外约 3mm 处，环周切开病变黏膜。一般由远端开始切开，其间一旦出血，应冲洗以明确出血点，然后使用切开刀或止血钳电凝止血（图 6-5-17）。

(5) 黏膜下剥离：使用切开刀于病变下方行黏膜下剥离，直至完全剥离病变(图 6-5-18)。

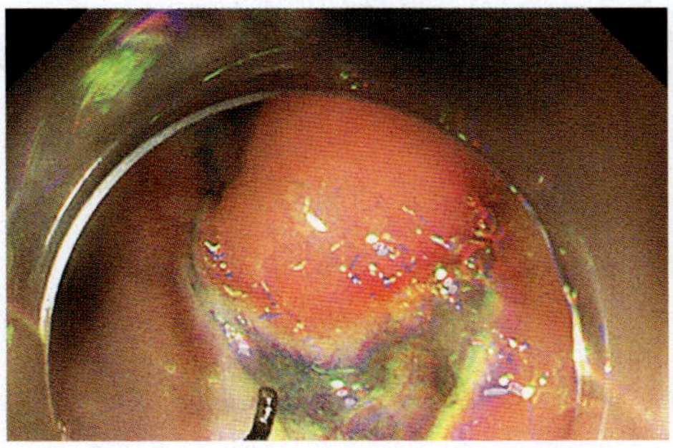

图 6-5-17 切开刀环周切开病变黏膜

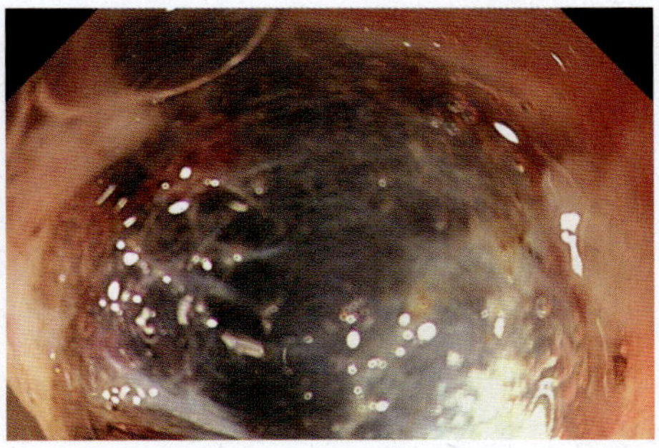

图 6-5-18 切开刀于病变下方黏膜下剥离

(6) 创面处理：病变剥离后，对创面上所有可见血管行预防性止血处理；对可能发生渗血的部位采用止血钳、氩等离子体凝固术(APC)等处理，必要时用金属夹夹闭；对局部剥离较深、肌层有裂隙者应予金属夹夹闭(图 6-5-19、图 6-5-20)。

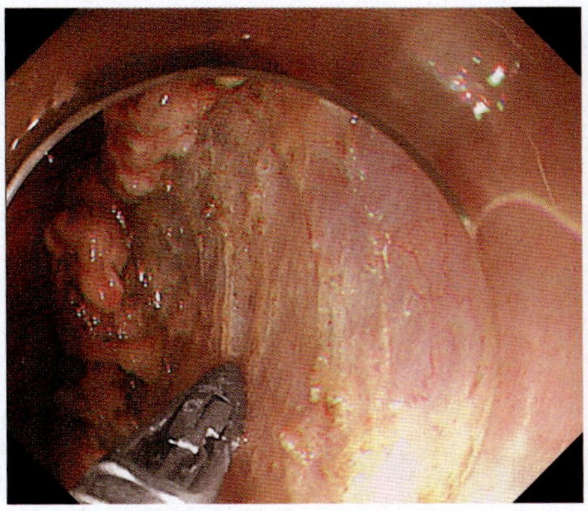

图 6-5-19 止血钳电凝创面

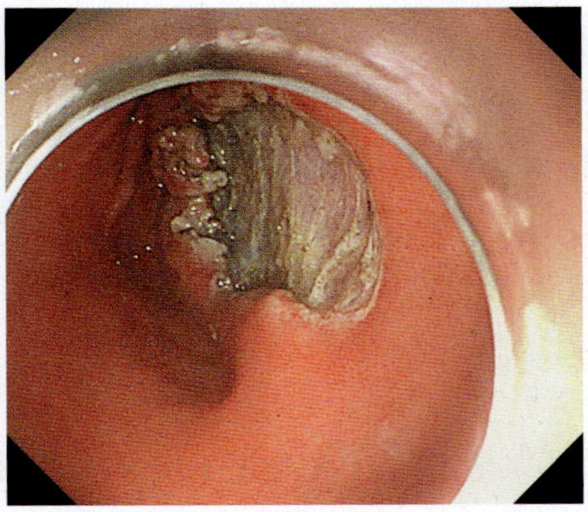

图 6-5-20 处理后的 ESD 创面

(7) 标本处理：用细针完整地将标本固定于平板上，在标本周围标记该标本在体内的相对位置，如口侧、肛侧、前壁、后壁等。尽量于 30 分钟内浸没于甲醛溶液中。标本应在改刀前后分别拍照，便于后期进行病理还原，送检病理时应提供信息齐全的申请单(图 6-5-21)。

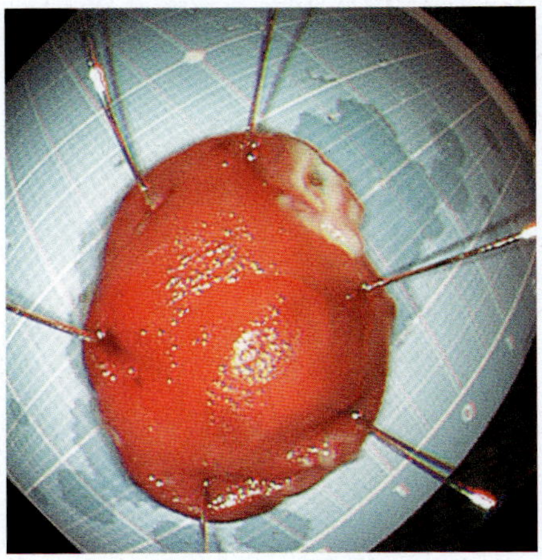

图 6-5-21 标本固定

3. 注意事项

(1) 在黏膜下剥离过程中，应间断进行黏膜下注射以保证黏膜下抬举充分，同时用切开刀或止血钳及时处理暴露的血管。

(2) 在黏膜下剥离过程中，可采用金属夹联合丝线等牵引技巧，改善黏膜下剥离视野，降低 ESD 操作难度，提高手术效率。

(四) 并发症及处理

1. 出血

(1) 术中急性出血

1）术中一旦发生出血，可用 0.9% 氯化钠注射液或 8% 冰去甲肾上腺素冲洗创面，明确出血点。

2）对较小的黏膜下层血管，可用切开刀或 APC 进行直接电凝；对较粗血管，用止血钳钳夹后电凝。若上述止血方法不成功，可采用金属夹夹闭。

（2）术后迟发出血：一旦出现迟发出血，应尽快行急诊内镜止血处理。

1）早期（48 小时内）迟发出血，溃疡面尚松软，可用止血钳电凝或金属夹夹闭止血。

2）晚期（超过 48 小时）迟发出血，由于溃疡面基底已纤维化，推荐使用黏膜下注射药物止血。

3）如内镜下止血困难或失败，需及时转行外科行手术或介入栓塞治疗。

2. 穿孔

（1）采用 CO_2 代替空气注气、时刻抽吸消化道腔内气体均可能降低术后胃肠积气和气腹相关不良事件发生率。

（2）术中穿孔形成气腹，可应用空针经皮穿刺抽气，以缓解腹腔内压力。

（3）金属夹夹闭、猪源纤维蛋白胶封堵、金属夹联合尼龙绳“荷包缝合”及 OTSC 吻合夹系统等多可成功封闭瘘口。

（五）术后处理与随访复查

1. 术后处理

（1）饮食：手术当日应禁饮、禁食、静脉补液。术后禁饮、禁食 48~72 小时，上消化道 ESD 持续胃肠减压，以后根据病情从温凉流质饮食（米汤、面汤/牛奶等）逐步过渡到半流质饮食（软面条、粥等）。出血且创面较大可延长禁食时间。严格卧床休息，观察血压、心率、体温等生命体征及腹部体征。

（2）药物

1）质子泵抑制剂：上消化道 ESD 常规使用 4~8 周，术后溃疡直径>40mm 使用 8 周。

2）抗生素：ESD 治疗后可出现短暂菌血症，但一般无感染相关症状和体征，无须特殊处理。手术范围过大、操作时间较长、反复进行黏膜下注射导致周围炎症水肿者，或可能并发消化道穿孔者需运用抗生素。上消化道 ESD 选用第一、二代头孢菌素；结直肠 ESD 选用第二代头孢菌素、头孢曲松或头孢噻吩，可加用甲硝唑。术后用药总时间不应超过 72 小时，对穿孔、大量出血及免疫缺陷者，可酌情延长治疗时间。

3）止血药物：可酌情使用止血药物。

4）胃黏膜保护剂：胃 ESD 术后需使用胃黏膜保护剂促进溃疡愈合。

2. 随访复查

（1）术后第 3、6、12 个月进行内镜随访，早期癌及癌前病变者此后每年复查一次内镜。

（2）狭窄处理：术后并发狭窄相对少见，主要发生于贲门、幽门区或术后黏膜缺少>3/4 环周或切除纵向长度>5cm，主要有内镜下球囊扩张和激素治疗等。

五、内镜下透明帽辅助下黏膜切除术

内镜下透明帽辅助下黏膜切除术（endoscopic mucosal resection with cap，EMRC）属于传统 EMR 的改良技术，通过将病变吸引至透明帽内，然后进行黏膜下病变切除。与标准 EMR 相比，EMRC 的优势是内镜前端的透明帽可以推开黏膜皱襞折叠处或成角处，使视觉盲区减少，同时透明帽与内镜之间间隙约有 3mm，为直接观察病变提供空间，操作视野更加清晰，EMRC 示意图见图 6-5-22。

此外，EMRC 在病变部位的黏膜下层形成一个假蒂，对于切除的病变标本电烧灼损伤较少，能提高病变的完全切除率。EMRC 使 EMR 操作变得简单方便，能在狭小的操作空间切除较大病变组织；能够缩短 EMR 切除息肉所需的时间、提高内镜下息肉检出率。

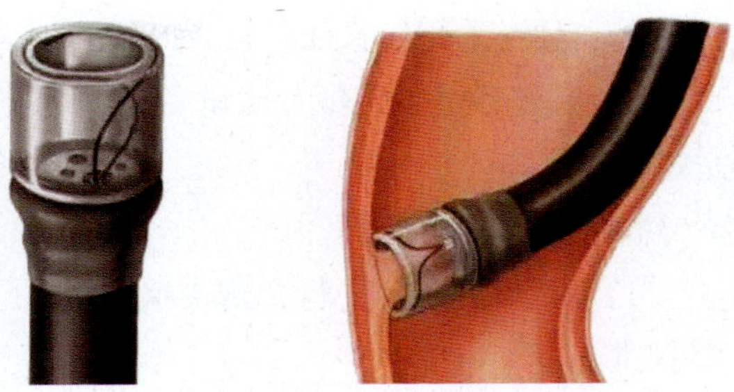

图 6-5-22 EMRC 示意图

（一）适应证和禁忌证

1. 适应证 主要用于消化道特别是上消化道扁平病变，尤其是食管入口、贲门部、胃后壁与小弯侧、十二指肠球部后壁、结肠皱襞背面和直肠肛管交界等内镜操作困难的部位。

2. 禁忌证

(1) 有严重的心肺疾病、凝血功能障碍，以及服用抗凝剂。

(2) 消化道急性穿孔期。

(3) 病变侵犯固有肌层。

（二）术前准备

1. 患儿准备 常规查凝血功能、血常规及心电图等。若服用抗凝药（如华法林）、抗血小板聚集药（如阿司匹林）等需停药 1 周以上。肠道 EMRC 准备同结肠镜检查。术前禁食 6~8 小时、禁水 2 小时。

2. 器械准备 除内镜、高频电工作站外，需准备透明帽（图 6-5-23）、注射针、圈套器（新月形）（图 6-5-24）、止血钳、金属夹等附件。

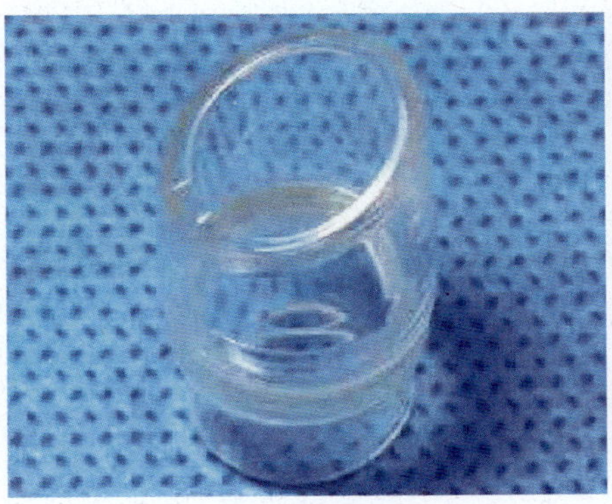

图 6-5-23 透明帽

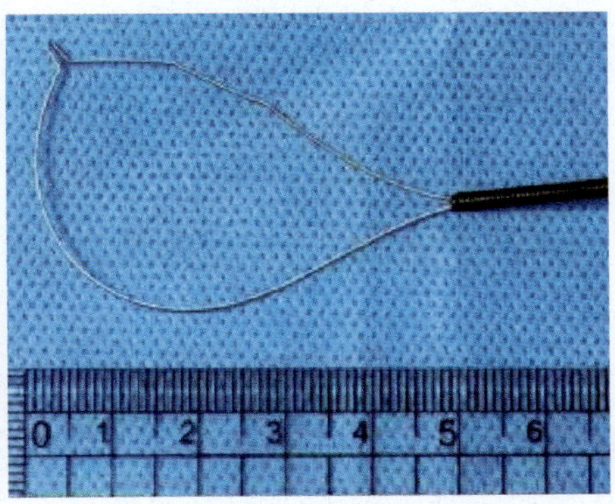

图 6-5-24 新月形圈套器

3. 药品准备

(1) 去泡去黏液剂：二甲硅油/西甲硅油、链蛋白酶等。

(2) 染色剂：靛胭脂或亚甲蓝注射液。

(3) 黏膜下注射药：0.9% 氯化钠注射液、葡萄糖注射液、果糖氯化钠注射液、透明质酸溶液、肾上腺素生理盐水或亚甲蓝注射液等。

(4) 局部止血药：去甲肾上腺素、凝血酶和矛头蝮蛇血凝酶等。

（三）手术操作流程与方法

1. 体位与麻醉方式

(1) 体位：可以选择仰卧位或者左侧卧位。

(2) 麻醉:采用气管插管复合麻醉。

(3) 检查设备:检查内镜设备与高频电工作站是否完好。

2. 操作步骤

(1) 确定病变:首先行常规内镜检查,了解病灶部位、大小、形态。

(2) 黏膜下注射:行色素染色或边缘标记后,在其黏膜下注射使病灶充分抬举隆起。

(3) 安装透明帽:退出内镜,将透明帽安置于镜头前端(图 6-5-25),通过活检孔置入圈套器。

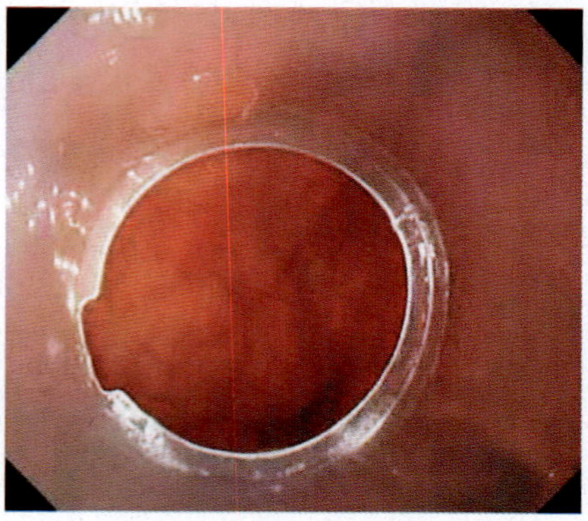

图 6-5-25 安装透明帽

(4) 透明帽吸引:将透明帽斜面的口侧端对准病变口侧拟切除部位,进行持续吸引,确定标记点以内的组织均被吸入帽中。

(5) 圈套切除:缓慢收紧圈套器(图 6-5-26),可见被圈套固定的组织呈蘑菇团状,随即电凝切除。

(6) 创面处理:对创面上可能发生渗血的部位采用止血钳、APC 等处理(图 6-5-27),必要时用金属夹夹闭。

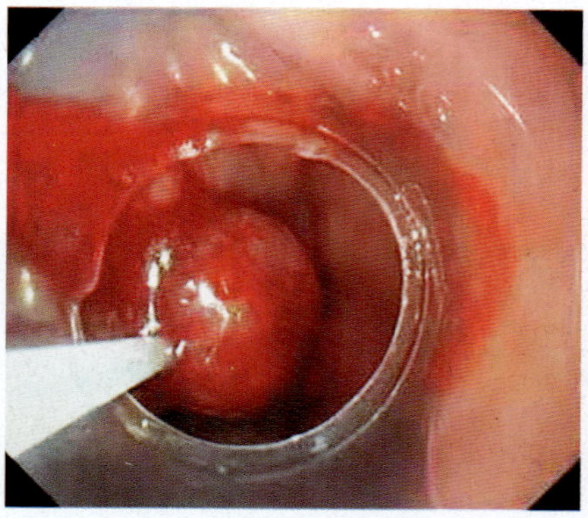

图 6-5-26 透明帽吸引后收紧圈套器

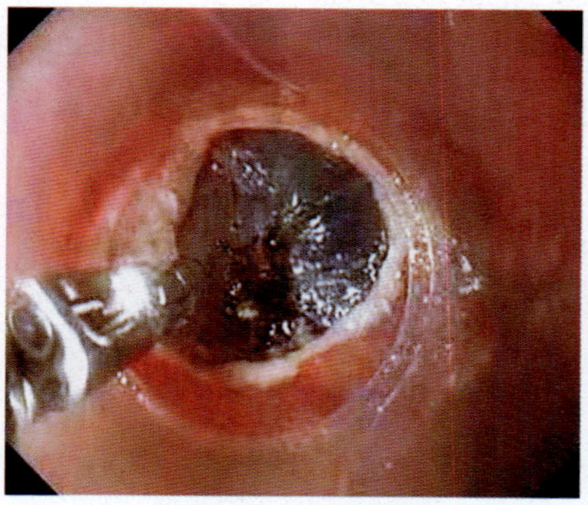

图 6-5-27 电凝创面

3. 注意事项

(1) 黏膜下注射充分,使病灶抬举明显。注射后如局部不随注射隆起(即抬举征阴性),说明病灶已超过黏膜下层,不适合黏膜切除术。

(2) 圈套器套收紧后将圈套器稍上提以防肌层被套住,再收紧圈套停止负压吸引并少许注气,向前推进圈套器。

(3) 收紧圈套器时进行判断,可重复收放,使黏膜下肌层组织弹出不被圈套切除。

(四) 术后处理

1. 饮食 手术当日应禁饮、禁食、静脉补液,禁饮、禁食 12~24 小时,上消化道 EMRC 胃肠减压,之后根据病情从温凉流质饮食(米汤、面汤/牛奶等)逐步过渡到半流质饮食(软面条、粥等)。严格卧床休息,观察血压、心率、体温等生命体征及腹部体征。

2. 药物

(1) 质子泵抑制剂:上消化道 EMRC 常规使用 3~5 日。

(2) 抗生素：对术中有穿孔、大量出血及免疫缺陷患儿，可酌情使用。

(3) 止血药物：可酌情使用。

(4) 胃黏膜保护剂：上消化道 EMRC 术后需使用，以促进黏膜愈合。

(五) 并发症及处理

1. 出血

(1) 术前详细询问病史及服药史，充分评估出血风险及凝血功能。

(2) 药物处理：局部喷洒肾上腺素生理盐水、血凝酶等止血药。

(3) 热凝处理：APC 及止血钳电凝止血、局部注射肾上腺素生理盐水；使用止血夹夹闭等。

(4) 无法控制的出血需及时外科手术止血。

2. 穿孔　分为术中穿孔及迟发性穿孔。金属夹夹闭、猪源纤维蛋白胶封堵、金属夹联合尼龙绳“荷包缝合”，以及 OTSC 吻合夹系统等多可成功封闭瘘口。

(裴　杰　杨洪彬　方　莹)

推荐阅读

[1] 内镜黏膜下剥离术专家协作组. 消化道黏膜病变内镜黏膜下剥离术治疗专家共识. 中华胃肠外科杂志，2012，15(10)：1083-1086.

[2] 汪星，刘海峰，叶国刚，等. 内镜黏膜下剥离术在儿童十二指肠膜式狭窄治疗中的应用研究. 中华小儿外科杂志，2021，42(11)：980-984.

[3] 张海军，刘海峰，汪星，等. 内镜黏膜下剥离术治疗小儿胃异位胰腺的应用探讨. 中华小儿外科杂志，2022，43(09)：791-795.

[4] 中华医学会消化内镜学分会儿科协作组，中国医师协会内镜医师分会儿科消化内镜专业委员会. 中国儿童消化内镜诊疗相关肠道准备快速指南(2020). 中华消化内镜杂志，2021，38(02)：85-97.

[5] CAMACHO-GOMEZ S M，MOREAU C，NOEL J，et al. Endoscopic submucosal dissection for resolution of a symptomatic pancreatic rest in a pediatric patient：a case report and literature review. Case Reports in Gastrointestinal Medicine，2021，2021：8853120.

[6] KONDO S，MORI H，NISHIYAMA N，et al. Case of pediatric traditional serrated adenoma resected via endoscopic submucosal dissection. World J Gastroenterol，2017，23(24)：4462-4466.

[7] CHANDRASEKAR T V，SPADACCINI M，AZIZ M，et al. Cold snare endoscopic resection of nonpedunculated colorectal polyps larger than 10mm：a systematic review and pooled-analysis. Gastrointest Endosc，2019，89(5)：929-936.

[8] DING-GUO Z，LUO S，XIONG F，et al. Endoloop ligation after endoscopic mucosal resection using a transparent cap：A novel method to treat small rectal carcinoid tumors. World J Gastroenterol，2019，25(10)：1259-1265.

[9] ZHENG X，WU M，SHI H，et al. Comparison between endoscopic mucosal resection with a cap and endoscopic submucosal dissection for rectal neuroendocrine tumors. BMC Surg，2022，22(1)：248.

第六节　经口内镜括约肌切开术

一、在贲门失弛缓症中的应用

贲门失弛缓症(achalasia，AC)是一种罕见的食管疾病，以食管下括约肌松弛不良、食管体部正常蠕动消失为主要特征。目前的治疗手段主要通过降低食管下括约肌压力使贲门口松弛，进而使食物顺利通过并进入胃腔。经口内镜食管括约肌切开术(peroral endoscopic myotomy, POEM)是利用自然腔道建立黏膜下隧道进行食管下段肌切开的一种内镜微创治疗新技术。目前有越来越多的临床研究已证明 POEM 的有效性和安全性,且因其创伤小、疗效好、恢复快等优势,国内外共识及指南均推荐 POEM 作为儿童贲门失弛缓症的一线治疗方案。

(一) 适应证和禁忌证

1. 适应证

(1) 绝对适应证:无严重黏膜下粘连的贲门失弛缓症。

(2) 相对适应证:POEM 或 Heller 术后失败者,部分食管黏膜下粘连的贲门失弛缓症。

2. 禁忌证 合并严重凝血功能障碍、严重心肺疾病、一般状况差等无法耐受手术。

(二) 术前准备

1. 物品准备

(1) 器械准备:内镜主机、光源、水泵、CO_2 气泵、电子胃镜、黏膜切开刀、电外科工作站、透明帽、麻醉机、监护仪等。

(2) 耗材:内镜用注射针、钛夹、高频止血钳等。

(3) 药物准备:灭菌注射用水、0.9% 氯化钠注射液、祛泡剂(二甲硅油、西甲硅油等)、盐酸肾上腺素注射液(1ml/mg)、注射用血凝酶、黏膜染色剂等。

2. 患儿准备

(1) 充分了解病史,包括现病史、既往史,术前可行清醒状态下胃镜检查,再次评估贲门失弛缓症的诊断,分型,判断手术难度,确定手术方式。

(2) 与患儿及家属充分沟通,详细介绍不同治疗方式的效果、并发症及风险,告知患儿及家属手术可能获得的收益和风险,如果患儿同意手术,签署知情同意书。

(3) 完善术前常规检查结果,如血常规、出凝血时间等。必要时需行胸部 CT 评估有无肺部感染、食管穿孔等并发症。

(4) 由于术中需使用电刀,术前要检查局部皮肤情况(如有无破溃、过敏、痈、疖、瘢痕等),对于毛发过密患儿应进行备皮。禁止随身携带金属物品,以免术中发生皮肤电灼伤。

(5) 术前禁食 24~48 小时,禁饮 6 小时。由于患儿常存在食管内食物潴留,因此充分地禁饮、禁食可避免诱导麻醉后误吸导致吸入性肺炎,甚至窒息。

(6) 术前预防性使用抗生素。

(三) 手术操作流程与方法

1. 体位与麻醉方式 建议选择仰卧位,便于操作及观察患儿。推荐在气管插管全身麻醉下行 POEM 治疗。

2. 操作步骤

(1) 黏膜下注射:常规进镜,测量贲门距门齿的距离,观察贲门情况。建议在食管后壁相对平坦处建立隧道,对于曾行内镜或外科手术治疗或存在明显黏膜下纤维化的贲门失弛缓症患儿,应避免选择纤维化严重的部位,对于"S"形食管,应尽量避开扭曲最严重的部位,一般在肌切开的开始位置上方 2.0~3.0cm 处行黏膜下注射,常用黏膜下注射液为亚甲蓝+生理盐水+肾上腺素混合溶液。

(2) 隧道黏膜开口类型:隧道黏膜开口类型一般有纵开口(图 6-6-1)、横开口和倒"T"形开口三种,各有优缺点。横开口气体相关并发症少,但隧道入口闭合难度较大;纵开口则与之相反;

倒“T”形开口结合了横开口和纵开口的优势，并可减少关闭创面时钛夹使用数量。

（3）建立隧道：黏膜层充分隆起后应用黏膜切开刀切开黏膜层暴露黏膜下层，沿切口周边行黏膜下剥离扩大开口；用内镜前端透明帽撑开黏膜下层，用黏膜切开刀沿黏膜下层垂直于环形肌层自上而下分离，建立黏膜下隧道至食管胃连接部下方 2.0~3.0cm（图 6-6-2、图 6-6-3）。为减少降低隧道的阻力并减少隧道内气体积聚，隧道宽度应≥1/3 食管周径，对于食管明显扭曲或“S”形食管，其宽度可超过 1/2 食管周径。

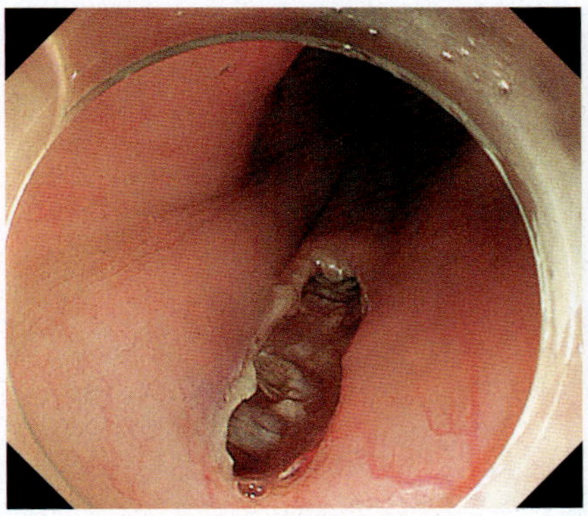

图 6-6-1　隧道黏膜纵开口

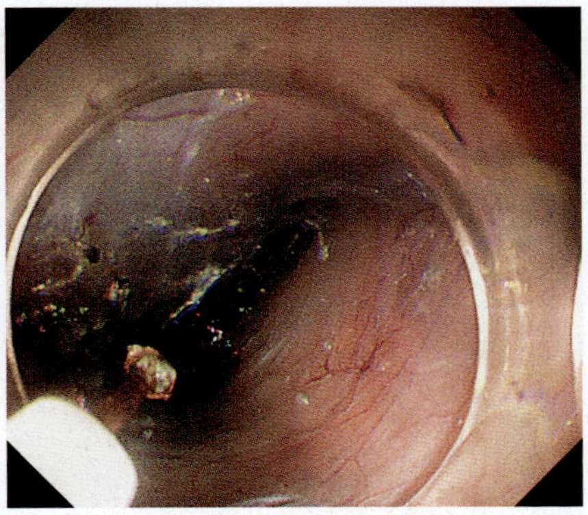

图 6-6-2　建立隧道

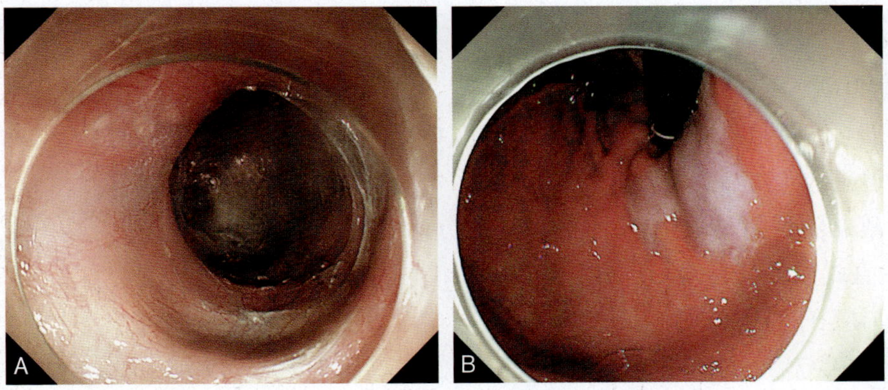

图 6-6-3　隧道肛侧

A. 隧道内视角；B. 胃内视角。

（4）隧道及肌切开的长度：国内外指南建议，应根据患儿贲门失弛缓症分型来确定肌切开长度：芝加哥Ⅰ型或Ⅱ型者可选用标准长度；Ⅲ型者应酌情延长肌切开长度。由于儿童身高矮、食管解剖长度较短，因此儿童食管肌切开的长度较成人短。相关文献报道，儿童食管隧道长度为 9.2cm±1.3cm，胃隧道长度 3.0cm±0.3cm，食管肌切开长度 7.2cm±1.4cm，胃肌切开长度 2.2cm±0.5cm。

（5）肌切开的方式：目前临床上应用较为广泛的为全层肌切开和渐进式全层肌切开。全层肌切开：将狭窄部至贲门的环行肌及纵行肌全部切开；渐进式全层肌切开：肌切开的深度从肌切开起点至隧道末端由浅入深。有文献报道儿童多采用全层肌切开（图 6-6-4），全层肌切

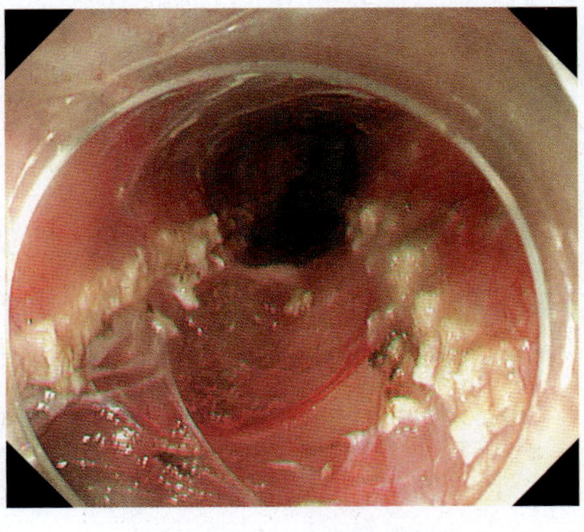

图 6-6-4　全层肌切开

开与渐进式全层肌切开的疗效和并发症概率相当，但全层肌切开可缩短手术时间。

（6）隧道终点的判定：肌切开的终点为食管胃连接部肛侧端2~3cm，可以通过进镜距离和门齿至贲门的距离比较、食管下段至贲门区域及贲门下区域血管的走行及形态差异、管腔变化、进镜阻力等判断，或者从隧道退出内镜，观察贲门附近黏膜颜色等来判断。

（7）退出隧道：确认贲门开放且胃镜通过贲门无阻力（图6-6-5）后封闭创面，由隧道的肛侧至口侧，对其出血点和小血管进行充分止血，吸尽隧道内气体和液体后，使用钛夹自肛侧至口侧依次封闭创面（图6-6-6）。

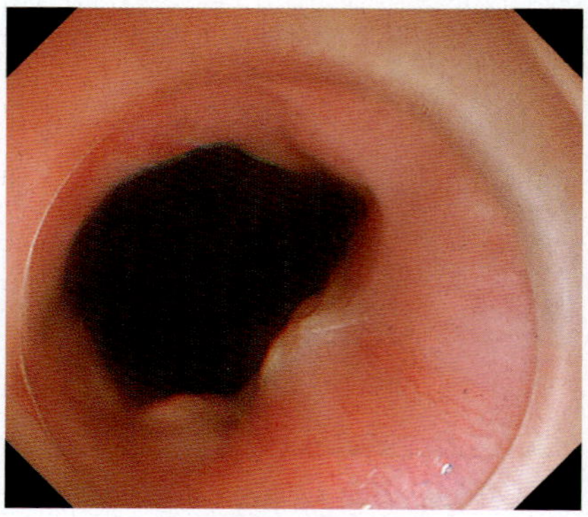

图6-6-5 贲门开放

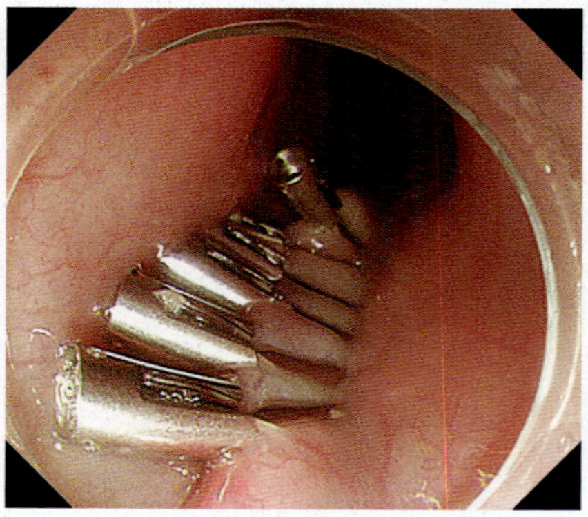

图6-6-6 钛夹封闭隧道

3. 注意事项

（1）由于CO_2可被人体很快吸收，因此使用CO_2气泵可减少相关并发症。

（2）隧道应选择在较平坦处。

（3）在建立隧道的过程中，沿垂直环形肌方向剥离，保证隧道为直线，避免“打偏”。

（4）剥离应在直视下进行，及时对血管进行电凝等必要的处理（图6-6-7）。

（5）术者及助手、麻醉医师需严密观察患儿生命体征、皮下气肿等情况，术中纵隔皮下气肿常无需处理，可自行吸收。

（6）为便于观察术后出血等并发症，加强患儿营养支持，可术中留置胃管、胃肠减压。

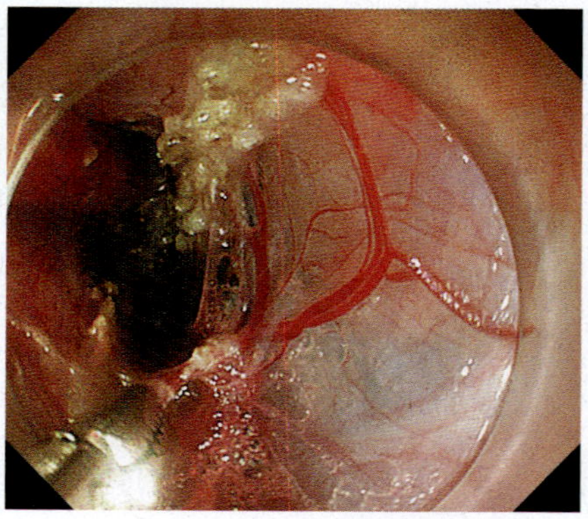

图6-6-7 电凝隧道内血管

（四）术后处理

1. 严密观察生命体征变化，注意有无发热、皮下气肿，有无胸痛、腹痛、腹胀、呕血、黑便等出血及穿孔等情况。

2. 术后禁饮、禁食72小时，如观察无特殊情况，可逐步开放饮食。儿童患儿对饥饿耐受力差，术后1日如无出血、穿孔等严重并发症，可直立位鼻饲喂养。

3. 术后予以抑酸、预防性使用广谱抗生素及营养支持等治疗。

（五）术后并发症其处理

POEM的常见并发症包括黏膜损伤、皮下气肿、气胸、纵隔气肿、气腹、出血、穿孔、感染、胃食管反流等。

1. 气体相关并发症在使用 CO_2 供气后明显减少，对于少量皮下气肿，可自行吸收，无须特殊处理。

2. 对于气胸或纵隔气肿，必要时可行胸腔闭式引流；对于气腹，可使用注射器行腹腔穿刺。

3. 对于严重的迟发出血，需行内镜下止血治疗。

4. 对于小的穿孔，可行支架置入封堵治疗。

5. 对于感染者，应使用抗生素，并根据感染的部位必要时加强引流。

6. 胃食管反流也是术后常见并发症，一项多中心研究显示儿童 POEM 后临床反流率为 26.5%，与成人相当，虽然出现反流的比例相对较高，但都比较轻微，通过质子泵抑制剂治疗可得到缓解。

（六）术后随访及临床疗效

贲门失弛缓症患儿应在治疗后 3、6、12 个月进行复查，随访方式包括 Eckardt 评分、内镜检查、高分辨率测压法（HRM）食管造影与食管 24 小时 pH 监测。一项荟萃分析纳入共 14 项研究（419 名儿童，其中 234 名男童），POEM 技术成功率为 97.1%，POEM 后，Eckardt 评分平均降低为 6.71 分，主要不良事件发生率为 4.2%，越来越多的证据显示 POEM 能显著改善贲门失弛缓症患儿的食管动力学特征，是儿童贲门失弛缓症有效且安全的治疗手段。

二、在先天性幽门梗阻中的应用

婴幼儿肥厚性幽门狭窄（infantile hypertrophic pyloric stenosis，IHPS）是由于幽门肌性肥厚和增生，导致幽门管腔狭窄而引起的胃输出道机械性梗阻，是新生儿和小婴儿常见的外科疾病之一，发病率高达 0.2%~0.5%。患儿主要临床表现为喂奶后进行性喷射状呕吐，体格检查可触及腹部橄榄球样包块，可引起患儿营养不良，贫血及生长发育不良等症状，严重时甚至会导致死亡。因此，一旦确诊，多需及时手术干预治疗。

（一）病因与诊断

引起婴幼儿肥厚性幽门狭窄的病因至今仍无明确定论，肌间神经丛发育不全被认为是导致肥厚性幽门狭窄的基本原因。此外，内分泌因素和遗传因素也被认为是导致此类先天性幽门异常的重要原因。

患儿疾病的诊断主要依靠病史及相关检查，多数患儿有典型的呕吐病史，即出生后 2~3 周出现呕吐，且进行性加重，呈喷射状，呕吐物不含胆汁，上腹部体格检查可见胃蠕动波并能触及橄榄球样包块，上腹部彩色超声和消化道造影是确诊该病常用的方法。

腹部超声主要测量幽门肌层厚度、幽门直径和幽门管长度，是诊断肥厚性幽门狭窄的首选方法。诊断标准为幽门肌层厚度≥4mm，幽门管长度≥16mm，幽门管直径≥14mm，幽门横切“靶环征”和幽门纵切“宫颈征”是该病的特征性表现。上消化道造影检查往往显示胃明显扩张，钡剂通过幽门困难，排出时间明显延长，幽门胃窦呈“鸟嘴样”改变，管腔狭小如线状，十二指肠球部压迹呈“蕈征”“双肩征”等（图 6-6-8、图 6-6-9）。

（二）疾病治疗

目前，治疗肥厚性幽门狭窄的主要方法有传统开腹手术、腹腔镜手术及药物治疗等。腹腔镜幽门肌切开术是目前治疗该疾病的主流方法，该手术是在腹腔镜下通过特制的幽门刀纵行切开部分幽门浆肌层后，用幽门分离钳撑开幽门肌层使黏膜膨出，该方法具有切口小、术后疼痛轻、恢复快、医疗费用低等优点。

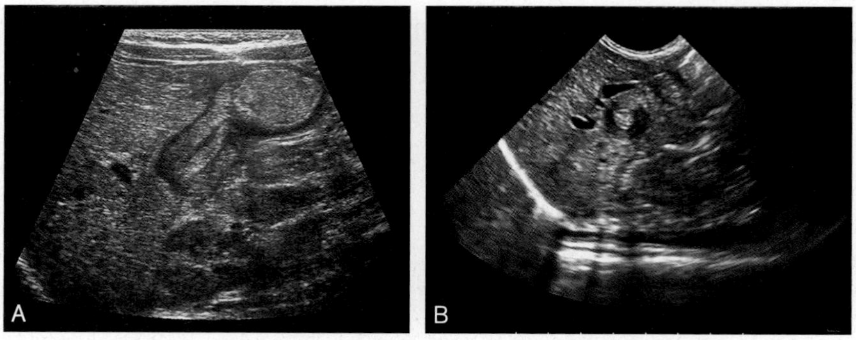

图 6-6-8 先天性肥厚性幽门狭窄腹部超声表现

A. 幽门管纵切显示"宫颈征";B. 幽门管横切显示"靶环征"。

近年来随内镜技术的发展,特别是内镜下隧道技术的发展,已经有经口内镜胃幽门肌切开术(gastric peroral endoscopic myotomy,G-POEM)治疗先天性幽门狭窄的探索。

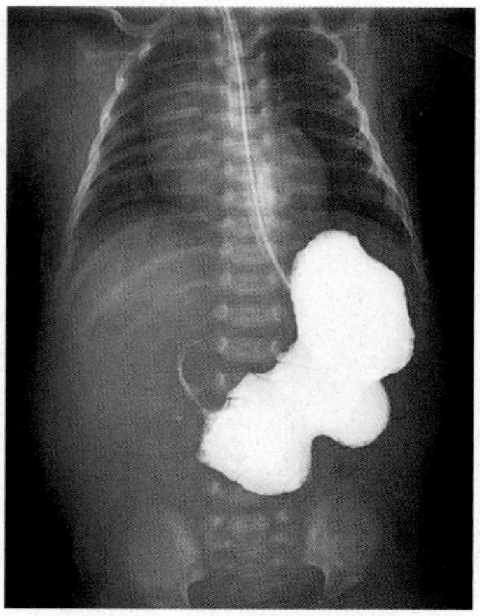

图 6-6-9 先天性肥厚性幽门狭窄上消化道造影

幽门管腔细长("鸟嘴征"),造影剂通过受阻,胃排空延迟。

(三) 术前准备

1. 术前禁饮、禁食,完善血常规、凝血系列、肝肾功能、乙型肝炎系列及输血前检查、心电图等术前常规检查,告知手术风险,签署知情同意书。

2. 纠正水、电解质及酸碱平衡紊乱,肠外营养加强营养支持,进行纠正贫血、保肝、祛黄等治疗。

(四) 操作步骤

1. 胃镜探查(图 6-6-10A),使用生理盐水冲洗清洁胃腔,然后在胃镜前端附加透明帽,于胃大弯侧 7 点钟方向距幽门 4~5cm 处,胃黏膜下注射肾上腺素+靛胭脂+生理盐水混合溶液,形成黏膜隆起(图 6-6-10B),用海博刀"一"形横行切开黏膜层 2cm(图 6-6-10C),充分暴露黏膜下层。

2. 沿胃黏膜下层由近到远分离,建立黏膜下隧道(图 6-6-10D),使用海博刀在黏膜下层与肌层之间分离,直至幽门口处可见肥厚增生的幽门环肌(图 6-6-10、图 6-6-10F)。分离中需靠近肌层进行黏膜下层分离,另外分离中要反复进行黏膜下注射,避免损伤黏膜层。

3. 胃镜直视下由浅入深,使用海博刀采用"PUSH and PULL"方法逐步纵行切开肥厚增生的幽门环肌(图 6-6-10G),幽门环肌完全切开后创面止血(图 6-6-10H),进行超细电子胃镜检查隧道表面、幽门黏膜,以及评估可否无阻力通过幽门(图 6-6-10I)。

4. 金属夹关闭黏膜层切口,将黏膜下隧道内气体和液体吸净,冲洗创面;电凝处理创面出血点和细小血管,多枚金属夹关闭隧道入口,留置鼻空肠管。

三、术后观察与随访

1. 胃肠减压降低胃内张力,减少误吸风险。术后通过观察胃肠减压量,了解幽门黏膜水肿、有无出血及术后恢复情况。

2. 饮食管理,术后 6 小时开始通过鼻空肠管泵奶给予幽门后喂养,术后 3~5 日行造影检查,无特殊情况可尝试喂水及母乳或配方奶喂养(图 6-6-11)。

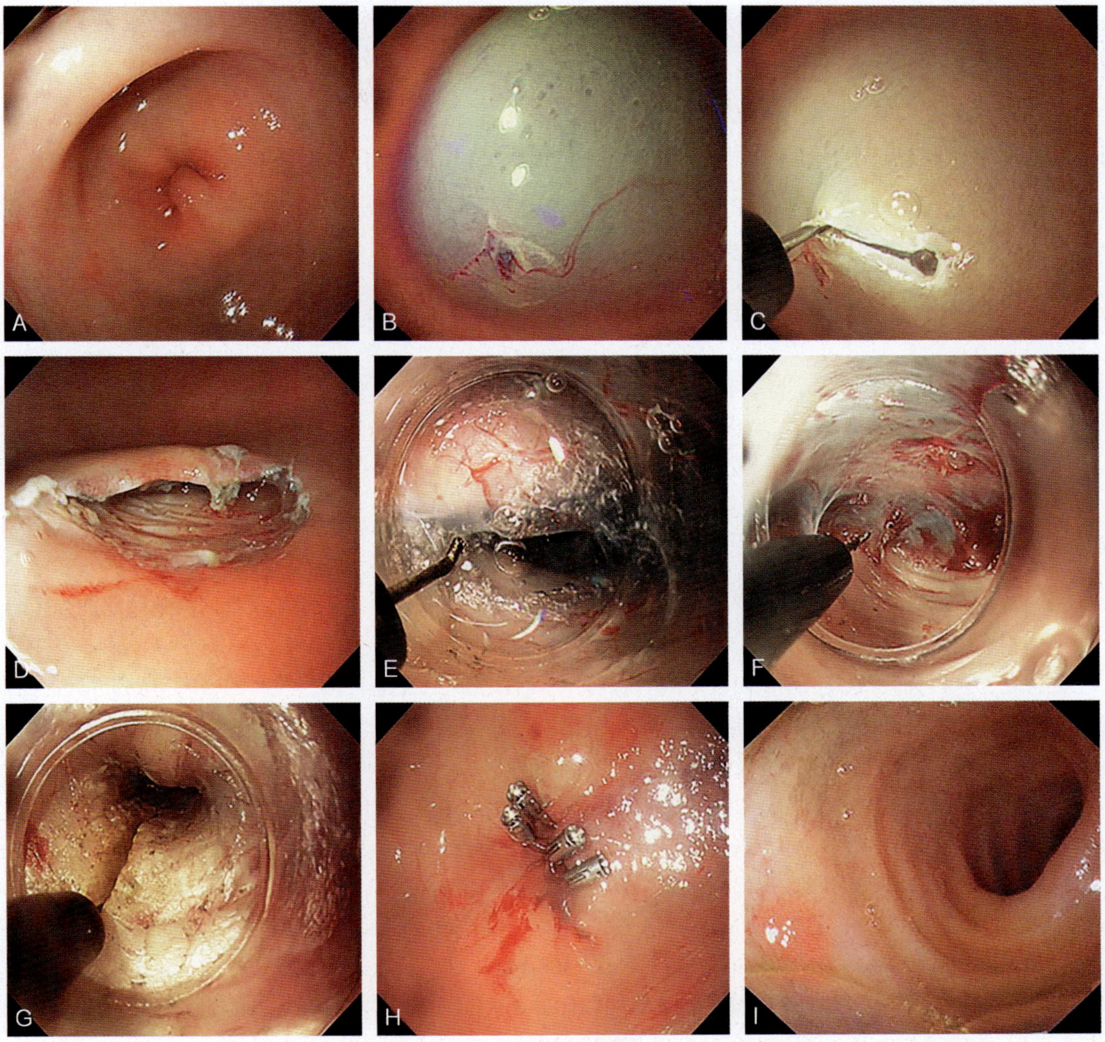

图 6-6-10　G-POEM 治疗婴幼儿肥厚性幽门狭窄

A. 胃镜下可见幽门狭窄、增厚的黏膜突向幽门窦腔内，胃镜不能通过；B. 内镜前端置透明帽，距幽门口 4~5cm 胃黏膜下注射 0.01% 肾上腺素和 0.25% 靛胭脂的生理盐水使黏膜隆起；C. 使用海博刀"一"形切口横行切开胃黏膜；D. 开窗后沿黏膜下层向下潜行分离，建立黏膜下层隧道；E、F. 沿胃黏膜下隧道向幽门口分离，直至可见肥厚、增生的幽门环肌，隧道长度 5~6cm；G. 胃镜直视下应用勾刀由浅入深纵行逐步切开肥厚增生的幽门环肌，切开长度约 2cm；H. 创面止血，术闭应用止血夹夹闭隧道入口；I. 治疗完成后幽门口较前明显扩大，超细电子胃镜(GIF-XP290N)可无阻力顺利通过。

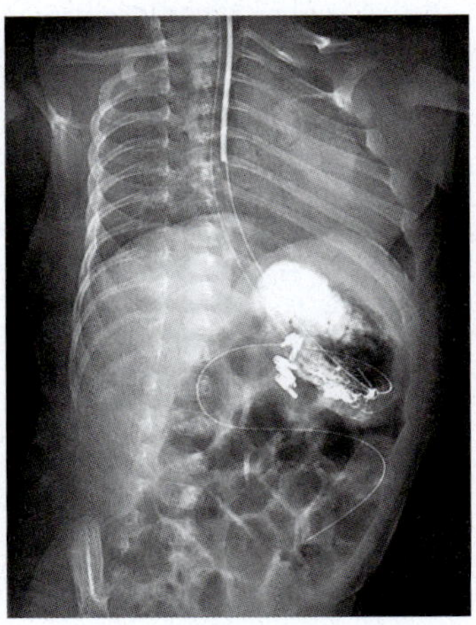

图 6-6-11　术后影像学复查

术后 4 日复查上消化道碘海醇造影，显示造影剂顺利通过幽门，无造影剂外渗。

3. 抗生素预防感染，使用质子泵抑制剂减少胃酸分泌，术后加强水、电解质、静脉营养等管理。

G-POEM目前在儿童消化道疾病的报道多以个案为主。此项技术在儿科中的开展应用，增加了婴幼儿幽门梗阻的治疗选择，但由于与成人不同，儿童处于生长发育的特殊阶段，消化道解剖结构与成人存在诸多差异，如腔道狭小、胃肠壁薄、畸形多变等，儿童隧道技术操作相对成人难度大、风险高，因此需要掌握高级内镜技术的临床医师参与。该方法在儿童应用的安全性和远期疗效有待进一步探索研究。

（王风范　韩亚楠　方 莹）

推荐阅读

[1] 刘江斌，刘海峰，叶国刚，等. 经口内镜下肌切开术治疗婴幼儿肥厚性幽门狭窄的临床实践. 中华小儿外科杂志，2020，41(7)：618-622.

[2] 张含花，方莹，任晓侠，等. 高分辨率食管测压评估经口内镜下肌切开术治疗儿童贲门失弛缓症的临床研究. 中华消化内镜杂志，2021，38(1)：57-61.

[3] 张含花，方莹，任晓侠，等. 经口内镜下幽门肌切开术治疗先天性肥厚性幽门狭窄的临床初步研究（含视频）. 中华消化内镜杂志，2020，37(11)：805-809.

[4] 中华医学会消化内镜学分会超级微创协作组，中国医师协会内镜医师分会，北京医学会消化内镜学分会. 中国贲门失弛缓症诊治专家共识(2020，北京). 中华消化内镜杂志，2021，38(4)：256-275.

[5] LIU Z Q，LI Q L，LIU J B，et al. Peroral pyloromyotomy for the treatment of infantile hypertrophic pyloric stenosis. Endoscopy，2020，52(4)：E122-E123.

[6] NABI Z，TALUKDAR R，CHAVAN R，et al. Outcomes of per-oral endoscopic myotomy in children：a systematic review and meta-analysis. Dysphagia，2022，37(6)：1468-1481.

[7] VAEZI M F，PANDOLFINO J E，YADLAPATI R H，et al. ACG clinical guidelines：diagnosis and management of achalasia. Am J Gastroenterol，2020，115(9)：1393-1411.

第七节　经皮内镜胃造瘘术

经皮内镜胃造瘘术(percutaneous endoscopic gastrostomy，PEG)是在内镜引导下经皮穿刺放置胃造瘘管的微创手术，切口小，术后护理简便。目前报道的有出生后7日或体重2.3kg的患儿成功行PEG的案例。

一、适应证和禁忌证

(一) 适应证

具体适应证如下。

1. 预计肠内营养的时间在2~3个月或以上时，可考虑行PEG。

2. 各种原因引起吞咽困难而胃肠道功能正常，并可用于胃肠减压。

3. 当患儿因各种原因不能自主进食，并出现营养不良时，为改善营养状况和促进生长发育，可考虑行PEG。

（二）禁忌证

1. 绝对禁忌证 ①不可纠正的凝血障碍；②血小板计数<50×10^9/L；③明确有增大的器官（如肝脏、结肠）位于胃壁和腹壁之间；④明确的腹膜炎。

2. 相对禁忌证 ①腹部严重粘连，解剖结构异常；②中量或大量腹水、严重低蛋白血症；③胃活动性溃疡；④凝血功能异常或行抗凝治疗，若血小板计数下降，需升至 50×10^9/L 以上，皮下注射肝素的患儿需停药 6 小时以上；⑤1 周内行脑室腹腔引流术；⑥腹膜透析。

二、术前准备

1. 术前评估 患儿是否适合 PEG 应由多学科团队决定，包括评估患儿是否有适应证和禁忌证、能否耐受手术、是否适合麻醉及麻醉方式。操作由有经验的专科医师完成。

2. 术前检查

（1）消化道造影：排除上消化道畸形或梗阻。

（2）超声定位：术前可行超声定位，明确穿刺部位有无炎症、肠粘连或部分器官夹在胃壁及腹壁间。

（3）其他术前常规检查：血常规、凝血功能、心电图、胸部 X 线检查等。

3. 术前谈话及禁食

（1）术前谈话：向患儿及家属充分介绍病情、治疗方案及预后，手术可能存在的风险及替代方案等，并签署手术知情同意书和麻醉同意书。

（2）术前禁食：根据患儿年龄及进食食物类型决定禁食时间，一般术前禁食 6~10 小时。

4. 造瘘管的准备 根据患儿年龄、体重选择适合的胃造瘘管，避免造瘘管内固定盘片无法通过咽喉部或食管入口。通常用法式直径“Fr”代表造瘘管型号，1Fr 导管直径约为 0.33mm，常用的造瘘管型号为 12~24Fr。部分厂家用“CH”作为导管直径单位，1CH 约为 1Fr。此外，不同型号造瘘管的长度及内固定底盘直径也不同。更换胃造瘘管时可选用气囊型胃造瘘管或纽扣式胃造瘘管，当通过阀门向气囊注水时，需注意不同型号的造瘘管注水量不同（图 6-7-1、表 6-7-1）。

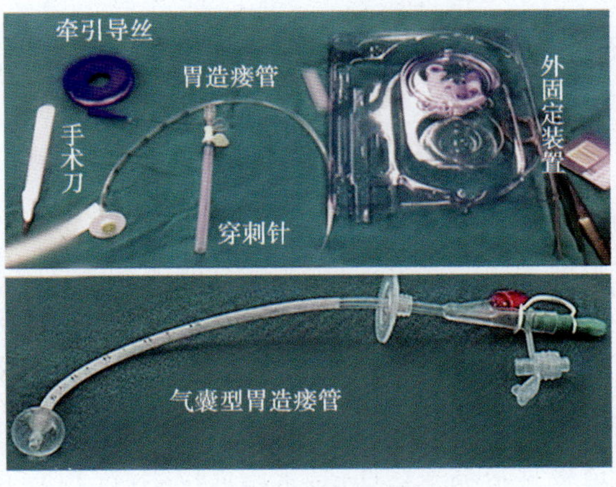

图 6-7-1 胃造瘘管、穿刺针、导丝

表 6-7-1 各型号气囊型胃造瘘管注水量

尺寸/Fr	推荐充注量/ml	最大充注量/ml
14	3	5
12	5	10
18	5	10
16	5	10
20	5	10
24	5	10

三、手术操作流程与方法

（一）体位与麻醉方式

1. 体位 一般为仰卧位。

2. 麻醉方式 婴幼儿及儿童多采用气管插管全身麻醉。

3. 检查设备 操作前检查内镜设备及造瘘管装置是否完好。

4. 术者准备 术者需外科洗手，戴口罩、帽子、手套，穿手术衣，消毒铺巾。另一位术者操作内镜，辅助完成置管术。

（二）手术方法

置管方法主要有提拉法和推入法两种，具体方法如下。

1. 提拉法 内镜经口腔进入胃腔，利用内镜光源确定腹壁穿刺点，用手术刀切 5mm 左右切口，穿刺针经切口穿刺入胃，将导丝通过穿刺针套管送入胃腔，牵引导丝和内镜一起退出，体外将导丝与 PEG 管连接，自腹壁侧牵拉导丝，将 PEG 管经食管、胃、腹壁穿刺点牵拉出体外，直至造瘘管内固定盘片紧贴胃前壁。采用提拉法置管时，造瘘管需通过咽喉部，可能将口腔细菌带到造瘘部位，导致切口感染风险升高。

2. 推入法 内镜直视下确定穿刺点，穿刺点两旁 1~2cm 处分别作为胃壁固定器穿刺部位，刺入胃壁固定器，缝线固定胃壁与腹壁，将穿刺针经穿刺点刺入胃腔，导丝经穿刺针套管送入胃腔，在导丝引导下插入气囊型胃造瘘管至胃腔。更换胃造瘘管时，拔出旧造瘘管后，经造瘘口插入气囊型或纽扣式造瘘管，向气囊注水，起到防止造瘘管脱落的作用。

（三）操作步骤

1. 核对患儿信息、手术部位、手术方式后，麻醉医师进行全身麻醉。

2. 患儿摆好体位，暴露胸腹部，消毒铺巾。检查是否有松动的牙齿，将牙垫置入口腔。

3. 确定穿刺点，穿刺区域一般选择脐部、剑突、左锁骨中线与肋缘交界的三角内，若有脏器增大（如肝脾大）则须避开。内镜一般不进入十二指肠，只进入胃腔，向胃腔注气，使胃腔充盈、胃前壁贴近腹壁，内镜朝向胃体中下部胃前壁。将三角区域内腹壁透光最亮处作为穿刺点，术者用手指模拟穿刺方向按压腹壁（图 6-7-2A），进一步确定穿刺点，在皮肤处作标记。

4. 用手术刀切开穿刺点皮肤约 5mm（图 6-7-2B）。内镜直视下经切口将穿刺针穿刺入胃，退出针芯，导丝经穿刺针套管送入胃腔（图 6-7-2C），钳夹导丝与内镜同时退出口腔。将导丝与造瘘管末端导丝连接，采用提拉法，将 PEG 管经食管、胃、腹壁穿刺点提拉出体外，内镜直视下确定造瘘管内固定盘片紧贴胃前壁（图 6-7-2D）。剪去造瘘管末端并连接接头，用外固定装置固定造瘘管，皮肤切口消毒并覆盖无菌纱布。

提拉法置管关键步骤见图 6-7-2。

（四）术后护理

1. 管饲 一般术后 24 小时开始经胃造瘘管管饲，先少量、间断管饲，如无呕吐或渗液，可逐渐增加至正常喂养量。如有喂养不耐受（呕吐、腹泻或腹胀等），可持续管饲。每次管饲前后均应用无菌水冲管，避免导管堵塞。管饲药物前需将药物充分碾碎溶解，此外要避免管饲酸性液体，尤其是茶和果汁。管饲时及管饲后 1 小时内，保持半坐卧位，避免反流。

2. 造瘘口护理 术后 24 小时应消毒换药，并观察切口有无感染。在瘘管形成前，须在空腹或抽空胃内容物后进行换药。每日消毒换药 1~2 次，旋转造瘘管 1~2 次，直至瘘管形成。切口

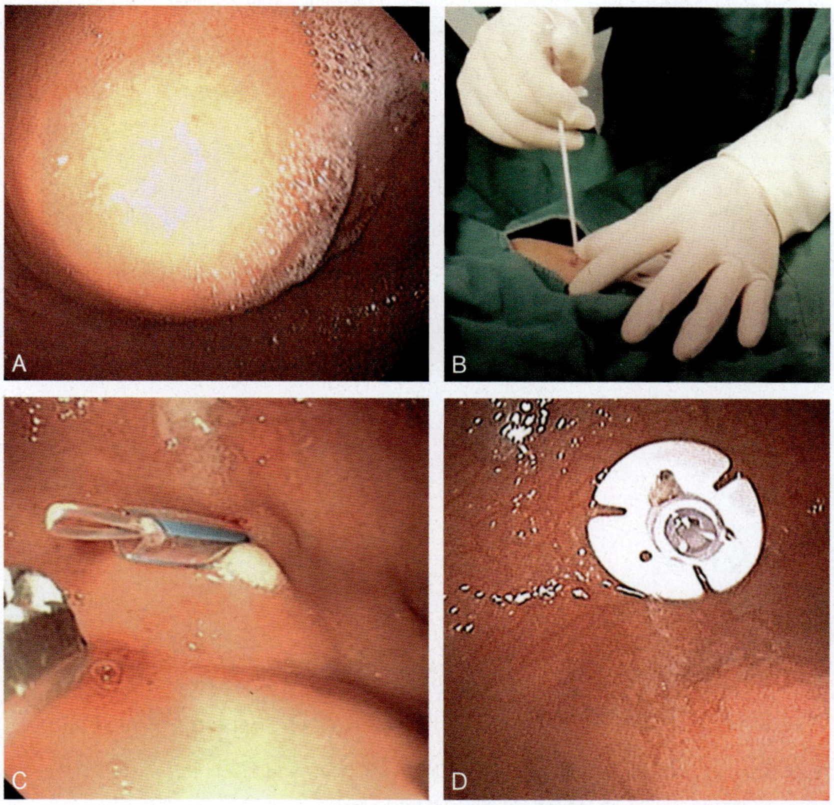

图 6-7-2　提拉法置管关键步骤

A. 胃镜朝向胃体中下部胃前壁观察术者用手指模拟穿刺方向按压腹壁；B. 手术刀切开穿刺点皮肤；C. 镜直视下经切口将穿刺针穿刺入胃，退出针芯，导丝经穿刺针套管送入胃腔；D. 内镜直视下确定造瘘管内固定盘片紧贴胃前壁。

愈合后可以洗浴，每 2~3 日换药 1 次。换药具体步骤如下。

(1) "六步法"洗手，戴手套。

(2) 松开外固定装置，记录外固定装置在造瘘管上对应的刻度，松开固定夹，取下外固定装置，观察切口有无红肿、渗液等。

(3) 清洁伤口、旋转造瘘管。清洗外固定装置。为防止粘连，先将造瘘管向胃腔推入 1~3cm，再向外牵拉至感受到内固定盘片阻力，最后旋转造瘘管。术后 24 小时可开始旋转造瘘管，每次同方向旋转 180° 或 360°，每日 1~2 次，直至瘘管形成。

(4) 固定外固定装置，参考换药前的固定位置(刻度)，重新固定外固定装置，与腹壁保持 5mm 左右间隙。

(5) 若术后早期伤口有渗液，则用无菌纱布剪成"Y"字形开口，垫至外固定装置下，胶布固定。

3. 气囊型和纽扣式胃造瘘管护理　每周定时抽空气囊 1 次，再重新注无菌水 3~10ml(不同的型号注水量不同)。

4. 术后定期随访　开始每个月随访 1 次，若无明显并发症，可改为每 3 个月随访 1 次，如发生切口感染、误吸等并发症或造瘘管漏液、移位或断管，应及时复诊处理。

5. 换管　有内固定盘片者，如果需要更换为气囊型胃造瘘管或纽扣式胃造瘘管(图 6-7-3、图 6-7-4)，或者拔管，需要在全身麻醉下经胃镜取出造瘘管。一般在首次 PEG 后 2~3 个月进行，

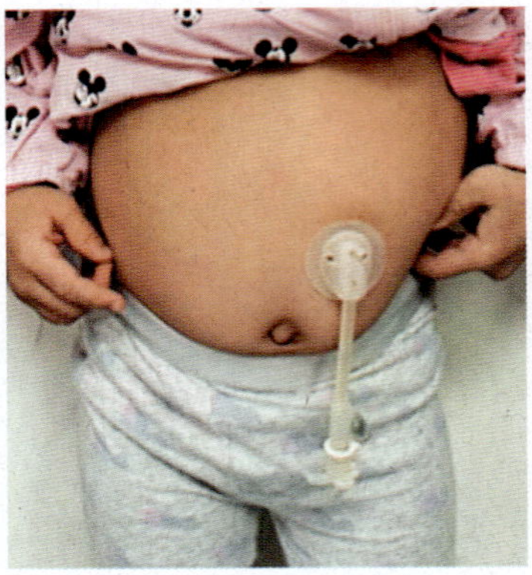

图 6-7-3 气囊型胃造瘘管

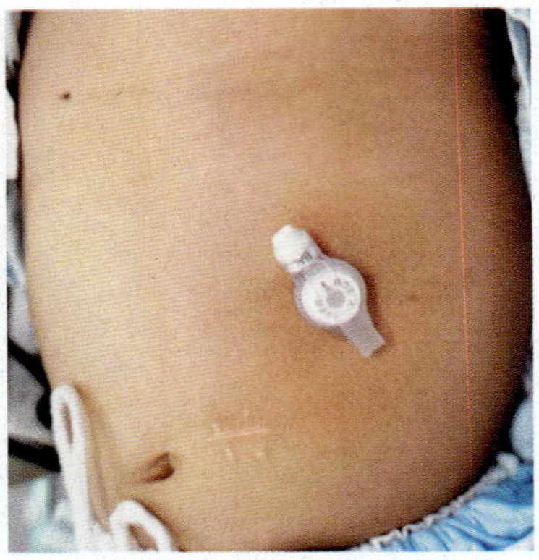

图 6-7-4 纽扣式胃造瘘管

这时稳定的瘘管已形成。

四、并发症及预防

（一）并发症

1. 严重并发症 主要有胃穿孔、胃结肠瘘、内瘘管裂开、腹膜炎、围手术期吸入性肺炎、皮下脓肿、出血、胃出口梗阻、蜂窝组织炎、坏死性筋膜炎、大量气腹、包埋综合征等。

2. 轻微并发症 主要有一过性胃瘫、胃壁溃疡、肉芽组织增生、局部感染等。导管相关并发症包括管阻塞、导管移位、导管老化、外漏、计划外移除。

（二）预防及注意事项

1. 内脏器官损伤、穿孔 术前超声检查定位，降低穿刺引起内脏器官损伤及穿孔的风险。术中若发现内脏器官损伤或穿孔，立即停止操作进行观察，或转外科手术。肠穿孔的诊断往往较困难，由于穿刺针穿透肠管的伤口小，术中可能无肠穿孔表现，待喂养后才出现明显的症状及体征。此外，造瘘可能引起短暂的气腹。故术后应密切监测腹部体征，采用透视、超声甚至 CT 检查，必要时进行外科探查，从而及时诊断及治疗。

2. 出血 发生造瘘通道出血，胃动脉、脾或肠系膜静脉损伤出血（表现为腹膜后大量出血），以及腹直肌鞘血肿均有报道。故术前应评估凝血功能，超声检查定位，穿刺时避免损伤内脏器官。出血时先采用局部按压止血，若效果不明显，需考虑内镜或外科探查及止血治疗。若血流动力学不稳定，应立即给予液体复苏、输血治疗。

3. 切口感染 放置造瘘管时应确保无菌操作，术前 2 小时预防性使用抗生素（静脉给药），可降低术后感染的风险。当外固定片与腹壁间隙过大时，易出现消化液及喂养液外漏，引起切口感染。故术后应密切观察，及时消毒换药，并覆盖无菌纱布以保持切口干燥。若切口皮肤红肿伴脓性分泌物，可完善脓液细菌培养及药敏试验，使用抗生素（外用药、口服或静脉给药等）治疗。

4. 吸入性肺炎 对于长期卧床的神经系统疾病患儿，即使经胃造瘘管管饲，仍有发生胃食管反流、吸入性肺炎的可能。预防方法包括喂养时采用半坐卧位、减少喂养量、持续喂养。对于有明显误吸风险的患儿，可考虑采用经胃造瘘空肠管喂养，但会使导管移位及脱管的风险增加。

5. 造瘘管断管 术后加强护理，避免折管、摩擦等引起断管。断管后先内镜下取出残留的内固定盘片，再放置气囊型或纽扣式胃造瘘管。气囊型造瘘管长期使用易老化，可定期换管，换管时直接抽出气囊内的水，拔管，重新放置新的气囊型造瘘管。

6. 注意事项

(1) 为避免食管撕裂或组织挫伤,可以在造瘘管表面涂抹润滑剂(如液状石蜡)。造瘘管牵拉至咽喉部时若阻力较大,可让助手使用气管插管钳调整内固定底盘角度,术者感觉阻力减小后,再牵拉导丝使内固定盘片进入食管。

(2) 穿刺前,内镜需向胃腔充分注气,使胃腔充盈、胃前壁紧贴腹壁。若腹壁不透光,内镜直视下先用注射器边穿刺边抽气,如抽到气体同时见注射器针尖进入胃腔,表明穿刺点位置和穿刺方向正确;如抽到气体但内镜见不到注射器针尖,表明穿刺入小肠或结肠等空腔脏器;如抽到血液,表明可能穿刺入腹腔实质性器官;如无法确定穿刺点,应终止手术。

(3) 使用提拉法置管时,若内固定盘片直径大于牙垫直径。插入造瘘管时,内固定盘片进入食管后,再放置牙垫,内镜重新进镜。手术结束时,牙垫需与导丝同时退出口腔。

(4) 外固定装置与腹壁应保持 5mm 左右间隙,以防止腹壁皮肤或胃黏膜缺血性坏死。

(耿岚岚)

推荐阅读

[1] BAWAZIR O A. Percutaneous endoscopic gastrostomy in children less than 10 kilograms: a comparative study. Saudi J Gastroenterol, 2020, 26(2): 105-110.

[2] HOMAN M, HAUSER B, ROMANO C. Percutaneous endoscopic gastrostomy in children: an update to the ESPGHAN position paper. J Pediatr Gastroenterol Nutr, 2021, 73(3): 415-426.

第八节　内镜下非静脉曲张性出血止血术

非静脉曲张消化道出血包括非静脉曲张性上消化道出血及非静脉曲张性下消化道出血。常见的病因有糜烂性胃炎、消化道溃疡、感染性腹泻、息肉、梅克尔憩室等。对于存在血流动力学不稳定的患儿,首先应先稳定生命体征及纠正循环衰竭,并在 24 小时内完成内镜检查。内镜下常用的止血方法有金属夹止血术、注射止血术、氩等离子体凝固术(argon-plasma coagulation, APC)等。

一、金属夹止血术

金属夹止血术是针对消化道活动性出血最常用的机械止血方法,通过金属夹对出血血管的机械压迫来实现止血,常见金属夹有三种:夹子装置、可旋转重复开闭软组织夹、耙状金属夹。金属夹一般由夹子和输送装置组成,夹子具有各种钳口长度和开口宽度,适用于各种原因引起的消化道动脉性出血、持续性渗血、血管残端出血等(图 6-8-1)。

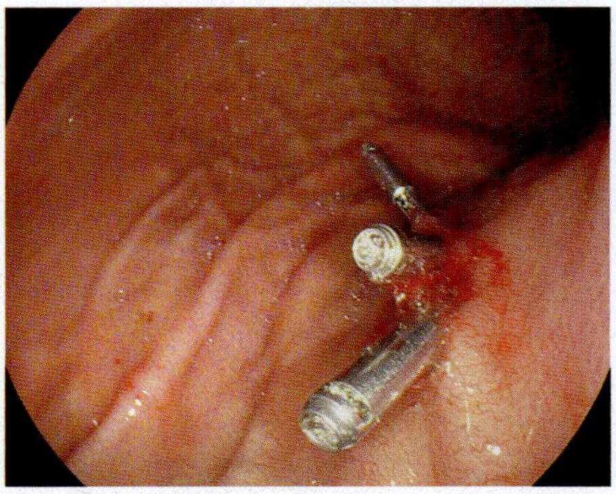

图 6-8-1　上消化道出血内镜下金属夹止血

二、注射止血术(肾上腺素、组织胶等)

注射止血术常用的药物为稀释的肾上腺素(1∶10 000),目的是收缩局部血管、注入液体压迫血管及促进血小板聚集，发挥止血作用；方法是在出血病变周围4个象限注射0.5~2.0ml肾上腺素止血治疗。肾上腺素作用时间较短，再出血率较高，可联合机械止血增加成功率，但对于病灶直径>3mm的动脉出血及恶性溃疡导致的消化道出血，不能机械止血且单纯肾上腺素止血治疗效果差，可考虑使用N-丁基-2-氰丙烯酸盐（组织胶）及介入栓塞的方法止血（图6-8-2）。

三、氩等离子体凝固术（APC）

APC通过利用氩气离子化后可以传输高频能量，凝固组织表层来止血，氩气喷头可不直接触碰出血部位，特别适合于表面治疗，且不易粘连并防止分离粘连导致的出血。APC治疗儿童胃肠道血管畸形出血有效且安全，同时操作技术相对简单，在内镜下止血夹止血操作有困难时更具优势。主要适用于消化道非搏动性出血，对大面积渗血疗效较好（图6-8-3）。

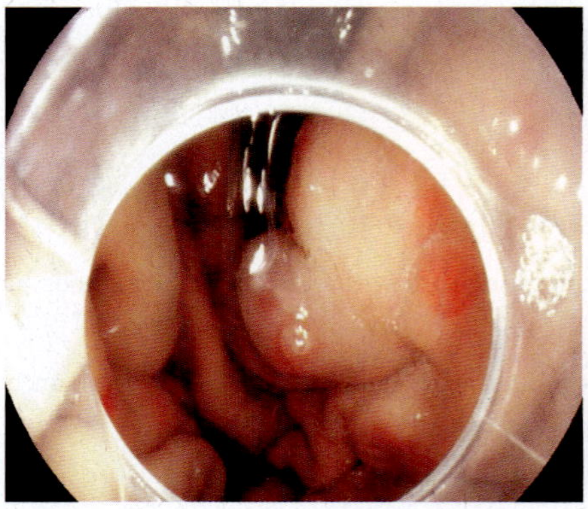

图6-8-2 上消化道出血内镜下组织胶注射止血

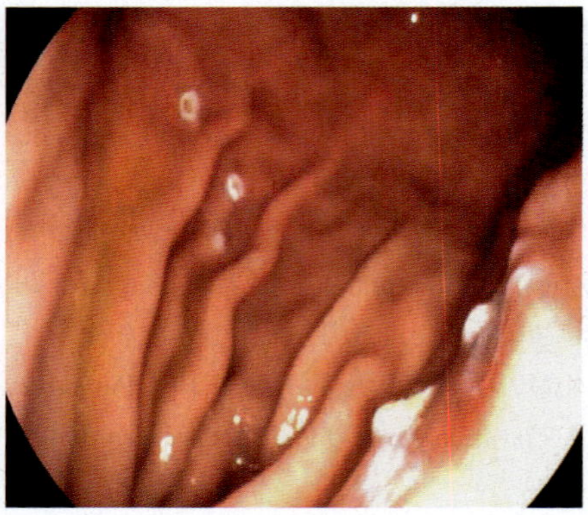

图6-8-3 上消化道出血内镜下APC止血

（李小芹 王跃生）

推荐阅读

[1] 孔桂萍，李玫. 内镜下治疗儿童非静脉曲张性上消化道出血的临床分析. 中华实用儿科临床杂志，2020，35（19）：1456-1459.

[2] GRALNEK I M，STANLEY A J，MORRIS A J，et al. Endoscopic diagnosis and management of nonvariceal upper gastrointestinal hemorrhage（NVUGIH）：European Society of Gastrointestinal Endoscopy（ESGE）Guideline-Update 2021. Endoscopy，2021，53（3）：300-332.

[3] YABE K，KOUCHI K，TAKENOUCHI A，et al. Current status and future challenges in the endoscopic management of non-variceal upper gastrointestinal bleeding in children. Pediatr Surg Int，2020，36（12）：1451-1458.

第九节 内镜下食管胃底静脉曲张治疗

食管胃底静脉曲张破裂出血（esophageal and gastric varices bleeding，EGVB）是门静脉高压主要的并发症，亦是儿童上消化道出血的常见原因之一。儿童门静脉高压的主要病因有门静脉海绵样变、胆道闭锁、肝细胞病变所致的肝硬化等，及时有效地控制EGVB和预防再出血，对于患儿原发疾病的控制和围手术期的治疗十分关键。随着消化内镜技术的发展，内镜下套扎术和硬化剂注射治疗术因操作简单快捷、疗效显著、并发症少的优点，成为治疗 EGVB 的常规方法。

一、内镜下食管胃底静脉曲张套扎术

内镜下曲张静脉套扎术（endoscopic variceal ligation，EVL）是指通过胃镜用橡皮圈结扎曲张静脉，使其缺血坏死，从而达到治疗和预防 EGVB 的目的。被套扎的血管组织会在数日至数周内坏死并脱落，局部黏膜形成浅表溃疡并逐渐被纤维瘢痕组织取代，最终使曲张静脉消失。1988 年首次出现了使用 EVL 治疗食管静脉曲张的报道，此后该方法不断改进，其中多环套扎器的出现简化了 EVL 的操作并提高了治疗的安全性。

（一）适应证和禁忌证

1. 适应证 各种原因（包括肝硬化、门静脉海绵样变等）引起的食管静脉曲张破裂出血，包括内科药物治疗失败或手术后再出血。

2. 禁忌证

（1）肝性脑病，伴有严重的肝、肾功能障碍，大量腹水，重度黄疸，低蛋白血症等术后愈合不良的因素。

（2）急性出血期，如失血性休克等生命体征不稳定。

（3）凝血功能障碍：对于国际标准化比值>2 或血小板计数<50×10^9/L 的患儿，有套扎环引起食管溃疡出血的风险。

（4）曲张静脉类型：一般不建议用 EVL 治疗沿胃小弯侧的较大胃底曲张静脉或延伸至胃底的胃食管曲张静脉；此外，孤立性胃底曲张静脉无论大小都不采用 EVL 治疗。

（5）其他：环咽部或食管狭窄、食管弯曲、憩室、已知或怀疑食管穿孔，以及对乳胶过敏等。

（二）术前准备

EVL 的上消化道内镜患儿准备（饮食限制、药物使用）与诊断性上消化道内镜准备相似，并增加了以下内容。

1. 镇静评估 儿童 EVL 操作建议在全身麻醉下进行，必要时行气管插管全身麻醉，麻醉医师需要术前评估患儿的用药史、合并症、困难气道史。

2. 抗生素 对于没有活动性出血的患儿，不需要在 EVL 前预防性使用抗生素。

3. 设备 多环套扎器通常含有 4~10 个套扎环，可进行快速连续套扎。目前带有多个预装载套扎环的套扎器基本取代了单环套扎器。

（三）操作步骤

1. 诊断性内镜检查 在实施套扎术前要先进行诊断性上消化道内镜检查，以了解上消化道的情况，以及曲张静脉的范围和程度。套扎术的主要治疗对象是有活动性出血或有提示近期出血特征（如红色条纹征或樱桃红点）的曲张静脉（图 6-9-1）。

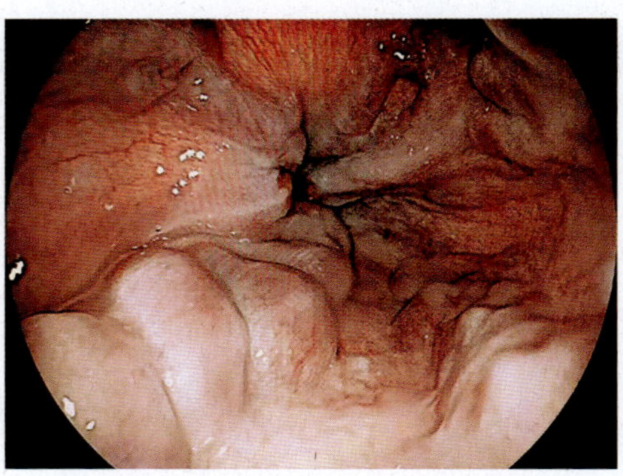

图 6-9-1 重度食管曲张静脉

食管下段可见 4 条曲张静脉呈串珠样改变，直径 0.5~1.0cm，表面见红色征。

2. 安装套扎器 诊断性上消化内镜检查完毕后，按以下步骤将预装载了套扎环的套扎器安装在内镜上。

（1）将套扎器手柄的插入杆插入内镜工作通道

(图 6-9-2)。

(2) 通过套扎器手柄上的白色密封孔插入装载导管,并以较小的增幅向前推进,直至其伸出胃镜的头端(图 6-9-3)。

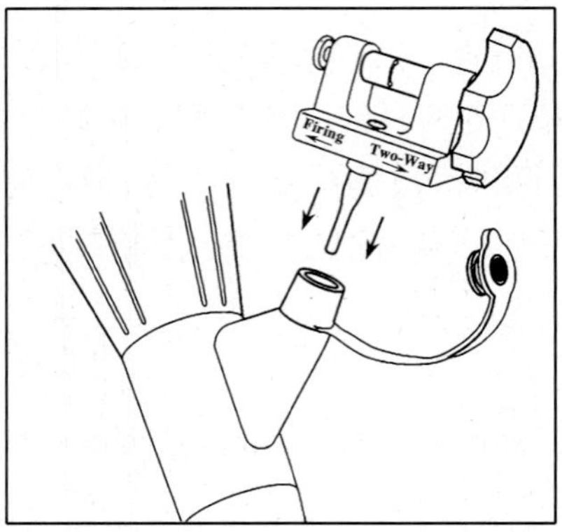

图 6-9-2　插入套扎器手柄

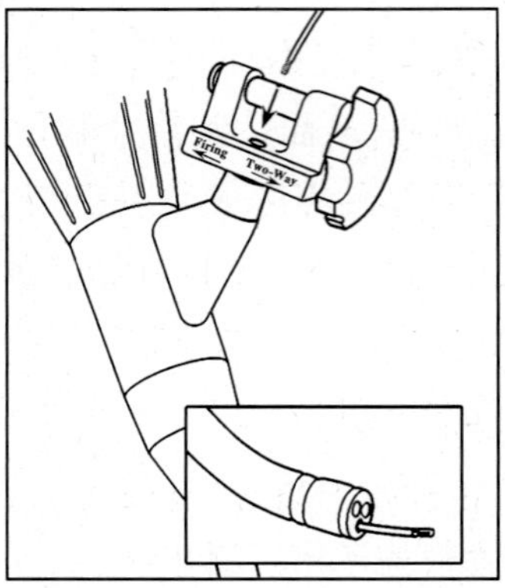

图 6-9-3　插入装载导管

(3) 将扳机线接到装载导管末端的钩子上,在结线与钩之间留出约 2cm 的扳机线,将扳机线牵装管和扳机线拉回内镜工作通道,并从套扎器手柄中引出(图 6-9-4)。

(4) 将发射管安装到胃镜的头端(图 6-9-5)。

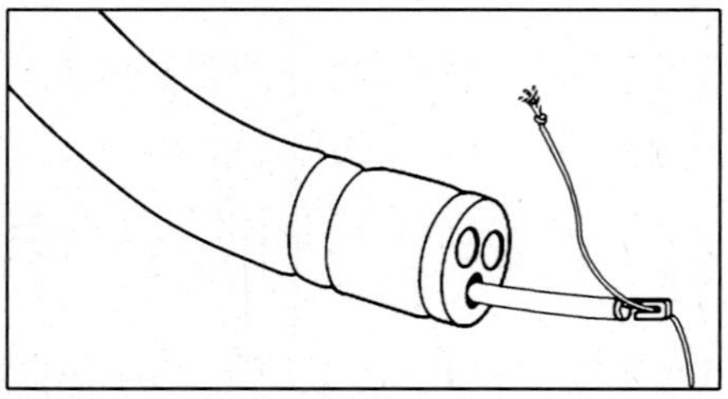

图 6-9-4　装载导管上连接扳机线

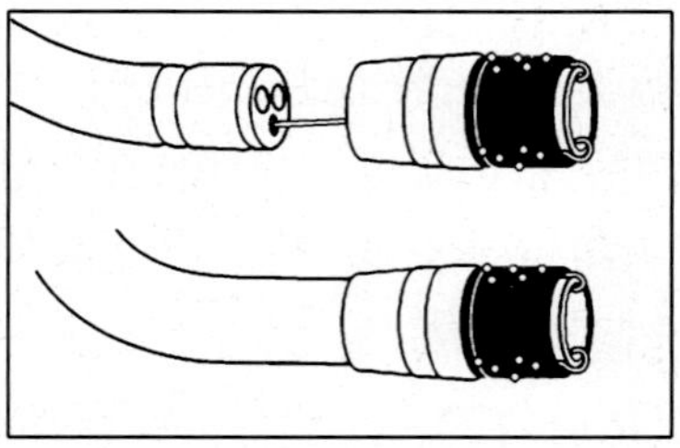

图 6-9-5　镜头前端安装发射管

(5) 伸直内镜的头端,将扳机线卡入套扎器手柄线轴的槽中,然后向下拉,直到线结卡于槽孔中(图 6-9-6)。

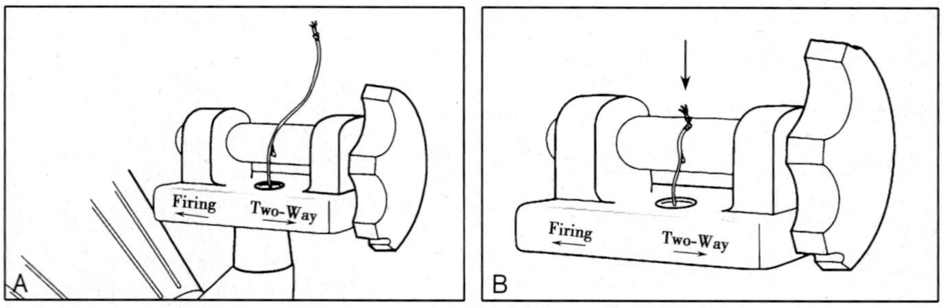

图 6-9-6　扳机线卡入手柄的槽孔中

A. 将扳机线卡入套扎器手柄线轴的槽中;B. 向下拉,直到线结卡于槽孔中。

(6) 慢慢地顺时针旋转手柄,将扳机线缠绕到手柄的线轴上,直到扳机线被拉紧为止(图 6-9-7)。

3. 释放套扎环　内镜进入食管,识别曲张静脉后,将曲张静脉及周围黏膜吸入内镜前端的腔室,拧紧触发线释放套扎环,套扎住曲张静脉,最后释放负压吸引。

(1) 将内镜和套扎器插入食管后,找到第一个目标曲张静脉。由于释放套扎环后会部分阻塞食管腔,所以一般从最远端的曲张静脉开始套扎(通常位于或紧邻食管胃连接部近端),然后逐渐向食管近端套扎。

(2) 确定目标曲张静脉后,将内镜送往该处,然后将黏膜吸入内镜前端的腔室,内镜下呈现出“红色”外观。若吸引不充分,则可能使套扎环仅套扎在少量曲张静脉黏膜表面从而滑脱,这也可能引起浅表黏膜破损并出血。

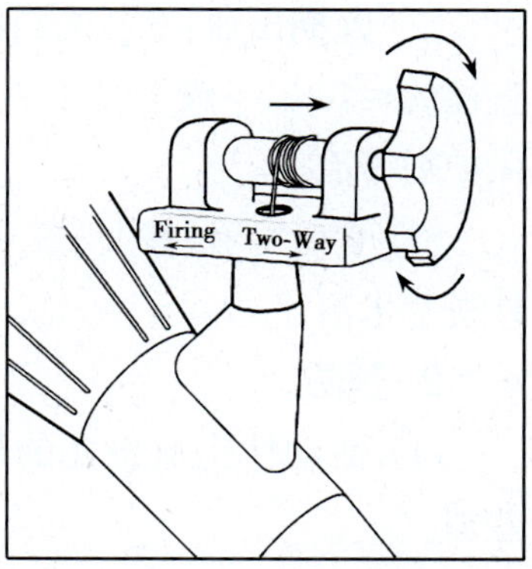

图 6-9-7 拉紧扳机线

(3) 保持持续吸入状态,顺时针旋转手动控件的旋钮使套扎器释放,直至套扎圈被释放。

(4) 释放负压吸引,放开并观察套扎后的曲张静脉(图 6-9-8、图 6-9-9)。

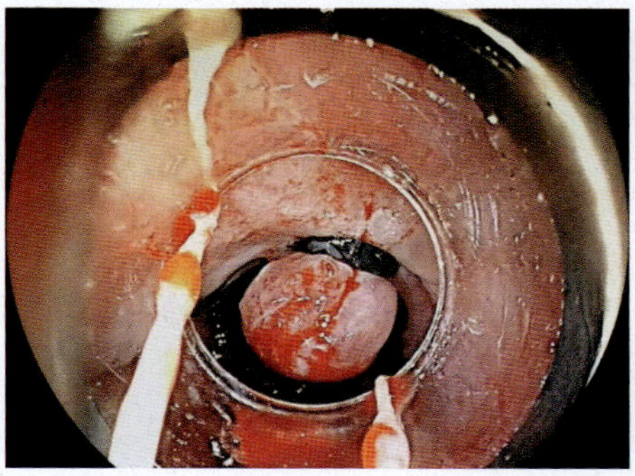

图 6-9-8 对单个曲张静脉进行套扎操作

图中为释放套扎环后进行观察。

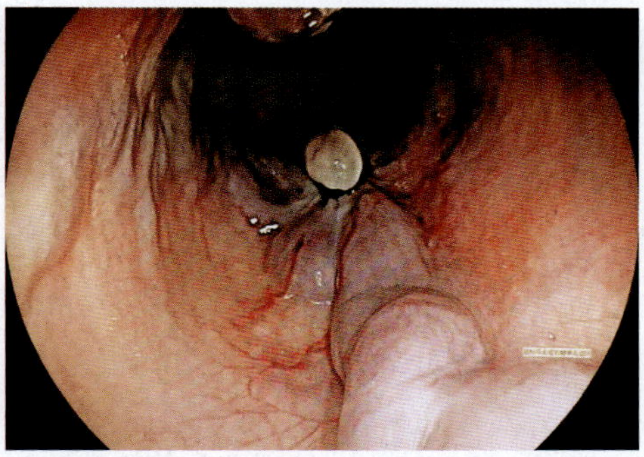

图 6-9-9 从最远端的曲张静脉开始套扎(通常位于或紧邻食管胃连接部近端),然后逐渐向食管近端套扎

重复上述过程。套扎从食管胃连接部开始,以环周模式沿食管逐步螺旋状向食管近端套扎曲张静脉。儿童患儿的食管较成人短,一般可连续套扎 3~4 环,严重病例可套扎 6 环。

4. 术后护理

(1) 饮食:术后禁食 8~12 小时,之后给予流质饮食,再根据耐受情况逐渐过渡为软食。

(2) 症状处理:套扎术后出现一过性胸骨后疼痛或吞咽困难等症状较少见,通常会在 1~2 日内消退,可通过口服黏膜保护剂联合抗酸剂处理。

(3) 鼻胃管:一般不在 EVL 后放置鼻胃管,以免造成套扎环意外脱落。如果确实有需要(如用于胃肠减压、肠内营养等),可让有经验的护士在套扎术后轻柔地放置鼻胃管。

(4) 药物:酌情应用质子泵抑制剂、门静脉降压药物,如奥曲肽或生长抑素类。

(四) 并发症及预防

1. 并发症

(1) 早期出血:套扎环 24 小时内滑脱引起出血是 EVL 最危险的并发症之一,原因是橡皮圈套扎曲张静脉不牢或套扎局部血管内血栓形成不全。因此操作时负压吸引要充分,另外可应用降低门静脉压力的药物,必要时可胃镜下使用组织黏合剂栓塞静脉或采用硬化剂注射控制出血。

(2) 晚期出血:套扎的组织一般在 EVL 后 3~10 日内坏死脱落,形成的食管溃疡位置表浅且直径约≤1cm,一般会在 2~3 周内愈合,出血的发生率较低。可以酌情使用质子泵抑制剂、黏膜保护剂等治疗。

(3) 食管穿孔:少见,发生率 0.7%,操作时要仔细,动作应轻柔,勿粗暴。一旦发生,应立即外科手术治疗。

2. 预防

(1) 活动性出血患儿的静脉曲张套扎治疗与接受预防性套扎治疗的患儿相似,但有以下差别。

1) 预防性使用抗生素:对于有静脉曲张活动性出血的肝硬化患儿,需要预防性使用抗生素以降低感染风险。

2) 气道保护:因静脉曲张出血而呕血的患儿通常需要气管插管来保护气道,这也有利于上消化道内镜操作。

(2) 安装套扎器时,注意套扎器的牵引线不能扭曲,牵引绳的方向与活检钳道一致,否则牵引力不足,无法使橡皮圈脱落而套扎血管。

(3) 避免在同一静脉上多次套扎或在同一水平上套扎多根静脉,以免引起食管狭窄。

(4) 相较于成人,儿童咽腔和食管腔容积小,空间受限的食管会使可操作性降低,导致操作难度增加。

(5) 不同年龄的儿童食管、内镜视野及圈套附件大小不同,有可能完全遮挡视野,因此 EVL 不能应用于所有儿童。

二、胃底静脉曲张内镜下硬化剂注射治疗术

曲张静脉内镜下硬化剂注射治疗术(endoscopic injection sclerotherapy, EIS)是经内镜将硬化剂注入曲张静脉腔内或静脉旁黏膜下,迅速形成血栓,或者使曲张静脉旁组织凝固坏死并发生纤维化而闭塞静脉腔,从而达到止血和预防出血的目的,并可有效防止旁支静脉曲张。EIS 效果确切,临床使用技术成熟,对设备要求低,被广泛用于食管胃底静脉曲张出血的紧急止血、二级预防及其他内镜下治疗的辅助治疗。

(一) 适应证和禁忌证

1. 适应证

(1) 急性胃底静脉曲张破裂出血。

(2) 二级预防(特指预防有静脉曲张出血史的患儿发生再出血的措施)。

(3) 静脉曲张外科术后再发出血。

2. 禁忌证

(1) 肝性脑病≥2 级(嗜睡、中度意识模糊)。

(2) 有严重的肝、肾功能障碍,大量腹水,重度黄疸。

(3) 对硬化剂过敏。

(4) 严重出血、出血性休克未纠正。

(二) 术前准备

1. 患儿准备 患儿术前准备同内镜下曲张静脉套扎术(EVL)。

2. 器械准备 根据年龄选择直径合适的电子胃镜、一次性注射针、备用透明帽等,临床上

常用的硬化剂有 1% 乙氧硬化醇、5% 鱼肝油酸钠、聚桂醇。

（三）操作步骤

硬化剂注射主要是静脉内注射，特殊情况下亦可静脉旁+静脉内注射或单纯的静脉旁注射。患儿行常规胃镜检查，观察食管胃底静脉曲张、破裂情况，选取曲张静脉破裂处、破口周围 1cm 内或曲张静脉最隆起处作为注射点（图 6-9-10、图 6-9-11）。注射针预充聚桂醇注射液，选好注射点，每点注入聚桂醇注射液 1~3ml，静脉旁每点注射 0.5~1.0ml，每次治疗注射 1~3 条血管，每次注射总量不大于 20ml（图 6-9-12）。注射完成后内镜观察，确保无活动性出血后退镜，少量渗血多可自行停止，或者用胃镜镜身压迫止血，必要时可在同条静脉远端再次注射。

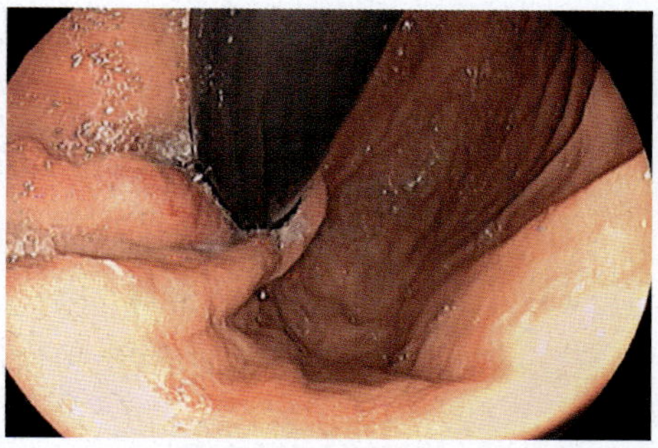

图 6-9-10　胃底可见到一条中度曲张静脉稍迂曲隆起，表面有红色征

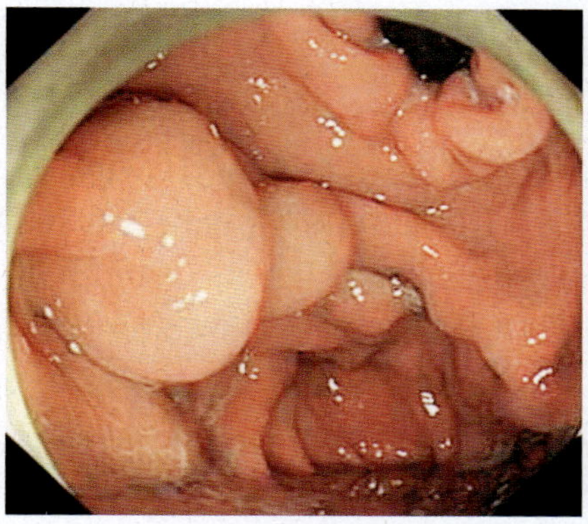

图 6-9-11　胃底可见到重度曲张静脉迂曲交织，呈结节样隆起

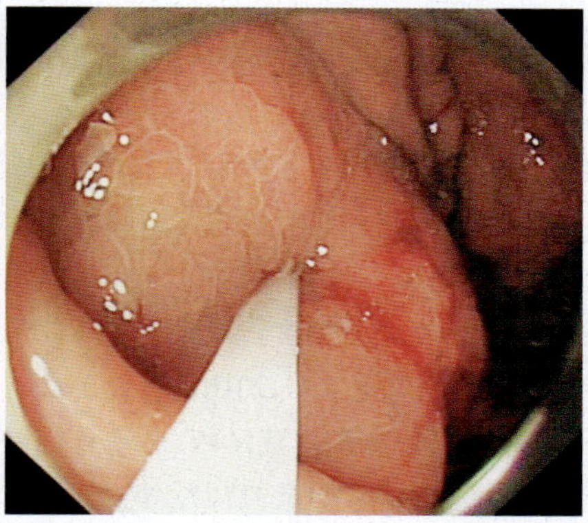

图 6-9-12　胃底曲张静脉注射硬化剂

术后禁食 8~12 小时，之后流质饮食，再根据耐受情况逐渐过渡为软食；酌情可应用质子泵抑制剂或降门静脉压药物，如奥曲肽或生长抑素类。

（四）并发症及预防

1. 并发症　部分患儿可能会出现轻中度胸痛、上腹不适、发热、胸腔积液等情况，多数患儿经对症治疗后症状消失。

（1）出血：术中穿刺点渗血可用镜身压迫或局部喷洒肾上腺素或凝血酶止血，术后几日再出血主要是穿刺点血痂脱落、黏膜糜烂溃疡所致，少量渗血可应用降低门静脉压的药物止血，出血量大时可再次进行硬化剂治疗止血。对于门静脉压高患儿，在拔针时针孔会出现喷射性出血，故术前可静脉注射小剂量生长抑素，硬化剂也要适当增加，推注速度要快，边推注边拔针，拔针前停顿数秒。一旦出现喷射性出血，可在出血旁血管内加大硬化剂注射量。

（2）溃疡：发生率 22%~78%，一般无明显症状，3~4 周愈合，可给予抑酸药治疗。

（3）菌血症：部分患儿注射硬化剂后出现发热，多为一过性。原因除器械操作外，患儿大量出血和/或肝硬化导致的血清补体不足和细胞免疫功能低下亦会导致菌血症的发生。为预防菌血症发生，术前器械准备及术中操作要保证遵守无菌原则，术后根据药敏试验结果应用抗生素治疗。

2. 预防及注意事项

(1) 注射方法：注射针与曲张静脉刺入夹角应<45°，避免垂直进针；注射深度要适宜，保证针头位于血管内，过深穿透血管容易形成溃疡和消化道穿孔，过浅针头容易滑脱。

(2) 硬化剂的注射剂量：要根据静脉曲张程度及范围、静脉交通支等情况决定。

(3) 疗程：要根据曲张静脉大小、注射点有无糜烂或溃疡出血，患儿原发疾病等实际情况来决定，一般行1~3次硬化剂治疗，每次间隔时间1~2周。

三、疗效判定标准

显效：静脉曲张消失，消化道黏膜呈现其基本色泽，有时可见溃疡愈合瘢痕。有效：曲张静脉呈直线，可见残留的细小血管。无效：曲张静脉无变化或不能有效控制出血，需转外科或介入治疗。

（耿岚岚　任　路）

推荐阅读

[1] 国家卫生计生委人才交流服务中心. 儿科消化内镜诊疗技术. 北京：人民卫生出版社，2017.

[2] 徐小元，丁惠国，令狐恩强，等. 肝硬化门静脉高压食管胃静脉曲张出血的防治指南. 实用肝脏病杂志，2023，26(02)：305-318.

[3] 中华医学会消化内镜学分会食管胃静脉曲张学组. 消化道静脉曲张及出血的内镜诊断和治疗规范试行方案(2009年). 中华消化内镜杂志，2010，27(1)：1-4.

[4] 中华外科学分会门静脉高压症学组. 肝硬化门静脉高压症食管胃底静脉曲张破裂出血的诊治共识(2015版). 中华普通外科杂志，2016，31(2)：167-170.

第十节　内镜下经鼻空肠管置入术

鼻空肠管置入术是指将鼻空肠管经鼻腔、食管、胃、十二指肠插入空肠，为患儿提供机体所需营养的一种肠内营养方式，能有效保护肠黏膜屏障，防止肠黏膜萎缩，减少肠道菌群移位等并发症的发生。

鼻空肠管置入的方法有内镜下置管术、透视下插管法、盲插法。本节介绍内镜下鼻空肠管置入术，该方法增加了置管的安全性、可靠性，减少了X线的辐射。可分为导丝引导置管法、异物钳辅助置管法、经鼻超细胃镜活检孔置管法。其中异物钳辅助置管法适用于大部分情况的置管需求，临床较为常用。

一、适应证和禁忌证

(一) 适应证

1. 严重胃食管反流。
2. 高度肺吸入风险、近期有误吸史。
3. 胃动力障碍(胃瘫)、胃潴留。
4. 呕吐剧烈不耐受经胃喂养，或经胃喂养不能达到目标喂养。

5. 上消化道瘘。

6. 幽门狭窄(图 6-10-1)。

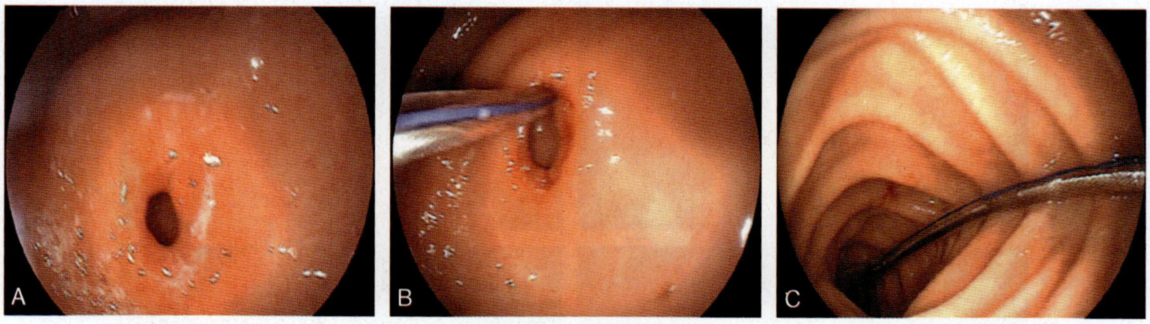

图 6-10-1 幽门狭窄

A. 幽门管溃疡、幽门狭窄;B. 空肠管置入幽门;C. 空肠管置入十二指肠水平段以下。

7. 急性重症胰腺炎。

8. 肠系膜上动脉综合征伴营养不良。

(二) 禁忌证

1. 合并严重心、脑、肺疾病无法耐受胃镜。

2. 严重出血倾向、应激状态、休克、重度贫血。

3. 消化道腐蚀性炎症。

4. 食管胃底静脉曲张、鼻咽部肿瘤。

5. 上消化道大出血,血压不稳定。

6. 消化道穿孔。

7. 外科急腹症,如肠梗阻、肠坏死、肠穿孔。

二、操作步骤

(一) 异物钳辅助置管法

此法为最常使用的方法。电子胃镜一次通过口腔、食管、胃、十二指肠球部和降部,仔细观察各部位黏膜情况,然后退至食管中下段或食管病变的上端。将鼻空肠管经鼻插入,到达内镜可视角度后,向幽门继续插入胃镜,此时空肠管可随胃镜直接进入十二指肠球部(图 6-10-2A)、降部以下(图 6-10-2B);如空肠管仍停留在胃内,从活检孔插入活检钳,用活检钳夹住鼻肠管头端(图 6-10-2C),随胃镜推送至十二指肠降部(图 6-10-2D),松开活检钳。再继续向下将鼻空肠管插入 10~20cm 进至空肠上段,继续向下缓慢插入鼻肠管的同时缓慢退出胃镜,至胃内观察空肠管未被带出后方可退镜。

(二) 导丝引导置管法

在内镜操作前,将口鼻交换管插入一侧鼻孔,从口腔拉出并用止血钳夹住。胃镜依次通过口腔、食管、胃、十二指肠球部和降部,仔细观察各部位黏膜情况,经活检通道置入导丝直至遇到轻微的阻力为止。一只手握住镜身进行退镜,另一只手将导丝继续通过活检孔道向内插入,当导丝完全从内镜退出后,助手固定导丝。将导丝借助交换管,经口从鼻孔拉出。将空肠管插入导丝。当开始插空肠管时,内镜医师将一只手放于患儿的鼻部,一边插管一边退导丝,而且两者的速度要一致,否则导丝会弹出。

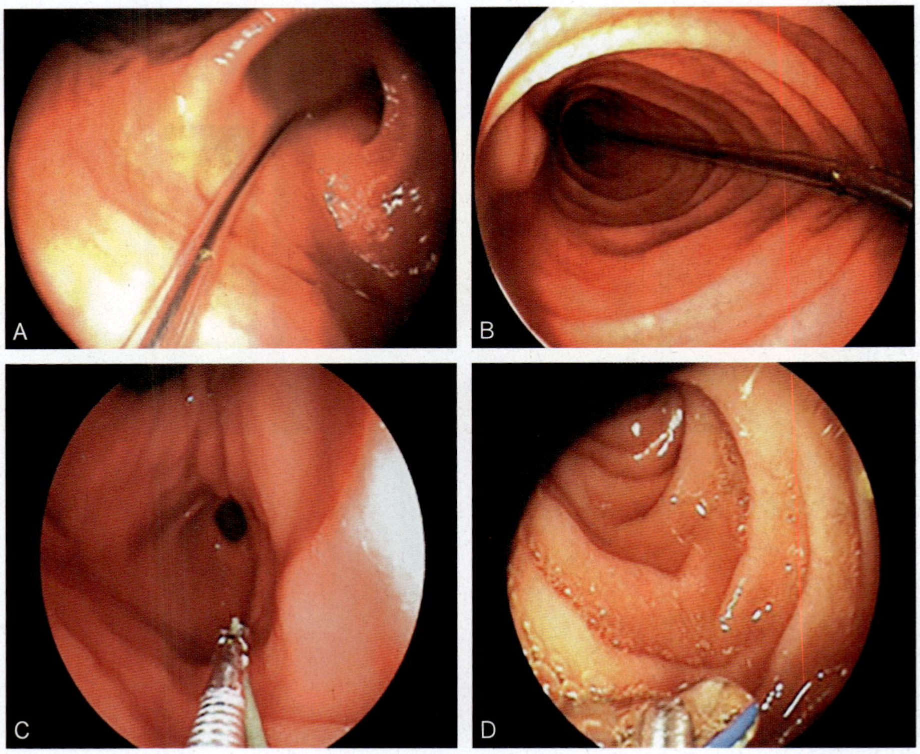

图 6-10-2 异物钳辅助置管法

A. 胃镜直视下将空肠管插入幽门；B. 将空肠管置入十二指肠降部；C. 异物钳夹将空肠管送入幽门；D. 异物钳夹将空肠管送入十二指肠水平段。

(三) 经鼻超细胃镜活检孔置管法

不需要进行口鼻交换，操作简单。经鼻插入超细胃镜，依次通过食管和胃后，尽量将镜身插入十二指肠降段以下，并拉直镜身。为增加胃镜硬度，可先通过活检孔道放活检钳，到达十二指肠水平段后退出活检钳。从活检孔插入导丝，直至遇到阻力为止，随胃镜进入十二指肠水平段以下，尽可能深插。将胃镜沿导丝缓慢退出，立即顺导丝插入鼻肠管。

三、注意事项

(一) 置管深度

营养管确认在胃部后再加送 20~30cm，根据患儿年龄大小而定。

1. 一般重症患儿置入十二指肠水平部以下，总长 105~120cm。
2. 胰腺炎、呕吐、易反流患儿，置入总长 110~120cm 或以上。
3. 非特殊需要患儿置管不宜超过 130cm，否则易引起堵管、腹泻及黏膜损伤。

(二) 管道位置确认

1. 听诊法 气过水声最强点的变化：左上腹（胃）→右腹（幽门）→左下腹（十二指肠/空肠）。

2. X 线检查 腹部 X 线平片可进行鼻空肠管全管显影（图 6-10-3），但胃肠重叠等情况易导致误判。目前对放置空肠管后行 X 线检查的频率和要求暂无共识，需结合临床具体情况进行判断。

3. 吸引法 回抽消化液观察颜色及并测定 pH（注意药物影响）。

4. 真空试验 注入空气顺畅，回抽负压；注入 10ml 水，回抽液<5ml，提示已过幽门（注意尖

端贴壁影响)。

5. 导丝回抽试验　置管时感受导丝回弹阻力，判断是否弯曲，置管后重置导丝，如有阻力表示在胃内盘曲，应边撤管边送导丝直至顺畅。

（三）置管术后处理

1. 固定管道位置　置管结束位置确认后，使用胶布常规“工”字形固定于鼻翼、脸颊、耳翼，为防止患儿因手指勾扯或牵拉鼻管而造成非计划拔管，加用透明敷贴于鼻翼、沿脸颊至耳前导管裸露部分进行二次固定，并标注空肠管置入的长度。喂养前后查看刻度，检查导管是否在合适的位置，如有脱管，需及时调整。

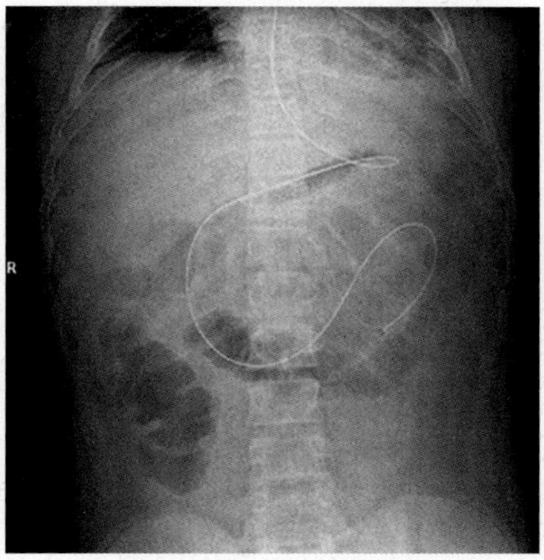

图 6-10-3　X 线检查

置管术后腹部平片，确认空肠管位于空肠上段。

2. 常规冲管、预防堵管　每次喂养或用药前后均用 20ml 温水冲管，可用小容量注射器(5ml/10ml)行脉冲式冲管，可有效冲洗挂壁的营养液。如喂养间隔时间较短(4 小时以下)，可用 5% 碳酸氢钠(或生理盐水)封管，下次喂养前冲管即可；营养液、药液、补液应分开输注，输注前后注意冲管，若营养液过黏稠，可用温水适当稀释；输注营养液时，避免注入含不可溶纤维、颗粒状难溶物或油状物的液体。如需经肠输注固体药物，需充分研磨、溶解后再注入，输注前后需将导管冲洗干净，以免与营养液混合形成沉淀。

3. 堵管处理　处理堵管的最佳时机为刚开始出现少许冲管阻力时，可用 5% 碳酸氢钠或胰酶溶液封管半小时，反复回抽、注射、冲洗，直至复通。在导管留置患儿体内时勿使用导丝疏通，以免导丝无法拔出或损伤患儿。如导管已留置接近 3 个月，则建议更换新管。若还未开始喂养即出现输注阻力，提示管道打折，可边回撤导管边打气进行调整。

四、并发症及处理

1. 鼻腔堵塞、出血　术后注意导管的护理，胶布、敷贴的更换，及时检查鼻腔情况，早发现，早处理。

2. 管道相关并发症　包括管道移位、脱出、闭塞、破裂等，应加强护理及预防，措施如前所述。

3. 空肠置管肠内营养相关并发症　长期使用空肠置管进行肠内营养，可能引起肠套叠、肠缺血，以及肠穿孔导致的瘘管和腹膜炎等，此类并发症在单纯鼻空肠管喂养患儿中极为少见，可见于神经功能损伤的患儿。出现并发症后需拔出鼻空肠管，请外科协助处理，必要时手术治疗。

（谢晓丽　杜 敏　刘丽荣）

推荐阅读

[1] 国家卫生计生委人才交流服务中心. 儿科消化内镜诊疗技术. 北京：人民卫生出版社，2017.

[2] 邹晓平，于成功，吴毓麟，等. 消化内镜诊疗关键. 南京：江苏科学技术出版社，2009.

第十一节 内镜逆行阑尾炎治疗术

一、内镜逆行阑尾炎治疗术发展历程

2012 年，刘冰熔教授在国际上首次提出了内镜逆行阑尾炎治疗术(endoscopic retrograde appendicitis therapy，ERAT)，用于治疗成人非复杂性阑尾炎，随后逐渐推广到儿童阑尾炎的治疗。ERAT 可以在保留阑尾的前提下治疗阑尾炎，为阑尾炎的治疗带来新的曙光。

ERAT 通过内镜对阑尾腔插管、冲洗、取石和放置支架引流来解决阑尾腔梗阻问题，从而起到治疗的作用。此外，ERAT 还具有诊断价值，可在内镜下观察阑尾口有无充血水肿、脓液溢出；还可通过造影显示阑尾形态，了解梗阻是否完全解除等。

一项多中心的回顾性研究显示 ERAT 治疗成人急性非复杂性阑尾炎的成功率为 95%，治愈率达 97%，插管成功率为 93%，复发率为 7%。考虑到放射线对儿童生长发育可能引起不良的影响，以及传统 ERAT 对手术间要求较高，随后对手术进行了改良，用超声替代了 X 线监测阑尾腔造影及支架位置情况，形成了超声引导下内镜逆行阑尾炎治疗术，即改良式内镜逆行阑尾炎治疗术(modified ERAT)用于儿童非复杂性阑尾炎的治疗，其治疗成功率为 97.99%，复发率为 7.19%。

二、适应证和禁忌证

(一) 适应证

1. 6 月龄以上或体重 8kg 以上，可耐受结肠镜检查。
2. 根据临床症状、体征、实验室检查及影像学检查综合判断拟诊为阑尾炎。
3. 伴有穿孔、腹腔脓肿的复杂性阑尾炎，经外科医师会诊，不宜行急诊手术治疗，或需行腹腔外引流(创伤较大)，可选择行 ERAT。
4. 排除急性胆囊炎、胰腺炎、尿路结石等急腹症。

(二) 禁忌证

1. 6 月龄以下或体重 8kg 以下，或其他因素无法耐受结肠镜检查。
2. 经与外科切除阑尾手术比较，ERAT 无法让患儿获益。
3. 无法排除急性胆囊炎、胰腺炎、尿路结石等急腹症。

三、术前准备

1. 术前评估 患儿入院后，根据临床症状、腹部体征，以及辅助检查结果，明确诊断为阑尾炎，具有 ERAT 治疗的适应证，排除禁忌证。辅助检查结果包括血常规、尿常规、粪便常规、肝肾功能、凝血功能、胸部 X 线、心电图、腹部超声、腹部 CT 等，腹部超声评估阑尾外径、壁厚、腔内粪石情况。

2. 术前用药 对于考虑存在阑尾细菌感染的患儿，可术前静脉给予抗生素抗感染，包括广谱抗生素和抗厌氧菌抗生素。

3. 肠道准备 可参照《麻醉状态下儿童择期结肠镜检查肠道准备专家共识》，以最后一次大便为清水样或淡黄水样为合格。

4. 设备及器械准备 治疗前检查并确认设备运行正常、器械包装完好，设备包括内镜主机、结肠镜(钳道≥3.2mm)、超声主机、超声探头、心电监护仪、急救箱,器械包括一次性括约肌切开刀(含弓形切开刀)、斑马导丝、取石球囊、取石网篮、一次性使用塑料支架(外径 7~8.5Fr,长度 5~9cm,均应预备)、活检钳、异物钳等。改良内镜逆行阑尾炎治疗术所需器材见图 6-11-1。

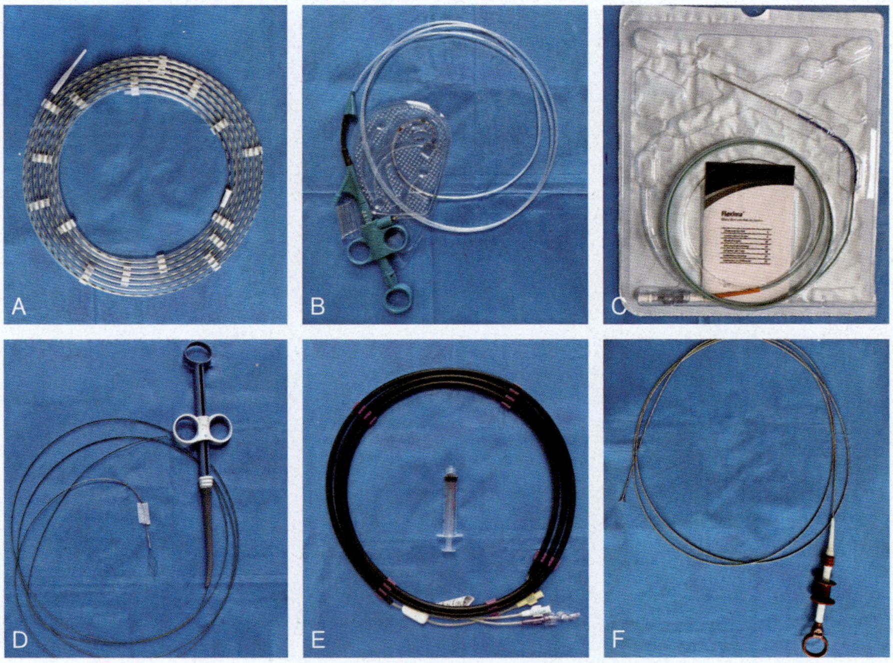

图 6-11-1 改良内镜逆行阑尾炎治疗术所需器材

A. 斑马导丝;B. 一次性括约肌切开刀;C. 塑料支架及输送系统;D. 取石网篮;E. 取石球囊;F. 异物钳。

5. 镇静及麻醉 为减轻患儿痛苦,以及更好地配合肠镜操作,可用盐酸右美托咪定注射液滴鼻镇静,半小时后进行结肠镜检查。条件允许并获得家长同意的情况下,可以选择全身麻醉。

6. 知情同意与禁食准备 患儿家长知情并签署手术同意书。

四、操作步骤

1. 结肠镜进镜 结肠镜头端带透明帽,循腔进镜。如采取超声引导,在进镜过程中,避免注气,以免干扰超声判断肠腔情况。进镜时通过结肠镜前端透明帽拨开结肠皱襞前行,遇到肠腔走行方向观察不清时,可以少量多次注水,观察阑尾口情况(图 6-11-2A~图 6-11-2C),及时吸引,清理肠腔内的空气,可以减轻患儿不适。

2. 阑尾腔插管 结肠镜循腔进入盲肠,通过透明帽推开阑尾瓣,在超声辅助下,沿阑尾腔走行方向,置入斑马导丝。使用导丝导管技术沿斑马导丝置入一次性括约肌切开刀(图 6-11-2D、图 6-11-2E),完成阑尾腔插管。超声协助判断括约肌切开刀抵达阑尾盲端。在切开刀进入阑尾腔的过程中可以一边通过切开刀用 10ml 注射器向阑尾腔注入灭菌注射用水,一边推进切开刀。

3. 超声造影 治疗过程中,通过括约肌切开刀注入水溶性造影剂(主要成分为六氟化硫微泡),在超声实时监视下,观察阑尾腔内部情况,了解有无充盈缺损,有无造影剂外漏,以判断阑尾腔内粪石数量、所处部位、外径大小、致密程度、是否引起穿孔等。根据超声了解的情况,调整切开刀的位置，以便进行冲洗。

4. 阑尾腔冲洗　弓形切开刀扩张阑尾腔，以 10ml 注射器注入灭菌注射用水冲洗阑尾腔（图 6-11-2F~图 6-11-2H），观察粪渣、粪石和脓液冲洗出阑尾腔的情况，直至冲洗液转为清亮。对于一些难以冲洗出的粪石，可在超声引导下，通过取石网篮或取石球囊取出（图 6-11-1）。超声造影评估粪石、脓液，以及腔内粪渣是否冲洗完全（图 6-11-2I），造影剂有无外渗。

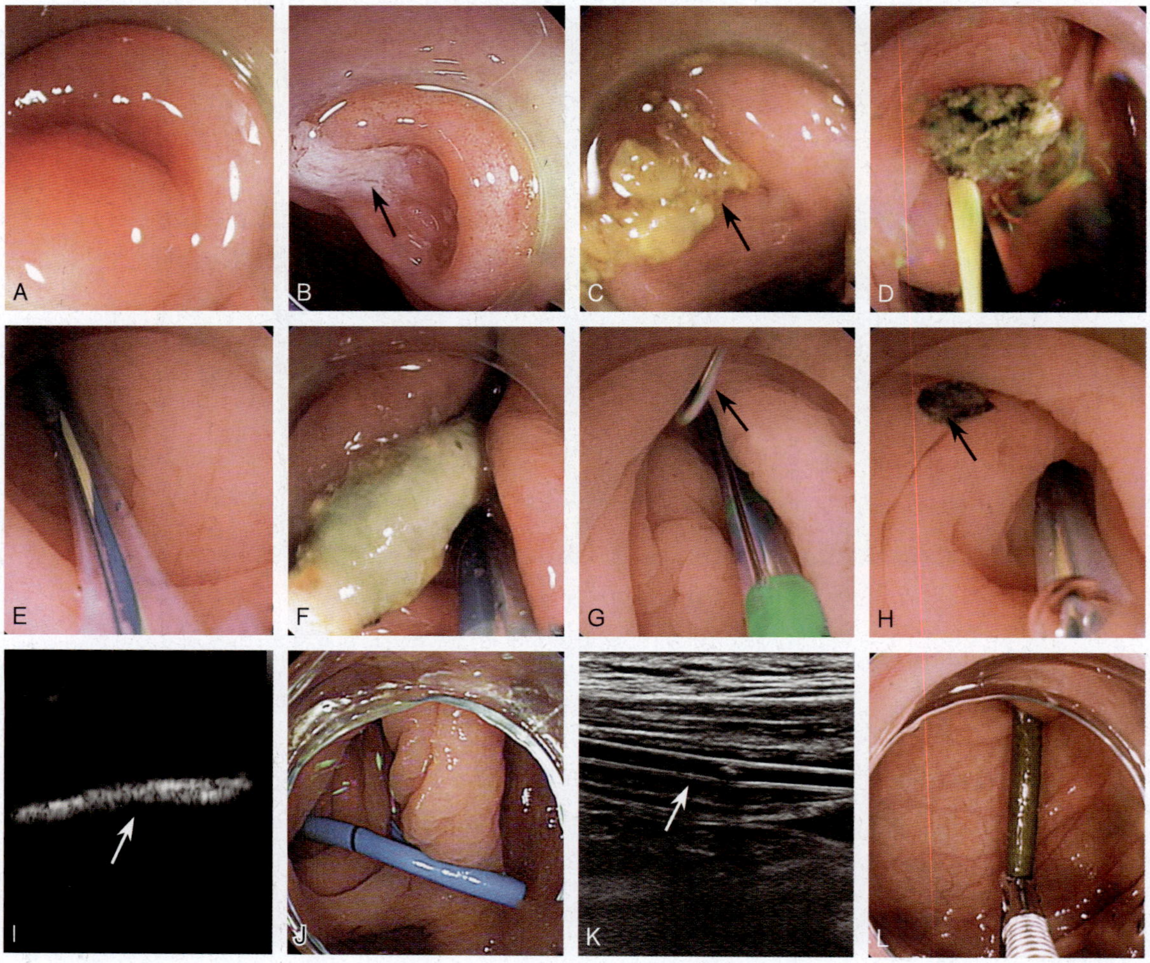

图 6-11-2　改良内镜逆行阑尾炎治疗术操作步骤

①结肠镜下观察阑尾口情况，包括阑尾口充血水肿（A）、阑尾口脓液溢出（B）、阑尾口粪渣溢出（C）。②通过导丝导管技术沿斑马导丝（D）插入十二指肠乳头切开刀（E）。③对阑尾腔进行冲洗，可见粪石（F）、寄生虫（G）、食物种子（H）等。④超声造影显示阑尾腔冲洗干净（I）。⑤置入支架（J）。⑥超声确认支架位置（K）。⑦取出支架（L）。

5. 阑尾支架置入　根据术中所见，对阑尾腔内脓液较多、阑尾口肿胀明显或者管腔严重狭窄者，可置入支架进行持续引流（图 6-11-2J）。当阑尾口流出的冲洗液转为清亮，并由超声确认阑尾腔内清理完全后，沿导丝退出括约肌切开刀，交换导丝时注意保持导丝位置不变，经导丝引导，置入一次性塑料支架。支架置入过程中，超声可实时评估阑尾支架所处位置（图 6-11-2K），尽量避免支架尾端抵住阑尾盲端，以免在持续加压时出现阑尾穿孔、支架穿透阑尾壁进入腹腔。如超声提示阑尾支架尾端抵住阑尾壁，可用异物钳钳取支架尾端，向升结肠内后退，取出支架（图 6-11-2L）。在超声监视下，支架尾端距离阑尾壁 1~2cm 为佳。

五、术后处理

术后密切观察患儿腹痛缓解和体温变化情况，及时复查了解感染指标变化情况，并于术后第1、2、3、5、7、14日，按时复查腹部超声，了解阑尾外径、壁厚、腔内有无残留粪石、支架位置有无变化等。如病情稳定，可于术后2~3日安排出院，向患儿家长交代注意事项，按时门诊复查。对于术后2周支架未排出的患儿，如阑尾情况恢复理想，可以安排经结肠镜下通过异物钳拔除阑尾支架。

（张安定 曾令超 王春晖 张妮妮 王宝西 江 逊）

推荐阅读

[1] 黄瑛，耿岚岚，楼金玕，等. 麻醉状态下儿童择期结肠镜检查肠道准备专家共识. 中国循证儿科杂志，2021，16(2)：81-87.

[2] 刘冰熔，王宏光，孙相钊，等. 内镜逆行阑尾炎治疗术应用多中心回顾性分析. 中华消化内镜杂志，2016，33(8)：514-518.

[3] 刘向增，郭宏伟，曾令超，等. 超声引导下内镜逆行性阑尾炎治疗术在儿童非复杂性阑尾炎中的应用. 中华实用儿科临床杂志，2021，36(10)：763-766.

[4] LIU BR，SONG JT，HAN FY，et al. Endoscopic retrograde appendicitis therapy：a pilot minimally invasive technique(with videos). Gastrointest Endosc，2012，76(4)：862-866.

第七章　胆胰疾病的治疗

第一节　超声内镜引导下胰腺细针穿刺术

超声内镜（endoscopic ultrasound，EUS）可以完整地显示胰腺内部结构，以及有无胆道梗阻，特别是对于直径<2cm 的微小病灶，可以实现对胰腺组织进行多轴面近距离观察，且由于该成像技术避免了腹腔气体的干扰和回声衰减，分辨率显著优于腹部超声和 CT。目前 EUS 已成为检查胰腺疾病的主要技术。

超声内镜引导细针穿刺抽吸/活检术（endoscopic ultrasound-guided fine-needle aspiration/biopsy，EUS-FNA/FNB）可以在 EUS 实时引导下，通过 EUS 附件工作通道进行穿刺，从而获取胰腺组织学和/或细胞学标本行病理学检查。

尽管儿童胰腺肿瘤性疾病发病率低，但由于 EUS 无电离辐射，在辅助诊断儿童复发性胰腺炎、慢性胰腺炎、胰腺肿块、胰腺假性囊肿、胆道梗阻、消化道狭窄的应用中逐步增多，还可用于胰腺假性囊肿引流。

一、适应证和禁忌证

1. 适应证

（1）诊断性质不明的胰腺实性占位性病变。

（2）在不可切除病例行放化疗、潜在可切除病例行新辅助放化疗前获取病理诊断。

（3）经 CT、MRI 或 EUS 等检查不能明确性质的胰腺囊性病变，而 EUS-FNA/FNB 可能改变治疗策略的胰腺囊性病变。

2. 禁忌证

（1）严重心肺脑疾病。

（2）严重精神疾病。

（3）口咽部及食管急性损伤，内镜穿孔风险极大，或有严重出血倾向。

二、术前准备

（一）术前评估

1. 症状、体征评估　了解临床症状和体征并进行综合判断，操作前充分了解胰腺组织的病变范围、程度，患者是否存在并发症等，并评估患者一般情况，以及对麻醉的耐受情况等。

2. 凝血功能评估　了解患者有无凝血功能障碍，若国际标准化比值<1.5，术前须停用部分抗凝药，血小板计数不得低于 $80\times10^9/L$。

3. 术前检查　行血清肿瘤标志物、腹部彩色多普勒超声、腹部 CT、腹部 MRI、腹部磁共振胰胆道成像(magnetic resonance cholangiography,MRCP)、内镜检查等。

4. 术前知情同意与饮食准备

(1) 向患者交代 EUS-FNA/FNB 的检查目的及风险,签署知情同意书。

(2) 检查前禁饮、禁食 6~8 小时。

(二) 穿刺针及吸引方式的选择

1. EUS-FNA/FNB 方式及穿刺针的选择

(1) 对于囊性病变的常规内镜超声引导下穿刺,建议选择 EUS-FNA 穿刺针。

(2) 当初始目标为获取组织标本时,建议选择 EUS-FNB 穿刺针。

(3) 对于实性病变的常规内镜超声引导下穿刺,EUS-FNA/FNB 两种穿刺针都可以选择。

(4) 目前临床使用的 EUS-FNA/FNB 穿刺针型号主要为 19G、22G 和 25G,不同粗细的穿刺针对实性病变的诊断准确率差异无统计学意义。在穿刺针型号的选择上,应综合考虑病变的解剖学部位和类型、标本倾向的处理模式,以及操作者经验。

普遍接受的观点是 19G 穿刺针常常用来进行 EUS 引导下的介入治疗;22G 穿刺针常用来获取组织标本进行诊断;25G 穿刺针是进行胰腺癌诊断的理想穿刺针,但仅以细胞学诊断为主时具有优势。此外,穿刺针的操控性也是要考虑的因素,针越粗越不利于在十二指肠进行穿刺操作,所以单从型号考虑,22G 或 25G 适合于经十二指肠穿刺操作。当进行囊性病变穿刺,如果怀疑囊液可能为黏液性,选择 19G 更利于吸取囊液。

2. EUS-FNA/FNB 吸引方式 对胰腺实性病变进行穿刺时,使用不同的吸引方式在样本获取率上无统计学差异,建议根据穿刺针型号、病变部位、病变类型及血供特点、标本倾向的处理方式,以及操作者经验综合决定。

目前临床上负压吸引方式包括标准负压(10ml 或 20ml 负压)、高负压(50ml 负压)、微负压(在病灶内重复抽提穿刺针的同时缓慢移出针芯)(图 7-1-1)和湿抽法(穿刺针内充满生理盐水后接 10~20ml 负压)。负压有可能造成标本混入血液较多而影响细胞学诊断结果。对胰腺肿瘤同时进行 EUS-FNA 的组织学和细胞学评估可以提高检出率和诊断灵敏度。对于细胞学评估,为减少混入的血液可考虑不使用负压或使用较小负压(如慢提针芯操作)。

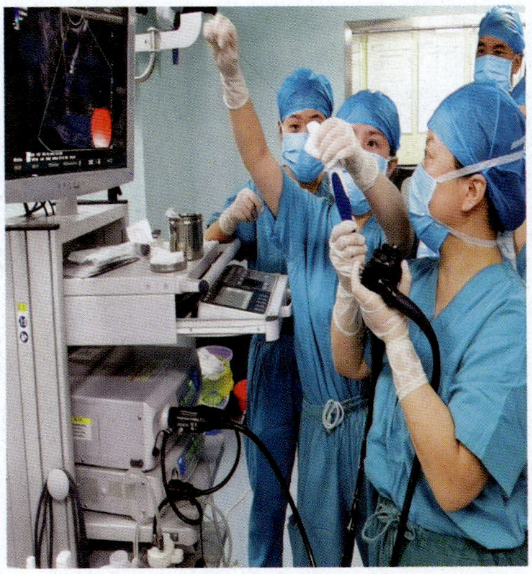

图 7-1-1 微负压操作

三、手术操作流程及方法

(一) 体位与麻醉方式

1. 体位 可以选择仰卧或者左侧卧位。

2. 麻醉 采用不插管静脉复合麻醉或气管插管全身麻醉。

(二) 操作步骤

1. 穿刺前尽量吸引去除胃肠腔内空气,使胃肠内壁紧贴镜身,便于穿刺位置的固定,将病灶暴露于视野 7~8 点钟位置(图 7-1-2A)。

2. 备好穿刺针与负压注射器,将穿刺针插入并置于内镜腔道内,并确认针头的位置,调节穿

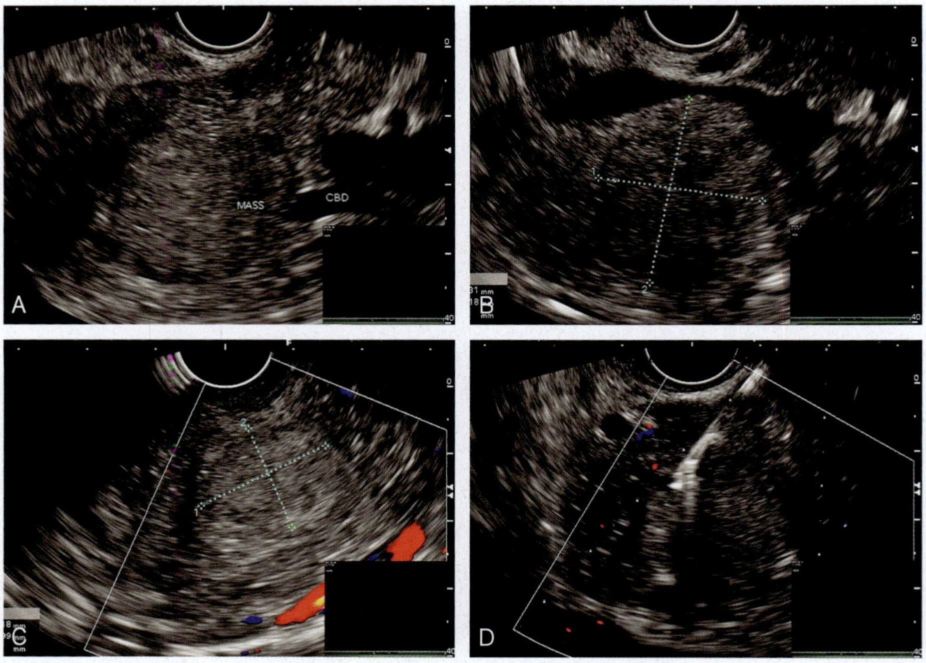

图 7-1-2 EUS-FNA 过程

A. 胰头部可见一囊实性病灶;B. 观察病灶与周围血管关系;C. 避开病灶周围血管定位穿刺点;D. 穿刺病灶。

刺针外鞘至合适的长度,锁住安全锁。取出穿刺针,插入 EUS 进行检查,显示病变,应用彩色多普勒扫查穿刺区域内的血管,防止误伤血管,并选择合适的穿刺位置(图 7-1-2B、图 7-1-2C)。

3. 将穿刺针缩回外鞘并锁定,将针连同外鞘插入 EUS 工作管道,穿刺针手柄固定于内镜工作管道外口。

4. 确定穿刺位置,解除手柄上的安全锁,推进穿刺针约 1cm 直至在声像图上可见抵住消化道壁的针尖,针尖显示为线状高回声,可有因金属针尖产生的“彗星尾”。

5. 如穿刺针为球形头针芯,可后退针芯几毫米,使针尖锐利。

6. 在超声引导下将穿刺针刺入目标(图 7-1-2D)。

7. 当针尖进入目标时,如使用穿刺针为球形头针芯,需将针芯插回原来的位置,将针道内混入的不需要的组织排除,然后彻底拔出针芯;如使用穿刺针为楔形头针芯,则直接拔出针芯。

8. 连接已准备好的负压注射器,打开负压阀。在超声监视下,保持针尖在病灶中快进慢出穿刺。每次进针时可稍微左右更换穿刺方向,使穿刺路径在病灶内形成扇形。每次穿刺前都需要使用 EUS 确认穿刺的路径以避开血管。胰腺实性占位性病变行 FNA 穿刺 3~4 针,行 FNB 穿刺 2~3 针,对胰腺囊性病变行 FNA 穿刺 1 针。

9. 每次穿刺结束后,助手缓慢拔出穿刺针及释放负压。

10. 根据病变特点决定是否重复 2 次以上操作,以获得足够的病理组织或细胞标本(图 7-1-3),如有快速现

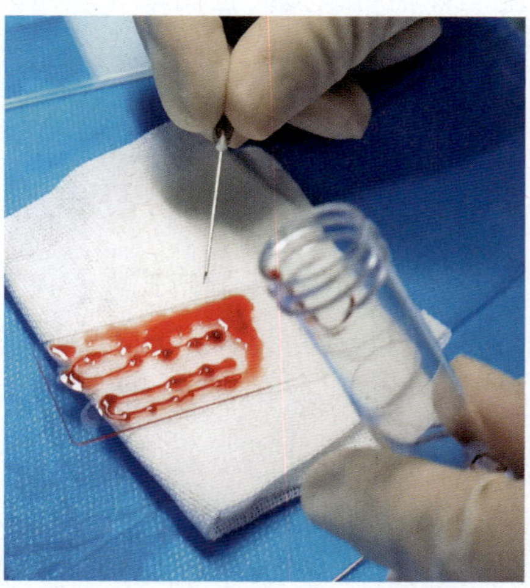

图 7-1-3 确定获得足够的病理组织

场病理评估，可判断标本是否充足，增加 EUS-FNA/FNB 的准确性，并减少穿刺针数。

11. 如果不使用针芯进行穿刺，以上步骤 4 和步骤 6 可省略。对于细胞学评估，为减少混入的血液，可考虑不使用负压或使用较小负压（如在穿刺过程中进行慢提针芯操作）。如果想提高取材量，可采用针道内预先充满生理盐水的方式替代空气负压来提高穿刺组织量（湿法）。

四、术后标本处理和护理

（一）标本处理

1. 组织学评估的标本处理 使用空气或针芯将吸取物缓缓推到玻片上或将吸取物推入生理盐水后，取出组织条浸入甲醛溶液。

2. 细胞学评估的标本处理 直接涂片、染色，制作细胞蜡块。

（二）术后护理

1. 检查结束后密切观察患者是否有并发症发生（出血、穿孔、感染、胰腺炎）。
2. 抗生素不在穿刺术后常规应用。
3. 在囊性病变穿刺前可酌情预防性应用抗生素。

五、并发症及处理

1. 感染 可考虑术前预防性应用抗生素，尽量多抽取囊液以降低感染的风险。

2. 出血 术后出血常表现为腹痛，且大部分可经保守治疗后好转。

3. 针道种植转移的风险 对于可切除病变，为了避免出现针道转移，可尽量使穿刺路径在切除范围内，如胰头癌进行 EUS-FNA 时尽可能在十二指肠进行，因为在行胰头癌切除手术时，可能的种植部位也在切除范围内。

（张含花　姜　华　方　莹）

推荐阅读

[1] 李兆申，金震东. 中国内镜超声引导下细针穿刺抽吸/活检术应用指南. 中华消化内镜杂志，2021，38（5）：337-349.

[2] KIM H J，JUNG Y S，PARK J H，et al. Endosonographer's macroscopic evaluation of EUS-FNAB specimens after interactive cytopathologic training：a single-center prospective validation cohort study. Surg Endosc，2016，30（10）：4184-4192.

第二节　超声内镜引导下胰腺囊肿引流术

胰腺囊肿分为真性和假性囊肿。胰腺的真性囊肿是先天性囊肿（congenital cyst），约占胰腺囊肿的 10%。目前对真性囊肿尚无特异的治疗方法，原则上无论部位如何，均应行手术治疗，手术方式以切除囊肿为最终目的。胰腺假性囊肿（pancreatic pseudocyst，PPC）占全部胰腺囊肿的 80% 以上，是胰腺急、慢性炎症或胰腺损伤等疾病的常见并发症。近 50% 的胰腺假性囊肿可在囊肿形成后自行吸收，无须任何治疗，但当症状明显、囊肿较大、囊肿体积短期内快速增大，以及出现并发症时，则需及时治疗。

近年来，随着EUS技术的发展，EUS引导下胰腺囊肿引流术已广泛应用于胰腺假性囊肿的治疗中，目前已取代传统的外科手术成为胰腺假性囊肿治疗的首选，本文将对EUS引导下胰腺假性囊肿引流术进行介绍。

一、适应证和禁忌证

1. 适应证

(1) 病变直径>6cm，且持续4~6周或以上。

(2) 病变引起周围空腔脏器阻塞（胃、十二指肠和胆道阻塞）。

(3) 胰腺假性囊肿并发感染、出血及破裂。

(4) 胰腺假性囊肿进行性增大。

(5) 腹痛症状明显，出现病变压迫相关症状。

(6) 与胃或十二指肠毗邻且无并发症的胰腺假性囊肿（首选）。

2. 禁忌证

(1) 囊性肿瘤、合并假性动脉瘤。

(2) 与消化道管壁之间的距离长。

(3) 凝血功能障碍，以及无法耐受麻醉。

二、术前准备

（一）术前评估

1. 患者评估　根据患者临床症状和体征进行综合判断，明确检查目的及特殊要求等。操作前需充分了解胰腺假性囊肿的位置、与周围组织的关系、囊壁厚度、形成时间、囊肿大小、是否存在并发症，并评估患者一般状况，以及对麻醉的耐受情况等。

2. 影像学检查　术前均行腹部彩色超声、腹部CT、腹部MRI或MRCP及血清肿瘤标志物等检查，明确诊断，评估胰管、胆道、囊肿及其周围组织情况，以评估最佳的引流方法，并除外胰腺囊腺瘤及囊腺癌等疾病。

3. 术前知情同意与饮食准备

(1) 患儿家长知情并签署手术同意书。

(2) 术前禁食、禁饮6~8小时。

（二）引流支架的选择

目前常用的支架主要有3种：双猪尾型塑料支架、全覆膜自膨式金属支架和新型双蘑菇头金属支架。

1. 双猪尾型塑料支架　具有移位率低、易拔出及价格低廉的优势，但管径较小，支架堵塞、感染等不良反应发生率较高。

2. 全覆膜自膨式金属支架　管径较大，引流通畅，支架不易堵塞。

3. 新型双蘑菇头金属支架　支架直径10mm或15mm，可进入病变内部行内镜下直视观察，减少了造影的必要性，必要时可行内镜直视下坏死组织清创术，且支架两边具有21mm或24mm的凸缘，可降低支架移位风险。

有研究显示EUS引导下塑料支架置入治疗假性囊肿的有效率在90%以上，新型双蘑菇头金属支架置入有效率接近100%，两种支架均可达到明显疗效。但一般而言，支架类型及数目选择多根据囊肿及囊液性质等确定。若囊液较稀薄，可选择塑料支架，若囊液较稠厚，可选用置入多根塑料支架或1根金属支架，若坏死物较多，应选用金属支架。金属支架内径较大，不仅可以起到引流作用，还可为内镜直视下清创术提供通道，因此当坏死物较多时可考虑金属支架。

三、手术操作流程与方法

（一）体位与麻醉方式

1. 体位 可以选择仰卧或者左侧卧位。

2. 麻醉 儿童一般采用气管插管全身麻醉。

3. 操作设备与材料 超声主机、超声线阵镜、超声穿刺针、囊肿切开刀、扩张球囊、导丝、双猪尾型塑料支架、全覆膜自膨式金属支架、新型双蘑菇头金属支架、鼻囊肿引流管。

（二）操作步骤

1996年Wiersema首次报道EUS引导下胰腺假性囊肿穿刺引流术。目前EUS引导下的胰腺假性囊肿穿刺引流术主要分为以下两种方法。

1. 使用穿刺针进行穿刺（图7-2-1） 麻醉成功后，放置牙垫，插入线阵EUS，判断囊肿位置、

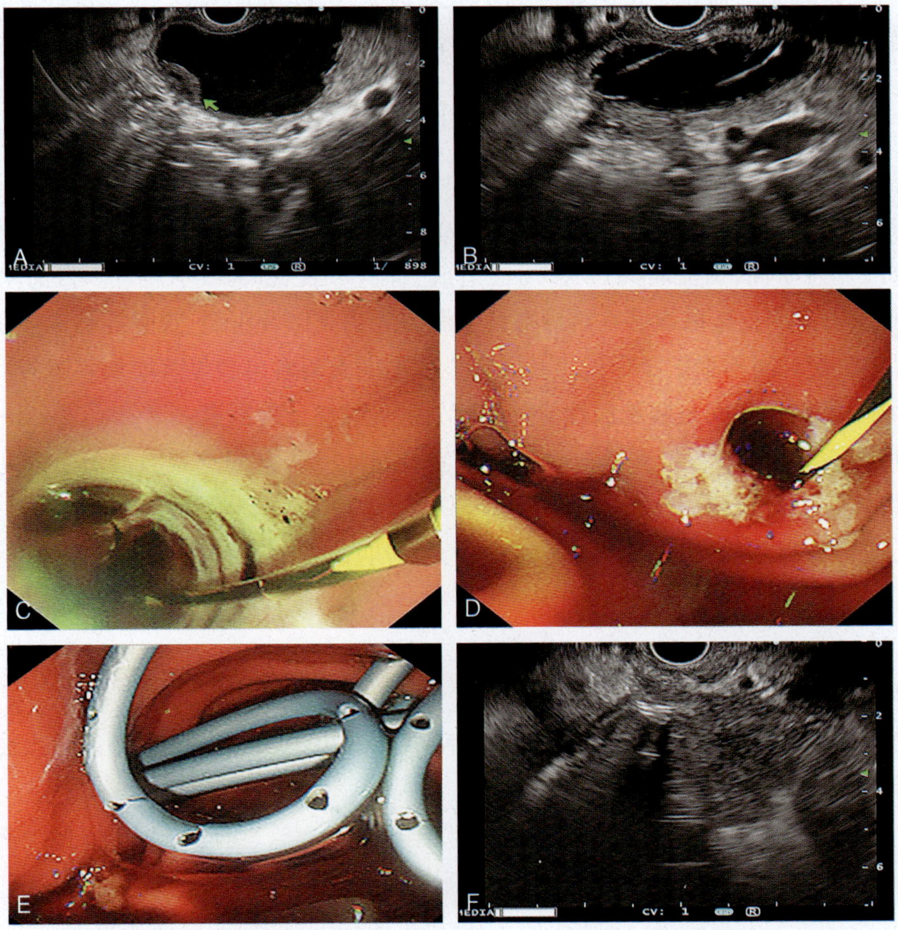

图7-2-1 慢性胰腺炎并假性囊肿经EUS引导下胰腺囊肿引流术

A. EUS显示囊腔及少许坏死物，避开血管确定囊肿穿刺点进行穿刺；B. EUS引导下穿刺针进入囊腔，沿穿刺针置入导丝，拔出穿刺针，沿穿刺针置入囊肿切开刀，切开囊壁；C. 内镜直视下球囊扩张囊肿切口；D. 球囊扩张后的囊肿切开口；E. 置入双猪尾支架及鼻囊肿引流管；F. EUS显示穿刺后囊肿明显缩小。

大小、囊壁厚度、与周围组织毗邻及血管分布情况（图 7-2-1A、图 7-2-1B），避开血管，选择囊壁与消化道壁之间的距离不超过 1cm 的部位作为穿刺点，采用穿刺针穿刺病灶，拔出针芯放置导丝，沿导丝插入针形切开刀对胃壁及囊壁行高频电切（图 7-2-1C），再更换弓形刀或扩张导管、气囊扩大切口直径至 8~10mm（图 7-2-1D），然后沿导丝放入支架和/或鼻囊肿引流管（图 7-2-1E）。

2. 使用囊肿切开刀穿刺　放置导丝并插入囊肿切开刀外套管行高频电切和扩张，然后沿导丝置入支架和/或鼻囊肿引流管；囊肿切开刀能一次性完成穿刺、切开及扩张，减少了器械更换和操作时间，但对于较厚的囊壁仍需使用针形切开刀切开再扩张。

四、术后处理与随访

（一）术后处理

1. 囊液送检，行生化、淀粉酶、脂肪酶、病原菌涂片、培养及药敏试验等检查。

2. 术后每日以甲硝唑溶液冲洗囊腔，若无感染，鼻囊肿管留置 7~14 日后拔出；囊肿若有感染，则留置更长时间。

（二）随访

出院后 1 个月复查腹部 CT，若囊肿缩小但未消失，继续留置支架，继续每月复查腹部 CT，随访患者的临床症状改善、支架移位、囊肿复发情况。

五、支架或鼻囊肿引流管拔除时间

通常支架置入后囊肿会迅速缩小，但目前尚无关于拔除支架或鼻囊肿引流管具体时机的共识。引流时间需根据囊肿吸收、液化程度、感染及支架类型等情况决定。引流时间过短易导致引流不充分，复发率高；引流时间过长，可能造成引流口延迟愈合或不愈合。目前主张 EUS 引导下经胃肠壁引流的支架取出多在胰腺假性囊肿囊腔消失以及腹痛、腹胀等临床症状缓解后实施，一般支架放置时间不少于 2 个月。有研究显示早期支架取出会显著增加胰腺假性囊肿的复发率，6 周以下的放置时间是胰腺假性囊肿治疗失败的独立危险因素。

一般情况下，猪尾型塑料支架放置时间不宜超过 12 周，金属支架在放置 3 周左右囊肿消退后需尽快拔除。当然，部分患者支架可自行脱落，无需拔除，但如果在随访期间出现发热、腹痛等症状，或影像显示囊肿减小不明显甚至增大，应明确支架是否发生堵塞或移位，及时更换支架。

六、并发症及处理

并发症是 EUS 引导下胰腺假性囊肿引流术需要密切关注的问题，主要包括出血、感染、穿孔、支架堵塞、支架移位等。

1. 出血　是最常见的并发症。尽管 EUS 引导可避开血管选择穿刺点，但是少部分患者仍有出血的风险。常见原因有门静脉高压曲张静脉破裂、假性动脉瘤破裂、穿刺针误入血管、支架损伤囊壁或消化道壁的血管等。操作中少量出血可内镜下止血；若出现严重出血（如穿刺到脾动脉或假性动脉瘤），则需动脉栓塞或外科治疗。

2. 感染　囊液黏稠和含有坏死物质是主要原因。内镜引流治疗前后，均应积极地预防性使用广谱抗生素，并根据囊液培养和药敏试验结果调整用药，还可联合经鼻囊肿管冲洗。若感染仍无法控制，需要进行内镜下坏死物清除术，甚至应考虑外科手术。

3. 穿孔 较为少见，是较严重的并发症，多发生于囊壁与消化道管壁之间距离较远时。若出现穿孔，首先必须内镜下取出支架，钛夹夹闭或缝合瘘口，无效时应考虑外科手术。

4. 支架堵塞 危险因素包括囊液黏稠、含有坏死物质及支架直径偏小等。发现支架堵塞时，可更换支架，行内镜下清创术，并联合使用广谱抗生素。另外，若在引流前发现囊液黏稠或含有坏死物质，可选择支架联合鼻囊肿引流管，经鼻囊肿管冲洗，降低囊液黏稠度，从而减少堵塞的发生。

5. 支架移位 传统金属支架容易造成移位，新型支架（如新型双蘑菇头金属支架），其两端的蘑菇头样结构可以防止支架移位。若证实有支架移位，应在内镜下调整或更换支架。

（张含花 邓 斌 方 莹）

推荐阅读

[1] 金震东. 内镜超声引导下胰腺假性囊肿引流术的方法与价值. 中华消化内镜杂志，2019，36(9)：629-631.

[2] 中华医学会消化内镜学分会 ERCP 学组，中国医师协会内镜医师分会，北京医学会消化内镜学分会. 中国胰瘘消化内镜诊治专家共识（2020，北京）. 中华消化内镜杂志，2021，38(4)：276-287.

[3] GIOVANNINI M. Endoscopic ultrasound-guided drainage of pancreatic fluid collections. Gastrointest Endosc Clin N Am，2018，28(2)：157-169.

[4] TEOH AYB，DHIR V，KIDA M，et al. Consensus guidelines on the optimal management in interventional EUS procedures：results from the Asian EUS group RAND/UCLA expert panel. Gut，2018，67(7)：1209-1228.

[5] YASUDA I，TAKAHASHI K. Endoscopic management of walled-off pancreatic necrosis. Dig Endosc，2021，33(3)：335-341.

第三节 内镜逆行胰胆道造影术

我国小儿内镜逆行胰胆道造影术（endoscopic retrograde cholangiopancreatography，ERCP）的开展源于成人 ERCP 技术的发展，21 世纪初，儿科医师在成人 ERCP 医师协助下，将 ERCP 技术应用于小儿慢性胰腺炎治疗，并逐步应用于胆胰合流异常、胰腺分裂等先天性胆胰管梗阻性疾病的治疗，其安全性和有效性逐步得到认可。ERCP 是消化内镜领域发展起来的一项具有里程碑意义的内镜技术，它重新定义了内、外科在处理胆胰疾病的地位。

一、原理

ERCP 是一种综合使用内镜及 X 线影像进行胆胰疾病诊断及治疗的技术。一般使用十二指肠镜由口腔进入，到达十二指肠乳头，利用切开刀或造影导管等对胰胆道进行插管，应用合适的造影剂造影，并经 X 线透视显影，评估胰胆道情况，选择合适的治疗方案，以维护胆胰管的通畅性及完整性。

二、适应证和禁忌证

欧洲胃肠内镜学会和欧洲儿科胃肠病、肝病和营养学会对小儿 ERCP 诊治指南的适应证和禁忌证如下。

1. 适应证

（1）诊断：不建议单独使用诊断性 ERCP，但 MRCP 无阳性发现而临床考虑以下疾病，可用 ERCP 诊断。①新生儿和婴幼儿胆汁淤积；②胆总管囊肿；③原发性硬化性胆道炎（细胞学检查）；④胆胰汇合畸形；⑤胰腺分裂。

（2）治疗：>1 岁儿童，MRCP 提示以下胆胰疾病。①胆总管结石；②胆漏（术后/创伤后）；③胆道良性狭窄；④慢性胰腺炎；⑤复发性急性胰腺炎；⑥胰腺分裂；⑦胰管损伤（术后/创伤后）；⑧胰腺假性囊肿。

2. 禁忌证

（1）同内镜检查的禁忌证。

（2）非结石嵌顿性急性胰腺炎。

三、术前准备

1. 保护措施 注意对放射线敏感器官（甲状腺、乳房、性腺和眼睛）进行保护，同时根据体表面积大小调整暴露面积。

2. 操作人员要求 欧洲儿科胃肠病、肝病和营养学会建议操作者在实施儿童 ERCP 前，已完成 200 次成人的 ERCP 操作，或者是儿科胃肠病学者与经验丰富的 ERCP 内镜医师组合。

3. 内镜要求 钳道 7.5mm 十二指肠镜用于体重<10kg 的儿童，钳道 4.2mm 的十二指肠镜用于体重≥10kg 儿童。

4. 麻醉评估 气管插管是首选，但对于 12~17 岁的青少年，也可以考虑采用深度/意识镇静。

5. 术前药物 14 岁以上儿童，推荐术前使用非甾体抗炎药预防 ERCP 后胰腺炎；儿童不常规预防性使用抗生素，除非有明确感染，或为使用免疫抑制患儿。

6. 知情同意 实施 ERCP 操作前，术者或者主要助手应与患儿及家属沟通，告知其操作的适应证、目的、替代方案、可能存在的风险，详细告知 ERCP 后可能出现的并发症，签署知情同意书。

四、诊疗技术方法

根据不同的治疗目的，ERCP 常见的技术方法分为以下几类。

1. 切开 主要目的为器械通过创造条件，包括奥迪括约肌切开术、胆道括约肌切开术以及胰管括约肌切开术（图 7-3-1）。

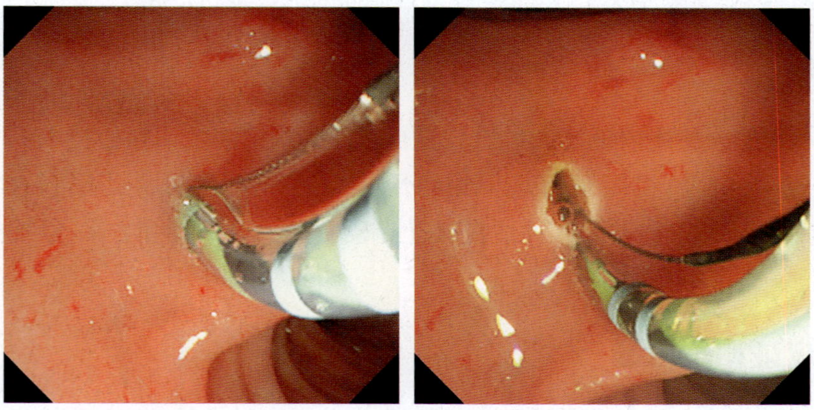

图 7-3-1 胆道括约肌切开术

十二指肠乳头切开前内镜下表现。

2. 扩张 十二指肠乳头扩张目的是为器械通过或者取石创造条件;胆道/胰管扩张术目的是解除胆道/胰管狭窄或相对狭窄,保持胆胰管的通畅性(图 7-3-2)。

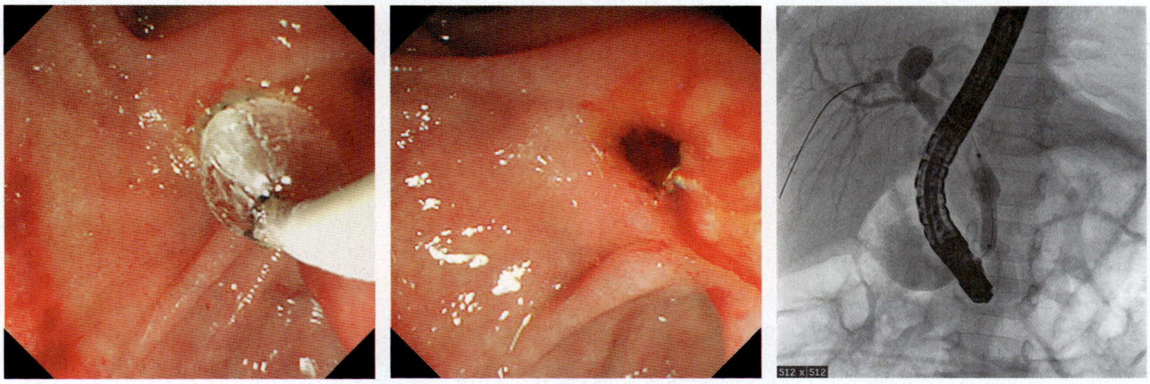

图 7-3-2 十二指肠乳头扩张术

用柱状水囊(6mm×4cm)扩张十二指肠乳头及胆道开口时内镜下表现。

3. 取石 根据结石的大小、位置、硬度、数目等,选择不同的取石方式,包括胆道取石术、胆道碎石取石术以及胰管取石术(图 7-3-3)。

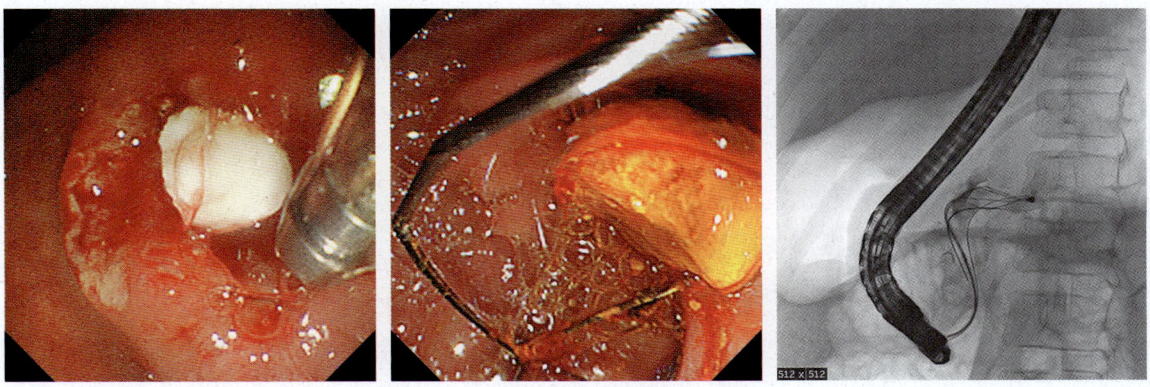

图 7-3-3 胰管取石术

内镜下取石网篮胰管结石取出后表现,为白色质硬蛋白石。

4. 支架、管道置入及引流 目的是保持胰胆道通畅性,包括胆道支架置入术、胰管支架置入术、经鼻胆道引流术、经鼻胰管引流术。

5. 支架取出 作为支架置入的后续措施,包括胆道支架取出术,胰管支架取出术。

6. 其他 胰腺分裂症的治疗时,可进行副乳头插管术、副乳头括约肌切开术(图 7-3-4)。困难插管时,可进行十二指肠乳头括约肌预切开术、十二指肠乳头括约肌针状刀开窗术(图 7-3-5)。

五、并发症及处理

1. ERCP 术后胰腺炎(post-ERCP Pancreatitis,PEP) 是指 ERCP 术后发生血清淀粉酶或脂肪酶高于正常上限 3 倍以上,以及发生腹痛等一系列临床症状,是 ERCP 操作最常见的并发症。儿童 PEP 发生率高于成人,但严重程度低于成人。识别 PEP 危险因素、早诊断和早治疗是降低 PEP 发生率和病死率的重要手段。PEP 发生后的处理原则同急性胰腺炎,非甾体抗炎药及胰管支架置入对成人 PEP 有预防作用,对儿童 PEP 预防作用未得到证实。

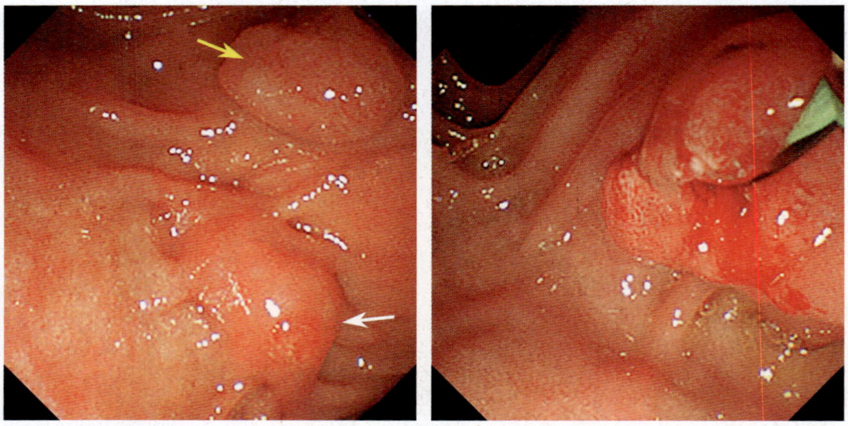

图 7-3-4 胰腺分裂症副胰管插管术

主乳头(白色箭头)、副乳头(黄色箭头)内镜下表现与位置关系。

2. 出血 是内镜下括约肌切开术的并发症之一，操作中发现的出血可使用乳头周围的肾上腺素黏膜下注射、电凝止血、氩等离子体凝固术、局部球囊压迫或金属夹夹闭；内镜下难以控制的出血可采用血管介入止血治疗或外科手术治疗。

3. 穿孔 包括内镜镜身引起的管腔穿孔；括约肌切开超过了胆道或胰管壁内部分而引起腹膜后瘘；导丝胆道外穿刺或支架移位。穿孔一旦发生，应迅速处理，否则将会引起脓毒症和多器官衰竭，对于迟发型穿孔(ERCP 术后 6 小时以上)且无明显腹部体征及炎症反应的患者，可予内科保守治疗；对于十二指肠壁穿孔者，可直接行内镜下闭合。导丝引起的穿孔较小，一般可自行修复，无需外科手术干预，可放置鼻胆引流管对胆汁进行引流；对于金属及塑料支架移位发生穿孔的患者，无明显腹膜炎征象时可行内镜下支架移除及金属夹封闭术，若出现腹膜炎及腹膜后积液，应及时行外科手术。

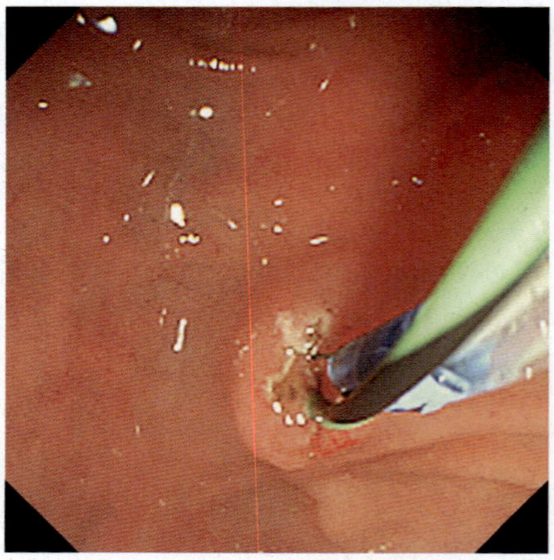

图 7-3-5 十二指肠小乳头针状刀开窗术

切开刀带导丝尝试插管，导丝进入胆道，切开刀不能跟进，换针状刀由上而下逐层切开十二指肠乳头，暴露胆道并保留胆道基底部后插管成功。

4. 感染 ①正确的 ERCP 操作能够减少术后急性胆道炎的发生；②预防性应用抗生素(特殊患者，如肝移植)；③预防胆道支架堵塞(更换支架)；④十二指肠镜高水平消毒。

(邓朝晖)

推荐阅读

[1] 中华医学会消化内镜学分会 ERCP 学组，中国医师协会消化医师分会胆胰学组，国家消化系统疾病临床医学研究中心. 中国 ERCP 指南(2018 版). 中华消化内镜杂志，2018，35(11)：777-813.

[2] THOMSON M，TRINGALI A，DUMONCEAU J，et al. Paediatric Gastrointestinal Endoscopy：European Society for Paediatric Gastroenterology Hepatology and Nutrition and European Society of Gastrointestinal Endoscopy Guidelines. J Pediatr Gastroenterol Nutr，2017，64(1)：133-153.

[3] TRINGALI A，THOMSON M，DUMONCEAU J. Pediatric gastrointestinal endoscopy：European Society of

Gastrointestinal Endoscopy (ESGE) and European Society for Paediatric Gastroenterology Hepatology and Nutrition (ESPGHAN) Guideline Executive summary. Endoscopy, 2017, 49 (1): 83-91.

第四节　内镜鼻胆道引流术

内镜鼻胆道引流术（endoscopic nasobiliary drainage, ENBD）是 20 世纪 70 年代中期在 ERCP 基础上开展的胆道治疗技术。该技术在十二指肠镜直视下，将鼻胆道经由十二指肠乳头插入胆道的适当部位，剩余部分沿着消化道，最后由鼻孔引出，建立胆汁的体外引流途经，解除胆道梗阻，减轻胆道压力。鼻胆道本质上相当于长的胆道支架，鼻胆道置入的适应证与胆道支架相同，但 ENBD 可接负压吸引，引流效果较好，还可视引流物质与量及细菌培养结果进行抗生素溶液胆道冲洗，并可重复行胆道造影。

一、适应证和禁忌证

1. 适应证

（1）急性化脓性梗阻性胆道炎。

（2）肝胆道结石所致的胆道梗阻。

（3）ERCP 后或碎石后预防结石嵌顿及胆道感染。

（4）急性胆源性胰腺炎。

（5）硬化性胆道炎。

（6）胆瘘。

（7）临床须重复胆道造影或采集胆汁进行生化和细菌学检查。

（8）恶性肿瘤所致胆道梗阻，可进行术前准备，如减黄治疗，也可作晚期肿瘤姑息性治疗。

2. 禁忌证

（1）同 ERCP 禁忌证。

（2）中、重度食管胃底静脉曲张并有出血倾向。

二、术前准备

（一）器械准备

1. 鼻胆道准备　鼻胆道有 5~10Fr 不同型号，近端可为直型或猪尾型。其中，部分鼻胆道具备十二指肠袢（又称 α 袢），可防止支架外移位。选用的鼻胆道应与引流部位相适配，即所谓“地形匹配”。以下因素决定选用的鼻胆道的型号与类型。

（1）胆道直径与扩张程度：一般胆道直径大，扩张程度大，可选择较粗的鼻胆道及猪尾型近端，防止鼻胆道外移位。

（2）目标胆道的走行分布：引流肝外胆道一般可选择直型近端鼻胆道；引流肝内胆道可以选择经过塑形的鼻胆道。

（3）引流部位至十二指肠乳头距离：在婴幼儿及部分儿童中，由于肝外胆道短，十二指肠乳头处不能形成十二指肠袢，容易引起鼻胆道外移位，应注意选择无十二指肠袢的鼻胆道。

2. 其他　口鼻交换导管、负压引流器及相关连接导管等。

(二) 手术准备

同前本章第三节。

三、操作步骤

1. 常规行 ERCP,对胆道进行造影,了解胆道病变性质、部位、范围等,确定 ENBD 的必要性及引流部位。

2. 切开刀或造影导管内插入导丝并通过狭窄部位至狭窄段近端,进入所需引流的胆道中,并防止导丝脱出。

3. 退出切开刀或造影导管,将导丝留在原位,必要时扩张胆道狭窄部位。

4. 顺导丝插入鼻胆道,先将鼻胆道送至抬钳器处,调整内镜位置尽量接近十二指肠乳头后,松开抬钳器使鼻胆道从内镜腔内释出。保持内镜镜头与十二指肠乳头间尽可能短的距离,在透视下,通过松、抬抬钳器并插入推送导管,以"棘齿样运动"逐步将鼻胆道送至胆道目标位置。

5. 在透视下,保持鼻胆道位置不变,逐步退出导丝,若不理想,可重新置入导丝进行调整(图 7-4-1)。

6. 鼻胆道头端置入合适的位置后,一边推送鼻胆道一边将内镜撤出。应注意的是,当内镜回拉至胃内时,应继续推送鼻胆道使其在胃内形成较大的弧形,以避免内镜退出或经口鼻转换时鼻胆道意外脱出。

7. 内镜撤出后,将口鼻交换导管插入鼻中并从口中取出,借助该导管的引导将鼻胆道引出鼻孔,妥善固定,用注射器抽出胆道内残余的造影剂,连接负压吸引袋。

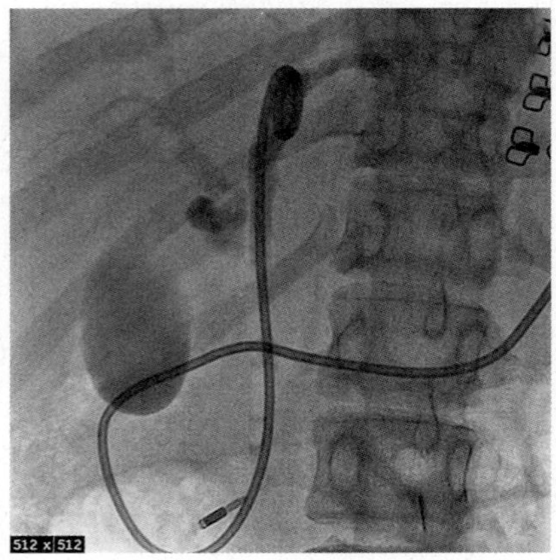

图 7-4-1 鼻胆道引流术

四、并发症

ENBD 具有创伤小、安全、痛苦少、并发症少等优点,但长期引流易引起胆汁大量丢失,导致水、电解质紊乱和消化功能下降,故不宜长期放置。除此以外,由于鼻胆道对咽部的刺激,可发生恶心和咽痛,具有精神症状的患者或不能配合的儿童存在自行拔管的风险。

(邓朝晖)

推荐阅读

[1] NABI, Z., TALUKDAR, R., LAKHTAKIA, S., et al., Outcomes of Endoscopic Drainage in Children with Pancreatic Fluid Collections: A Systematic Review and Meta-Analysis. Pediatric Gastroenterology, Hepatology & Nutrition, 2022, 25: 251-262.

[2] LIU, H., SHI, C., YAN, Z., & LUO, M. A single-center retrospective study comparing safety and efficacy of endoscopic biliary stenting only vs. EBS plus nasobiliary drain for obstructive jaundice. Frontiers in Medicine. 2022: 9.

[3] 中华医学会消化内镜学分会 ERCP 学组,中国医师协会消化医师分会胆胰学组,国家消化系统疾病临床医学研究中心. ERCP 诊治指南(2018 版). 中国实用内科杂志,2018,38(11):1041-1072.

第五节　内镜十二指肠乳头括约肌切开术

内镜十二指肠乳头括约肌切开术（endoscopic sphincteropapillotomy，EST）是在 ERCP 的基础上进一步发展起来，于内镜下利用高频电切将十二指肠乳头括约肌及胆总管末端切开，用以扩大胆道开口的一种治疗技术。小儿行 EST 总体是安全的，但条件许可时，应尽量保留或部分保留括约肌功能，并应做好放射防护与生命体征监测。

一、适应证和禁忌证

1. 适应证

（1）十二指肠乳头疾病：壶腹周围癌、良性乳头狭窄、奥迪括约肌功能障碍。

（2）胆道疾病：胆道结石、胆道寄生虫病、胆道癌、胆道炎、胆总管囊肿。

（3）胰腺疾病：急性胆源性胰腺炎、胰腺癌、复发性胰腺炎、慢性胰腺炎。

（4）配合内镜操作：为便于内镜治疗操作，扩大十二指肠乳头开口，如胆道内支架术、网篮取石术等。

2. 禁忌证

（1）同 ERCP 禁忌证。

（2）凝血功能障碍、出血性疾病。

（3）安装心脏起搏器者慎用。

二、术前准备

（一）器械准备

十二指肠乳头切开刀、导管、导丝。

（二）手术准备

同本章第三节。

三、操作步骤

（一）常规切开

完成 ERCP 后将切开刀插入胆道，缓慢退出切开刀至刀丝露出，轻收刀丝成弓形，用抬钳器控制切开刀，以防止其滑出胆道，切开刀的位置最好是刀丝的前端 0.5~0.7cm 位于十二指肠乳头内，且视野中可见刀丝尾端，刀丝与十二指肠乳头黏膜垂直于 11、12 点钟位置，利用抬钳器逐渐上举切开刀进行切开，切开越趋于完成，胆道内刀丝应越少。

（二）预切开

1. 针型刀十二指肠乳头预切开法　ERCP 未成功，十二指肠乳头部黏膜水肿、壶腹部肿瘤或壶腹部结石嵌顿时，可用针型切开刀预切开。调整十二指肠乳头位置呈“低头位”，利用抬钳器自十二指肠乳头隆起最高位向开口处逐层切开，通常打开十二指肠乳头黏膜及黏膜下组织后即可见肝胰壶腹括约肌，继续切开可进入胆道，可见胆汁流出，将针形切开刀插入胆道，造影。必要时更换为十二指肠乳头切开刀，扩大切口，完成治疗。

能通过导丝的双腔针式切开刀，可使附件更换更加容易。用针形切开刀行十二指肠乳头切开时切勿一点式切开；频繁电凝可造成周围组织损伤、水肿，应尽量较多地打开黏膜，使其呈扇形分开，这样更容易暴露白色的肝胰壶腹括约肌。十二指肠乳头部水肿时，水肿的黏膜较厚，不易掌握深度，较难发现胆道肌层，切开过深容易引起穿孔，故要慎重操作（图 7-5-1、图 7-5-2）。

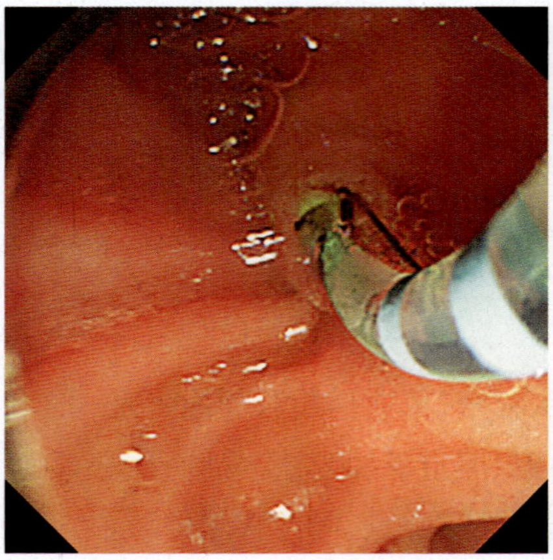

图 7-5-1 EST 预切开前

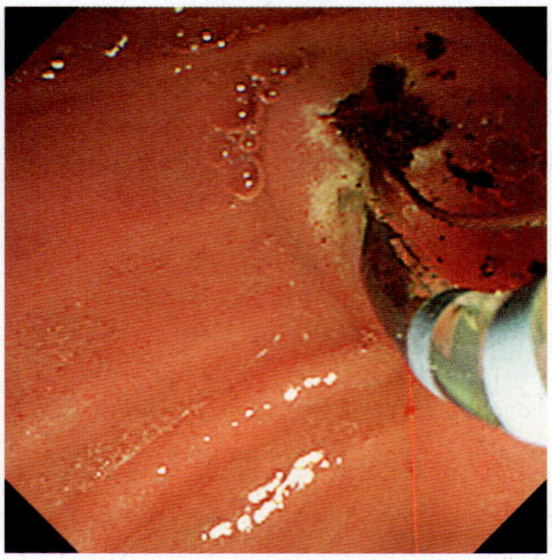

图 7-5-2 EST 预切开后

2. 推进刀切开法 将犁状乳头切开刀或超短鼻乳头切开刀置于十二指肠乳头切开处，顶住开口，沿胆道方向向上推进切开，同时切开十二指肠乳头黏膜及肝胰壶腹括约肌，切开过程中要通过抬钳器轻轻沿十二指肠乳头隆起平行推进切开刀，防止其滑脱或深切，避免造成十二指肠黏膜损伤或穿孔。

3. 经胰管胆道切开法 若胰管深插成功而胆道不显影，可将切开刀插入胰管，向胆道方向（11 点钟）切开一个小口后，于切口左上方插入胆道，可根据情况进一步扩大切口。

四、并发症及处理

（一）ERCP 术后胰腺炎（PEP）

同本章第三节。

（二）出血

十二指肠乳头切开过快、局部电凝不完全；各种原因引起的凝血功能障碍；切口位置偏于右侧，损伤十二指肠后动脉小分支；血管畸形，切开部位有变异血管通过等，都可引起出血。局部渗血大多可自行停止，可不处理。如影响下一步操作，可进行局部生理盐水冲洗，继续下一步治疗。如见涌血，应立即局部冲洗或气囊压迫（压迫 3~5 分钟），出血停止后可继续治疗。若出血仍不能控制，用 1：10 000 肾上腺素生理盐水局部注射，注意避开胰管开口处注射，EST 后胰管开口多位于 4 点、5 点钟的位置，可于 8 点、10 点、12 点、1 点钟的位置注射，每点位置注射 0.5~1.5ml，或用血管夹直接钳夹出血处。

出血停止后尽量行鼻胆道引流术，密切观察 48 小时，若无继续出血，可进行下一步治疗。若见喷血，应立即行血管夹或局部注射治疗止血，若无效果，应紧急开腹手术止血。迟发出血多发生于 EST 后 4~12 小时，早期症状不明显，出血量多时可出现呕血，甚至便血，要正确估计出血量，患者出血量常较所估计的要多，应及时输血，同时紧急内镜下止血，若无效应紧急开腹手术止血。不要过分依赖内镜下止血，若出血量较大，估计内镜止血困难或内镜止血后可能再出血，则应开腹手术止血。

（三）穿孔

十二指肠乳头周围有憩室、切开过大、用针型刀或犁状刀切开过深，均可导致穿孔。

行 EST 时切开刀插入胆道后，应调整好十二指肠乳头位置，使切开刀刀丝与黏膜垂直，轻收刀丝成弓形，此时抬钳器的位置在下，边切开边缓慢上举抬钳器，利用刀丝的前 1/3 进行切开（刀丝长度 2.5cm 时），不要过度收紧切开刀来完成切开，尤其是使用长刀丝切开刀行 EST 时，使黏膜与刀丝过度接触，切开时不易控制切开速度和长度，切开过大可引起穿孔；切开过程中不要上旋钮，否则会增加穿孔概率。

EST 造成的十二指肠穿孔绝大部分是较小，可经非手术治愈，内镜治疗过程中若发现穿孔，应立即行鼻胆道引流或放置胆道内支架，猪尾型鼻胆引流管因其于胆总管内盘曲不易脱出，故较常用。若内镜治疗术后发生穿孔则不再行内镜治疗，应按上消化道穿孔进行治疗，包括禁食、补液、胃肠减压。腹膜后积液可在超声引导下穿刺引流，非手术治疗无效或腹内积液过多并继发感染者，应手术治疗。

（邓朝晖）

推荐阅读

[1] 中华医学会消化内镜学分会 ERCP 学组，中国医师协会消化医师分会胆胰学组，国家消化系统疾病临床医学研究中心. ERCP 诊治指南（2018 版）. 中国实用内科杂志，2018，38（11）：1041-1072.

[2] NAGATA N，YASUNAGA H，MATSUI H，et al. Therapeutic endoscopy-related GI bleeding and thromboembolic events in patients using warfarin or direct oral anticoagulants：results from a large nationwide database analysis. Gut，2018，67（10）：1805-1812.

[3] LI，Q.，LI，S.，HOU，S.，et al. ERCP-Related adverse events in pediatric patients：a 10-years single-site review. Pediatric surgery international. 2024，40：1.

第六节　内镜胆道/胰管碎石、取石术

内镜胆道/胰管碎石、取石术是一种经口内镜治疗胆胰结石疾病的技术，包括内镜逆行胰胆道造影术（ERCP）、内镜下乳头括约肌切开术（EST）、乳头球囊扩张术、碎石取石术、支架置入术和鼻胆导管引流术六大技术。ERCP 是儿童胆胰疾病诊断和治疗的重要手段，在 ERCP 的基础上进行 EST 等微创治疗，实现对胆道/胰管结石等疾病的快速、安全、有效的治疗，是现代微创手术理念的发展趋势。需要指出的是，对儿童行 ERCP 需要具备高水平的专业技能并经过专门的培训。

一、适应证和禁忌证

1. 适应证

（1）原发或继发的胆总管结石。

（2）原因不明的阻塞性黄疸疑有肝外胆道梗阻。

（3）疑有各种胆道疾病如结石、肿瘤、硬化性胆道炎等诊断不明的情况。

（4）疑似先天性胆道异常或外科术后胆道并发症（如胆道狭窄、胆漏）。

（5）急性或慢性胰腺炎相关并发症（如胰管狭窄、胰管结石）的治疗。

2. 禁忌证

（1）严重的心、肺或肾功能不全。

(2) 急性胰腺炎或慢性胰腺炎急性发作(胆源性除外)。

(3) 对碘造影剂过敏。

二、术前准备

(一) 术前检查

术前需完善血常规、肝肾功能、凝血功能、腹部超声等常规检查,视具体情况,安排 MRCP、CT 等影像学检查及血清淀粉酶或脂肪酶等实验室检查。

(二) 预防性抗菌药物应用

并非所有拟行 ERCP 的患者术前均需使用抗菌药物,但有以下情况之一者应考虑预防性应用。

1. 已发生胆道感染的脓毒血症。
2. 肝门部胆道狭窄。
3. 胰腺假性囊肿的介入治疗。
4. 器官移植/免疫抑制。
5. 原发性硬化性胆道炎。
6. 有中、高度风险的心脏疾病(心脏瓣膜疾病)。

抗菌谱需涵盖革兰氏阴性菌、肠球菌及厌氧菌。

(三) 预防胰腺炎

研究表明直肠应用吲哚美辛和术中留置胰管支架均能够明显降低术后胰腺炎的发生率。

(四) 镇静与监护

术前应对患者病情及全身状况进行全面评估,根据实际情况选择合适的镇静和麻醉方式,操作过程中,应进行心电、血压、脉搏及氧饱和度等实时监测。

(五) 术前讨论

ERCP 前均应进行讨论,对于疑难病例,建议多学科术前讨论,制定切实的诊疗方案,并详细书写讨论记录。

(六) 知情同意

在 ERCP 操作前,术者应与患儿家属沟通,告知其操作适应证、目的、可能存在的风险,详细介绍术后可能出现的并发症,并由患儿家属签署书面知情同意书。

三、手术操作流程与方法

(一) 体位与麻醉方式

1. 体位 行 ERCP 时患者通常采取俯卧位,有近期腹部手术伤口或外部引流管或导管的患者可能需要采取仰卧位。

2. 麻醉 采用气管插管全身麻醉。

3. 其他 ERCP 操作期间建议使用 CO_2 以减少术后疼痛的发生。

(二) 操作步骤

1. 插镜 麻醉成功后,放置牙垫,十二指肠镜经口依次通过食管、胃、进入十二指肠降段,找到十二指肠乳头(图 7-6-1)。

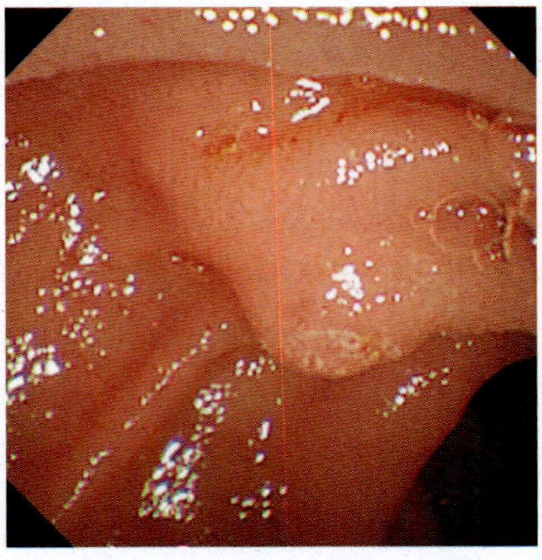

图 7-6-1 十二指肠乳头瘘口

2. 插管　选择性插管是顺利进行 ERCP 的基础。经活检孔插入导管,调节角度钮及抬钳器,使导管与十二指肠乳头开口垂直,将导管插入十二指肠乳头。导丝引导下选择性插管成功率高,并发症少。

3. 造影　在透视下经造影导管注入造影剂,使胆道或胰管显影,显示病变。尽量减少不必要的胰管显影,以防 PEP 的发生(图 7-6-2)。

4. 拍片　胰胆道显影后,进行拍片存储(图 7-6-3)。

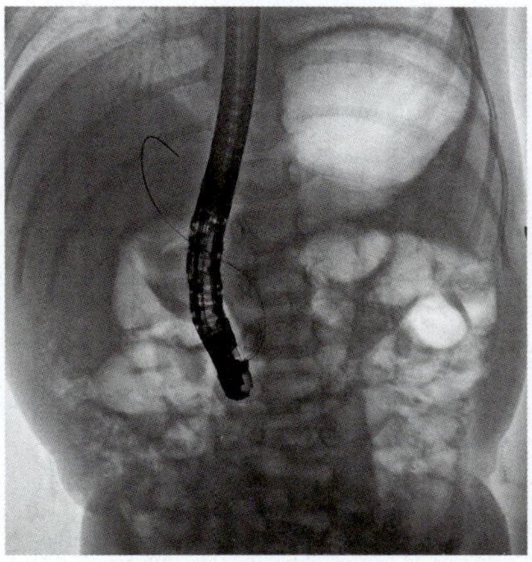

图 7-6-2　导丝进入胆道

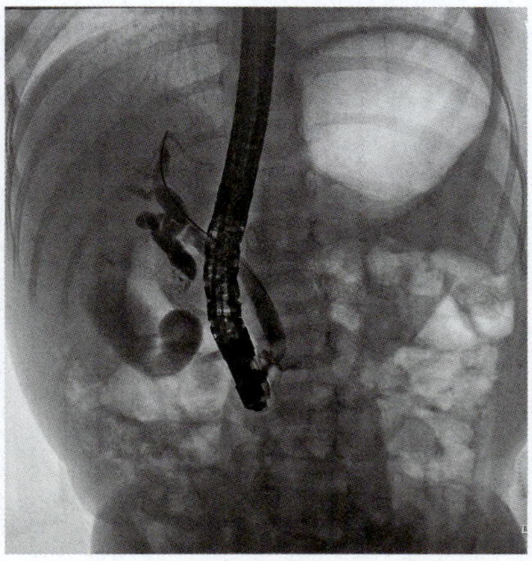

图 7-6-3　胆道造影

5. 治疗　根据患者胰胆道病变情况,采取不同内镜下治疗措施,如括约肌切开取石、放置引流管或支架缓解胆道梗阻、瘘管支架放置等。

(1) 内镜下乳头括约肌切开术(EST):应在选择性胆道深插管之后,确诊胆总管结石并有可能予以清除时实施。建议采用拉式弓形刀,并保留导丝以便进出胆道。电流模式可采用纯切、混合或脉冲模式等。胆道 EST 应沿胆道的轴线方向进行切开(图 7-6-4),一般为十二指肠乳头的 11~12 点钟方向,应缓慢匀速切开,或行"拉链式"快速切开,避免在同一部位通电时间过长。应根据结石的大小以及胆道壶腹段的长度决定切口的长度,还应避免"外大内小"的无效切开,以方便结石取出为原则。

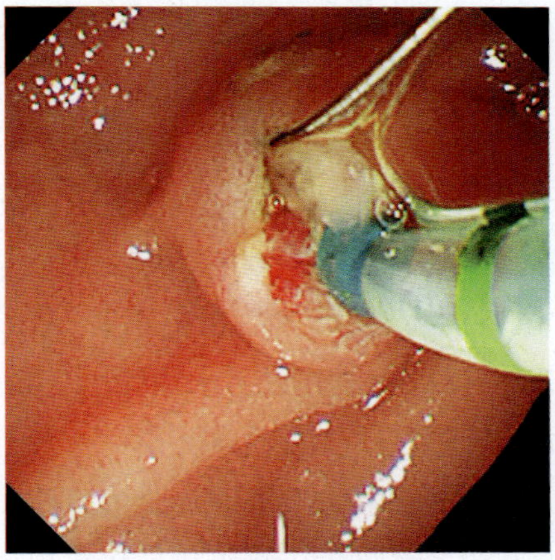

图 7-6-4　十二指肠乳头切开

(2) 经内镜乳头气囊扩张术(endoscopic papillary balloon dilation,EPBD):适合年轻、胆囊未切除、肝硬化或凝血功能差、憩室旁乳头、乳头有效切开困难,以及比尔罗特Ⅱ式吻合术后等患者;但 EPBD 可能增加 PEP 的风险。应根据结石的大小及胆总管下段的粗细选择适宜直径的气囊,一般采用与结石大小相仿但不超过胆道口径的气囊;建议采用带有压力表的注射器注射稀释的造影剂进行加压,这样可以在注射加压时明确压力变化;在透视监控下逐级缓慢增加压力,直至狭窄环消失或到达满意的口径,避免盲目或快速加压造成组织损伤。采用大口径气囊(>10mm)扩张前,建议先将十二指肠乳头括约肌进行小到中等的切开,有助于胆道开口的有效扩张,并减少 PEP 的发生。

(3) 取石:Dormia 取石网篮和球形气囊是最常用的取石工具,前者一般用于取出小、中等大小的结石，后者多用于较小结石及碎片的清除（图 7-6-5）。取石应遵循“先下后上”“先小后大”的原则，避免一次套取过多结石引起嵌顿。将结石拖出十二指肠乳头时要避免暴力外拉，应通过“向下”弯曲内镜头端，推入并右旋镜身，使用力方向与胆道轴向一致进而取出结石的取出。取石后可用气囊进行肝内外胆道的探查“清扫”及气囊堵塞胆道后进一步造影，以免遗漏结石。

（4）支架治疗：对于内镜下难以清除的胆总管/胰管结石，或者未完全清除结石，或者存在明显胰管狭窄的患者，可在胆道/胰管内留置塑料支架，有助于引流胆汁、控制感染、减少发作频率，起到一定的姑息性治疗的作用，部分较疏松的结石还有可能逐步缩小。长期留置的支架一旦发生阻塞需及时更换（图 7-6-6），为预防 PEP 而放置的胰管支架建议操作后 2 周内去除。

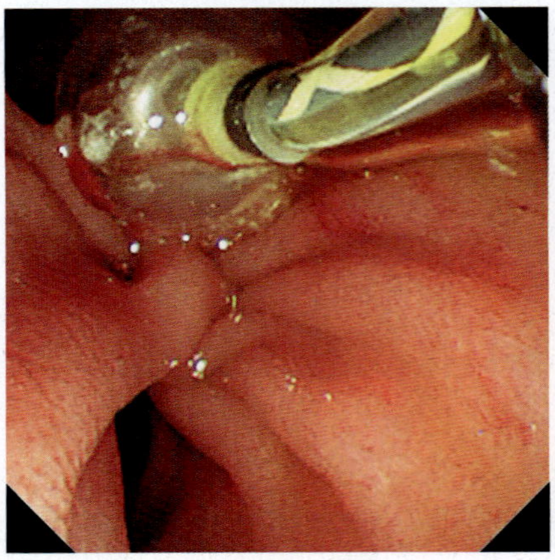

图 7-6-5 球囊清理较小结石及碎片

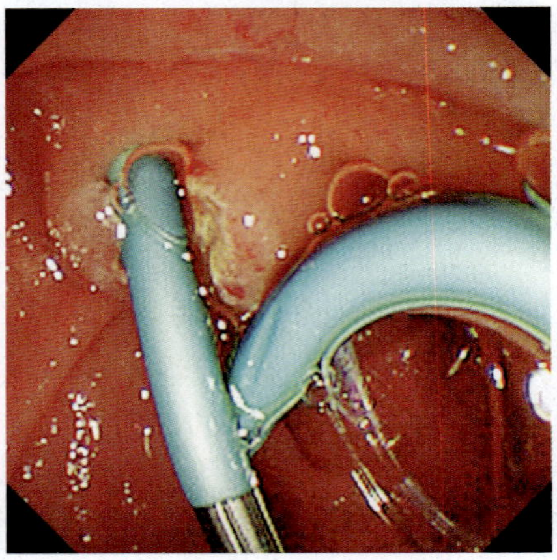

图 7-6-6 胆道支架置入

（5）鼻胆道引流的应用：是一种临时性引流措施，主要适用于已存在胆道化脓性感染、结石尚未取净需要再次内镜介入或手术治疗的情况。需观察并记录引流胆汁量及性状。如取石后留置引流管，待术后恢复正常，造影证实无残留结石可择期拔管；如结石尚未取净，应安排第 2 次内镜取石或建议手术治疗。

（三）注意事项

ERCP 困难情况的处理如下。

1. 预切开 预切开是在常规插管方法不能成功进入胆道时采用的非常手段。预切开可以提高 ERCP 的成功率，但该操作的风险较高，容易引起 PEP、出血、十二指肠穿孔等严重并发症，应谨慎采用。

2. 机械碎石 较大的结石需用机械碎石网篮将结石粉碎后取出。术者应熟悉碎石器的构造及使用方法，应急碎石是在取石篮嵌顿时使用的非常手段，开展 ERCP 取石的单位需配备性能良好的常规碎石器和应急碎石设备。

3. 经口胆道镜 经十二指肠镜插入经口胆道镜，在直视下应用液电碎石或激光碎石，主要用于粉碎巨大、坚硬或嵌顿的肝外结石，尤其是机械碎石失败的患者，部分肝内 1、2 级肝管内结石也可采用该方法清除。

4. 体外震波碎石 一般用于巨大、坚硬、不宜或无法接受手术的患者，碎石后再行内镜下取出。其副作用有疼痛、局部血肿形成、血尿和胆道炎等。操作前需留置鼻胆道和预防性应用抗生素。

四、术后处理

(一) 术后护理与随访

术后常规禁食,进行抑酸、抑制胰酶分泌、补液等对症、支持处理,视情况给予抗生素预防感染。监测术后 3 小时和 24 小时血清淀粉酶,并复查血常规、电解质等指标,密切观察患者有无腹痛、腹胀、恶心、呕吐、黑便、发热等临床表现,观察术后并发症的发生情况。

(二) 并发症及其处理

1. PEP 距 ERCP 至少 24 小时后患者新发腹痛或原有腹痛症状加重,伴血清淀粉酶升超过正常上限 3 倍,考虑发生了 ERCP 后的胰腺炎。

(1) 轻度 PEP:原住院时间需要延长 2~3 日。

(2) 中度 PEP:需要住院 4~10 日。

(3) 重度 PEP:住院时间延长超过 10 日,或发生出血坏死性胰腺炎、并发胰腺假性囊肿等,需外科手术干预。

2. 出血 可发生于 ERCP 术中或术后,患者出现黑便、呕血等消化道出血的临床表现,伴血红蛋白下降,经内镜检查确诊为与 ERCP 操作相关的出血。中重度出血者需要输血治疗,重度出血者需要介入治疗或外科手术干预。

3. 穿孔 穿孔可能由于导丝、括约肌切开或内镜在远离十二指肠乳头部位引起的。ERCP 术后穿孔的发病率为 0.3%~0.6%。插镜可导致食管、胃、十二指肠的机械穿孔,而由括约肌切开、导丝置入或者其他治疗操作也可导致十二指肠乳头附近穿孔。X 线透视或其他影像学检查结果提示,消化道分泌液或造影剂会漏出至腹腔内或腹膜后。小的穿孔内科保守治疗有效,大的穿孔往往需要手术处理。

4. 胆道感染 典型表现为发热(超过 38℃),持续 24 小时及以上,通常伴白细胞计数和中性粒细胞百分比升高,可出现黄疸或肝功能异常,且无其他感染病灶。术后胆道炎发病率不超过 1%,而胆囊炎的发病率为 0.2%~0.5%。在引流通畅的情况下,一般抗炎治疗有效。

(葛库库 卢 蓉 方 莹)

推荐阅读

[1] 程芮,王拥军,冀明,等. ERCP 联合体外震波碎石术在慢性胰腺炎合并胰管结石治疗中的应用. 中国普外基础与临床杂志,2022,29(2):151-156.

[2] 葛大赫,许春进. ERCP 联合内镜乳头括约肌切开取石术治疗胆源性胰腺炎患者的临床效果分析. 现代诊断与治疗,2022,33(2):261-263.

[3] 黄任祥. ERCP 术后并发消化道穿孔发生率及危险因素的 Meta 分析与系统评价. 中西医结合心血管病电子杂志,2019,(7):176-183.

[4] 中华医学会消化内镜学分会 ERCP 学组,中国医师协会消化医师分会胆胰学组,国家消化系统疾病临床医学研究中心. 中国 ERCP 指南(2018 版). 中华消化内镜杂志,2018,35(11):777-813.

[5] DUMONCEAU J M,KAPRAL C,AABAKKEN L,et al. ERCP-related adverse events:European Society of Gastrointestinal Endoscopy(ESGE)Guideline. Georg Thieme Verlag KG,2020,52(2):127-149.

[6] HAYASHI S,TAKENAKA M,HOSONO M,et al. Radiation exposure during image-guided endoscopic procedures:The next quality indicator for endoscopic retrograde cholangiopancreatography. World J Clin Cases,2018,6(16):1087-1093.

第七节 内镜胆道/胰腺支架置入术

内镜胆道支架置入术，即内镜胆道支架引流术（endoscopic retrograde biliary drainage，ERBD），是指通过内镜技术经十二指肠乳头将胆道塑料支架置入胆道，引流胆汁至十二指肠腔，解除胆道梗阻，减轻胆道压力。30余年前已有相关技术报道，目前已有多种直径、长度、结构等的塑料支架。此外，在诸如恶性胆道狭窄/梗阻等情况下，还可选择内镜胆道金属支架置入术，但在儿童内镜治疗中该技术少见，故在此不予进一步介绍。

同样，内镜胰腺支架置入术，即内镜胰管支架引流术，是指通过内镜技术经十二指肠乳头将胰管支架置入胰管，引流胰液至十二指肠腔，减轻胰管压力。与胆道支架不同，胰管支架均有侧孔，目的为有效引流分支胰管，且胰管支架均为塑料支架，无金属支架。

一、适应证和禁忌证

1. 适应证

（1）胆道适应证：各类原因引起的胆道狭窄/梗阻。

1）无法耐受鼻胆道。

2）胆道结石：不宜手术，不宜EST或内镜取石。

3）良性胆道狭窄：胆胰管汇合畸形、胆道扩张症、肝移植术后吻合口狭窄等。

4）硬化性胆道炎。

5）胆瘘。

6）慢性胰腺炎。

7）恶性肿瘤所致胆道梗阻，可行术前减黄治疗，也可行晚期肿瘤姑息性治疗。

（2）胰腺适应证：各类原因引起的胰管狭窄/梗阻。

1）胰管良性狭窄。

2）慢性胰腺炎，胰管结石辅助治疗。

3）胰腺分裂症。

4）胰腺假性囊肿。

5）外源性胰管破裂形成内漏。

6）胰源性腹水。

7）壶腹部肿瘤、胰腺癌、胰腺转移性肿瘤等引起的胰管狭窄保守治疗。

8）ERCP高风险操作PEP的预防。

2. 禁忌证 同ERCP禁忌证。肝门部胆道肿瘤，肝内多级分支胆道受侵引流范围极为有限时，慎用内镜胆道支架引流术。

二、术前准备

（一）器械准备

不同型号的胆道塑料支架及胰管支架，与塑料支架相匹配的不同型号推送导管。胆道塑料支架通常可供选择的直径有5Fr、7Fr、8.5Fr、10Fr、11.5Fr及12Fr，长度范围在1~15cm，结构包括成角型、曲型、直型、单猪尾型、双猪尾型、圣诞树型等。胰管支架可供选择的直径有3Fr、4Fr、5Fr及7Fr，长度范围在2~15cm。由于儿童患者的特殊性，胆道、胰管均较成人短、窄，故在实际操作中 5Fr、7Fr 及 8.5Fr 的直型或单猪尾型胆道塑料支架选择更多，胰管支架则以 5Fr 及 7Fr 的单猪尾型支架为主。对于一些特殊情况，可通过改制鼻胆道制成所需的胆道塑料支架。

（二）手术准备

同本章第三节 ERCP。

三、操作步骤

（一）胆道塑料支架置入术

1. 行常规 ERCP，对胆道进行造影，了解胆道病变性质、部位、范围等，确定内置管引流的部位。

2. 根据病情选择胆道塑料支架的数量、直径、长度、形状、侧孔情况及置入方式（支架末端是否出十二指肠乳头）。关于支架长度，通常所选支架应为十二指肠乳头至狭窄近端边缘的间距加 2cm，同时避免支架过长。对于狭窄段的测量可通过放射影像直接测量。或者当导管位于狭窄段近端时，操作者抓住活检口处的导管，后撤导管至刚出十二指肠乳头处，测量操作者手指到活检口的距离，即为所需支架的最小长度。

3. 将导丝插入切开刀或造影导管并使其通过狭窄部位至狭窄段近端，进入所需引流的胆道中，防止导丝脱出。

4. 若拟置入多枚支架或者胆道狭窄较严重，需先行 EST 或胆道扩张。具体步骤详见本章第五节及第八节。

5. 退出切开刀或造影导管，将导丝留在原位。顺导丝插入支架及其相应的推送导管，先将支架送至抬钳器处，调整内镜位置使其尽量接近十二指肠乳头后，松开抬钳器使支架从内镜腔内释出。保持内镜镜头与十二指肠乳头间尽可能短的距离，在透视下，通过松、抬抬钳器并插入推送导管，以“棘齿样运动”逐步将支架送至胆道目标位置。在推进过程中，导丝不要过多插入胆道，避免损伤肝包膜或肝内胆道。支架到位后操作者用推送导管给支架施加向前的压力，助手则推出内衬管，最后撤出推送导管及导丝。此时用内镜进行吸引，见胆汁从支架内流出，表明支架置入成功（图 7-7-1）。

6. 在放置多枚支架时，根据先难后易的原则，同时最好先置入稍长的支架，防止置入后续支架时因支架间的摩擦导致前一枚支架上移。具体步骤同前（图 7-7-2）。

7. 退出内镜完成操作后再次进行透视，进一步确定支架的位置及有无并发症。

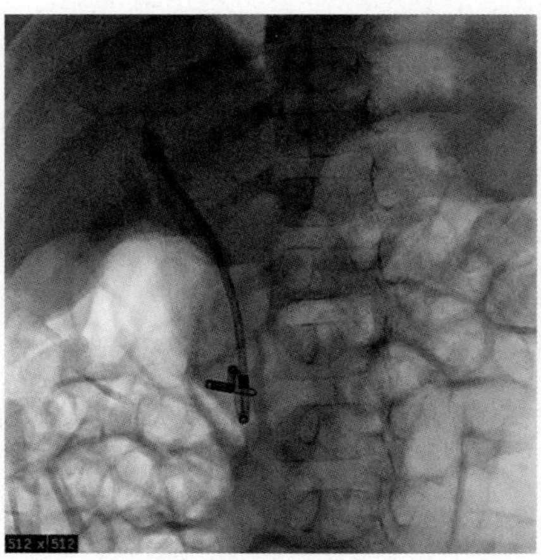

图 7-7-1 胆道内置入 1 枚支架

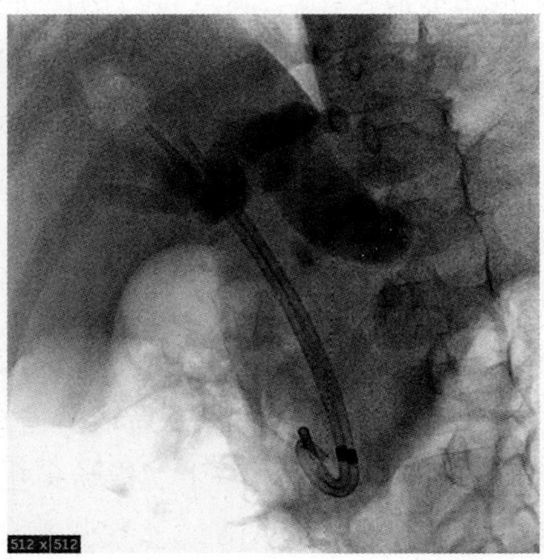

图 7-7-2 胆道内置入多枚支架

（二）胰管支架置入术

1. 行常规 ERCP，对胰管进行造影，如怀疑胰腺分裂症则须行副乳头插管及造影。了解胰管病变性质、部位、范围、有无假性囊肿（位置是否与主胰管相通）、有无内漏（部位）等。

2. 根据病情选择胰管支架的数量、直径、长度及形状。支架长度可通过放射影像测量，一般支架远端以超过狭窄部位 1cm 为宜。

3. 切开刀或造影导管内插入导丝并通过狭窄部位至狭窄段远端的主胰管体尾端，避免进入分支胰管并防止导丝脱出。

4. 对于胰头段狭窄伴胰管扩张者，宜先行 EPS 扩大胰管开口；胰管狭窄明显者则宜先行水囊或探条扩张后再放置支架。具体步骤详见本章第五节及第八节。

5. 具体推送支架步骤类似胆道塑料支架置入术的“操作步骤 5”。需要注意的是，在推送支架过程中，应避免将支架末端过多推送入胰管内，注意支架末端金属标记位置并保证支架尾端伸出十二指肠乳头，使得单猪尾型支架在十二指肠腔内形成猪尾结构，防止支架内移位。如需置入多枚支架或为胰腺分裂症患者行背侧胰管内支架引流，操作均相同。支架成功置入后，通过内镜吸引，可见无色胰液，甚至部分蛋白石自支架内流出（图 7-7-3、图 7-7-4）。

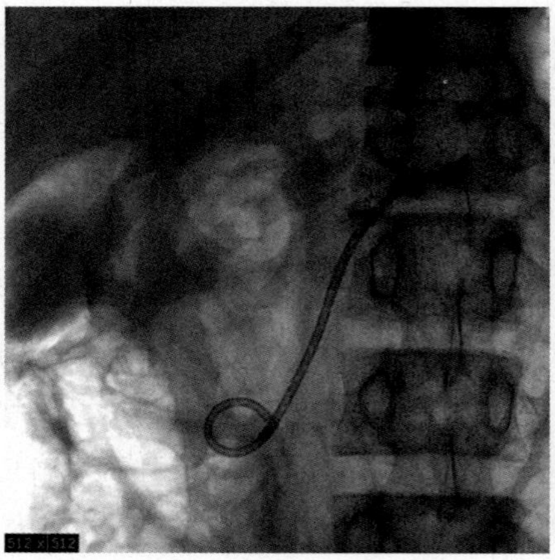

图 7-7-3 胰管内置入 1 枚支架

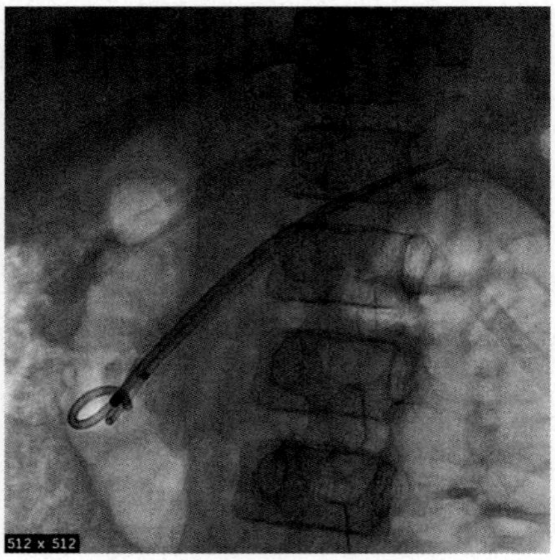

图 7-7-4 胰管内置入多枚支架

6. 对于胰腺假性囊肿，在造影明确囊肿与主胰管相通时，通过置入导丝超选至假性囊肿内，先进行狭窄处扩张，再置入支架进行囊肿内引流。具体操作同前。

7. 退出内镜完成操作后，再次进行透视进一步确定支架的位置及有无并发症。

四、并发症

胆道及胰腺支架置入总体是安全可靠的。但由于支架相对人体而言始终是异物，以及术者对支架型号选择的不同及操作技术水平的不同，仍会出现各类并发症。在支架置入后，常见由于患者疾病等原因造成支架阻塞，在胆道中由于微生物被覆通常可引起胆道炎，胆囊管阻塞会引起胆囊炎，胰管堵塞会引起胰腺炎。此外，支架滑入胆道或者胰管时，支架再回收将会很困难，尤其是胰管内支架，操作中可能造成胰管的永久性损伤。支架还可发生外移，在某些情况下，支架外移可造成肠梗阻，甚至十二指肠穿孔。

其他并发症详见本章第三节。

（邓朝晖）

推荐阅读

[1] 中华医学会消化内镜学分会 ERCP 学组,中国医师协会消化医师分会胆胰学组,国家消化系统疾病临床医学研究中心. ERCP 诊治指南(2018 版). 中国实用内科杂志,2018,38(11):1041-1072.

[2] BARON T H,KOZAREK R,CARR-LOCKE D L. 内镜逆行胰胆道造影 ERCP. 郭学刚,吴开春,译. 北京:人民军医出版社,2009.

[3] LI,Q.,LI,S.,HOU,S.,et al. ERCP-Related adverse events in pediatric patients:a 10-years single-site review. Pediatric surgery international. 2024,40:1.

第八节 内镜胆道/胰管球囊扩张术

内镜胆道/胰管球囊扩张术(endoscopic biliopancreatic balloon dilation),包括内镜十二指肠乳头球囊扩张术(endoscopic papillary balloon dilation,EPBD),内镜胆道球囊扩张术及内镜胰管球囊扩张术。通过充盈的气囊分别在十二指肠乳头括约肌、胆道狭窄或者胰管狭窄水平进行扩张,扩大胆道、胰管开口以及相应狭窄段。通过扩张而非切开括约肌的方法,最大限度地降低出血及穿孔的风险,同时保留了括约肌的功能,在临床上取得了良好的效果。

一、适应证和禁忌证

1. 适应证

(1) 因出、凝血功能障碍或乳头周围情况(如憩室,乳头括约肌功能不良)不宜进行 EST。

(2) 胆道狭窄。

(3) 胰管狭窄。

2. 禁忌证

(1) 同 ERCP 禁忌证。

(2) 直径>1cm 的胆总管结石及反复发作的胆道结石。

二、术前准备

(一) 器械准备

ERCP 专用扩张气囊导管,包括单级气囊及三级气囊,扩张范围 4~15mm;压力器;专用注射器。其余器械同本章第三节。

(二) 手术准备

同本章第三节。

三、操作步骤

(一) 内镜十二指肠乳头球囊扩张术

1. 行常规 ERCP,胆总管插管成功后对胆道进行造影,了解胆道病变性质、部位、范围等。

2. 根据胆总管的扩张程度选择大小合适的扩张气囊,气囊外径应小于胆道内径。

3. 留置导丝,并退出切开刀或造影导管,将导丝留在原位。顺导丝插入气囊扩张导管并将其送至抬钳器处,调整内镜位置使其尽量接近十二指肠乳头后,松开抬钳器使气囊体部完全从内镜腔内释出。保持内镜镜头与十二指肠乳头间尽可能短的距离，在透视下，通过松、抬抬钳器并插入推送导管，以"棘齿样运动"逐步将气囊送至目标位置，此时保持气囊前1/2~4/5位于十二指肠乳头开口处，避免气囊完全进入胆总管。在内镜及透视观察下，助手逐步加压注入造影剂至气囊中，缓慢扩张气囊至所需大小，操作者密切观察气囊中间的腰部。当气囊扩张至所需大小或腰部消失时，暂停注入造影剂并维持扩张状态1~2分钟。扩张完成后，回抽所注入的造影剂并退出气囊，仔细观察十二指肠乳头处有无活动性出血、胆汁流出是否通畅。如需要反复进出器械或因操作要求，可重复该操作步骤（图7-8-1）。

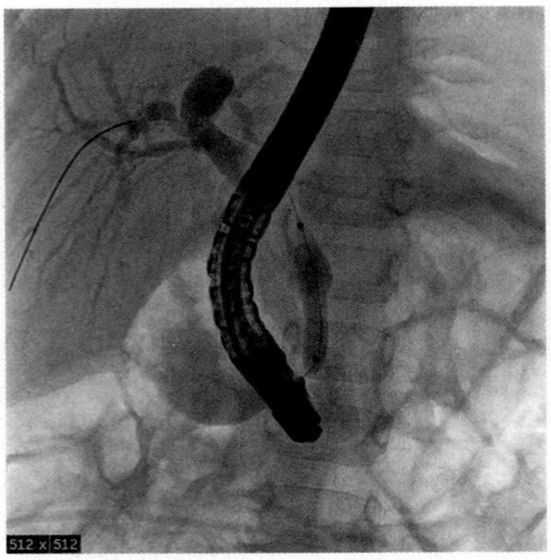

图7-8-1　十二指肠乳头球囊扩张

4. 扩张结束后，进行后续内镜操作。

（二）内镜胆道/胰管球囊扩张术

具体操作过程类似EPBD，由于胆道狭窄部位在高位或胰管狭窄部位在远端，扩张气囊可能需完全进入胆总管或胰管，操作时需更小心、谨慎，避免扩张程度太大造成胆总管或胰管损伤，甚至穿孔（图7-8-2、图7-8-3）。

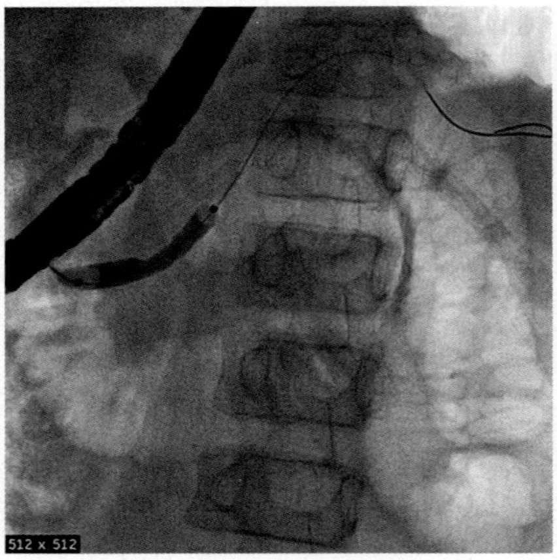

图7-8-2　胰管球囊扩张

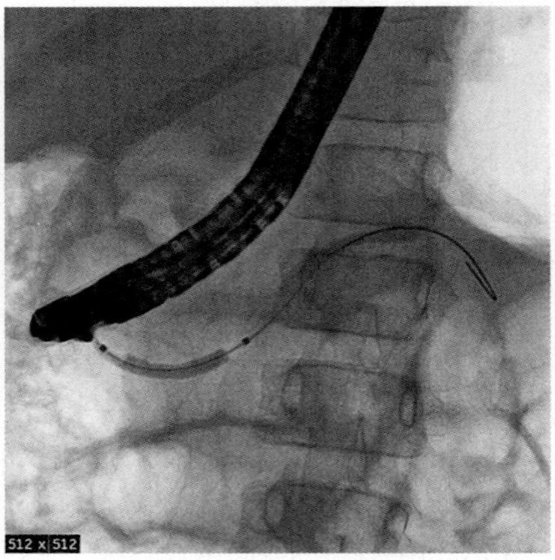

图7-8-3　胰管球囊扩张

四、并发症

内镜胆道/胰管球囊扩张术并发症基本同ERCP，常见的包括ERCP术后胰腺炎、出血、感染及穿孔。根据相关研究，对于行球囊扩张的患者，在术后24小时内发生的早期并发症与行EST操作的患者相比，EST患者出血率较高，而两者感染率和穿孔率则相似。球囊扩张患者，尤其是行EPBD的患者可能由于球囊对十二指肠乳头或胰管开口的压迫，导致十二指肠乳头周围水肿或奥狄括约肌痉挛，最终阻碍胰液流出引起PEP。

其他并发症可详见本章第三节。

（邓朝晖）

推荐阅读

[1] 中华医学会消化内镜学分会 ERCP 学组，中国医师协会消化医师分会胆胰学组，国家消化系统疾病临床医学研究中心. ERCP 诊治指南(2018 版). 中国实用内科杂志，2018，38(11)：1041-1072.

[2] LI，Q.，LI，S.，HOU，S.，et al. ERCP-Related adverse events in pediatric patients：a 10-years single-site review. Pediatric surgery international，2024，40：1.